U0321883

作者简介
———————————————

王小军，江西师范大学政法学院教授，博士。
主要研究方向为疾病社会史、基层社会治理。
先后主持国家、教育部及省级课题多项，出版
著作多部，研究成果先后获江西省社会科学优
秀成果奖一、二等奖。

抗战时期
疫病流行与应对研究
1937—1945

王小军 著

KANGZHAN SHIQI
YIBING LIUXING YU YINGDUI YANJIU

1937—1945

江西人民出版社
Jiangxi People's Publishing House
全国百佳出版社

图书在版编目（CIP）数据

抗战时期疫病流行与应对研究：1937—1945 ／ 王小军著. -- 南昌：江西人民出版社，2023.12
ISBN 978-7-210-14371-0

Ⅰ．①抗… Ⅱ．①王… Ⅲ．①卫生防疫管理-研究-中国-1937-1945 Ⅳ．①R185

中国版本图书馆 CIP 数据核字（2022）第 246402 号

抗战时期疫病流行与应对研究：1937—1945　　　　王小军　著
KANGZHAN SHIQI YIBING LIUXING YU YINGDUI YANJIU：1937—1945

责 任 编 辑：李月华
书 籍 设 计：闵　鹏

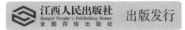　出版发行

地　　　　址：江西省南昌市三经路 47 号附 1 号（330006）
网　　　　址：www.jxpph.com
电 子 信 箱：270446326@qq.com
编辑部电话：0791-86898143
发行部电话：0791-86898815
承　印　厂：江西润达印务有限公司
经　　　销：各地新华书店

开　　　本：720 毫米×1000 毫米　1/16（精装）
印　　　张：30.5
字　　　数：500 千字
版　　　次：2023 年 12 月第 1 版
印　　　次：2023 年 12 月第 1 次印刷
书　　　号：ISBN 978-7-210-14371-0
定　　　价：158.00 元
赣版权登字-01-2022-733

目　录

绪　论

第一节　问题的提出

细菌本是坏东西,闹得人生哭笑非;

如今又要来帮战,真是越来越刁皮,

越刁皮,教我们怎生支持?

细菌原是小冤家,大战怎得又用它?

倘自空中奔投下,教我军民没处遮,

没处遮,叫我们哪里搬家?[①]

　　这是抗日战争时期民间流行的两首歌谣,反映的是大众对于当时日本侵略者施行细菌战的苦闷心理。同时,这首歌也突显了一个现实,那就是抗战期间战争与疫病的关系较以前更为复杂了,即战争一改以往只是疫病的间接制造者或者是传播者和放大器的角色,而是已经成为疫病流行的直接制造者,从而导致该时期中国的疫病流行较以往任何历史时期都更为严重,造成的各种损失也更为惨重。

　　战争、疫病和饥荒被认为是人类历史悲剧的"三剑客",他们常常并驾齐驱肆虐人间。尤其是战争和疫病,几乎就是一对孪生兄弟,如影随形,正所谓"大兵之后,必有凶年;凶年之后,必有瘟疫""大战之年必有大疫,大灾之年必有疾疫"。战争经常成为疫病形成和流行的间接因素,而疫病的发生和流行也常常影响战争的结局,这些相互作用改变着人类历史的进程。公元前 430 年至前 427 年,雅典城邦暴发的疫病大流行很大程度上影响了伯罗奔尼撒战争的结

[①]　高士其:《抗战与防疫》,《新运导报》1938 年第 15 期,第 15—16 页。

局。当时，雅典与斯巴达正进行着激烈的军事对抗，突发的疫病大流行对雅典城邦造成沉重打击，"雅典大瘟疫导致了雅典一半以上的居民和四分之一的城邦军队的死亡"①，使得这场疫病成为雅典在此次战争中败北的重要因素之一，也成为雅典衰败的导火索。而在我国的秦汉时期，疫病传播与军事行动密切相关这一特点开始明显呈现。东汉年间，马援出征交趾，部队在回军途中出现疫病流行，"死者十四五"，有学者认为在这次行动中，马援部队把岭南的恶性疟疾带到了中原地区，从此中原的疫病接连不断。② 而东汉末年的建安十三年（208），曹操20万大军在赤壁和吴、蜀联军对阵，曹军染疫，最后战败，三国鼎立局面终成，"公至赤壁，与备战，不利。于是大疫，吏士多死者，乃引军还。备遂有荆州江南诸郡。"③此后的一千多年里，战争与疫病总是交织在一起，影响着整个社会，需要特别说明的是，当时战争期间引起疫病的病菌并非人为，而是自然状态下产生的。

随着疫病对战争的影响越来越深，一些军事指挥者发现了其中奥秘，即战争中的胜利者并不总是那些拥有最优秀的将军和最精良的武器的军队，而常常不过是那些携带有可以传染给敌人的最可怕病菌的军队。④ 于是，这些将领开始人为地制造传染病以用于战争。据有关学者研究，这种情况最早可追溯到1346年的中亚鞑靼人围攻意大利热那亚人在黑海港口的殖民城市卡法城，当时鞑靼人三年攻城而未能破，此时鞑靼军中正流行鼠疫，于是他们将死于鼠疫的士兵尸体用抛石机抛入卡法城，结果造成城内鼠疫流行，热那亚人最终只得放弃卡法城逃回欧洲，而热那亚人这一逃亡行为又给欧洲带来长达八年的鼠疫流行，使欧洲2500万人死亡，占当时欧洲人口的1/3。⑤

进入近代社会后，随着微生物学和医学的发展，各种引起疫病的病毒和细菌被发现甚至生产。这时，古代战争史上"疾病与战争"的历史给近代军事家们以启示：人为地制造疾病，可以达到在军事上削弱和战胜敌军的目的。病菌

---

① ［美］罗伊·波特著，张大庆等译：《剑桥医学史》，吉林人民出版社2000年版，第31页。

② 张剑光：《三千年疫情》，江西高校出版社1998年版，第28页。

③ 陈寿：《三国志·魏书·武帝纪第一》，浙江古籍出版社2000年版，第15页。

④ ［美］贾雷德·戴蒙德著，谢延光译：《枪炮、病菌与钢铁：人类社会的命运（修订版）》，上海译文出版社2014年版，第193页。

⑤ 陈致远：《日本侵华细菌战》，中国社会科学出版社2014年版，第4页。

和化学物品开始被一些别有用心的军事指挥者用作了战争武器。为了避免这一现象的发生,1874 年 8 月 27 日,有关国家在比利时的布鲁塞尔签署了《关于战争法规和惯例的国际宣言》,该宣言倡导战争各方"特别禁止使用毒物或有毒武器"。该协议虽未生效,却为后续发展奠定了基础。1907 年,各国(共 44 国)在海牙签署《陆战法规和惯例公约》。该条约继承了《关于战争法规和惯例的国际宣言》关于禁止有毒武器的内容,成为近代国际社会最早明文规定禁止在战争中使用"毒物"的国际公约。① 然而,遗憾的是,这一公约并没有得到有效遵守。在第一次世界大战中,毒气战被悍然实施:1915 年 4 月 22 日,为改变僵持的战争形势,德军在比利时南部伊珀尔对英法联军实施了氯气攻击,此次氯气攻击造成了极其严重的杀伤后果,正面守军几乎全军覆没,英法联军共有 15000 人中毒,其中约 5000 人死亡,2470 人被俘,幸存者中有 60% 的人完全失去了战斗力,有的成了终身残疾。② 这是人类历史上第一次毒气战,虽然这次战争并非使用病菌进行袭击,也未引起疫病流行,但却打开了潘多拉魔盒,将引起疫病流行的病菌作为武器运用到战场上已经成为好战分子的目标,并终将出现。

为了阻止有关国家将病菌作为武器运用到战争当中,国际社会也曾经做过努力。1925 年 6 月 17 日,英、法、美、日、德等 38 国代表在瑞士日内瓦签署《关于禁用毒气或类似毒品及细菌方法作战议定书》,明确规定将战争中禁止使用毒气或毒品扩展到禁止使用细菌。此后大多数国家政府先后批准该公约,但美国和日本政府拒绝批准。1931 年,日本发动侵华战争后,公然违抗1925 年日内瓦国际公法,同时使用了细菌(生物)和毒气(化学)这两种大规模杀伤性武器。尤其是细菌武器的使用,使得在战争中人为制造疫病流行在中国大范围出现,不仅导致与日军交战的中国军人罹患各种疫病,而且在普通民众中制造了大规模的流行性疾病,导致中国军民大量疫死或身心备受摧残。

同时,战争带来的饥饿使得居民的抵抗力降低,居住条件的恶化使人们更容易染疫,难民迁徙和军队调动引起传染病的大范围传播等,这使得战争时期

---

① 陈致远:《日本侵华细菌战》,第 5 页。

② 汪长传、李璋、刘明:《潘多拉魔盒打开——第一次化学战始末》,《国防科技》2006 年第 6 期,第 82—84 页。

的疫情远甚于和平时期,有关学者将这种现象总结为"战争—传染病"模式。①这一模式在抗战时期的中国得到充分体现,除了初期日军实施细菌战引起的疫病流行外,因生存环境恶化、难民染病流动、医疗防控不足等各种原因引发的各种疫情也频频暴发,大大超过了以往。

在这两种疫病生成路径的共同作用下,抗战时期的疫病流行较以往任何历史时期都剧烈,严重影响到了广大民众的健康,也影响到了中国抗战的大局。抗战时期中国疫病流行的时空分布如何?具有什么样的特点?背后的主要原因有哪些?政府机构和社会力量又是如何进行应对的?其应对效果怎样?对这一系列问题,当前学术界所进行的整体研究还稍显不够,而这些问题又实有进行系统研究的必要,以进一步完善战争与疫病、疫病流行与应对的互动关系讨论,并且能够探寻抗战时期疫病应对对中国卫生防疫现代化的影响。

第二节　学术史回顾

自 20 世纪 90 年代以来,疾病医疗史研究在学术界持续活跃,并涌现出了大量的研究成果,学术界先后多次对相关研究进行了梳理。② 因此,对于疾病史研究的学术史回顾这里不再赘述,本节主要就已有对抗战时期疫病流行与应对的研究成果进行总结和归纳。总体而言,学术界关于中国历代战争与疫病流行的研究主要集中在抗战时期。从研究主题来看,学术界对抗战时期的疫病史研究主要集中在细菌战疫情与应对、全国各地疫病流行与应对和抗日根据地疫病流行与应对三个方面,其中细菌战疫情与应对方面的研究成果居多。

一、不同历史时期的战争与疫病流行研究

在梳理抗战时期疾病史研究之前,需要简要归纳下学术界对不同历史时期

---

① 曹树基、李玉尚:《鼠疫:战争与和平——中国的环境与社会变迁(1230—1960 年)》,山东画报出版社 2006 年版,第 15 页。
② 参见余新忠:《中国疾病、医疗史探索的过去、现在与可能》,《历史研究》2003 年第 4 期,第158—168 页;王小军:《中国史学界疾病史研究的回顾与反思》,《史学月刊》2011 年第 8 期,第100—108页。

的战争与疫病流行相关问题的研究成果。虽然很多历史事实都表明,战争和疫病流行关系密切,但学界对这个问题的探讨却并不活跃,可能应了麦克尼尔的判断:"当流行病确乎在和平或战争中称为决定性因子时,对它的强调无疑会弱化以往的历史解释力,故而史学家总是低调处理这类重要事件。"① 不过,虽然整体讨论不活跃,但也有学者注意到了这个问题,并形成了一定的研究成果。

非常有意思的是,早在抗战时期我国学术界就出现了探讨战争与疾病流行的研究论文,其目的就是为了讨论抗战时期的疫病防控问题。当时,湖北医学院创始人、时任湖北省卫生处处长的卢镜澄发表了《从历史上瘟疫的流行说到我国抗战中防疫问题》一文,该文历数世界历史上各种战争中的疫病流行情况,同时还列举了中国历史上的战争过程中主要疫病的流行情况,从而提出"传染病在和平时期,尚不感觉威胁,何以一到战时传播即如此之速而杀人无算"的问题,并在此基础上明确了抗战时期防疫的重要性和各项措施。② 卢镜澄一文很好地讨论了战争与疫病流行关系的两个层面,即战争会加剧疫病的流行和疫病的流行会改变战争的结局。而后续的研究成果也主要是围绕着这两个层面展开的。

对于战争会加剧疫病的流行,学术界展开了较多探讨。曹树基在探讨明朝末年鼠疫流行与华北地方社会变迁时就提出,军队的征战会不断在沿途传播疫情,即战争成为明末鼠疫扩散的动力之一。③ 而后,李玉尚、曹树基以咸同年间的云南为例,利用20世纪50年代鼠疫专业人员所做的调查报告,估算出战争期间的鼠疫死亡人口数并阐释了战争期间的鼠疫如何造成大量人口死亡,提出了战争导致疫病流行,也是一场"生态灾难"。④ 之后,两位作者进一步展开相关研究,详尽梳理了我国各历史时期的鼠疫流行情况,并对战争时期

① [美]威廉·H.麦克尼尔著,余新忠、毕会成译:《瘟疫与人》,中国环境科学出版社2010年版,第3页。

② 卢镜澄:《从历史上瘟疫的流行说到我国抗战中防疫问题》,《社会卫生》第1卷第7期,1945年,第6—8页。

③ 曹树基:《鼠疫流行与华北社会的变迁(1580—1644年)》,《历史研究》1997年第1期,第17—32页。

④ 李玉尚、曹树基:《咸同年间的鼠疫流行与云南人口的死亡》,《清史研究》2001年第2期,第19—32页。

和和平时期分别进行考察,提出了疫病流行的"战争—传染病"模式。① 徐焰则从战争与瘟疫的视角,考察了中国从战国时期到明朝末年的 95 次瘟疫大流行,发现这些瘟疫大都与战争紧密相关。②

对于疫病流行改变战争结局的研究,学术界关注也比较早。王向东在 1993 年就列举了大量案例,讨论战争中的疫病流行对战争所产生的重要影响。③ 于赓哲则通过对唐朝与吐蕃战争的研究,发现青藏高原特殊的地理气候对双方都产生了重大影响,最终论证出"疾病始终是影响唐蕃战争格局的不可忽视的重要因素"这一结论。④ 李玉尚则系统考察了太平天国战争时期的各种传染病,发现这些传染病带给战争的不仅仅是一段插曲,而且制造了相当大的麻烦,迫使双方不得不重新审视战争并调整作战计划,从而改变了战争的进程。⑤ 齐敬霞则梳理了鸦片战争中英军的传染病流行情况,发现传染病在鸦片战争中扮演了重要角色,对战争进程产生深远影响。⑥ 在已有研究中,讨论最热烈的当属血吸虫病与赤壁大战的关系问题。1981 年,李友松根据《三国志》有关史料及两湖考古资料得出曹军兵败赤壁的主要原因是急性血吸虫病,而非火烧。⑦ 这一观点在当时可谓别具一格,马上引起学术界的讨论,有学者认为战争结局与血吸虫病根本没有关系,也有研究者指出这个"大疫"并非血吸虫病,而是疟疾或者斑疹伤寒的流行。⑧ 之后,李友松又多次重申自己关于"急性血吸虫病致曹操兵败赤壁"的观点,并进一步利用曾国藩家书和日记等

---

① 曹树基、李玉尚:《鼠疫:战争与和平——中国的环境与社会变迁(1230—1960 年)》,第 14 页。
② 徐焰:《战争与瘟疫》,人民出版社 2014 年版。
③ 王向东:《战争与疾病》,人民军医出版社 1993 年版。
④ 于赓哲:《疾病与唐蕃战争》,《历史研究》2004 年第 5 期,第 39—52 页。
⑤ 李玉尚:《传染病对太平天国战局的影响》,《"中央"研究院近代史研究所集刊》第 45 期,2004 年,第 1—51 页。
⑥ 齐敬霞:《鸦片战争中英军的传染病流行》,复旦大学 2004 年硕士论文。
⑦ 李友松:《曹操兵败赤壁与血吸虫病关系之探讨》,《中华医史杂志》1981 年第 2 期,第 87—88 页。
⑧ 相关讨论见季始荣:《对〈曹操兵败赤壁与血吸虫病关系之探讨〉一文的商榷》,《中华医史杂志》1982 年第 2 期,第 124—125 页;田树仁:《也谈曹操兵败赤壁与血吸虫病的关系》,《中华医史杂志》1982 年第 2 期,第 126—127 页;初德维:《曹操兵败赤壁与血吸虫病无关》,《中华医史杂志》1982 年第 2 期,第 116—117 页。

史料,探讨了血吸虫病与近代战争的关系。①

当然,也有不少研究成果将这两层关系结合起来讨论。张剑光在详细梳理我国疫病流行史时就特别注意到了疫病和战争的紧密关系,并将历代战争期间暴发的瘟疫详尽列出,说明战争对疫病的流行往往有推波助澜的作用,同时,疫病的流行又反过来影响战争结局。② 余新忠则通过分析咸同之际江南瘟疫发生、发展与结果,认为战争是这次瘟疫大规模暴发流行最关键的原因,同时,瘟疫也对战争的进程产生了一定影响。③ 刘国旭梳理了中国古代战争的分布和中国古代瘟疫的时空格局,总结了二者在时空分布变迁上的耦合规律,得出了它们的互动关系结论:战争诱发瘟疫,瘟疫也可以催化战争。④

二、细菌战引起的疫病流行与应对研究

早在 1933 年抗战暴发早期阶段,有中国民众根据当时战争发展形势,就发出了警告:"九一八"与上海战争后,可怕的瓦斯战及细菌战"不久就要展开了"。⑤ 到了抗战中后期,中国出现的重大疫情多由细菌战所致,而国民政府和共产党政权也多次向民众发出防范日军实施细菌战的警告,中国学术界也因此开始了对日本侵华细菌战进行研究。1942 年,陈飞莫系统分析了 1940 年下半年浙江宁波、衢州两地因细菌战引发的鼠疫流行情形及应对过程,提出及早进行准备,细菌战也不会无法防御。⑥

新中国成立后,随着对日战犯审判资料的公开,加上国内开始有意识地进行日本细菌战资料的收集,学界对细菌战引起的疫病流行及应对的相关研究日渐丰富起来。先后有《细菌战中的炭疽传染病》《日寇细菌战暴行》《日军的

---

① 李友松:《血吸虫病致曹操兵败赤壁》,《历史学家茶座》2007 年第 1 辑,山东人民出版社 2007 年版,第 151—159 页;姜庆五、李友松、周全彪:《战争与血吸虫病:赤壁之战、湘军的瘟疫探奇研判》,复旦大学出版社 2018 年月版。

② 张剑光:《三千年疫情》,江西高校出版社 1998 年版,第 27—28 页。

③ 余新忠:《咸同之际江南瘟疫探略——兼论战争与疫疫之关系》,《近代史研究》2002 年第 5 期,第 79—99 页。

④ 刘国旭:《中国古代战争与瘟疫时空耦合及其社会影响研究》,华中师范大学 2010 年博士论文。

⑤ 寄滨:《未来大战中的毒瓦斯和细菌战》,《申报月刊》第 2 卷第 9 号,1933 年,第 107 页。

⑥ 陈飞莫:《细菌战》,商务印书馆 1942 年版。

滔天罪行——惨无人道的细菌战》等研究成果出版。①

　　进入 20 世纪 80 年代后，随着相关档案的解密，关于二战中日本细菌战史的研究逐渐成为热点，对细菌战引起的疫病流行问题自然备受关注。《抗日战争时期宁波鼠疫纪实》《日寇在常德进行细菌战经过》等文章先后发表，详细记述了日本对浙江宁波和湖南常德两地进行细菌战后引起的鼠疫流行情况。②

　　1989 年，中央档案馆、中国历史第二档案馆、吉林省社会科学院等机构合作编纂的《日本帝国主义侵华档案资料选编：细菌战与毒气战》一书出版，该书首次较为系统地公布了日本侵华战犯有关细菌战、毒气战罪行的部分交代材料和中国细菌战、毒气战受害的调查控诉材料。③ 该书的出版为细菌战导致的疫病流行研究提供大量资料。1991 年，中国抗日战争史学会成立，并创刊出版《抗日战争研究》杂志，同年辽宁省沈阳市召开"九一八事变 60 周年国际学术讨论会"，共同声讨日本侵华罪行。这些学术活动的开展，进一步推动了学术界对细菌战的研究，也使得细菌战导致的抗战时期疫病流行被更多学者持续关注，相关研究成果也与日俱增。这些研究成果从内容上看，可以分为对细菌战引发疫病流行的整体研究和地区研究，其中地区研究又主要集中在浙江、江西、湖南、云南等因细菌战引发疫病流行的重要地区。

　　1. 关于全国细菌战疫情的整体研究

　　随着国内外各种资料的公开及口述史研究方法的推进，20 世纪 90 年代开始出现对细菌战引发疫病流行的系统研究。比较早的研究成果要数美国 1994年出版的《死亡工厂——美国掩盖的日本细菌战犯罪》，该书作者哈里斯根据大量美国国家解密档案及个人书信等资料来证实了日本的细菌战在中国浙江宁波、衢州、金华和湖南常德等地造成了疫病流行，并导致 27 万人死亡。④

　　① 李祖蔚：《细菌战中的炭疽传染病》，《医务生活》第 1 卷第 4 期，1951 年，第 10—13 页；草原：《日寇细菌战暴行》，上海通联书店 1951 年版；储华：《日军的滔天罪行——惨无人道的细菌战》，大东书局 1951 年版。

　　② 王祖同：《抗日战争时期宁波鼠疫纪实》，《宁波文史资料》1984 年，第 181—195 页；邓一韪：《日寇在常德进行细菌战经过》，《湖南文史资料》第 18 辑，湖南人民出版社 1984 年版，第 62—68 页。

　　③ 中央档案馆、中国历史第二档案馆、吉林省社会科学院合编：《日本帝国主义侵华档案资料选编：细菌战与毒气战》，中华书局 1989 年版。

　　④ ［美］谢尔顿·H.哈里斯著，王选、徐兵等译：《死亡工厂——美国掩盖的日本细菌战犯罪》，上海人民出版社 2000 年版。

1997 年出版的《侵华日军细菌战纪实——历史上被隐瞒的篇章》属于国内第一部较为全面地研究日本细菌战罪行的纪实性专著,该书介绍了抗战时期日军在中国多个省区制造的大量疫情,同样认为造成中国受害者致死至少 27 万人。① 1998 年,解学诗、松村高夫等中日学者合作的《战争与恶疫——731 部队罪行考》一书出版,该书从考察在东北的第 731 和第 100 部队的细菌战犯罪入手,分析了日本在中国的细菌战策略,解读了细菌战和"新京"、浙赣地区、湖南常德和东北地区等各地鼠疫、霍乱、伤寒等恶疫流行的因果关系。②

进入 21 世纪后,相关研究持续活跃。2001 年,美籍华人尹集钧依据多年调查所汇集的资料,修改了以往研究对二战时期日本侵华细菌战的规模及其致死总人数的估计,认为日军细菌战攻击中国 190 个县市,致死人数 74.8 万人,同时进一步认为该死亡人数属不完全统计,"实际上,日军细菌战造成的死亡数字,将超过 200 万或是更多。"③2004 年,美国作家丹尼尔·巴伦布莱特历时十年,通过查阅档案文献、访问受害者遗属,掌握了第一手资料,认为日军将霍乱、梅毒、鼠疫等细菌或病毒大规模地投放在常德、金华、平房等地区,导致超过 58 万中国民众丧生。④ 同年,中共中央党史研究室决定开展"抗日战争时期中国人民伤亡和财产损失"课题调研,日本侵华细菌战对中国造成的各项损失成为重要研究内容。2016 年,《日本侵华细菌战研究报告》出版,该书通过细细梳理各地各种资料,全面详尽地展现了日本侵华的细菌战过程,提出:"日本侵华战争实施细菌战,中国大陆有 20 个省市遭受日军细菌攻击,疫情暴发蔓延 290 多个县旗,据当时记载及近年来的调查材料,不完全地统计,中国人民染疫病者约 230 万人,其中死亡者约 65 万人。而日军细菌战中国受害者真正实际的总人数,初步估算,染疫者约数百万人,其中死亡者约 200 万人。"⑤ 2018 年,陈致远广撷中、日、美、俄史料,系统总结了日军在中国开展鼠疫战的

① 郭成周、廖应昌:《侵华日军细菌战纪实——历史上被隐瞒的篇章》,燕山出版社 1997 年版。

② 解学诗、松村高夫等:《战争与恶疫——731 部队罪行考》,人民出版社 1998 年版。该书后来进行了系统修改,并将书名调整为《战争与恶疫——日军对华细菌战》,并于 2014 年由人民出版社再版。

③ 杨万柱、陈致远:《〈细菌战大屠杀〉一书评价》,《抗日战争研究》2002 年第 3 期,第 246—249 页。

④ [美]丹尼尔·巴伦布莱特著,林玮、邓凌妍译:《人性的瘟疫——日本细菌战秘史》,金城出版社 2016 年版。

⑤ 谢忠厚:《日本侵华细菌战研究报告》,中共党史出版社 2016 年版,第 216 页。

情况,认为日军在 1940 至 1945 年间至少在中国各地实施了 31 次鼠疫细菌战,其中对中国 15 个省(区)中的 45 个县(市、旗)进行了鼠疫攻击,造成 134 个县(市、旗)流行鼠疫,总计受害致死中国民众 50999 人。其中浙江、江西、湖南三省是日军鼠疫细菌战重点攻击区域,三省鼠疫受害死亡人数达 30410 人,占全国因日军鼠疫战致死人数的 59.63%。①

2. 对浙赣细菌战疫情的研究

浙江省和江西省是日军细菌战的重灾区,尤其是浙江省,日军在该省长时间大规模实施细菌战,先后制造了多起重大疫情,造成了惨重的损失,所以学术界对浙江省的细菌战疫情特别关注,涌现了大量的研究成果。

在已有研究成果中,有部分是对浙赣地区细菌战疫情进行整体讨论的,如李力、郭洪茂的《论日寇浙赣细菌战及其后果》、日本学者藤本治的《浙赣作战与细菌战》、包晓峰的《日军对浙江实施细菌战的罪行综述》等相关论文。②2009 年,中共浙江省委党史研究室、浙江省档案局等机构开始进行日军在浙江实施细菌战的相关史料征集和研究工作,经过多年努力,《日军侵浙细菌战档案资料汇编》8 册先后出版,准确和详尽地记录了细菌战在浙江引起的各种疫灾和政府的应对措施。③ 2012 年,对浙赣地区细菌战疫情进行全面研究的《关于浙赣地区日军细菌战的调查研究》出版,该书作者在浙赣地区的宁波、温州、衢州、丽水、玉山等地经过长期调查,获得了大量受害者的口述经历和受害事实等一手资料,详细探讨了细菌战带给当地人各种疫病暴发灾难的事实和数据。④ 2015 年,全面反映日军在浙江细菌战的专题研究著作《日军在浙江细菌战专题研究》出版,该书共 26 个专题,较为全面、系统地梳理了日军在浙江进行细菌战的经过和造成的严重恶果。⑤

---

① 陈致远:《侵华日军在中国实施的鼠疫细菌战研究》,中国社会科学出版社 2018 年版,第 323—325 页。

② 李力、郭洪茂:《论日寇浙赣细菌战及其后果》,《社会科学战线》1995 年第 5 期,第 84—90 页;[日]藤本治:《浙赣作战与细菌战》,《浙江学刊》1999 年第 5 期,第 149—153 页;包晓峰:《日军对浙江实施细菌战的罪行综述》,《党史研究与教学》2005 年第 4 期,第 38—46 页。

③ 中共浙江省委党史研究室、浙江省档案局:《日军侵浙细菌战档案资料汇编》,浙江人民出版社 2015—2019 年版。

④ 丁晓强等:《关于浙赣地区日军细菌战的调查研究》,社会科学文献出版社 2012 年版。

⑤ 浙江省委党史研究室:《日军在浙江细菌战专题研究》,浙江人民出版社 2015 年版。

浙江宁波是首批因细菌战引发鼠疫流行的地区之一,所以较早引起学者关注。1994 年,黄可泰、吴元章以多年的调查研究为基础,证实了细菌战造成宁波鼠疫流行的严重危害。① 1999 年,黄可泰等人在进一步研究的基础上,对宁波鼠疫战的前因后果进行了详细叙述,并系统整理了有关宁波鼠疫的各种报道、文件、档案和回忆录,形成了珍贵的史料。② 衢州也是较早遭遇细菌战的地区,且先后多次遭遇日军细菌战,引发连续不断的大规模疫情。1999 年,邱明轩以扎实的史料证实了日军对衢州实施的细菌武器攻击造成衢州连续 8 年发生传染病的大流行,累计发病 30 余万人,病死 5 万余人的历史事实。③ 2015 年,朱清如对衢州等地细菌战疫情疫死人数进行了考证,认为 1940 年日军在衢州造成的鼠疫流行使得 9279 人死亡。④

金华下辖的义乌市也是日军实施细菌战的重灾区,先后遭遇霍乱、鼠疫的攻击,造成疫病尤其是鼠疫的严重流行。该市文史档案机构先后组织编撰了《侵华日军义乌细菌战民国档案汇编》和《义乌细菌战受害者口述史》等成果。其中前书将有关细菌战引发义乌鼠疫的民国档案汇编成册,较为完整地呈现了当时疫病流行和应对的概貌;⑤后书则是采用口述史的叙述方法详细展现了义乌市细菌战疫病暴发后对普通民众造成的深切伤害。⑥ 2015 年,包晓峰根据大量档案文献、受害者口述资料和国内外研究资料,论述了义乌疫菌的来源、鼠疫在义乌的传播及其危害、崇山村疫情发生后日军的暴行、地方政府和卫生部门的防疫措施及其效果。⑦ 义乌鼠疫流行也引起了日本学者的注意,上田信以义乌市崇山村鼠疫流行为例,认为中国式的灾害躲避方法,会把分散躲

① 黄可泰、吴元章:《惨绝人寰的细菌战——1940 年宁波鼠疫史实》,东南大学出版社 1994 年版。

② 黄可泰、邱华士、夏素琴:《宁波鼠疫史实:侵华日军细菌战罪证》,中国文联出版公司 1999 年版。

③ 邱明轩:《罪证——侵华日军衢州细菌战史实》,中国三峡出版社 1999 年版。

④ 朱清如:《侵华日军衢州、宁波细菌战致死居民人数考》,《军事历史研究》2015 年第 1 期,第 35—40 页。

⑤ 义乌市档案馆:《侵华日军义乌细菌战民国档案汇编》,中国文史出版社 2016 年版。

⑥ 赵福莲:《义乌细菌战受害者口述史》,上海人民出版社 2015 年版。

⑦ 包晓峰:《日军在义乌实施细菌战的罪行研究》,《浙江社会科学》2015 年第 9 期,第 140—148、135 页。

避危机的行为,变成向各地扩散疾病的原因。①

此外,丽水等地因细菌战形成的疫情也有学者关注,其中代表性的有《侵华日军在丽水实施细菌战罪行纪实》和《日军细菌战:浙江瓯江流域人间鼠疫之祸源》等。②

江西省因细菌战引起疫情的地区主要是上饶市。吴永明团队多次深入上饶地区进行调查,详细展现了日军在江西上饶开展细菌战的过程,同时探讨了当地疫病流行及造成的损害,填补了江西抗战史研究的空白。③ 同时,该团队还发表了《日军细菌战与江西上饶地区鼠疫流行》《抗战时期江西上饶地区细菌战研究》等多篇相关主题的论文。④ 其中《日军细菌战与江西上饶地区鼠疫流行》一文通过对上饶地区 1942 年暴发于广丰、上饶、玉山等县的鼠疫流行情况进行了系统梳理,结合当时日军的战争策略,论证了上饶地区鼠疫的流行是由于日军实施细菌战而造成的。

另外,浙赣地区还是侵华日军实施炭疽攻击的主要区域,由此在该区域引发了多次炭疽流行,不少学者也关注到了这个问题。对此展开探讨的先后有徐浩一的《侵华日军浙赣细菌战中的炭疽攻击》,丁晓强、何必会的《侵华日军浙赣细菌战中的炭疽攻击》和张启祥的《二战期间侵华日军炭疽战初探》等论文。⑤ 2005 年,李晓芳的《血泪控诉——侵华日军细菌战炭疽、鼻疽受害者实录》一书出版,该书历经 4 年,先后在浙赣地区对 200 多位被日军炭疽、鼻疽攻击的受害者进行访问调查,收集了大量珍贵的口述史料和摄像资料,使得外界

① 〔日〕上田信:《ペストと村—七三一部隊の細菌戦と被害者のトラウマ》,(日本)風響社 2009 年版。

② 浙江省丽水市莲花都区政协文史资料委员会编:《侵华日军在丽水实施细菌战罪行纪实》,《莲都区文史资料》第二十辑,2005;周耀明:《日军细菌战:浙江瓯江流域人间鼠疫之祸源》,《广西民族学院学报(哲学社会科学版)》2001 年增刊,第 265—267,289 页。

③ 吴永明:《太阳旗下的罪恶——侵华日军上饶细菌战揭秘》,江西人民出版社 2005 年版。

④ 谢志民:《日军细菌战与江西上饶地区鼠疫流行》,《前沿》2012 年第 6 期,第 157—158 页;吴永明、谢志民:《侵华日军江西细菌战的危害与战争遗留问题》,《江西社会科学》2005 年第 9 期,第 88—96 页;谢建军:《抗战时期江西上饶地区细菌战研究》,江西师范大学 2006 年硕士论文;等等。

⑤ 徐浩一:《侵华日军浙赣细菌战中的炭疽攻击》,《中共党史研究》2002 年第 2 期,第 91—95 页;丁晓强、何必会:《侵华日军浙赣细菌战中的炭疽攻击》,《湖南文理学院报》2004 年第 1 期,第 28—31 页;张启祥:《二战期间侵华日军炭疽战初探》,《军事历史研究》2005 年第 1 期,第 67—73 页。

对于日军细菌战造成的炭疽、鼻疽流行有了更为全面的认识。①

3. 对湖南常德鼠疫的研究

湖南常德也是日军实施细菌战的主要区域,曾于 1941 年在该地形成鼠疫大流行,并造成人口大量疫死的严重情况。1995 年,首次全面反映引发鼠疫流行的常德细菌战研究著作《辛巳劫难——1941 年常德细菌战纪实》出版,该书对日军常德细菌战做了档案资料的搜集、口述历史的调查,并对鼠疫流行的相关问题做了初步的研究。②

2001 年,细菌战罪行研究所在位于湖南常德的湖南文理学院成立。该所在致力于全国细菌战研究的同时,特别关注了湖南常德的鼠疫情况,集中发表了一大批论文,这些论文对常德鼠疫流行情况进行了全面探析,将常德细菌战的研究向前推进了一大步,不仅厘清了鼠疫疫死情况的历史事实,而且探讨了日军细菌攻击导致的鼠疫流行对当地生态环境和社会经济的长期危害。③2015 年,系统研究湖南常德细菌战疫情的《侵华日军常德细菌战研究丛书》出版,该丛书从史料、纪实及回忆各个角度解构了发生于 1941 年的湖南常德细菌战疫情。④

与此同时,日本学界对常德的细菌战疫情也有研究。2001 年,中村明子的《中国发生的鼠疫与日军细菌战的因果关系——以 1941 年常德细菌战为例》

---

① 李晓芳:《血泪控诉——侵华日军细菌战炭疽、鼻疽受害者实录》,中央文献出版社 2005 年版。

② 邢祁、陈大雅:《辛巳劫难——1941 年常德细菌战纪实》,中共中央党校出版社 1995 年版。

③ 主要成果有:陈先初:《1941 年日军对常德的细菌战攻击》,《湖南大学学报(社会科学版)》2003 年第 1 期,第 65—69,83 页;刘雅玲、陈玉芳:《常德细菌战疫死人数的七年调查 7643 人的死亡名单是如何产生的》,湖南文理学院细菌战罪行研究所:《揭开黑幕——2002·中国·常德·细菌战罪行国际学术研讨会论文集》,中国文史出版社 2003 年版,第 333—341 页;陈致远、柳毅:《1941 年日军常德细菌战造成城区居民死亡人数的研究》,《湖南文理学院(社会科学版)》2004 年第 4 期,第 47—57,60 页;罗运胜:《日军细菌战对常德地区社会经济影响状况初探》,《湖南文理学院学报》2005 年第 2 期,第 83—85 页;陈致远:《日军常德细菌战致死城区居民人数的研究》,《民国档案》2006 年第 2 期;陈致远、朱清如:《历史档案记录的常德石公桥和镇德桥的鼠疫之研究》,《抗日战争研究》2009 年第 1 期,第 48—58 页;朱清如:《1941—1942 年常德细菌战防疫工作检讨》,《湖南社会科学》2016 年第 1 期,第 217—222 页;罗运胜:《日军常德细菌战的社会经济危害与影响》,《武陵学刊》2017 年第 4 期,第 98—104 页;等等。

④ 丛书主要包括陈致远:《纪实:侵华日军常德细菌战》,中国社会科学出版社 2015 年版;朱清如:《控诉:侵华日军常德细菌战受害调查》,中国社会科学出版社 2015 年版;张华:《罪证:侵华日军常德细菌战史料集成》,中国社会科学出版社 2015 年版;聂莉莉:《伤痕:中国常德民众的细菌战记忆》,中国社会科学出版社 2015 年版。

和东京女子大学教授聂莉莉的《湖南常德日军细菌战的被害状况——以文化人类学的观点加以审视》作为细菌战被害国家赔偿请求诉讼证词发表。①2006 年，聂莉莉以 1941 年常德鼠疫流行为基础，整理了常德细菌战疫情受害者及遗属们的记忆，重构了细菌战对个人、家庭、地域社会的破坏，并着重探讨了战争暴力作用于一定的社会文化环境时所形成的连锁性的破坏机制，以及战争受害记忆的保存等问题。②

4. 对其他地区细菌战疫情的研究

除浙赣湘等省外，日军还在其他地方实施了细菌战，如陈致远就认为，1942—1944 年间的福建、广东、广西等省鼠疫、霍乱异常流行，以及滇西腾冲地区在被远征军收复后暴发的鼠疫，都是日军实施细菌战的结果。③

云南省也是日军实施细菌战的主要区域，当地抗战时期先后暴发大规模的霍乱和鼠疫疫情，都被认为与细菌战存在紧密联系。早在 1984 年，陈祖樑就注意到日军在云南实施细菌战的问题，之后便长期在滇西地区进行调查，获得日军鼠疫细菌攻击的大量受害者口述资料，并查阅了有关文字记载资料，并形成了大量研究成果。④ 之后，又先后有学者对该问题展开讨论，认为云南省在日军实施霍乱细菌攻击和鼠疫细菌攻击的情况下，造成疫病大流行，该省因霍乱、鼠疫流行导致的死亡总人数达 14 万以上。⑤

东北地区也是因日军细菌战实验或实施导致疫情频发的区域，在抗战期间曾经多次发生重大疫情。1996 年，解学诗就认为抗战时期东北鼠疫与日军的鼠疫细菌战活动密切相关，在日军细菌战实验和细菌战实施情况下，东北地

① 两篇证词刊发于：《细菌战审判资料集（第 3 集）》，（日本）731 细菌战被害国家赔偿请求诉讼律师团、731 细菌战审判宣传委员会、ABC 企画委员会出版发行，2001 年。

② 聂莉莉：《中国民衆の戦争記憶——日本軍の細菌戦による傷跡》，（日本）明石书店 2006 年版。

③ 陈致远：《侵华日军在中国南方实施的细菌战》，《军事历史研究》2015 年第 1 期，第 27—33 页。

④ 陈祖樑：《侵华日军滇西细菌战实录》《观察与思考》1999 年第 5 期，第 20—22 页；陈祖樑：《侵华日军云南细菌战罪行的调查研究》，《揭开黑幕——2002·中国·常德·细菌战罪行国际学术研讨会论文集》第 400—419 页。

⑤ 谢本书：《日军在滇西的细菌战》，《湖南文理学院学报（社会科学版）》2004 年第 1 期，第 32—36 页；张华：《侵华日军云南腾冲鼠疫细菌战研究》，《湖南文理学院学报（社会科学版）》2009 年第 3 期，第 89—94 页。

区长期鼠疫不断,并最终导致 1945—1948 年东北第三次鼠疫大流行。① 此后,又有多篇论文进一步讨论东北鼠疫与日军细菌战的关联。② 2009 年,杨彦君利用各种档案和其他文献资料,就日军 731 部队造成的哈尔滨鼠疫流行情况以及政府及民众的防疫活动做了回顾和梳理。③

日军于 1943 年对鲁西地区进行了大规模的霍乱攻击,并造成大规模损失,这也成为学界的关注对象。1995 年就有相关文章对此展开探讨。④ 2003 年,《鲁西细菌战大屠杀揭秘》一书出版,该书认为日军利用飞机将霍乱菌撒向卫河流域,然后决堤传播,造成霍乱流行波及鲁西、冀南 24 个县,致 42.7 万余人死亡,再加上其他地区的间接受害者,死亡人数不计其数。⑤ 该书出版后,先后有学者对相关问题进行了进一步讨论,认为该书没有反映日军鲁西霍乱作战所造成中国民众病亡的实际。⑥ 其中谢忠厚所著《日军鲁西霍乱作战研究》认为:日军 1943 年秋的鲁西霍乱作战,殃及冀、鲁、豫三省五六十个县,初步认定中国居民因霍乱、水灾、饥饿而死亡近 30 万人。除了这些论争之外,还有多位学者对鲁西的这次霍乱流行与防治工作进行了探讨。⑦

日军的细菌战策略在粤闽地区也进行了实施。1996 年,沙东迅以日本老兵的悔罪回忆和自己在广东各地的调查资料为依据,首次揭开了日军在华南地区进行细菌战并导致当地疫病流行的历史。⑧ 接着,他在完善资料的基础

---

① 解学诗:《东北鼠疫猖獗与 731 部队之细菌谋略》,《美国日本侵华研究》第 25 期,1996 年 11 月。

② 李平:《日军 731 部队与哈尔滨原平房地区的鼠疫》,《黑龙江社会科学》,1997 年第 2 期,第 76—77 页;陈致远《近代东北鼠疫与日军的鼠疫细菌战活动》,《武陵学刊》2019 年第 3 期,第 59—72 页。

③ 杨彦君:《731 部队细菌战贻害研究:以哈尔滨鼠疫流行为例》,黑龙江人民出版社 2009 年版。

④ 赵延庆:《日军在山东的细菌战和毒气战》,《军事历史》1995 年第 6 期,第 33—35 页。

⑤ 崔维志、唐秀娥:《鲁西细菌战大屠杀揭秘》,人民日报出版社 2003 年版。

⑥ 主要有谢忠厚:《日军鲁西霍乱作战研究》,《抗日战争研究》2013 年第 2 期,第 111—121 页;陈致远:《1943 年日军鲁西细菌战及其死亡人数》,《抗战史料研究》2013 年第 1 辑,第 98—105 页。

⑦ 徐畅:《1943 年秋日军鲁西细菌战述析》,《聊城大学学报(哲学社会科学版)》2004 年第 6 期,第 44—47 页;赵延垒、沈庭云:《1943 年秋日军发动鲁西细菌战述评》,《军事历史》2009 年第 6 期,第 26—29 页;牛淑萍、徐畅:《疫情与救治:1943 年秋鲁西冀南霍乱研究》,《理论学刊》2014 年第 1 期,第 109—113 页;等等。

⑧ 沙东迅:《侵华日军在粤进行细菌战之研究》,《抗日战争研究》1996 年第 2 期,第 181—199 页。

上,进一步讨论了抗战时期广东各地疫病流行与日军细菌战的关联。① 2005年,杨家茂发文认为 20 世纪 40 年代闽北鼠疫流行与日军的细菌战有直接关联。② 之后,有文章进一步展开论证,认为抗战时期福建的福州、永安、浦城、建阳、建瓯等地出现鼠疫、霍乱等烈性传染病,其实都是日军发动细菌战的产物。③

三、抗战时期全国各地疫情应对研究

由于战争导致民众生存环境恶化,加上难民、军队的频繁流动,抗战时期全国各地还出现了各种非细菌战引起的疫病流行,这些疫情同样造成了严重的人员和财产损失,对于我国的抗战大局同样构成了危害。对于这些疫病流行与应对情况,学术界同样给予了较高的关注。

1. 对全国的整体性研究

在已有的研究成果当中,对全国抗战时期疫情及应对整体情况展开研究的成果大多将其涵盖在民国时期的疫灾里面进行讨论,④专门展开探讨的并不多。早在 20 世纪 50 年代,范日新就编纂了《中国 1939—1944 年十种法定传染病流行史料汇辑》一书,对抗战期间主要年份的法定传染病资料进行了收集和整理,为后来者研究提供了非常重要的史料。⑤ 而对于当时疫病的研究情况,主要有张海梅的《抗战期间的疫病救治述论》,该文利用中国第二历史档案馆所藏卫生署档案,对抗战时期我国发生的主要疫情进行简要梳理,并在此基础上对国民政府的主要救治措施做了一定的探讨。⑥ 而在该文之前,台湾地区学者巫仁恕对抗战后期的疫情和疫政进行了探讨,他根据抗战时期留下的档案资料以及其他史料,系统梳理了抗战后期的鼠疫、霍乱及疟疾等主要疫情

---

① 沙东迅:《侵华日军在粤进行细菌战和毒气战揭秘》,广东高等教育出版社 2015 年版。

② 杨家茂:《20 世纪 40 年代闽北鼠疫流行史料》,《中华医史杂志》2005 年第 4 期,第 241—244页。

③ 彭榕华、吴菲菲、胡安徽:《抗战时期福建地区日军细菌战研究》,《医学与哲学》2017 年第 4期,第 86—88 页。

④ 如张泰山:《民国时期的传染病与社会》,社会科学文献出版社 2008 年版。

⑤ 范日新:《中国 1939—1944 年十种法定传染病流行史料汇辑》,中华人民共和国卫生部防疫司1955 年内部版。

⑥ 张海梅:《抗战期间的疫病救治述论》,《历史档案》2006 年第 2 期,第 119—123,130 页。

（也包括了该段时间发生的细菌战主要疫情），以及这些疫情造成的损失，然后在此基础上探讨了战时疫情的防治工作问题，包括防疫的组织、防疫的方法以及面临的问题等。①

2. 对各个区域疫情应对的研究

抗战时期，重庆代替了已经沦陷的南京，发挥着首都的作用，其所在的整个西南地区也就成了支援抗战的大后方，各种人员汇集于此，客观上导致了当地各种疫病的流行活跃，推动了当地卫生事业的发展。加上当地政局较为稳定，形成的各种文献资料保存较为完好，使得研究更好开展。所以就地域范围来说，抗战时期的疫情应对研究的大多数成果都集中在西南地区，其他省份则相对薄弱些。

需要特别说明的是，关于抗战时期四川省的疫情应对研究虽然最多，但成果却主要集中在少数几个研究者身上，其中主要以张玲为主，她先后发表多篇论文和出版相关著作，不仅解构了抗战时期四川省疫病流行的原因、后果及应对方法，而且详细探讨了战争语境下四川战时公共卫生建设的历程。② 刘雪怡则对抗战时期四川医疗卫生系统的控制权之争进行了讨论，认为中央和地方在四川医疗卫生系统的控制权问题上进行的政治博弈导致这个卫生系统建设未能达到预期效果。③

西南地区的贵州省也是一个研究重点。王肇磊等人从疫病流行的视域下探讨了抗战时期贵州城市公共卫生的建设过程。④ 李娇娇和李仕波先后讨论

---

① 巫仁恕：《战争与疾疫：抗战后期的疫情与疫政》，(台湾)《中华军史学会会刊》1997 年第 3 期，第 321—364 页。

② 主要成果有：张玲《抗战时期四川疫灾防控问题研究》，《抗日战争研究》2013 年第 3 期，第 85—94 页；张玲：《抗战时期四川公共卫生事业述论》，《史学集刊》2009 年第 1 期，第 107—114 页；张玲：《抗日战争与西部内陆省份公共卫生事业的现代化——以四川省为中心的考察》，《抗日战争研究》2011 年第 2 期，第 60—75 页；张玲：《抗战时期四川的公共卫生管理》，《重庆师范大学学报（哲学社会科学版）》2015 年第 3 期，第 28—35 页；张玲：《战争、社会与医疗：抗战时期四川公共卫生建设研究》，中国社会科学出版社 2015 年版。

③ 刘雪怡：《中央与地方的政治博弈——抗战时期四川医疗卫生系统的控制权之争》，《重庆师范大学学报（哲学社会科学版）》2015 年第 2 期，第 17—22 页。

④ 王肇磊：《略论疾疫视域下的抗战时期贵州城市公共卫生建设》，《遵义师范学院学报》2012 年第 5 期，第 10—14 页。

了抗日战争时期贵州医疗卫生事业的发展情况。① 史经霞则将关注重点放在了贵州少数民族区域的疫病防治上面,认为抗战时期政府虽然建立了疫病防治体系,但由于制度上的不足及政治腐败等原因,这些疫病防治体系没有从根本上解决贵州少数民族地区疫病的继续蔓延,导致出现制度建构与社会疏离的窘境。②

西南地区的重庆、广西、云南也有相关研究。李全权讨论了抗战时期重庆的疫病流行与国民政府的应对问题,认为人口急剧增长、卫生条件恶劣是重庆战时疫病流行的主要原因,而政府改善卫生防疫设备、提高市民防疫意识等策略有效地控制了疫病的流行。③ 李春晓等人则以重庆市 1939 年、1945 年的霍乱流行为研究对象,提出了"战争—疫情—应对—卫生观念"的战时疫病流行与应对模式。④ 张玉莲立足广西全省,讨论了抗战时期该省疫病流行的原因,认为是日军的入侵、大量难民的涌入、战时恶劣的生存环境加剧了广西疫病的发生与传播。⑤ 朱凤林则讨论了抗战时期桂林的霍乱防治问题,认为当时采取交通检疫、改善环境卫生、强迫注射三管齐下的方式有效防治了桂林霍乱疫情的蔓延,维护了民众健康与社会稳定。⑥ 曹树基以抗战后期滇西鼠疫为研究对象,从流行病学层面进行探讨,认为该次鼠疫的发生,应该是由当地家鼠间的鼠疫流行所引致,而非学界常认为的细菌战。⑦

西南地区之外的区域,专门讨论抗战时期疫情应对的研究成果就没有这

---

① 李娇娇:《抗战期间贵州现代医疗卫生事业的发展》,《徐州师范大学学报(哲学社会科学版)》2009 年第 5 期,第 72—75 页;李仕波:《抗战时期贵州医疗卫生事业发展及其历史影响》,《辽宁医学院学报(社会科学版)》2011 年第 2 期,第 65—68 页。

② 史经霞:《抗战时期贵州少数民族区域疫病防治制度的建构与社会的疏离》,《贵州民族研究》2014 年第 4 期,第 154—158 页。

③ 李全权:《抗日战争时期重庆的疫病与国民政府的应对》,《黑河学院学报》2013 年第 4 期,第 96—99 页。

④ 李春晓、袁从秀:《民国重庆霍乱疫情应对与控制模式初探——以 1939 年、1945 年霍乱为例》,《三峡论坛》2018 年第 2 期,第 12—18 页。

⑤ 张玉莲:《抗战时期广西疫病流行及其成因》,《桂林师范高等专科学校学报》2016 年第 1 期,第 1—8 页。

⑥ 朱凤林:《抗战时期桂林防治霍乱的对策》,《桂林师范高等专科学校学报》2018 年第 3 期,第 21—26 页。

⑦ 曹树基:《战后之疫:1944—1947 年滇西鼠疫研究》,《近代史研究》2012 年第 2 期,第 65—75 + 160—161 页。

么集中,呈现出比较分散的局面。在这些成果中,毛光远探讨了抗战时期甘南藏区的医疗问题,由于各种原因,甘南藏区疫病横行,严重影响社会经济发展,抗战时期的国民党中央政府和甘肃省地方政府采取种种措施推行医疗卫生工作,在一定程度减轻了流行疫病对人畜的威胁。① 沙东迅则从抗战时期广东的疫病流行情况出发,探讨了战争与疫病流行的关系,指出疫病流行不仅影响军民身体的安危,甚至影响战争的胜负。② 皮学军则对湘西的霍乱疫情进行了研究,认为日军投放病菌、军队移动、难民逃亡、民工征集及地方卫生环境恶劣等因素使得湘西地区霍乱横行,从而探讨了从中央到地方对此展开的防治措施。③ 此外,孟勤也立足于抗战时期新疆的疫病流行情况,讨论了当时该地区的医疗卫生发展状况。④

近些年,沦陷区疫病流行与应对的问题也引起了学术界的关注,并出现了相应的研究成果。王萌通过以同仁会为对象的考察,讨论了抗战时期日本在中国沦陷区内的卫生工作。⑤ 高飞以 1942 年上海华界霍乱流行与汪伪市府的应对为研究出发点,认为沦陷时期上海所施行的强制性战时防疫体系,是日本"帝国医疗"移植的缩影。⑥ 王翔则讨论了南京沦陷时期的霍乱流行及其防控问题。⑦

3. 对疫情防控的其他方面研究

除了针对各地的疫情和防控进行研究以外,还有不少成果从其他层面来探讨抗战时期的疫情防控问题,如社会组织在当时疫情防控工作中的作用,国际社会和医疗组织对我国疫情防控的帮扶等。

对于社会组织在抗战时期疫情防控方面的研究,主要集中在慈善组织和

---

① 毛光远:《抗战时期甘南藏区医疗卫生建设研究》,《西藏大学学报(社会科学版)》2009 年第 4 期,第 94—100,120 页。
② 沙东迅:《抗战时期广东的卫生防疫》,《广东史志》2002 年第 1 期,第 9—12 页。
③ 皮学军:《抗战时期湘西霍乱的防治研究》,《抗战史料研究》2017 年第 1 辑,第 36—43 页。
④ 孟勤:《抗日战争时期新疆医疗卫生事业发展状况》,《新疆地方志》1997 年第 2 期,第 47—48 页。
⑤ 王萌:《抗战时期日本在中国沦陷区内的卫生工作》,《近代史研究》2016 年第 5 期,第 108—124 页。
⑥ 高飞:《"帝国医疗"的"飞地":1942 年上海华界霍乱流行与汪伪市府的应对》,《日本侵华南京大屠杀研究》2019 年第 3 期,第 64—78,140—141 页。
⑦ 王翔:《南京沦陷时期的霍乱防疫问题》,《钟山风雨》2015 年第 4 期,第 50—51 页。

宗教组织方面。学术界一直比较注重慈善组织的疫病防控研究，尤其是池子华团队关于红十字会组织的研究出了不少成果。早期，该团队一直关注红十字会的战事救护工作，研究对象集中在战场的伤病救护方面。① 之后，该研究团队对红十字会的研究内容拓展到了疫病防控。戴斌武认为在抗战期间，中国红十字会救护总队除了战事救护外，还加入了战时防疫体系，有效地促进了疫病防控体系的现代化。② 崔龙健探讨了中国红十字会上海国际委员会在难民医卫工作的贡献，认为上海国际红十字会在卫生防疫方面不遗余力的努力，是维持难民健康的重要保障。③ 此外，还有学者对红十字会组织的疫病防控问题展开了研究，如崔家田以红会会刊为中心探讨了全面抗战时期中原地区红十字组织的医卫实践，不但推动了战时河南医疗卫生事业的转型与发展，而且客观上也稳定了战时地方社会的生产、生活秩序。④ 宗教组织参与战时疫病防控的研究虽然不多，但也不缺席。张玲以四川省为例，讨论了教会卫生力量在疫病防控、空袭救护、医药治疗等方面的作为，认为其有效缓解了民众医疗卫生需求与公共卫生服务供应不足之间的矛盾。⑤

抗战期间，面对着中国极为严重的疫情，国际社会和医疗机构也纷纷伸出援手，为当时中国的抗疫做出了贡献。在全面抗战初期，受中国政府邀请，国联防疫团进入中国协助防疫，钟文典等人在广泛收集资料的基础上，系统梳理了国联防疫团第三分团在广西开展的防疫工作，呈现了抗战时期医疗防疫的国际合作景象。⑥ 李洪河则系统梳理了抗战时期国际社会对华医疗援助情况，

① 研究成果有：池子华：《抗战初期中国红十字会的战事救护》，《江海学刊》2003 年第 4 期，第 132—137 页；池子华：《1937 年中红十字会淞沪抗战救护简论》，《徐州师范大学学报（哲学社会科学版）》2003 年第 4 期，第 86—89 页；戴斌武、池子华：《中国红十字会救护总队抗战救护述论——以武汉广州会战时期为中心》，《深圳大学学报（人文社会科学版）》2010 年第 5 期，第 126—130 页；池子华、丁泽丽：《中国红十字会华北救护委员会遇抗战救护》，《河北学刊》2014 年第 6 期，第 31—37 页；等等。

② 戴斌武：《抗战时期中国红十字会救护总队研究》，天津古籍出版社 2012 年版。

③ 崔龙健：《抗战时中国红十字会上海国际委员会研究》，合肥工业大学出版社 2017 年版。

④ 崔家田：《全面抗战时期中原地区红十字组织的医卫实践：以红会会刊为中心》，《宁夏社会科学》2015 年第 4 期，第 152—157 页。

⑤ 张玲：《抗战时期教会卫生力量参与公共卫生事业考察——以四川省为例》，《医学与哲学（人文社会医学版）》2009 年第 2 期，第 70—72 页。

⑥ 钟文典：《抗战防疫进行时：国联防疫分团在广西（1938—1940）》，广西师范大学出版社 2014 年版。

认为其开展的战地救护、卫生防疫、抗击日本细菌战等活动不仅有效缓解了当时的疫情,而且积极推动了战时中国医疗卫生事业的发展。① 姜维茂也讨论了国际医药卫生界友人对抗日战争的贡献。② 张玲等人则讨论了抗战时期盟国对四川的医药援助问题。③

四、抗日根据地疫情防控研究

抗战时期,中国共产党领导的抗日根据地也是疫情频发。为了应对疫情,根据地的军民采取了各种措施。学术界对此也展开了较多的探讨,并取得了颇丰的研究成果。如有学者就对抗日根据地的疫病流行与群众医疗卫生工作的整体情况展开探讨,认为各根据地疫病流行也是日本侵略引起和加剧的,而各根据地建立的群众医疗卫生工作方法不仅有效缓解了疫情,而且为新中国医疗卫生事业的发展积累了经验。④ 纵观已有的根据地疫病应对研究成果,研究对象主要集中在陕甘宁地区和晋察冀抗日根据地两个区域。

1. 对陕甘宁边区的研究

抗日战争时期,陕甘宁边区是中共中央和中央军委所在地,是敌后抗日战争的政治指导中心和敌后抗日根据地的总后方。陕甘宁边区辖有延安、绥德、三边、关中和陇东 5 个分区 20 余县,约 150 万人,面积近 13 万平方公里,是抗战时期疫病流行的主要区域之一。温金童长期关注陕甘宁边区的疫病流行与应对问题,发表了系列研究成果,认为由于深刻复杂的历史原因,抗战时期的陕甘宁边区疫病横行,人畜死亡率很高,面对这种情况,边区政府充分调动各

---

① 李洪河、李乾坤:《抗战时期国际社会对华医疗援助探析》,《中州学刊》2015 年第 10 期,第 130—136 页。

② 姜维茂、薛源:《浅述国际医药卫生界友人对抗日战争的贡献》,《昌潍医学院学报》1986 年第 2 期,第 184—187 页。

③ 张玲、郭梅:《抗战时期盟国对四川的医药援助问题研究》,《四川档案》2010 年第 2 期,第 26—29 页。

④ 王元周:《抗战时期根据地的疫病流行与群众医疗卫生工作的展开》,《抗日战争研究》2009 第 1 期,第 59—76 页。

种资源,采取多种措施,积极展开应对,收到明显效果。① 陈松友等人也对抗战时期陕甘宁边区的疫病防治工作进行了探讨,他们认为抗战时期陕甘宁边区疫病流行致使边区军民大量伤亡,中国共产党和边区政府不得不把疫病预防与控制当作一项重要的政治任务,一定程度上控制了疫病的流行和蔓延,并积累了丰富的防疫经验。② 2013 年,刘春梅等人通过对史料的收集和整理,讨论了抗战时期陕甘宁边区卫生事业发展的各方面工作,系统总结了这一时期在党领导下的边区卫生工作所取得的成就。③

此外,还有许多学者对陕甘宁边区的疫病防控和卫生事业发展问题展开了讨论,如秦爱民和张旭辉先后就抗战时期陕甘宁边区的医疗卫生工作进行了探讨,魏彩苹从民生视角分别考察了抗战时期陕甘宁边区和陇东分区的医疗卫生事业发展,钞蕊则就抗战时期陕甘宁边区的乡村卫生工作展开了分析和讨论。④

2. 对晋察冀边区的研究

晋察冀边区是中国抗日战争时期的重要根据地和后勤给养地,该区面积30 余万平方公里,人口近 4000 万,成为华北敌后最大的抗日根据地,中共中央将之誉为“敌后模范的抗日根据地及统一战线的模范区”。⑤ 对于该区抗战时期的疫病防控研究,邓红等人的研究认为,日军的细菌战、恶化的生存环境,加上当地公共卫生事业发展滞后导致晋察冀抗日根据地疫病流行,根据地党和政府通过实施严防细菌战、开展科学治疗、推行卫生防疫运动等举措,使得疫

---

① 温金童、李飞龙:《抗战时期陕甘宁边区的卫生防疫》,《抗日战争研究》2005 第 3 期,第 153—173 页;温金童:《抗战时期陕甘宁边区的卫生工作研究（1937—1945）》,中国人民大学 2010 年博士论文;温金童:《试析抗战时期陕甘宁边区的中西医合作》,《抗日战争研究》200 院年第 4 期,第 114—121 页;等等。

② 陈松友、杜君:《抗战时期陕甘宁边区的疫病防治工作》,《中共党史研究》2011 年第 6 期,第 80—86,99 页。

③ 刘春梅:《抗战时期陕甘宁边区卫生工作研究》,南海出版公司 2013 年版。

④ 秦爱民:《论抗战时期陕甘宁边区的医疗卫生工作》,《宁夏社会科学》2003 年第 5 期,第 56—60 页;张旭辉:《抗战时期陕甘宁边区医疗卫生事业发展状况研究》,《社科纵横》2013 年第 10 期,第 117—121 页;魏彩苹:《从民生视角看抗战时期陕甘宁边区的医疗卫生事业》,《内江师范学院学报》2011 年第 5 期,第 69—71 页;魏彩苹:《从民生视角看抗战时期陇东分区的医疗卫生事业》,《陇东学院学报》2011 年第 5 期,第 58—61 页;钞蕊:《抗战时期陕甘宁边区的乡村卫生研究》,延安大学 2012 年硕士论文。

⑤ 谢忠厚、肖银成:《晋察冀抗日根据地史》,改革出版社 1992 年版,第 21 页。

病防治工作取得了较大成绩。① 张瑞静则探讨了抗日战争时期晋察冀边区的医疗卫生工作体系的建立和完善,为了应对根据地的疫病流行,晋察冀边区政府颁布医疗卫生政策法规,建立医疗机构,引进培养医疗技术人员,并在此基础上积极开展干部医疗保健、妇幼保健和基层群众医疗卫生工作,构建了较为完整的卫生工作体系。② 同时,杨晓成、邵丹丹等人也先后对抗战时期晋察冀边区的疫病流行情况进行了梳理,探讨了这些疫病流行的原因,并对边区政府采取的疫病应对措施做了有效总结。③

李洪河等人在此方向也有系列成果。他先是着重总结了抗战时期华北根据地的卫生防疫工作情况,面对华北根据地各种疾疫广泛流行,边区政府和军队采取各种措施,不仅有效预防和控制了各种疫情,而且转变了根据地民众的卫生观念,为此后的卫生防疫工作尤其是新中国的疾疫救治和卫生防疫体系的建立提供了丰富的经验。④ 接着,他又探讨了晋察冀抗日根据地面对疾病流行所采取的组织与动员工作,认为根据地党和政府在应对疫病的组织和宣传工作在缓解疫情的同时,也增进了民众对政府和军队普遍的政治认同,为晋察冀根据地的发展壮大做出了重要贡献。⑤

2018 年,刘春梅、卢景国等人从为抗战服务和提高民众健康水平的视角,对抗战时期晋察冀边区卫生工作相关史料进行了认真梳理,阐释了边区卫生工作的独特时空背景以及社会需求,并讨论了晋察冀边区的卫生防疫思想和各项具体措施,在系统总结边区卫生事业成就的同时,也探讨卫生工作的基本理念和政策得失。⑥

3. 对抗日根据地疫情应对的其他问题研究

---

① 邓红、郑立柱:《抗战时期晋察冀边区的疫病及其防治》,《河北大学学报(哲学社会科学版)》2004 年第 4 期,第 59—63 页。

② 张瑞静:《晋察冀边区医疗卫生工作体系及其完善》,《重庆社会科学》2013 年第 10 期,第101—106 页。

③ 杨晓成:《抗战时期晋察冀边区疫病防治研究》,南开大学 2011 年硕士论文;邵丹丹:《1937—1949 年晋察冀边区疫病问题研究》,河北师范大学 2016 年硕士论文。

④ 李洪河、程舒伟:《抗战时期华北根据地的卫生防疫工作述论》,《史学集刊》2012 年第 3 期,第107—115 页。

⑤ 李洪河、宋冰杰:《面对疾疫:晋察冀抗日根据地的组织与动员》,《河北师范大学学报(哲学社会科学版)》2013 年第 6 期,第 70—74 页。

⑥ 刘春梅、卢景国:《抗战时期晋察冀边区卫生工作研究》,中国出版集团研究出版社 2018 年版。

　　学术界除了对陕甘宁、晋察冀两个边区的疫情应对进行研究之外,也对其他根据地或中共武装的疫情应对展开了探讨,如济南军区后勤部卫生部就对抗日战争时期一一五师暨山东部队卫生防病情况进行了梳理和总结,文炜则对竹沟根据地的卫生防疫活动进行了探讨。①

　　抗日根据地是国外援华医生工作的主要区域,白求恩、柯棣华、阿洛夫等医生为抗日根据地的医疗工作做出了重要贡献。因此,学术界对此也展开了探讨,邵晓秋讨论了外籍医生与抗日根据地的卫生建设情况,认为这些外籍医生在各抗日根据地开展的各项卫生防疫工作为根据地卫生建设做出了重要贡献。② 张瑞静则讨论了国际援华医生在晋察冀根据地的医疗工作,这些外籍医生积极开展救治病员、培养医疗人才、研制医疗器械和药品的工作,有效提升了晋察冀根据地的医疗卫生事业。③ 张雨新则关注了抗战时期援华医生的群众医疗观及其影响问题,援华医生提出的"到病人中间去""一切为了病人"等群众医疗观,不仅影响并推动了陕甘宁边区的群众卫生运动,也积极推动了其他抗日根据地的医疗卫生工作,同时还对当前我国在社会主义新时代条件下做好群众医疗卫生工作提供了有益的借鉴和启示。④

　　此外,还有高钦颖对延安时期的卫生运动史实及其历史意义做了回顾和简要论述,⑤丁名宝对抗战时期毛泽东对卫生工作的指示进行了梳理,⑥这些成果也充分反映了抗战时期中国共产党的疫情应对情况,对今天的卫生防疫工作有着积极参考价值。

---

　　① 济南军区后勤部卫生部《新中国预防医学历史经验》编写组:《抗日战争时期一一五师暨山东部队卫生防病概况》,人民军医出版社 1989 版;文炜:《抗日战争时期竹沟根据地卫生防疫活动述论》,《文教资料》2016 年第 2 期,第 74—76 页。

　　② 邵晓秋、温金童:《外籍医生与抗日根据地的卫生建设》,《兰州学刊》2009 年第 5 期,第 214—217 页。

　　③ 张瑞静:《国际援华医生与晋察冀根据地医疗工作的开展》,《兰台世界》2016 年第 2 期,第 111—113 页。

　　④ 张雨新:《抗战时期援华医生的群众医疗观及其影响——以陕甘宁边区为中心的考察》,《唐都学刊》2018 年第 4 期,第 93—98 页。

　　⑤ 高钦颖:《延安时期的卫生运动及其历史意义》,《延安大学学报（社会科学版）》1986 年第 4 期,第 47—50 页。

　　⑥ 丁名宝:《一切为了人民的健康——重温毛泽东在抗战时期对卫生工作的指示》,《医学与社会》1992 年第 2 期,第 30—32 页。

五、对相关研究的评述

通过对已有抗战期间疫病流行与应对相关主题研究的梳理,可以发现,已有的研究涉及面广,成果也相当丰富,对抗战时期的疫情应对提出了各种观点和见解,达到了相当高的水平。这些研究,无疑为后来的研究提供了丰富的资料基础和科学的研究思路,也是本研究需要借鉴和学习的重要内容。当然,已有的研究也存有一些问题。需要强调的是,这些问题并非针对单个研究成果,而是已有的研究成果整体呈现出来的。这些问题的存在,使得抗战时期的疫病流行与应对这一研究主题还有较大的研究空间。

第一,研究视角较为单一,已有研究成果主要集中在两种范式下进行,即战争史视角和政治史范式。战争史视角方向的研究主要集中在日本侵略者直接实施细菌战导致的疫病流行及其后果方面。由于细菌战属于反人类暴行,所以这个方面的研究比较活跃,成果也较多。这些研究成果从不同的区域出发,揭示了细菌战导致了中国抗战时期疫病横行。同时,有些研究成果在战争史研究视角的基础上进一步结合社会史视角,探讨细菌战带来的疫病流行给中国的民众健康和社会经济造成的严重损失。而国外学术界的有些研究成果则在战争史视角的基础上,采用了文化人类学的研究方法,突出了细菌战致使疫病流行的严重后果。而政治史视角方向的研究主要集中在抗战时期的疫病防治过程对医疗卫生制度的建构方面。这些研究成果要么聚焦于国统区,要么聚焦于抗日根据地,针对这些区域的疫病防治进行了一定的梳理和分析,强调了政权对当时卫生防疫工作的作用,探讨了疫病流行应对过程中的组织建设和制度建构。在这两种研究视角下,虽然很多问题得到了解释,但也存在着一些不足,如抗战时期的疫病与社会的互动似乎没有得到充分探讨,导致对疫病流行背后的民众考察不足。20 世纪中后期,历史学研究进入了一个新时期,即"社会史已经超越政治史成为历史学中最重要的研究领域"[①]。而社会史研究视角也已经成为当前疾病史研究的主要方法,因此,抗战时期的疫情应对研

---

① 张秀琴:《社会史与文化史书写范式的历史唯物主义阐释——从"意识形态"到"文化转向"》,《中国社会科学报》2014 年 8 月 15 日。

究也应更多引入社会史视角或者是社会文化史视角来进行探讨，以进一步完善相关研究主题。

第二，在研究内容上，现有研究的主题都较为单一，要么集中在细菌战引发的疫病流行与应对，要么集中在特定区域的疫病流行与应对，缺乏对抗战时期疫病流行的整体状况进行整理和研究。通过上述已有研究的梳理，可以发现已有的研究主要分为三种，一是日军细菌战疫情研究，二是国统区疫情应对研究，再就是抗日根据地疫情应对研究。这三种内容在研究成果上各自独立，鲜有整合到一起的，使得三者之间的共性问题无法得到展现，导致抗战时期中国疫病流行与应对整体状况及其疫病防治与中国现代卫生防疫体系建设之间的关联无法得到有效解读。其实，日本的入侵给中国的医疗卫生建设带来了巨大的破坏，但为了应对各种疫病流行，无论是国民政府还是共产党领导的政权，都采取了各种措施，结果就是使得中国医疗和公共卫生体制在抗战时期得到了快速发展，为中国后续的卫生事业建设提供了经验和教训。而在现有的细菌战疫情应对研究中，研究内容多数集中于对疫情造成的各种损失探讨；国统区的疫情应对研究，则过于强调其防治措施的不足和局限性；而中共领导的根据地疫情应对研究，则更多强调防治措施的成效及对新中国医疗卫生制度建设的重要意义。之所以造成这种局面，背后原因就是没有对抗战时期的疫情应对进行整体探讨，无法展现各种疫情应对背后的普遍性和一般性。因此，对抗战时期疫病流行及应对的整体状况进行整理和研究实属必要，也势在必行。

第三，在研究方法和手段上还需进一步丰富。在已有的研究成果中，研究方法和手段多采用传统的历史研究方法，即搜集和考证材料的方法，缺乏与其他学科尤其是医史学科方法的对话。其实，对于疾病史的研究，除了史学研究者在进行外，医史学界也在大力推进。在疾病史研究中，由医史学界开展的研究被称为"内史"，而由历史学界开展的研究则被称为"外史"。① 这种分法其实说明一个问题，即史学界进行的疾病史研究，并未深入中国医学的核心，只

---

① 曹树基、李玉尚：《鼠疫：战争与和平——中国的环境与社会变迁（1230—1960 年）》，第 7 页。

是一种介于社会史和医疗史之间的研究。① 的确,如果缺乏必要的医学理论和方法,单纯地进行历史学解释,史学界的疾病史研究会不会出现纰漏甚至错误呢? 因此,史学界的疾病史研究还需要多与医史学多沟通,引入医史学科的理论与方法。在已有的抗战时期疫情应对研究成果中,由于缺乏医史学的理论与方法,一些问题就出现了争议,如对于抗战后期出现的滇西鼠疫大流行,细菌战研究界利用当时留下的相关文献,得出的结论是这是一起明显的由日军细菌战引起的鼠疫流行案例,但曹树基则通过医学界的鼠疫自然疫源地理论重新解读了当时的史料,得出的结论是"1946 年滇西人间鼠疫的流行,乃由当地家鼠间的鼠疫流行所引致"②。这里并不讨论两个观点孰是孰非,但至少说明了引入医史学科理论和方法的重要性。

整体而言,已有的研究成果丰富地展现了抗战时期的疫病流行与应对的历史面貌,是我国抗战史研究不可或缺的内容,也是我国疾病史研究的重要组成部分。这些成果所利用的理论和方法,乃至于提供的各种资料,为本书提供了非常好的借鉴。同时,这些成果在整体上的不足,使得本书有了一定的空间,也是本书致力于突破的重要内容。

第三节　基本思路与研究架构

本书通过对抗战时期中国疫病流行情况的梳理,探讨抗日战争时期疫病流行的特点及其发生的原因,理清"战争—疫病流行"模式的基本脉络,并在此基础上考察抗战时期国民政府和中国共产党领导的抗日民主政权为了应对疫病流行所开展的各种组织建设和采取具体应对措施,进而讨论抗战时期疫病应对的成效与不足,并讨论这些应对策略对中国卫生防疫体系现代化建设的关系。研究主要架构由以下几个部分构成:

第一章主要对抗战时期我国各种疫病在各地的流行情况及其后果进行详细梳理,尤其是对一些重大疫情的发展过程进行深入描述和分析,以整体掌握

---

① 郑金生、李建民:《现代中国医学史研究的源流》,《大陆杂志》第 95 卷第 6 期,2000 年,第 26—35 页。

② 曹树基:《战后之疫:1944—1947 年滇西鼠疫研究》,《近代史研究》2012 年第 2 期,第 73 页。

该时期我国的疫病流行情况。

第二章基于前一章的内容,对抗日战争时期我国疫病流行的特点及其发生的原因进行总结,分析疫病流行与战争的关系,发现不仅疫病流行特点与日本侵华战争有着直接的关系,而且疫病流行的原因更是与日本侵华战争密不可分,呈现出典型的"战争—疫病流行"模式。

第三章详细梳理国民政府在疫病流行过程中的防疫组织体系建设。抗战时期,正值中国卫生事业现代化的发展过程,疫病的流行推动了防疫组织体系的建设和调整。该章主要对中央和地方层面的卫生行政、防疫组织和医疗组织的建设进行梳理,并分析其在疫病流行中的作用。

第四章主要探讨疫病流行时期国民政府和社会的应对策略。面对各种疫病流行,国民政府各级组织和机构采取了什么措施进行控制和扑灭;为了预防疫病流行,这些组织和机构又是如何应对的。同时,在疫病来临时,社会力量又是如何面对的。

第五章主要探讨抗战时期中国共产党领导的抗日民主政权的疫病应对策略。中国共产党领导的抗日民主政权辖区的行政管理及社会形态与国民党控制的国民政府管辖区迥然不同,故其对当时的疫病应对策略也与国民政府有着明显不同。

最后一个部分是结语部分,主要是对抗战时期疫病应对的组织建设及具体措施进行一个整体分析,讨论其成效和不足。

第四节　资料来源

对于任何一项史学研究来说,历史资料都是根本。正如著名学者严昌洪先生在《中国近代史史料学》一书中提到的:"全面地掌握史料,熟练地运用史料,是史学研究的基本功。"[①]恩格斯曾经指出:"即使只是在一个单独的历史实例上发展唯物主义的观点,也是一项要求多年冷静钻研的科学工作,因为很明显,在这里只说空话是无济于事的,只有靠大量的、批判地审查过的、充分地

[①]　严昌洪:《前言》,《中国近代史史料学》,北京大学出版社 2011 年版,第 1 页。

掌握了的历史资料,才能解决这样的任务。"①而梁启超先生也指出:"史料为
史之组织细胞,史料不具或不确,则无复史之可言。"②由此可见,研究资料的
重要性不言而喻。相对于古代史的研究,近现代史研究的资料呈现出数量多、
类型广的特点。在数量方面,因为年代相距较近,加上近代文化事业的发展,
近现代史料的数量远远超过古代,严昌洪先生就有明确判断:"按断代来比,古
代史上没有任何反映一百年历史的史料比近代从鸦片战争到中华人民共和国
成立一百年的史料多。"③在类型方面,近现代史研究的历史资料突破了古代
史研究较为集中使用史籍的局限,较为完整的档案资料、丰富多样的报刊资
料,大大提升了近现代史研究的资料基础。作为一项研究抗战时期我国疫病
流行及应对策略的研究,本书在研究资料收集方面,也是从各个角度出发,尽
可能获取研究所涉及的各类资料,以进行甄别和利用。总体而言,本书的资料
来源主要有以下几种:

一、档案

作为记载各种历史活动或历史人物的原始记录,档案古已有之,但因为管
理不够的原因,抑或是保存的原因,古代档案遗留甚少。到了清朝后,中央各
机关、地方各级政府开始分门别类地储存各种档案资料,并严加管理。进入中
华民国后,档案的保存和管理更是日臻完善。这些举措,为后世的近现代研究
留下重要的档案资料。在本书中,档案资料便是第一资料来源。本书利用的
档案资料主要有两种:一是课题组赴有关档案馆直接查阅的各种卫生、民政、
社会等全宗档案,其中有集中保管中华民国时期各个中央政权机关及其直属
机构档案的中国第二历史档案馆及抗战期间发生重要疫情或者是细菌战的有
关区域档案的地方档案馆,如上海市档案馆、浙江省档案馆、湖南省档案馆、福
建省档案馆和江西省档案馆等;二是已经整理出版的各种档案资料。近年来,
为了有效保存档案资料,同时便利学术研究,不少档案机构和学术机构合作,

---

① [德]恩格斯:《卡尔·马克思〈政治经济学批判〉》,《马克思恩格斯全集》第 13 卷,人民出版社
1962 年版,第 527 页。

② 梁启超:《中国历史研究法》,人民出版社 2005 年版,第 43 页。

③ 严昌洪:《中国近代史史料学》,第 7 页。

系统整理了有关档案并结集出版，本书便有效利用了这些出版档案，主要有《日本帝国主义侵华档案资料选编：细菌战与毒气战》①《红色档案——延安时期文献档案汇编》②《国民政府档案中有关抗日战争时期人口伤亡和财产损失资料选编》③《抗日战争时期中国解放区人口伤亡和财产损失档案汇编》④《陕甘宁边区政府文件选编丛书》⑤《日军侵浙细菌战档案资料汇编》⑥《抗战时期的云南——档案资料汇编》⑦《抗战时期的四川——档案资料汇编》⑧《重庆大轰炸档案文献·财产损失（文教卫生部分）》⑨《侵华日军义乌细菌战民国档案汇编》⑩等等。

二、地方志

方志作为一种地方性的综合性书籍，全面系统地记述各行政区域自然、政治、经济、文化和社会的历史与现状的资料性文献，对于历史研究有着非常重要的意义，可以"补史之缺，参史之错；详史之略，续史之无"⑪。虽然在历史上有人对志书的史料价值提出过一定的质疑，如张文珍等修同治《新繁县志》时在例言中就说道："史家者体，褒贬互用，为万世之劝戒；志则有褒无贬，善善从长，微善必录。"⑫但是，随着我国方志学的发展，历史考证方法对地方志编纂的影响越来越深刻，尤其是改革开放以来，以 20 年为一轮的修志实践，"述而

---

① 中央档案馆、中国第二历史档案馆、吉林省社会科学院合编：《日本帝国主义侵华档案资料选编：细菌战与毒气战》，中华书局 1989 年版。

② 朱鸿召：《红色档案——延安时期文献档案汇编》，陕西人民出版社 2014 年版。

③ 中央党史研究室第一研究部、中国第二历史档案馆编：《国民政府档案中有关抗日战争时期人口伤亡和财产损失资料选编》，中央党史出版社 2014 年版。

④ 中央党史研究室、中央档案馆：《抗日战争时期中国解放区人口伤亡和财产损失档案汇编》，中央党史出版社 2015 年版。

⑤ 陕西省档案馆：《陕甘宁边区政府文件选编丛书》，档案出版社 1987—1991 年版。

⑥ 中共浙江省委党史研究室、浙江省档案局编：《日军侵浙细菌战档案资料汇编》，浙江人民出版社 2015—2019 年版。

⑦ 云南省档案局（馆）编：《抗战时期的云南——档案资料汇编》，重庆出版社 2015 年版。

⑧ 四川省档案局（馆）编：《抗战时期的四川——档案资料汇编》，重庆出版社 2014 年版。

⑨ 唐润明主编：《重庆大轰炸档案文献·财产损失（文教卫生部分）》，重庆出版社 2012 年版。

⑩ 义乌市档案馆编：《侵华日军义乌细菌战民国档案汇编》，中国文史出版社 2016 年版。

⑪ 章学诚撰，叶瑛校注：《文史通义校注》卷六《外篇一·州县请立志科议》，中华书局 2004 年版，第 588 页。

⑫ 转引自严昌洪：《中国近代史史料学》，第 205 页。

不论"的"客观"性原则事实上已成为方志界共同遵循的修志准则。① 方志的史料价值已经是毋庸置疑。因此,"修史,必将于方志取其裁"②。故在本书中,大量利用了各种地方志材料,主要有各省地方志编纂委员会所修的卫生志及抗战时期发生重要疫情的县市新修的县市志等。这些志书在编纂过程中参照了大量地方档案材料和口述资料,具有非常高的价值,成为本书不可或缺的资料来源。

三、报刊资料

随着中国近代社会的发展,报纸和期刊逐渐出现。对于历史研究来说,报刊具有较高的史料价值。因为报刊可谓是当时人记录当时事,许多报道、记载堪称第一手资料,有助于后来者能够通过报刊更为清晰地了解历史事件的过程和当时人们的思想认识。正如有学者指出的那样:"天地像一座大舞台,历史剧目波澜壮阔、绚烂多姿、复杂多变。后排的看客,由于距离的缘故,如置身云雨巫山。一些前排看客,甚至能到幕后打探的特殊看客,便充当起解说的职责。这些特殊的看客就是新闻记者,能够告诉我们许多后排看客看不真的历史细节、幕内蹊跷。"③本书研究时段为抗日战争时期,当时我国的报刊发展已经较为成熟,报刊资料相当丰富,为研究的开展提供了不少资料。本书所利用的报刊资料主要有两种:一是卫生类报纸和期刊。中华民国成立后,我国卫生事业进入现代化的历程,一些专门的卫生类报刊先后创办,如《中华医学杂志》《公共卫生月刊》《新医药》《上海医事周刊》《社会卫生》《卫生公报》《世界卫生组织汇报》《战时医政》《卫生通讯》等。这些报刊对当时的卫生事业发展和疾病疫情都有比较详细的报道和记载,成为本书的重要资料来源。二是综合类的报纸和期刊。这类报刊尤其是报纸关注时政信息,对于当时的重要疫情及各种机构的应对措施都有一定的报道,能够有效弥补卫生类报刊资料受专业限制的不足,提供更为全面的疫情资料,这些报刊主要有《申报》《晶报》《前线日报》《新闻报》《时报》《华北防疫委员会工作季刊》《上海公共租界工部局

---

① 潘捷军:《"史""志"关系辨析》,《福建论坛(人文社会科学版)》2012 年第 7 期,第 85 页。
② 彭静中:《中国方志简史》,四川大学出版社 1990 年版,第 323 页。
③ 夏晓虹:《晚清报纸的魅力》,《中华读书报》,1998 年 12 月 30 日。

公报》及各省政府公报等。

四、资料汇编

这里所说的资料汇编是指除档案结集出版之外的各种资料汇编。在通常情况下，为了某种目的，有关机构或者个人会将同类性质的文章或者资料编纂成集，这些资料也具有很高的研究价值。在本研究中，也有多种类型的资料汇编可以应用。一是民国时期政府机构为了实施地方治理而编辑的各种政策、数据资料汇编，如《卫生法规》《广西省现行法规汇编（卫生）》《湖北省民政厅政令辑要》《申报年鉴》《卫生统计》《中日战事史料》《二十九年度湖南省民政统计》《赣政十年》等；二是研究机构或者个人为了研究的需要所编辑的各种资料汇编，如《中国近代医疗卫生资料汇编》《抗日战争时期中国人口伤亡和财产损失调研丛书》《中国传染病史料》《十种法定传染病流行史料汇辑》等。

五、文史资料

对于中国现代史研究来说，有一种史料不能忽视，那就是各级人民政协文史与学习委员会组织编辑的文史资料。与史志不一样，文史资料可以是零散的历史资料，人人皆可参与，最大限度地发掘和汇集了历史当事人的所历、所见、所闻。作为一种偏重民间记述的历史资料，它能拾遗补漏，拓展史源，帮助人们全面认识历史、了解事实真相和细节，填补了一般历史记载的空白和不足，补档案之缺，辅史学之证，显示了独特而珍贵的史料价值。半个多世纪以来，各级政协征集和出版了大量有价值、有影响的文史资料。这些文史资料也记载了大量抗战时期我国疫情流行和应对的历史史实，成为本书的一项重要资料来源。

第五节　相关问题说明

一、疫病的界定

疫病是本书的核心概念,需要进行必要的界定和说明。"疫病"的核心是"疫",中国古代文献对于涉及面广、危害严重的疾病流行情况描述多以"疫"表述,有疫、疾疫、疫疠、瘟疫等多种说法,如《礼记·月令》的"民殃于疫",《汉书·翼奉传》的"是岁,关东大水,郡国十一饥,疫尤甚",《吕氏春秋》的"春行秋令,则民大疾疫",《汉书·翟方进传》的"惟君登位,于今十年,灾害并臻,民被饥饿,加以疾疫溺死,关门牡开,失国受备",等等。在《说文解字》中,"疫"被解释为:"民皆病也。"一个"皆"字,说明现象的普遍性和广泛性。即"疫"应该为一种普遍出现的疾病现象,也就是具有通常所说的"流行性"特点。之后,又有医家在总结疫的流行特点时说"时疫能传染于人""瘟疫盛行,递相传染"。[1]这些讨论为"疫"增加了一个特点,即"传染性"。由此看来,古代文献中的"疫"通常指的是"流行性传染病",即它不是指某一种疾病,而是包含了现代医学概念中多种疾病的统称。因此,有学者就认为:传统医学中的"疫"所包括的内容实在太多,既包括鼠疫、霍乱、天花这三种甲种传染病,也包括诸如病毒性肝炎、伤寒和副伤寒、细菌性和阿米巴性痢疾、梅毒、白喉等其他乙种传染病,甚至包括肺结核、血吸虫病、丝虫病、流行性感冒和流行性腮腺炎等丙种传染病。[2]

相对于"疫","疫病"一词在古文献中出现也不晚,《诗·小雅·节南山》曰:"天方荐瘥,丧乱弘多。民言无嘉,憯莫惩嗟。"汉代郑玄作笺注说:"天气方今,又重以疫病,长幼相乱而死丧甚大多也。天下之民皆以灾害相吊,无一嘉庆之言,曾无以恩德止之者,嗟乎奈何。"有研究者认为这可能是最早的关于流行性传染病的记载。[3] 因此,"疫病"通常也被看作是流行性传染病,跟"疫"的意思几乎相同。因此,中国中医研究院中国医史文献研究所张志斌教授在

---

① 转引自张志斌:《疫病含义与范围考》,《中华医史杂志》2003 年第 3 期,第 159 页。

② 曹树基、李玉尚:《鼠疫:战争与和平——中国的环境与社会变迁(1230—1960 年)》,第 10 页。

③ 王宏治:《中国古代抗疫病的法律措施》,《比较法研究》2003 年第 5 期,第 69 页。

梳理中国古代疫病流行情况时就表示，在文史书籍和医学著作中，只有出现"疫"和"疫疠"等记录，均作为疫病收录。① 实际就体现了"疫"和"疫病"是相通的意思。但是，"疫病"是否涵盖所有的流行性传染病，或者是否仅仅为传染病，学界还是有些争议，如前述张志斌教授在梳理古代疫病时，就有如下说明："具有地方病特征的记载，一般不予收入。当此病由于人口迁移等原因形成地方外流行时，则予收入。例如瘴疫，局限于岭南之记载不予收入，而如果由于战争等原因将瘴疫带出岭南地区形成其他地区的流行，则予收入。理由是地方病采取有效预防措施之前，往往具有连续长期存在的特点。例如岭南地区终年气候温暖，按蚊无越冬期或仅有短暂的滞育期，疟疾几乎全年传播而无休止期。"② 而李洪河教授在探讨新中国初期疫病流行时则认为："近代以后，医学界和医史学界对疫病的认识逐渐统一。只要在人类疾病史上对人们的生命和健康造成威胁或危害的各种急慢性传染病、地方病等，都在广大医家或学者们考量的范畴。"③综观两种争议意见，可以发现区别主要集中于以下两点：第一，非急性发作的传染病是否归纳为"疫病"。这种争议也可以从相关词典的解释中显现，如《新华词典》对"疫病"解释为"流行性急性传染病的总称"，而《现代汉语词典》对"疫病"的解释则是"流行性的传染病"。④ 根据前文来看，张志斌教授的界定适合于《新华词典》的解释，而李洪河教授的界定则适合于《现代汉语词典》的解释。第二，非传染性的地方性流行病是否属于"疫病"。我们知道，流行病包括传染病，但流行病不等于传染病。很多地方病不具有传染性，如化学性地方病，但因为自然环境的某些原因，会在一定地区的人群中出现一些特异的疾病，甚至在一定区域内大范围流行，呈现出流行性特点，这些疾病像传染病一样，同样造成严重危害的结果。

在本书中，"疫病"将被界定为"流行性的传染病和影响严重的地方病"，即如李洪河教授所说的"只要对人们的生命和健康造成威胁或危害的各种急慢性传染病、地方病等"都纳入本书的考察范围。也就是说，在抗战时期出现

---

① 张志斌：《中国古代疫病流行年表》，福建科技出版社 2007 年版，第 2 页。
② 张志斌：《中国古代疫病流行年表》，第 3 页。
③ 李洪河：《新中国的疫病流行与社会应对（1949—1959）》，中共党史出版社 2007 年版，第 4 页。
④ 李洪河：《新中国的疫病流行与社会应对（1949—1959）》，第 4 页。

的各种传染病,如鼠疫、霍乱、天花等当时已经列入法定传染病的各项疾病和未列入的血吸虫病、性病等都属于本研究的考察范围,同时,在一些地方流行并造成严重后果的非传染性地方病,如地方性克汀病、克山病、大骨节病等,也将是本书考察的内容。将非传染性地方流行病纳入"疫病"研究,也是本研究不采用"传染病"概念的原因所在。

二、研究时限的说明

中国抗日战争从 1931 年开始到 1945 年结束,经过了 14 年艰难曲折的历程。在这 14 年的抗日战争中,包括了局部抗战和全面抗战两个时期,即从 1931 年九一八事变开始到 1937 年卢沟桥事变之前的局部抗战时期,从 1937 年卢沟桥事变到 1945 年抗战胜利的全面抗战时期。[①] 由于本书研究范围涉及全国整体情况,为了有效把握战争状态下全国疫病流行的各种形态和特点,解读战争与疫病的关系及战时疫病防控体系的构建,本书将主要针对全面抗战时期展开,即研究时限界定为 1937 年至 1945 年。当然,对于局部抗战时期所涉及的东北、华北及上海等局部地区,与本书有关联的相关内容也将会结合全国抗战时期该区域的有关问题进行说明和探讨。

---

① 《中国抗日战争史》编写组:《中国抗日战争史》,人民出版社 2011 年版,第 4 页。

第一章　全面抗战时期疫病流行的时空分布

由于战争引起的民众生存环境恶化和日军大范围实施细菌战策略,整个抗战时期全国各种疫病不断滋生和扩散,形成连续不断的重大疫情,急性传染病如天花、鼠疫、霍乱与地方性传染病如疟疾、麻风、丝虫及各种寄生虫病的流行次数,与年俱增,死亡相继,不仅造成了极大的人口和财产损失,而且严重影响了中国的抗战大局。可以说,抗战时期,中国的疫病流行情况比以往任何历史时期都严重。为了梳理清楚抗战时期我国疫病流行的时空分布,本书采取现代医学的病种框架来展开,这样设计其实也跟当时的医疗卫生制度建设紧密相关。进入民国后,我国开始构建现代防疫的相关制度。1916 年,北洋政府就颁布了《传染病预防条例》,对容易造成严重危害的主要传染病进行加强管理。1930 年,南京国民政府再度颁布新修订的《传染病预防条例》,将伤寒或类伤寒、斑疹伤寒、赤痢、天花、鼠疫、霍乱、白喉、流行性脑脊髓膜炎、猩红热纳入法定传染病管理,同时强调"前项以外之传染病有认为应依本条例施行预防方法之必要时得由卫生部临时指定之"[1]。1944 年,《传染病预防条例》再度修订,增加回归热列入法定传染病进行防控。在这些法定传染病中,鼠疫和霍乱流行最为严重,不仅涉及范围广,而且流行时间长,为抗战时期的最主要疫情,因此需要对此进行重点梳理。而对于其他的法定传染病,在抗战时期也是疫情频繁,也有必要对这些疫情资料进行整理。同时,其他传染病和地方病如麻风、性病、血吸虫病等在抗战时期也是长期肆虐,讨论抗战时期的疫病流行肯定不能将其遗落。所以,在本章中,将分为鼠疫、霍乱、其他法定传染病和其他疫病四个层面对抗战时期的疫病流行情况进行梳理。由于这种梳理主要依据大量的历史资料来进行,因此在叙述过程中将会出现大量历史事实的描述和文献资料的罗列,这看似琐碎,但却十分必要,这不仅能够有效把握抗战时期

---

[1]　内政部卫生署编印:《卫生法规》,1937 年。

我国疫病流行的整体概况,也能为后几个章节提供讨论的基础。

第一节　鼠疫流行情况

鼠疫,是由鼠疫耶尔森菌感染引起的烈性传染病,属国际检疫传染病。自我国施行法定传染病管理以来,就一直作为重点传染病被管理,目前也还属于我国法定传染病中的甲类传染病。鼠疫作为一种自然疫源性传染病,主要在啮齿类动物间流行,鼠、旱獭等为鼠疫耶尔森菌的自然宿主,鼠蚤为传播媒介,临床表现为高热、淋巴结肿大疼痛、咳嗽、咳痰、呼吸困难、出血,以及其他严重毒血症状。鼠疫传染性强,病死率高。在世界历史上,鼠疫是一种古老的传染病,在世界流行已经超过 3000 多年。[①]在世界历史上曾有多次大流行,如 1347 至 1353 年间席卷整个欧洲夺走 2500 万人性命的"黑死病"就是鼠疫。在我国,鼠疫的流行历史也不短,麦克尼尔在《瘟疫与人》中认为:至于鼠疫,中国对该病的最早描述始于 610 年,642 年另一医家又提到它,并且观察到,这种鼠疫多发于广东。[②]不过,麦克尼尔的这种说法遭到了曹树基和余新忠等人质疑。[③]宋元期间,我国出现了席卷全国的鼠疫大流行,鼠疫也被认为是造成宋辽金元社会转折的重要因素之一。[④]之后,鼠疫在我国长期流行,不过多数时期表现为区域性的。到了抗战时期,因各种因素的共同作用,鼠疫又一次在很多省份暴发,并呈现出向全国蔓延的趋势。

一、重大疫情

抗战时期,鼠疫盛行,据不完全统计,在 1939 年到 1944 年间,通过国民政府疫情报告制度报告有鼠疫流行的省份有福建、浙江、江西、广东、云南、绥远(今内蒙古自治区中部)、宁夏、陕西、山西、湖南等省,[⑤]而沦陷区有关省份的

---

①　冼维逊:《鼠疫流行史》,广东省卫生防疫站内部印行本 1998 年版,第 4 页。

②　[美]麦克尼尔:《瘟疫与人》,第 80 页。

③　相关讨论见曹树基、李玉尚:《鼠疫:战争与和平——中国的环境与社会变迁(1230—1960年)》,第 24—25 页;《瘟疫与人》,译注,第 80 页。

④　曹树基、李玉尚:《鼠疫:战争与和平——中国的环境与社会变迁(1230—1960 年)》,第 79 页。

⑤　范日新:《中国 1939—1944 年十种法定传染病流行资料汇辑》,第 25 页。

鼠疫疫情则没有统计进来。在这些省份的鼠疫流行中,出现了几次影响非常严重的重大疫情。

1. 浙江鄞县鼠疫

1940 年 10 月 22 日和 27 日,日军两次在鄞县(今浙江宁波鄞州区)开明街投下带有鼠疫杆菌的麦子、面粉、粟米等物,同时还散发画着日、德、意国旗和表示"中日亲善"的传单。① 10 月 29 日上午鄞县发现第一例鼠疫病人,"该地突然发生鼠疫(腺性),而具有败血性者,事前并无疫鼠发生之先兆,患者多属民众。"②10 月 31 日晚,开始出现人员疫死情况,开明街口"滋泉豆浆店"店主赖福生夫妇染疫而亡。接着,"王顺大饼店""胡元兴骨牌店",以及中山东路"元泰酒店""宝昌祥服装店",还有东后街一带,相继有人染疫而死。③ 疫情发生后,染病患者往医院求治时,由于当地没有过鼠疫流行史,因此起初被诊断为恶性疟疾或横痃,并没有意识到是鼠疫,"鄞县县东镇开明街暨唐塔镇东后街一段,于上月卅日起,发现流行性疾病,蔓延甚烈,三日内,不治身亡者已达十人以上。"④

面对如此严重的疫情,11 月 1 日上午,鄞县东镇镇长毛稼生电话向鄞县卫生院报告,院长张方庆即于是日下午二时半亲赴疫区调查,"当即查的自十月三十一夕至十一月一日午,已有十余人死亡,多系于三十日得病,一日或两日

---

① 《亲身受害的宁波市民证实日寇曾散布毒菌》,载中央档案馆、中国第二历史档案馆、吉林省社会科学院合编:《日本帝国主义侵华档案资料选编:细菌战与毒气战》,第 281 页。关于宁波鼠疫过程中日军飞机投放谷物的时间有三种说法:一是 10 月 22 日,二是 10 月 27 日,三是 10 月 22 日和 27 日都发生过。本研究采用第三种说法,即投放两次,关于 10 月 22 日的投放,中国第一历史档案馆所藏档案《亲身受害的宁波市民证实日寇曾散布毒菌》(档号:(一)124,104)有明确记录,浙江省档案馆藏档案《本年浙闽两省鼠疫情形》也提到,鼠疫发生后时任浙江省卫生处处长的陈万里报卫生署时称:"(鼠疫发病)缘自发病前一星期,敌机曾在疫区上空掷下小麦二升左右。"该说法在台湾学者巫仁恕的《战争与疾疫:抗战后期的疫情与疫政(1940—1945)》中也有证实,其资料来源于"国防部"史政编译局所藏当时档案《敌机散播鼠疫菌与甬衢鼠疫之经过摘要》;关于 10 月 27 日的投放,目前已存的多处资料中都有显示,主要有孙金铭、倪维熊:《宁波的鼠疫惨祸》;宁波市政协文史委员会编:《宁波文史资料》第 2 辑,1984 年,第 175 页;黄可泰、邱华士、夏素琴:《宁波鼠疫史实——侵华日军细菌战罪证》,第 20—22 页。

② 《本年浙闽两省鼠疫情形》,浙江省档案馆馆藏档案,档号:L029 - 006 - 844。

③ 浙江省委党史研究室:《浙江省抗日时期人口伤亡和财产损失》,中共党史出版社 2014 年版,第 60 页。

④ 《推究病源》,《时事公报》1940 年 11 月 2 日。

后即死。"①调查时尚发现患者五人,于是选择其中较轻者两人送到中心医院检查。经医生诊查,发现患者均具有显著的鼠疫临床症状,当即向县政府及省政府报告。11月2日晚十一时起,鄞县警察局派警员封锁疫区,实施隔离检疫。11月4日,宁波私立华美医院院长丁立成在第一名病人身上的淋巴腺肿块取得穿刺液,做动物试验及细菌培养,得到阳性结果,确定疫情为鼠疫。随后浙江省卫生处技正吴昌丰又将培养所得之杆菌做凝集反应,亦得到阳性结果,进一步确定鼠疫诊断。11月6日,鄞县紧急成立防疫处,并全面实施防疫工作。首先划定并封锁了疫区,对疫区修筑围墙,实行隔离;其次设立隔离病院,积极对病人进行治疗;再次在疫区开展捕鼠灭蚤、进行消毒和注射疫苗工作。11月8日,卫生署医疗防疫队第十七队,奉命前往宁波防治。11月9日,浙江省卫生处处长陈万里前往督导防治。之后,军政部第四防疫分队和浙江省巡回医疗队第一队也先后前往宁波进行防治工作。同时,在鼠疫暴发后,浙江省卫生处还第一时间拟定鄞县鼠疫防治办法并施行。

　　尽管当地政府快速开展了防疫工作,但疫情发展还是很快。到11月3日,"据鄞县卫生指导室统计,自疫症流行以来,患者达三十六人,死者十六人","四日隔离病院新收病人七人,死亡七人。五日甲部隔离病院死十一人,潜离疫区在区外死者九人,死者有在北门、西郊江东等处。六日疫区新患者五人,死亡者八人。七日新患者二人,死亡者六人。八日隔离病院死亡者八人。九日隔离病院内死亡者二人,潜出疫区在慈溪死亡者二人。十日隔离病院内死四人,疫区外中山东路死二人。十一日隔离病院院内死八人。十二日甲部隔离病院内死四人。十三日甲部病院死亡二人。根据十一月十四日宁波各报的公布,甲部隔离病院尚待救治者八人,乙部原有一五一人,新收一一人,共一六二人,丙部尚有九人,总计在院者一七九人,染疫而死者半月来总计已八十三人。"②宁波鼠疫疫情发展迅速也是有原因的,即疫区刚好在人口稠密的市中心区域,"疫区内有商铺四十三户,住宅六十九户,庵一户,共计一百一十三

　　①　容启荣:《浙江鼠疫调查报告书》,中央档案馆、中国第二历史档案馆、吉林省社会科学院合编:《日本帝国主义侵华档案资料选编:细菌战与毒气战》,第255页。
　　②　施则青:《敌机在浙散布鼠疫菌扑灭经过》,《西南医学杂志》第1卷第1期,1941年,第49页。另外需要说明的是,死亡数据中每日死亡加总和最后汇总不一致。

户，人口五百九十一人"①。

虽然鼠疫疫情被确认后，当地政府便积极采取了各种隔离措施，但还是出现了染疫民众外出逃亡现象，有多名患者分别逃亡到邻近的象山、奉化和慈溪等地。如因宁波鼠疫较早死亡的赖富生夫妻二人，系象山人，在其死亡后，双柩运回原籍官山安葬，赖富生染疫的弟弟赖文明随同回乡。接到象山县报告后，省卫生处极为紧张，当即致电该县："据陈该县西陲乡民赖富生及其妻二人在甬遭疫身死，双柩运回原籍官山安葬，其弟赖文明随同回乡，患病甚剧，惟现已恢复健康一节。查该乡民赖富生夫妇二人既在甬染疫死亡，运柩回籍何以当时未据报告，至该赖文明患病其症状若何，经过若干时日始恢复健康，曾否经过医师诊断，当其随同回乡时既已患病甚剧，何以不即隔离，设使已经染疫回来不予注意，则疫病传播之责，已为重大，应饬县卫生院妥为防范不得如此玩忽。"②宁波邻近的慈溪县也受波及，当时媒体就有报道称："自宁波发生鼠疫以来情形严重，死亡已达百余，同时慈溪也被延及，而蔓延之势，尤为惊人，今者疫区日渐扩大，慈溪防疫办事处，□正日夜抢救，十四日下午五时，慈溪卫生院院长亲自到达消毒防范外围区，对预防工作有所指示，以防蔓延。"③据有关研究认为，从宁波逃出到附近象山、奉化、慈溪等县死亡的患者有 8 人，不过幸好未引起流行，没有导致疫情进一步扩大。④

经过各方努力，宁波鼠疫于 1940 年 12 月初扑灭，"（疫）区内最后死亡病例系于十二月五日发现，六日晨死亡，此后即告绝迹"⑤。为了彻底消除后患，成立于 11 月 10 日专门办理疫区善后事宜的鄞县疫区善后委员会讨论决定将疫区东后街、开明街的所有房屋在 12 月 1 日晚五时全部用火焚毁，由浙江省

---

① 容启荣：《浙江鼠疫调查报告书》，中央档案馆、中国第二历史档案馆、吉林省社会科学院合编：《日本帝国主义侵华档案资料选编：细菌战与毒气战》，第 255 页。

② 《浙江省卫生处关于呈报象山县防治鼠疫经过情形的指令》，象山县档案馆馆藏档案，档号：01－17－63，转引自中共浙江省委党史研究室、浙江省档案局：《日军侵浙细菌战档案资料汇编》（第一册），第 77 页。

③ 《宁波鼠疫情形严重已蔓延慈溪》，《前线日报》1940 年 11 月 16 日，第 2 版。

④ 巫仁恕：《战争与疾疫：抗战后期的疫情与疫政（1940—1945）》，（台湾）《中华军史学会会刊》1997 年第 3 期，第 327 页。

⑤ 《卫生署关于防疫处容启荣在浙考察研究鼠疫详情致蒋介石的呈文》，浙江省档案馆藏档案，档号：L029－006－844。

政府及卫生处派员莅临监视，"事前均分别布置妥当，消防警务人员全体出动，当焚烧时，火光烛天，历二小时许，将疫区内房屋焚烧无遗，总计焚去住户一一五户，房屋一三七间"①。之后，疫区解除封锁，疫情宣告扑灭。宁波鼠疫由发生到扑灭，由于防治措施及时彻底，没有像衢州一样引起鼠间传染，因此在当地没有形成疫源地，且在抗战时期的各个鼠疫流行中，流行时间较短，波及区域也较小，相对而言，死亡人数也相对较少。

关于宁波鼠疫导致的死亡人数，由于统计信息不统一，说法各异。疫情暴发期间，浙江省卫生处陈万里处长致函卫生署，表示"自十一月十日后，已无新病例发现，前后共死亡六十七人"②，这种说法显然不全面。据前述史料就可发现，11月11日后，宁波鼠疫仍持续有人染疫死亡，死亡67人显然属于统计不全面导致。当然，这也与陈在汇报时疫情并未结束有关。对于此次鼠疫导致的最终死亡人数，有说82人，③也有说是93人，④还有说是97人，⑤更有说是103人。⑥ 之所以会产生这些不同的说法，主要在于当时发生疫情的开明街属于繁华地段，疫情发生致十多人死亡后才开始封锁，导致很多人从疫区外逃，如卫生署中央防疫处处长在疫情扑灭后赴当地调查就发现："（鼠疫）死亡数为九十七人，其中三十七人于封锁前逃出疫区外死亡。"⑦这些外逃的人会导致疫情扩散，致使有些死亡数据无法统计。如当时参加治疗工作的丁立成医生回忆，1941年5月"西北街西北村有一王姓病人求治，当时抽血进行动物接种，接种后的天竺鼠不久即发作病死，乃证明是鼠疫"⑧。因此，在2006年，

---

① 施则青：《敌机在浙散布鼠疫菌扑灭经过》，《西南医学杂志》第1卷第1期，1941年，第49页。

② 《本年浙闽两省鼠疫情形》，浙江省档案馆藏档案，档号：L029-006-844。

③ 巫仁恕：《战争与疾疫：抗战后期的疫情与疫政（1940—1945）》，（台湾）《中华军史学会会刊》1997年第3期，第327页。

④ 《鄞鼠疫区昨晚全部焚毁》，《时事公报》1940年12月1日。

⑤ 《卫生署关于防疫处容启荣在浙考察研究鼠疫详情致蒋介石的呈文》，浙江省档案馆藏档案，档号：L029-006-844。

⑥ 孙金铭、倪维熊：《宁波的鼠疫惨祸》，宁波市政协文史委员会编：《宁波文史资料》第2辑，1984年，第175页。

⑦ 《卫生署关于防疫处容启荣在浙考察研究鼠疫详情致蒋介石的呈文》，浙江省档案馆藏档案，档号：L029-006-844。

⑧ 《亲身受害的宁波市民证实日寇曾散布毒菌》，中央档案馆、中国第二历史档案馆、吉林省社会科学院合编：《日本帝国主义侵华档案资料选编：细菌战和毒气战》，第282页。

宁波市抗战损失课题调研组再次启动对此次鼠疫死亡人数的核查,经过此次调研,最终确认此次宁波鼠疫的死亡人数有姓名者达 133 人。①

2. 浙赣铁路沿线鼠疫

在抗战时期的鼠疫疫情中,以衢州为中心的浙赣铁路沿线鼠疫算是影响最为严重的。该次鼠疫持续时间长,涉及范围大,造成的后果也非常严重。

这次鼠疫最早在当时的衢县暴发。1940 年 10 月 4 日上午,一架日军飞机飞抵衢州城上空,沿城西一带撒下大批麦粒、黄豆、粟米、麦麸、碎布及宣传单等物品。一周之后,衢州城区陆续发现死鼠散落在街头。② 11 月 12 日,衢县出现第一例染疫者,接着又有多人染疫死亡。然而,最先染疫民众,都没有到县卫生院就医,而是在当地执业医师开设的诊所诊治,该医师并不疑为鼠疫,故未向当地防疫机关报告。不过,民众先后疫死这一现象引起了当时在衢县的浙江公路局副工程师董介如的注意,他于 11 月 18 日下午赴驻扎在衢县的军政部第四防疫分队报告:"县城内罗汉井一带自十二日以来,患急诊死亡者七八人,不知是否疫病流行。"③接到报告后,防疫分队长一边让董介如再向警察局及县卫生院报告,一边派技佐赴死者家检验,发现有疑似鼠疫症状。20日,衢县卫生院也接到同样报告,该院院长及医师立即前往诊查,发现患者均有头痛、面红、发热、胸闷、呕吐及鼠蹊腺肿等症状,立即断定为鼠腺疫,但未获病理支持。30 日,福建省卫生处防疫专员柯有光到衢县协助防疫,当日检验患者,经临床诊断、淋巴腺肿穿刺液涂抹片镜检、细菌培养及动物接种等,均得阳性结果,最终确定为腺鼠疫。

初步确定疫情为鼠疫后,衢县及浙江省立即开展了防治工作。11 月 22 日,浙江省第五区(衢州)行政督察专员兼保安司令鲁忠修立即主持召开衢县各界防治鼠疫紧急会议,成立衢县防治鼠疫委员会,专门负责领导全县鼠疫防治工作计划的制订和组织实施。同时施行封锁疫区、执行隔离检疫、注射鼠疫疫苗、推进灭鼠等工作,并先后于 12 月 23 至 25 日连续三日焚毁疫户房屋

---

① 浙江省委党史研究室:《浙江省抗日时期人口伤亡和财产损失》,第 61 页。
② 衢州市档案馆、衢州市档案学会:《莫忘历史——抗日战争在衢州》,第 46 页。
③ 容启荣:《浙江鼠疫调查报告书》,中央档案馆、中国第二历史档案馆、吉林省社会科学院合编:《日本帝国主义侵华档案资料选编:细菌战与毒气战》,第 258 页。

34 间。

　　然而,由于衢州鼠疫从发病到实施隔离措施之间间隔长达 10 天,导致有疫区民众外出致使疫情波及周边区域。11 月中旬,衢州居民余某一家三口逃难到开化县大溪边乡墩上村,不数日相继病死,致使疫病蔓延到相邻数村。是年,衢县、开化两县患鼠疫死亡人数为 42 人。①

　　尽管从卫生署防疫处到浙江省卫生处再到衢县当地政府,都认为衢县鼠疫疫情于 1940 年 12 月 5 日宣告结束,②但衢县鼠疫留下了一个非常大的隐患,即出现了老鼠感染鼠疫杆菌的情况,并引起了鼠间传染。在 1941 年 4 月,防疫人员在衢县检查鼠类 648 只,其中感染鼠疫杆菌的老鼠 16 只,占比 2.5%。③ 也就是说,虽然在 1940 年底衢县已经没有人感染鼠疫了,但鼠感染鼠疫的现象并没有根除,致使衢县鼠疫有随时复发的风险。

　　果然,到了 1941 年初,民众感染鼠疫现象在衢县再度出现。当年 3 月 20 日,驻衢县的军政部第四防疫分队电告当时的战时防疫联合办事处称:"衢县发生疑似鼠疫,日有死亡,类似鼠疫杆菌。"④接到报告后,战时防疫联合办事处经卫生署电浙江、福建两省卫生处派员前往衢县协助防治,后勤部卫生处也要求第二防疫大队派员一同前往防治。到了 4 月 2 日,第四防疫分队、第二防疫大队及驻衢的第三战区兵站卫生处又先后电称:"衢县疑似鼠疫,经镜检及动物试验证实。自寅微起迄寝日已死四十六人。又闻该地工人万余,染疫死亡者十余人,因食米困难,已遣散三千余,均未经留检,难免波及他县及部队;城厢病例散发十处,无法封锁,疫情渐趋严重。"⑤到了 1941 年初夏,衢县鼠疫蔓延至全城 58 条街巷,扩散到将军(花园)、柯山(石室)、万田、双桥等 13 个乡镇。⑥

---

　　① 浙江省委党史研究室:《浙江省抗日时期人口伤亡和财产损失》,第 62 页。

　　② 《卫生署关于防疫处容启荣在浙考察研究鼠疫详情致蒋介石的呈文》,浙江省档案馆藏档案,档号:L029-006-844。

　　③ 范日新:《中国 1939—1944 年十种法定传染病流行资料汇辑》,第 6 页。

　　④ 《战时防疫联合办事处疫情旬报》(1941 年 4 月 10 日,第 29 号),中央档案馆、中国第二历史档案馆、吉林省社会科学院合编:《日本帝国主义侵华档案资料选编:细菌战与毒气战》,第 275 页。

　　⑤ 《战时防疫联合办事处疫情旬报》(1941 年 4 月 10 日,第 29 号),中央档案馆、中国第二历史档案馆、吉林省社会科学院合编:《日本帝国主义侵华档案资料选编:细菌战与毒气战》,第 275 页。

　　⑥ 邱明轩:《罪证——侵华日军衢州细菌战史实》,第 22—23 页。

面对衢县越来越剧烈的鼠疫疫情,战时防疫联合办事处于 4 月 3 日召开委员会讨论并决定具体办法,进一步加强对衢县鼠疫的防治措施:第一,加派人员前往防治;第二,要求当地组织联合办事机关指挥处理;第三,调查鼠疫疫苗血清、化学药品及杀鼠剂之现有数量和存放地点;第四,决定以最迅速的运输办法将防疫物资运送前往衢县;第五,印刷及分发刊物加大防疫宣传。① 地方的防疫工作由衢县鼠疫防治委员会主持,具体协调鼠疫防治的各项工作,其中预防治疗由省卫生处及县卫生院负责指挥,环境卫生由医防十七队负责,灭鼠工程由第四防疫分队负责,医学检验由省卫生处负责。② 1941 年 6 月 1 日,为了阻止疫情扩大,衢县全城封锁,在城门出入口设立检疫站,军警岗哨看守,进入人员一律凭鼠疫预防注射证放行,在全城封锁期间,城区所有学校停课,商店关门歇业,工厂停止生产,交通实行管制。然而防控效果并不明显,到该年底,据衢县临时防疫处(由"衢县防治鼠疫委员会"改组而来)统计,经衢城各医疗、防疫单位就诊并确诊为鼠疫者 281 人,死亡 274 人,病死率达 97.5%；又据衢县各乡镇上报县临时防疫处的疫情报告统计,全县城乡患鼠疫死亡人数有 2000 余人(不包括城区患鼠疫而逃避农村、死亡后隐匿不报或漏报的人数在内)。③

最糟糕的是,由于防控措施落实不到位,衢县鼠疫疫情严重外溢。正如时任福建省卫生处处长陆涤寰在当时讨论衢县鼠疫疫情时所说的那样:本年衢县鼠疫系散发性(去年系限局性),因此防疫特难,若不设法彻底根除,恐将变为地方性的病。④ 衢县这次的鼠疫不仅使得当地长时间处在鼠疫的恐慌当中,还引起了周边区域的鼠疫疫情的发作。如邻近衢州的江西省上饶地区就出现了当地历史上的第一例鼠疫患者,该患者就是来自衢县,"(1941 年)6 月 7 日,江西省第六行政区中心卫生院门诊接受三战区演剧队疑似鼠疫病人王鸿举一

---

① 《战时防疫联合办事处疫情旬报》(1941 年 4 月 30 日,第 31 号),中央档案馆、中国第二历史档案馆、吉林省社会科学院合编:《日本帝国主义侵华档案资料选编:细菌战与毒气战》,第 277 页。

② 《战时防疫联合办事处疫情旬报》(1941 年 4 月 30 日,第 31 号),中央档案馆、中国第二历史档案馆、吉林省社会科学院合编:《日本帝国主义侵华档案资料选编:细菌战与毒气战》,第 277 页。

③ 邱明轩:《罪证——侵华日军衢州细菌战史实》,第 10 页。

④ 《战时防疫联合办事处疫情旬报》(1941 年 4 月 20 日,第 30 号),中央档案馆、中国第二历史档案馆、吉林省社会科学院合编:《日本帝国主义侵华档案资料选编:细菌战与毒气战》,第 276 页。

名,经隔离防治,并从淋巴腺抽出液涂片检查发现格兰氏阴性杆菌甚多,11 日晚第二防疫大队派技士戚明德携带天竺鼠来院接种试验,至 12 日早 6 时该病人死亡,18 日经鉴定结果确为鼠疫。据患者称,其母在衢县病三日死,两妹半月前在衢县患鼠疫死亡"①。而在这次疫情扩散当中,距衢县 130 公里的义乌县无疑是受害最严重的。

在 1941 年 6 月,当时义乌县县长致电浙江省卫生处,称该县东江桥一带自 5 月 29 日起至 6 月 19 日止已有六人死亡,症状疑似鼠疫,要求省卫生处派员核实。随后,浙江省卫生处派员 6 月 21 日抵达当地调查,发现当地已无病人,"无法确实检诊断系何种疾病",于是要求义乌县加强警戒:"本省衢县鼠疫迄未扑灭,各县实应加警惕,兼之该县迫近前线,军队及义民过境者实较他县为多,对于传染病之防范更应加倍注意。"②到了当年 10 月,义乌又出现了疑似鼠疫感染现象,极似直接自衢县的感染延展而来。9 日,义乌县卫生院报告县政府:"查本县城区稠城镇第十三保发现暴病死亡,及续染犯类似病症六人,暨病家及邻近死鼠数十只,本院因无检验设备,无法确切判断,然按诸死者及患者病状,及死鼠种种事实,认为于鼠疫有重大嫌疑。"③接到县卫生院报告后,义乌县立即于当日召开防疫会议,商讨防治方案,决定组建县防疫委员会负责整个防疫工作,同时电请省卫生处及衢州防疫处派员携带药品来义乌治疗等,并且在疫区立即实施隔离封锁工作。在 10 月至 12 月期间,义乌县共发现有 154 个病例,其中 119 例死亡。④ 在义乌县的积极应对下,该县鼠疫疫情自 1942 年后逐渐下降,在该年的前四个月累计发现有 24 个病例,其中死亡 14 例。⑤ 不过,义乌的鼠疫疫情在防治过程中,又持续向东南扩散,"疫势已蔓延至

---

① 《上饶地区卫生志》编纂委员会:《上饶地区卫生志》,黄山书社 1994 年版,第 92 页。
② 《浙江省卫生处关于加强防疫给义乌县政府的电》(1941 年 7 月 17 日),义乌市档案馆藏档案,档号:M334 - 001 - 0392,转引自义乌市档案馆:《侵华日军义乌细菌战民国档案汇编》,第 7—8 页。
③ 《浙江省义乌县卫生院公函》(1941 年 10 月 9 日),义乌市档案馆藏档案,档号:M334 - 001 - 0400,转引自义乌市档案馆:《侵华日军义乌细菌战民国档案汇编》,第 15—17 页。
④ 范日新:《中国 1939—1944 年十种法定传染病流行资料汇辑》,第 6 页。
⑤ 范日新:《中国 1939—1944 年十种法定传染病流行资料汇辑》,第 6 页。

东阳之三十二都乡及畲等地"，①致使东阳县在 1941 年出现 41 个病例，其中 40 例死亡，在 1942 年上半年发现 30 个病例，其中 27 例死亡。② 1942 年 5 月中下旬，义乌、东阳先后沦陷，防疫工作被迫中断，疫情失控，再度转趋猛烈。

由于被日军占领，义乌城区的疫情限于资料无法得知，但从周边区域的疫情发展来看，义乌的疫情急剧恶化，典型代表就是崇山乡和江湾镇一带，尤其是崇山村。崇山村于当年 9、10 月间开始出现鼠疫疫情，一发生就迅速发展，造成严重后果。据当时崇山、江湾所在的佛堂区区长于 1942 年 11 月 15 日报告："崇山江湾一带，于本年九月廿九日（即废历八月二十日）起发生鼠疫，蔓延甚剧，现在疫势猖獗，有增无减，总计死亡不下三百余人，较诸去年城区尤为严重。"③而次日崇山乡乡长也报告："职区于本年废历八月二十日起发生疫病，蔓延甚剧，每日死亡约在五人以上，总计死亡不下三百人。目前疫势猖獗，有增无减，较诸去年城区尤为严重，业经日军化验，确是鼠疫。"④虽然为了防止鼠疫进一步蔓延，当地迅速组织了防疫委员会，并实行病人隔离、注射防疫针和对死者妥善埋葬等防范措施，同时电请县政府请求救济，但由于当地被日军占领，地方政府的救援异常艰难。而日军对鼠疫疫情的处理简单粗暴，居然对疫情严重的崇山村实施焚毁，导致严重的人道危机："昨日上午十时许，日军将崇山村包围焚毁，二百余户计屋四百余间约计灾民七百余人，损失一时难以调查，一般灾民啼饥嚎寒，哭声震天，为吾义空前之浩劫。"⑤面对如此惨状，义乌县卫生院曾派员突破日军防线前往该地救援，"院长以职责所系，不避艰险，携带预防疫苗四瓶于十一月六日潜该地实地调查，查其症状系肺鼠疫，于二周间死亡共

① 《军政部第二防疫大队关于义乌鼠疫情形给义乌县政府的电》(1942 年 1 月 7 日)，义乌市档案馆藏档案，档号：M334－001－0364－079，转引自义乌市档案馆：《侵华日军义乌细菌战民国档案汇编》，第 114—115 页。

② 范日新：《中国 1939—1944 年十种法定传染病流行资料汇辑》，第 6 页。

③ 《佛堂区长给义乌县长的报告》(1942 年 11 月 15 日)，义乌市档案馆藏档案，档号：M334－001－0349，转引自义乌市档案馆：《侵华日军义乌细菌战民国档案汇编》，第 157 页。

④ 《崇山乡乡长、江湾镇镇长关于崇山村鼠疫猖獗请求救助给义乌县长的报告》(1942 年 11 月 16 日)，义乌市档案馆藏档案，档号：M334－001－0349，转引自义乌市档案馆：《侵华日军义乌细菌战民国档案汇编》，第 158—159 页。

⑤ 《崇山乡乡长、江湾镇镇长关于崇山村被日军焚毁请求拨款赈济给义乌县长的报告》(1942 年 11 月 19 日)，义乌市档案馆藏档案，档号：M334－001－0349，转引自义乌市档案馆：《侵华日军义乌细菌战民国档案汇编》，第 160—161 页。

计九十七人,在病中被敌寇烧杀者九人,民房被烧毁者计一百八十七户,当时寇兵守防甚严,无法实施工作,只有向其附近民众宣讲预防须知"①。如此防范,显然无法抑制住疫情的蔓延。此次义乌鼠疫的流行,一直到 1943 年 5 月才告平息,总共历时 20 个月。据官方不完全统计,共发现患者 613 人,死 563 人,而附近的东阳县,有 14 个村落发生鼠疫流行,死亡 113 人。②

就在义乌鼠疫肆虐的时候,太平洋战争暴发,为了应对美国的远程空袭,日军于 1942 年 4 月开始发动以摧毁浙赣前线国军各机场为目标的浙赣战役,战争东起浙江中部西至江西南昌,对国军形成两面夹击。到 7 月 11 日,日军东西两边作战部队会师江西横峰,南昌以东之浙赣铁路被其打通。8 月 19 日到 28 日,日军按计划陆续撤出上饶、广丰、玉山、常山、衢县、丽水等地,同时在上述地区散布细菌,造成上述区域的鼠疫大流行。

江西的上饶县和广丰县,在日军撤退后的一两个月内,均发现死鼠,继而发现鼠疫流行。第六行政区中心卫生院徐学璿于 1942 年 11 月 1 日于广丰报告:"窃职奉钧长训令率同何护士主任、罗稽查员等前往广丰调查疾疫,于上月 28 日到达,该县小东门田里及东街湖沿等处相继发生高热腺肿病人,于 72 小时内死亡之病例,经先后采取尸体肝脏液及患者血液涂片染色镜检皆为鼠疫杆菌存在。"③接到报告后,江西省卫生处防疫总队第二、四中队赴广丰县,采取封锁疫区,关闭城门,出入者实行检疫预防注射等防治措施,至 11 月控制了疫病流行。该县共发现鼠疫患者 42 例,全部死亡。④ 与此同时,在 11 月 8 日,上饶县太子庙、沙溪等处也先后发生鼠疫流行情况,虽然当地成立防疫委员会积极开展防疫工作,但还是造成 78 人死亡。⑤

------

① 《义乌县卫生院关于崇山鼠疫复发及调查给县政府的呈文》(1942 年 11 月 29 日),义乌市档案馆藏档案,档号:M334 - 001 - 0349,转引自义乌市档案馆:《侵华日军义乌细菌战民国档案汇编》,第 164—165 页。

② 巫仁恕:《战争与疾疫:抗战后期的疫情与疫政(1940—1945)》,(台湾)《中华军史学会会刊》1997 年第 3 期,第 327 页。

③ 《上饶地区卫生志》编纂委员会:《上饶地区卫生志》,第 93 页。

④ 《上饶地区卫生志》编纂委员会:《上饶地区卫生志》,第 12 页。

⑤ 《江西省卫生志》编纂委员会:《江西省卫生志》,黄山书社 1997 年版,第 168 页。需要说明的是,有研究者根据 1946 年出版的《江西省鼠疫流行及防治概况》,认为 1942 年上饶、广丰两县鼠疫疫情共有患者 30 名,疫死 29 人,见吴郁琴:《公共卫生视野下的国家政治与社会变迁——以民国时期江西及苏区为中心》,中国社会科学出版社 2012 年版,第 96 页。

而衢县也再次发生鼠疫流行,在 1942 年 10—12 月间,全县有大洲等十多个乡及县城都有鼠疫发生,死亡数在千人以上。① 其中廿里镇廿里村、杨家村就有 157 人患鼠疫死亡。②

连年暴发鼠疫疫情,致使浙赣铁路沿线形成了疫区,以致后来这一区域又陆续发生鼠疫,形成疫情,如 1943 年到 1944 年,鼠疫又先后在衢县、江山、义乌等地继续流行。总体而言,浙赣铁路沿线疫区鼠疫流行一共波及 10 个县,从抗战时期一直流行到抗战以后,流行时间前后达 8 年之久,死亡人数据官方不完全统计为 1459 人,也有人估计应该在 4000 人以上。③

3. 湖南常德鼠疫

1941 年 11 月 4 日上午,日军飞机飞抵湖南常德城区上空,空投下大量谷麦颗粒、棉絮、纸片等物。由于一年前日军曾经在浙江金华、衢州、宁波等地空投过鼠疫杆菌等细菌性武器,引起了中央到地方各级政府的警觉,纷纷加强对日军空投的管制,卫生署还颁发《防制敌机散播鼠疫杆菌实施方案(卫生技术部分)》等文件,这使得民众对日军空投有了高度警觉。于是,当地民众紧急收集了部分空投物资送往广德医院化验,"以谷麦少许,浸洗无菌生理盐水中,十五分钟后,以离心器得沉淀质。将沉淀质作涂抹片,经革兰氏染法,在浸油显微镜下检查,除大多数革兰氏阳性杆菌外,并有少数两极着色杆菌——疑似鼠疫杆菌"④。在此情况下,常德县于 8 日召开防疫会议,宣布日军飞机散播米麦"确含有鼠疫杆菌",决议立即组建防疫委员会,同时急电湖南省政府及卫生处,请求速派医师并携带药品、器材前来防范,并由警察局觅地建设临时隔离医院。⑤

11 月 11 日,常德城内开始出现急症病人,并于第二天早上死亡。医院立即展开尸检工作,病理所见和血液培养结果确诊为败血症鼠疫。自发现第一例鼠疫病人后,常德地方政府抓紧染病民众排查工作,经各方严密调查搜索,

---

① 巫仁恕:《战争与疾疫:抗战后期的疫情与疫政(1940—1945)》(台湾)《中华军史学会会刊》1997 年第 3 期,第 327 页。

② 衢州市卫生局:《衢州市卫生志》,上海交通大学出版社 1997 年版,第 147 页。

③ 巫仁恕:《战争与疾疫:抗战后期的疫情与疫政(1940—1945)》(台湾)《中华军史学会会刊》1997 年第 3 期,第 331 页。

④ 《湖南常德发现鼠疫经过》,湖南省档案馆藏档案,档案号:67 - 1 - 333。

⑤ 《常德县防疫会议记录》(1941 年 11 月 8 日),常德市武陵区档案馆藏档案,档案号:100 - 5 - 168,转引自张华:《罪证:侵华日军常德细菌战史料集成》,第 5—6 页。

于 11 月又发现鼠疫患者 4 例,12 月发现 2 例,1942 年 1 月 13 日又发现 1 例。① 这可以算是常德鼠疫流行的第一阶段,一共发现鼠疫患者 8 例。

疫情发生后,从中央到地方都极为重视,湖南省政府立即派出卫生处主任技正邓一韪等人携带疫苗、血清前来督导防疫,而原驻湘西之中央卫生署医疗防疫总队第二大队、军政部第四防疫大队、中国红十字会总会救护总队第二中队也先后派员驰往常德协助防治。而地方机关团体组成的常德防疫处也开始工作,设留验所、隔离病院、检疫站,同时在疫区开展预防注射。12 月,国民政府卫生署外籍专家伯力士也来到常德进行鼠疫检验工作。

在各方防疫力量的共同努力下,1942 年 1 月 13 日之后的一个多月时间里,常德没有出现新增鼠疫病例。但是,一个严重的现象出现了,就是伯力士于 1941 年 12 月下旬在常德进行检验时并未发现染疫之鼠,但 1942 年 1 月中旬他再度来常德时,却开始发现有疫鼠,且此后染疫鼠日有增加,这也意味着常德鼠疫随时会复发。果然,1942 年 3 月 24 日染疫民众再度出现。这标志着常德鼠疫流行的第二阶段开始。该阶段从 3 月份开始,持续流行数月,先后出现 31 例鼠疫患者。② 最后染疫者于 7 月 1 日发病,到 9 月底止没有新发病例,因此第二阶段流行宣告结束。

鼠疫作为鼠类流行传染病之一,并非人类常有之疾病。根据流行病学之研究,鼠疫必先于鼠族内流行,随后波及人类。但常德的情况则刚好相反,说明当地鼠疫来源异乎寻常,同时也表明首先发于人类的鼠疫,使得常德的鼠类遭到传染,这也标志着常德成为鼠疫疫源地,随时可以侵入其他区域,造成人间鼠疫流行,成为一大隐忧。

由于疫源地的形成,常德的这次鼠疫也波及周边地区,其中最严重的要数附近桃源县莫林乡和常德县下辖的石公桥和镇德桥。桃源县距常德县只有四十五里路,水路九十里,鼠疫向桃源传播非常容易。1942 年 4 月,桃源县首次发现疫鼠,"距常德三十余公里之桃源县于四月三十日,鼠族已染疫,业经证实，正在防疫中。"①不过，桃源疫情的暴发，还是由人间传染而起的。同年 5 月 4 日，桃源县莫林乡李家湾居民李佑生在常德染疫，没有在当地接受治疗，而是潜返故乡，于 10 日病亡。由于李佑生由腺鼠疫转成了肺鼠疫，②能直接人传人，"故其探视之亲属、邻居，相继染疫死亡者共十六人"，形成了李家湾肺鼠疫流行的局面。③

在桃源疫情发生后，有关机构立即采取措施，卫生署中央防疫处处长容启荣于 5 月 31 日亲自率领包括伯力士等人在内的防疫官员到桃源督导防治鼠疫，并督促成立桃源防疫处。同时于 6 月 1 日通电要求湖南省扩大防疫工作，加强严格检疫："常德鼠疫已达桃源，为免蔓延，常德外围极应严格检疫，拟请湘省府即设湘西防疫处，下辖常德、桃源两处，及各检疫所等，以便统一指挥，并请中央县拨防治费五十万元。"④而对于莫林乡周边区域，也加强各种防疫工作，"桃源莫林乡第三、八、十保在严密监视中，已成立隔离病院及检验所，开始检验，并在漆家河和大田乡、罗家店成立防疫委员会，注意情报及检验。"⑤在各方的努力下，桃源的疫情得以有效消灭，没有进一步扩大。

石公桥和镇德桥是常德县下辖的两个商贸集镇，位于常德城东北 20 多公里处。在常德鼠疫逐渐向邻近农村扩散的过程中，这两个集镇也暴发了严重疫情。石公桥最早的鼠疫患者出现在 1942 年 1 月，"本年一月间，常德城内关庙街胡姓子，于城内染疫回新德乡石公桥（距县城四十五华里）之家中，发病死亡。继之其家中女工亦染病致死。"⑥卫生署医疗防疫总队第十四巡回医防赶紧派员前往处理和调查，当地未再有患者出现，也没有发现疫鼠。然而到了当

---

①　《战时防疫联合办事处疫情旬报》(1942 年 5 月 9 日)，中国第二历史档案馆藏档案，档案号：476－198。

②　腺鼠疫与肺鼠疫的区别在于传染性和传染途径，腺鼠疫的传染性比较小，只能通过破损的伤口进行感染，然而肺鼠疫就具有很强的传染性，可能被飞沫和空气传播。

③　湖南省卫生处：《湖南省防治常德桃源鼠疫工作报告》(1943 年 4 月)，湖南省档案馆馆藏档案，档案号：73－3－6。

④　《鼠疫疫情紧急报告(第三十四号)》(1942 年 6 月 5 日)，中国第二历史档案馆馆藏档案，档案号：372－706。

⑤　《鼠疫疫情紧急报告(第三十五号)》(1942 年 6 月 15 日)，中国第二历史档案馆馆藏档案，档案号：372－706。

⑥　《战时防疫联合办事处疫情旬报(第二十六号)》(1942 年 12 月 26 日)，中国第二历史档案馆馆藏档案，档案号：476－198。

年 10 月 27 日,石公桥再次出现感染鼠疫而死亡的患者,"此后几乎每日均有死亡,至 11 月 20 日,共计发现 35 例患者,死亡 31 例。"①接着,距离石公桥不远的镇德桥也在 11 月 20 日出现两例鼠疫患者死亡,到 25 日止共死亡 9 例。接到疫情暴发消息后,湘西防疫处立即调派各项防治人员携带大批药材前往,在两地分设防疫临时办事处,并在石公桥设了隔离病院,由当地驻军协助推进防治工作。防疫人员在石公桥调查发现,在未发现病例之前,当地已有死鼠发现,但民众不了解疫鼠是鼠疫流行的先兆,导致疫情发生和扩大。到了 12 月份,石公桥、镇德桥两处的鼠疫仍在流行,如 13 日石公桥再度发现鼠疫患者一名。② 不过,由于常德城区和桃源县疫情已经扑灭,汇聚于常德及周边的防疫力量大部分集中到这两地开展防治工作,因此石公桥和镇德桥两地的疫情于 1943 年 1 月宣告结束,这也标志着常德鼠疫流行的结束。

常德鼠疫自 1941 年 11 月开始,至 1943 年 1 月结束,流行于常德、桃源及其周边县的城乡之间,造成了较大的人员伤亡。对于常德鼠疫造成多少人染疫身亡,由于各种原因,一直以来存在各种说法。根据当时档案资料汇总统计,常德鼠疫共有 103 人死亡。然而,这个数字严重低于实际情况,因为当时国民政府防疫体系及其能力所限,在鼠疫暴发后,未能及时建立健全的防疫网络和检疫机构,导致有大量受害者未能发现、收治和记录。同时,由于当时居民对鼠疫及患者隔离,死者解剖、火化等极为恐惧,有大量居民隐瞒患者、死者不报,甚至带病逃离城区,投奔乡间。这种防疫能力不足和居民社会恐慌,不仅使大量患者、亡者未能登记在案,还导致鼠疫在城外乡间大肆流行。如桃源县第一例染疫者李佑生的经历就完全能够说明问题。"有一个家住桃源县马鬉岭的李姓布贩到常德贩布,住在旅社中。他不愿注射防疫针,而买了一张注射证,以便出境。忽一日头痛发热,怕被发现送进隔离医院,于是当夜雇舟潜行返家。"③因此,1993 年出版的《常德地区志·卫生志》根据当地有关资料认

① 《战时防疫联合办事处疫情旬报(第二十六号)》(1942 年 12 月 26 日),中国第二历史档案馆馆藏档案,档案号:476－198。
② 《鼠疫疫情紧急报告(第三十八号)》(1942 年 12 月 21 日),转引自张华:《罪证:侵华日军常德细菌战史料集成》,第 141 页。
③ 邓一趯:《日寇在常德进行鼠疫细菌战经过》,《湖南文史资料》第 18 辑,湖南人民出版社 1984 年版,第 66 页。

为：此次鼠疫流行,常德城乡共发病 264 人,死亡 243 人,病死率高达 92%。① 这个数字同样被有关研究者认为是非常保守的。对于常德城区的疫死者,当年参与防治工作的湖南省卫生处主任技正邓一韪曾经有个估算,认为"这一段时间内,死于鼠疫的约在 600 以上,其中大多数是腺鼠疫"②。1996 年,常德成立了"细菌战受害调查委员会",这个组织致力于调查当年鼠疫的死亡者,认为当时常德城区的染疫死亡者除档案统计之外还有 297 人,分属 163 个家庭。③ 而对于整个区域的鼠疫流行导致的疫死人数,他们认为总数有 7643 人,除常德城区外,遍及周边 10 个县、58 个乡、486 个村。④

4. 福建鼠疫

鼠疫是近代福建最主要的传染病,有流行时间长、波及范围广、造成危害大等特点。关于福建鼠疫出现的最早时间,目前众说纷纭。曹树基等人认为福建地区的鼠疫可能来自元兵的南下。⑤ 福建省卫生防疫机构通过 20 世纪五六十年代开展的实地调查,认为鼠疫在 1884 年通过海路由香港传染到了福建。⑥ 杨齐福等人通过研究也认为鼠疫于 1884 年传到了福建,不过他认为其来源可能不是香港,而更有可能是广东。⑦ 鼠疫专家伍连德和防疫专家杨永年则认为福建鼠疫最早于 1894 年出现在厦门。⑧ 无论哪种说法,都说明一个事实,即福建鼠疫在抗战前就已经流行多年了。

根据福建省卫生防疫机构的统计,在 1952 年之前的 68 年间,鼠疫先在厦门、漳州一带流行,而后逐年向北蔓延,波及全省 68 个县（市）中的 56 个县（市）,其中莆田县流行最为严重,共流行 65 个年次,流行在 60 年次以上的有

① 张维伦：《常德地区志·卫生志》,中国科学技术出版社 1993 年版,第 97 页。
② 邓一韪：《日寇在常德进行鼠疫细菌战经过》,第 64 页。
③ 陈致远：《纪实：侵华日军常德细菌战》,第 77—78 页。
④ 刘雅玲、陈玉芳：《常德细菌战疫死人数的七年调查——7643 人的死亡名单是如何产生的》,《揭开黑幕——2002·中国·常德·细菌战罪行国际学术研讨会论文集》,中国文史出版社 2003 年版,第 340 页。
⑤ 曹树基、李玉尚：《鼠疫:战争与和平——中国的环境与社会变迁(1230—1960 年)》,第 88 页。
⑥ 福建省卫生防疫站、中国医学科学院流行病微生物研究所编：《福建省鼠疫流行史》,内部翻印 1973 年版,第 2 页。
⑦ 杨齐福、杨明新：《近代福建鼠疫的传播与社会影响》,《史学理论研究》2007 年第 3 期。
⑧ 伍连德：《中国之鼠疫病史》,《中华医学杂志》第 22 卷第 11 期,1936 年,第 1052 页;杨永年：《福建全省鼠疫防疫计划》,《闽政月刊:民财建辑》第 1 卷第 4 期,1937 年,第 8 页。

晋江、惠安、南安、仙游、福清、龙溪等县。① 防疫专家发现，福建鼠疫的传播主要以印鼠客蚤等为媒介，先在家栖黄胸鼠中形成鼠间鼠疫流行，然后再转而传播到人，造成人间的流行。② 这说明福建省早已形成了疫源地，同时，"本省地处东南海滨，山峦重叠，气候比较温暖，温气重而气压低，这些条件，特别适宜于鼠蚤细菌的繁殖，所以鼠疫年年流行"③。

在全面抗战以前，虽然福建省鼠疫流行连年不断，但防疫工作却并未有效展开。1934 年，闽西龙岩鼠疫大暴发，福建省才开始真正重视鼠疫的防治工作，"民国二十三年六月二十二日至七月九日，距龙岩城十里之铁石阳村发现鼠疫，同年六月二十日于龙岩城附近之苏溪头，亦发现鼠疫，是为福建注意治疫及于内地（联动）之动机"④。在抗战时期，由于疫源地的存在，加上战争的影响，使得福建省的鼠疫流行更为猖獗，疫情不仅连年不断，而且危害较以往更甚。

1937 年，鼠疫再次在福建出现大流行，席卷闽南、闽西和闽北地区。在当年 2 月份，福清等地就发现鼠疫，"福清东乡之迎兜村，发生疫症，由死犬传染乡人，三日之间，死十一人，陆涤寰即由县驰往勘查，认为鼠疫，即电省领防疫药苗数百瓶，由第四治疗队携往施治，同时又闻附近县份亦有鼠疫潜伏，陆遂又偕陈介文赴莆田、晋江、同安、厦门巡视，廿九日始由厦遵陆返省。据谈：莆田、晋江、同安、厦门各地，虽偶有类似鼠疫病状发现，尚不为害，惟福清鼠疫，蔓延尚烈，已任加紧防治之中"⑤。面对各地出现的疫情，地方卫生官员认为"尚不为害"，没有进行较好的预防，贻误时机，导致疫情扩散。到了 4 月份，福建鼠疫流行加剧，"福建南部惠安县一带，于四月初起，忽发现鼠疫，一天天地加剧，到四月六日已死了二百多人"⑥。进入 5 月后，疫情进一步加剧："闽南沿海各县发生鼠疫，历时二三月，蔓延日烈。据三日惠安讯，该县鼠疫蔓延以来，城内近亦死亡数人，统计惠北死五百八十人，惠南近二百人，辋川三十余

① 福建省地方志编纂委员会：《福建省志·卫生志》，中华书局 1995 年版，第 58 页。
② 福建省地方志编纂委员会：《福建省志·卫生志》，第 60 页。
③ 《严防鼠疫蔓延》，《新福建》第 9 卷第 1 期，1946 年，第 6 页。
④ 钟家莹：《防治福建鼠疫的感想》，《新福建》第 5 卷第 6 期，1944 年，第 39 页。
⑤ 《福清发生鼠疫》，《时报》1937 年 2 月 3 日，第 7 版。
⑥ 刘洞林：《闽南鼠疫蔓延》，《儿童世界》第 38 卷第 9 期，1937 年，第 82 页。

人，全县疫死不下八百人。"①对于疫情的持续扩散，民众多有不满，认为有关防疫机构需要对此负责，如闽南旅沪各团体组成的福建鼠疫防救会就接到来自惠安疫区的信函，称当地有关防疫机构对于防除鼠疫工作"多从事不力"②。

在这种情况下，卫生署派出防疫专员杨永年率防疫人员及药品分批来到福建进行鼠疫防治工作。杨永年抵达福建后，对疫区展开了调查，并将鼠疫流行情况简单总结为："视察疫区结果，以福清为最严重，已死三四百人，惠安次之，死二百余人，晋江（即泉州）仅一小部，死数十人，就本人观察，泉州鼠疫，有增剧可能，厦门以防治得法，可不致发生，县疫区有福清、莆田、仙游、惠安、晋江等 8 县。"③然而，由于时间匆忙，杨永年经考察所得到的疫情远没有展现地方真实的情况。如杨永年认为疫情排在次位的惠安县，在当时，实际情况已经非常惨烈了，"在闽南鼠疫，以惠安县为最烈，溯自三月初旬发现，迄五月三日，统计惠北死五百八十人，惠南死二百人，辋川死三十余人，共死八百余人……计近一周间，死亡又达一百十余人，连前共死已逾千人。"④ 5 月下旬，了解了福建鼠疫流行情况后，卫生署署长刘瑞恒也前往福建视察，指导鼠疫防治工作。他认为福建鼠疫已经成为一个严重问题，提出了防治福建鼠疫的办法："在闽南闽北闽西各设置一防疫所为防治中心，疫区各县设分所，办理灭鼠及预防隔离医院等工作，照此办理，鼠疫当可扑灭。"⑤在中央及地方政府的努力下，1937 年福建的鼠疫大流行暂告平息。

然而，由于日本的侵略，福建大部分的海港已被日军封锁，导致鼠疫向内陆散布，沿着内陆的公路、河流及重要的乡村交通小路扩散，这使得抗战时期福建鼠疫的流行区域较以往进一步扩大。同时，由于抗战，沿海地区被日本占领，很多机关与学校内迁，导致山区人口剧增，这也使得鼠疫流行造成的疫情更为剧烈。1939 年，福建省再度出现大范围的鼠疫流行，闽南和闽北多个县出现疫情，染病者和疫死者都居高不下，以至于"防疫处所有技术人员均全数分

①　《闽南鼠疫猖獗，惠安疫死达八百人》，《光华医药杂志》第 4 卷第 8 期，1937 年，第 66 页。
②　《本市简讯》，《立报》，1937 年 6 月 4 日，第 3 版。
③　《闽南鼠疫猖獗，惠安疫死达八百人》，《光华医药杂志》第 4 卷第 8 期，1937 年，第 66 页。
④　《闽南鼠疫蔓延南安前后已死千人》，《中医科学》第 1 卷第 12 期，1937 年，第 838 页。
⑤　《福建之鼠疫》，《中华医学杂志》第 23 卷第 7 期，1937 年，第 1032 页。

派前往各疫区办理防治工作,分头努力防杜,始告大半敉平"①。根据福建省防疫处秘书室的统计,全省在 7 月就发现腺鼠疫患者 369 人,肺鼠疫患者 92 人,败血性鼠疫患者 6 人,死亡总计达 408 人。② 1940 年,福建鼠疫又一次大范围流行,主要流行的区域有南平、松溪、德化、安溪、水吉及建瓯等县,而且流行持续时间跨度也非常长,呈现出全年常态化流行的趋势。如南平"自 5 月下旬至 6 月中旬,鼠疫流行,患者 36 例,死 30 例",德化"于 6 月 11 日发现腺鼠疫,迄今 8 月 12 日止,患者 82 例,死 56 例",安溪"7 月间流行鼠疫,患者 29 例,死 10 例。8 月上旬,复有患者 14 例,死 8 例"。③ 由于 1940 年的鼠疫流行没有得到有效控制,导致 1941 年福建省鼠疫暴发时间特别早,建瓯、南平、永春等地在当年 2 月就发现鼠疫。而且,在该年度,福建省鼠疫流行的区域达到21 县,患者计 529 人,死 338 人。④ 1942 年,福建各地又传出疫情,永安、古田、龙溪、兴田、建瓯、惠安与浦城先后发生流行,尤其是浦城县,"鼠疫随难民涌进,传播到浦城的城关、仙阳、富岭、蒋溪口,发病 615 人,病死 503 人,福建防疫大队派人到浦防治,但未能控制其蔓延"⑤。而且,在这一年以后,还有一个非常重要的事情导致福建省,尤其是闽北地区疫情的加剧,那就是日军连续几年在浙江南部地区实施细菌战,导致浙南地区的鼠疫急剧发展,使其大规模向闽北地区蔓延。

从 1942 年到 1943 年,福建的鼠疫流行几乎没有中断,泉州的疫情就鲜明地体现了这点,"去夏鼠疫猖獗,秋后疫势虽杀,但未尽绝,间亦不断发现,现虽冬令,天气严寒,但日来又在本市及乡间发现,染者三人,且有死亡,卫生院恐再蔓延,拟设隔离病院"⑥。1943 年福建省鼠疫流行的区域为历年来最为广泛的一次,几达全省县市的一半都有疫情发生。根据福建省卫生处的统计,当年1 至 11 月,先后发现鼠疫者有福州、莆田、仙游、晋江、永定、闽侯、福清、建阳、南安、同安、顺昌、罗源、安溪、古田、南平、建瓯、浦城、沙县、连江、长乐、惠安、

① 《全省七月份鼠疫死亡统计》,《闽政月刊》1939 年第 5 卷第 1 期,第 74 页。
② 《全省七月份鼠疫死亡统计》,《闽政月刊》1939 年第 5 卷第 1 期,第 73—74 页。
③ 《三十年来鼠疫在中国流行之情况》,《社会卫生》1947 年第 2 卷第 10 期,第 22 页。
④ 《三十年来鼠疫在中国流行之情况》,《社会卫生》1947 年第 2 卷第 10 期,第 22 页。
⑤ 浦城县地方志编纂委员会:《浦城县志》,中华书局 1994 年版,第 1092 页。
⑥ 《简讯》,《前线日报》1943 年 2 月 23 日,第 4 版。

水吉、邵武、龙溪、闽清、政和、宁德、将乐、海澄、平潭、南靖等 31 市、县。确染鼠疫患者共 4583 人，其中死亡 3806 人。疫势以 5 月至 8 月较为猖獗，染疫人数较多，则为福州、晋江、莆田、仙游、罗源、浦城、永吉等市、县，①其中浦城、永吉二县在 6 月时疫死者就有 200 余人。②

纵观自 1937 至 1943 年的福建鼠疫流行情况，可以发现一个严峻的事实，那就是疫情没有在防治下得到有效控制，反而是流行频率加剧，流行区域不断扩大。更为致命的是，在这段时期，福建省的鼠疫已经往邻省蔓延。1939 年，浙江省南部的庆元县发生鼠疫，就被认为是由福建省北部的松溪输入的。③1941 年，江西省光泽县发生鼠疫，④"时未兼旬，居民死亡竟达数十，为害之烈甚于洪水猛兽"，⑤最终 36 人染疫，死亡 30 人，这次鼠疫据判断也是由福建省邵武县输入而来。⑥

1944 和 1945 年，福建省的鼠疫继续流行，造成民众大量死亡。如莆田县，在 1944 年，该县前溪村鼠疫蔓延，林梦兰一家十口，在 6 天内全部死去；在 1945 年六七月间，庄边的龙尾村鼠疫流行，受染 21 人，死亡 17 人，又有田厝刘钟一家 21 人，染疫死亡者 11 人。⑦

整个全面抗战时期，福建省以鼠疫大流行开始，又以大流行结束，且中间连年不绝。从省一级层面来看，无论是流行区域，还是染病人数，甚至是疫死人数，福建省都要远远高于其他省份，成为当时鼠疫流行最为严重的省。新中国成立后，卫生防疫人员对抗战时期的鼠疫流行进行了系统的回溯调查，发现现实情况比当时所报告的情形更糟，所形成的损害也更为惨重，具体如表 1 - 1 所示。

---

① 叶骖:《鼠疫流行及防治经过》,《新福建》第 4 卷第 4、5 期,1943 年,第 104 页。
② 《疫情旬报》(1943 年 6 月上至中旬),转引自巫仁恕:《战争与疾疫:抗战时期的疫情与疫政(1940—1945)》(台湾)《中华军史学会会刊》1997 年第 3 期,第 331 页。
③ 范日新:《中国 1939—1944 年十种法定传染病流行史料汇辑》,第 4 页。
④ 当时光泽县属于江西省管辖。
⑤ 光泽县政府:《为签请向省府请求准予拨发防疫经费二万五千元并请转恳省卫生处免费发给大批鼠疫苗以利防治由》,江西省档案馆藏档案,档号:J045 - 2 - 01404 - 0024
⑥ 范日新:《中国 1939—1944 年十种法定传染病流行史料汇辑》,第 8 页。
⑦ 莆田县县志编纂委员会:《莆田县志:莆田医药卫生史》(草稿),1961 年,第 7 页。

表1-1 全面抗战时期福建省鼠疫流行情况表

年份	流行市、县(个)	染病人数(人)	疫死人数(人)
1937	34	6967	6024
1938	31	9155	7826
1939	31	6844	5795
1940	36	8269	6791
1941	38	6880	5425
1942	38	11794	9256
1943	41	15439	13191
1944	40	15440	12424
1945	42	24914	19376

资料来源李文波:《中国传染病史料》,化学工业出版社2004年版,第185—203页。

5. 浙南鼠疫

抗战时期,浙江省除了宁波和浙赣铁路沿线出现大面积鼠疫流行外,还有一个地方的鼠疫流行情况不能忽视,那就是浙南地区。这个疫区曾被有关研究者认为是"恐怕是波及面积最大,流行时间最长,死亡人数最多的疫区"[1]。

浙南鼠疫的首次流行主要受福建疫情的影响。1937年后,日军攻占福建省沿海地区,迫使沿海地区的居民内迁,导致与浙南毗邻的闽北地区疫情进一步扩散和加剧,成为鼠疫流行的重灾区。1939年,与闽北地区有着密切商业关系的庆元县发生鼠疫,就被认为是闽北的松溪县输入的。庆元县鼠疫在次年散布到附近的龙泉县,致使龙泉县在1940年和1941年连续两年发生鼠疫。

1942年,日军发动浙赣战役后,浙赣铁路沿线城市陷入敌手。浙南与江西或福建间的交通都需要通过浙南地区的龙泉县和闽北地区的浦城县。此间的水陆交通不仅成为浙江与福建、江西乃至南方其他省份货物运输,尤其是米谷运输的关键,而且成为军队转战及难民逃亡的重要路径。鼠随粮行,疫随人

① 巫仁恕:《战争与疾疫:抗战时期的疫情与疫政(1940—1945)》(台湾)《中华军史学会会刊》1997年第3期,第333页。

散，原来在浙闽交界处流行的鼠疫也随着交通航道蔓延扩散。1943 年 3 月，在龙泉县境内流行两年的鼠疫侵入县城，第一例发病地点就是河南街，而河南街恰好为庆元县运下的货物卸运及储藏之地，数日后在同一地点出现第二个病例。很快，鼠疫就在龙泉县蔓延开来，在 1943 年 3 月至 10 月间，龙泉县发现的鼠疫病例高达 625 例。[①]

在闽北鼠疫往浙南区域扩散的同时，日军实施的细菌战也使得当地鼠疫加剧扩散。1942 年浙赣战役时日军占领丽水，战争结束后，日军从丽水撤退时散布了细菌，造成丽水鼠疫流行。9 月底 10 月初，丽水县自北而南暴发鼠疫，雅里、天宁寺、小木溪、前垟、赵村各地相距 15 里以上，都在同一时间发生鼠疫，因此被确定为疫源区。[②] 而云和县在日军 1942 年大规模细菌战中也发现鼠疫。

进入 1943 年后，由于浙南局势动荡，鼠疫再度蔓延。一路由三和传入丽水南部，波及松阳、青田，另一路由龙泉跨入温州、永嘉，波及乐清，并在丽水、温州等地形成新的疫源地。丽水在当年发生鼠疫大规模流行。10 月 26 日，丽水县的碧湖镇发现有染疫的鼠类，一个月后在碧湖镇内汤街发现第一例病例，疫情很快呈南北两条途径向外扩散，向北蔓延至上阁、下河、九龙、下叶、红圩、里河等村，向南蔓延至保定、毛田、义埠、周巷等村。到年底，丽水累计报告鼠疫病例 61 例。[③] 更为关键的是，丽水鼠疫扩散的南线波及了松阳、青田、云和等周边县，其中青田县在当年 12 月就出现了 5 例鼠疫患者，[④]而松阳县根据现有调查资料则显示当时感染鼠疫者 249 人，死亡 245 人。[⑤]

云和县在 1943 年也出现鼠疫流行，背后原因主要有两个：一是日军在浙赣战役后对云和县实施细菌攻击；二是从丽水等地蔓延而至。因云和县当时为浙江省临时省会，机关庞杂，难民众多，流动频繁，从而导致鼠疫扩散很快。从 9 月 9 日至 11 月 21 日，云和县城共发现疫鼠地点 80 余处；从 10 月 10 日至 11 月 30 日，先后染疫死亡 32 人，还有许多人在治疗当中，就连当时浙江省政

① 范日新：《中国 1939—1944 年十种法定传染病流行史料汇辑》，第 7 页。
② 浙江省委党史研究室：《浙江省抗日战争时期人口伤亡和财产损失》，第 70 页。
③ 范日新：《中国 1939—1944 年十种法定传染病流行史料汇辑》，第 7 页。
④ 范日新：《中国 1939—1944 年十种法定传染病流行史料汇辑》，第 8 页。
⑤ 浙江省委党史研究室：《浙江省抗日战争时期人口伤亡和财产损失》，第 71 页。

府主席黄绍竑也染上鼠疫。《东南日报》惊呼："云和鼠疫蔓延日广,疫势日盛,因患鼠疫死者日有所闻,死鼠随处发现,省立医院、省卫生事务所对检查疫鼠,有应接不暇之势。"①而当时浙江省的《儿童日报》也报道："省会云和近日鼠疫尚在蔓延中,连日死了的人甚多,人心大起恐慌,防疫队正在加紧彻底消毒。"②

1944 年,浙南地区的鼠疫并没有得到缓解,反而是流行范围更广了。其中温州在当年成为浙南鼠疫流行的重要区域之一。温州城的第一例鼠疫病例发生于 1943 年的 12 月 5 日,该病例出现后,疫情很快扩散。根据防疫专家伯力士于 1944 年 7 月 10 日接到当地官方统计的报告,当时温州的疫情发展是这样的:(1943 年)12 月患者 4 例,(1944 年)1 月患者 12 例,2 月患者 8 例,3 月患者 14 例,4 月患者 63 例,5 月患者 157 例,6 月患者 299 例,7 月 1 日至 5 日患者 73 例。③ 从这个报告可以看出,温州的疫情发展非常快,地方政府甚至对此失去了控制。而根据温州市鹿城区党史研究室在 2008 年 8 月对 1944 年鼠疫疫情的回溯性调查结果显示,在 1944 年,温州城区发生的鼠疫流行,共发现患者 2976 人,造成死亡 539 人。④

丽水 1943 年的鼠疫疫情一直延续到 1944 年春才得以缓解。到了当年 7 月,鼠疫三度传入丽水县城,在当地政府的积极防疫下未能蔓延。但是 8 月,日军占领丽水,城内居民撤退一空,防疫工作中断。10 月,日军撤退时又在丽水实施细菌战,因原有防疫人员裁撤,药商又疏散未返,导致丽水疫情恶化,死亡相继,仅 10 月,丽水城及周边地区鼠疫死亡即达千人左右。⑤ 到了 11 月,疫情波及城外士兵,接着驻地附近的民众也相继染疫,使得染疫者和死亡总数进一步扩大。据不完全统计,1944 年丽水共有 45 个村镇发生鼠疫流行,仅当地居民中就发生患者 926 人,死亡 781 人。由于日军进犯浙南进行细菌战和人口大量流动,加剧了鼠疫的流行,使得疫区还进一步扩大到缙云、瑞安等县,因

① 浙江省委党史研究室:《浙江省抗日战争时期人口伤亡和财产损失》,第 71 页。
② 《本省消息》,《儿童新闻》1943 年 11 月 23 日,第 1 版。
③ 范日新:《中国 1939—1944 年十种法定传染病流行史料汇辑》,第 8 页。
④ 浙江省委党史研究室:《浙江省抗日战争时期人口伤亡和财产损失》,第 73 页。
⑤ 浙江省委党史研究室:《浙江省抗日战争时期人口伤亡和财产损失》,第 72 页。

鼠疫而死亡的人数也达到浙南鼠疫流行历年数据的顶点，达 2057 人。①

1945 年，浙南地区的鼠疫流行较前一年有所减弱，但疫情仍有发生，使得当地不得不认真对待。如当时的《前线日报》就有报道："浙南各县鼠疫去岁蔓延极广，当经多方防治，逐渐扑灭，本年云和重新发现，六月至七月，已逐次平息，不料近日突告复炽，一周内发现疫鼠七十五头，居民三人染疫，现正加紧扑灭中。"②

6. 东北鼠疫

在中国，提到鼠疫流行，就不能不提到东北。东北是我国鼠疫流行的主要区域，这与当地为鼠疫疫源地是分不开的。在呼伦贝尔草原及相邻的西伯利亚草原上，有一种叫旱獭的动物长期携带着鼠疫，民众一旦食用染疫的旱獭，就会导致鼠疫发生。③ 1910—1911 年东北鼠疫大流行正源于此。该次鼠疫起于当时属于黑龙江的满洲里，终于吉林省的公主岭，前后历时 5 个多月，其来势之猛，蔓延之快，"如江河一泻，不可遏绝"④。鼠疫通过铁路网络的传播，使得疫情快速扩散，导致流行区域极广，染疫死亡者极众，在我国疫病流行史上罕见，最终波及内蒙古、黑龙江、吉林、辽宁、河北、山东 6 省区共 76 个县、旗，造成 60468 人染疫身亡。⑤

"九一八"事变后，日本占领东北，在满洲设立 731 部队，全面研制各种细菌武器，并展开各种实验，其中研制鼠疫菌是重点之一。为了提高效能，日军经常在东北地区开展实验工作，这也使得东北的鼠疫暴发更为频繁。在以上两种原因的综合影响下，东北在被日本占领下的伪满统治期，鼠疫疫情每年都会出现，具体从表 1－2 中可以看出。

---

① 巫仁恕：《战争与疾疫：抗战时期的疫情与疫政（1940—1945）》（台湾）《中华军史学会会刊》1997 年第 3 期，第 333 页。
② 《云和鼠疫复炽》，《前线日报》1945 年 8 月 7 日，第 4 版。
③ 曹树基、李玉尚：《鼠疫：战争与和平——中国的环境与社会变迁（1230—1960 年）》，第 226 页。
④ 中国社会科学院近代史研究所：《锡良遗稿奏稿》，中华书局 1959 年版，第 1311 页。
⑤ 李文波：《中国传染病史料》，化学工业出版社 2004 年版，第 60 页。

表 1－2　1933—1944 年东北鼠疫流行状况

年度	患者(人)	死亡者(人)
1933	1644	1644
1934	793	793
1935	435	430
1936	147	144
1937	247	238
1938	718	687
1939	657	500
1940	2551	2033
1941	704	550
1942	878	681
1943	1961(1968)	1280(1287)
1944	1161(1960)	917(?)

注:(　)内为东北人民政府卫生部《东北防治鼠疫工作总结》所示数字。

资料来源:全国防疫联合办事处:《近年国内鼠疫流行概况》,中国第二历史档案馆藏档案,档案号:371－764。

从表 1－2 可以看出,在伪满统治时期,东北地区的鼠疫流行一改清末、民国时期的周期性暴发特点,变得每年都有。同时,每次流行的规模,即所涉及的区域,以及患者数、病亡数都较以前要小,没有呈现出"大流行"的特点。在表中所列的 12 年中,只有 1933、1940、1943 这三个年份的疫情比其他年份剧烈得多,其他年份虽然疫情相对较弱,但也造成了严重的伤害。

1933 年,鼠疫在东北多地流行,其中"满洲西中部之鼠疫,肆虐未已,防疫队仍在努力扑治,冀于十一月间能终止之……据称疫患若不于十一月扑灭,则其势更将扩大"[1]。而满洲西中部鼠疫流行的核心区域主要在农安、四洮沿

---

[1]　《东北各地的厄运,鼠疫伤寒肆虐》,《家庭医药》第 1 卷第 5 期,1933 年,第 12 页。

线、通辽和热河四个地区。其中农安县疫情非常严重，"该县北境花园双庙子等村与八月十八日发生疑似鼠疫，渐传邻近各屯，现查染疫民户约七八屯，每屯疫死十余名。"①接到报告后，经调查员前往检查，农安县疫情被确定为鼠疫，于是 9 月 18 日农安县被确定为疫区。到了 10 月初，农安鼠疫疫情并未被控制，而且扩散到了周边地区，"北满鼠疫，两星期以来，迄未稍衰，死数日增，据南满铁路卫生局报告，农安县已死二百余人，恒升堡死四十人，通辽区约死一百三十人，疫氛现已延至辽河对面贵英泰拉（译音），该地逐日有染疫而死者，四平街洮南区疫患最甚，已死四五百人。"②11 月，农安县共发现患者 472名，③其中"死亡甚多"④。在农安县确定为疫区的第二天，其周边的通辽和开通等县也被确定为疫区。在这次鼠疫流行中，通辽县的疫情同样极其严重，染疫者为 215 名。⑤

鼠疫发生后，日伪政权虽然进行了一些防治工作，但并没有取得效果，尤其是在疫源地治理方面成效不大，导致 1934 年农安县再度出现鼠疫流行。1934 年 7 月 10 日，农安县附近的长春出现疫情，"长春刻发现鼠疫，俗呼黑死病，已死十八人，长春附近之北营塔拉（译音）亦有是疫，患者十五人，刻医士赶往疫地，冀阻其蔓延。"⑥当年，黑龙江和辽宁也多处出现鼠疫疫情。10 月，"哈尔滨西南数区之鼠疫，迄无减退之象……南段三十至五十里之各村镇，死者颇多。"⑦11 月，"辽省东南方鼠疫甚猖獗，农民之罹病殉没者甚众，安东一带，自今夏水灾以来，因死者甚多，鼠疫症菌尤容易传染，华日人之死于鼠疫者无数，现尚有罹病者一百名，收容于满铁医院。"⑧到了 1935 年，农安县再次发生鼠疫，"长春西北之农安县复发生鼠疫，已死两人，当局已施防疫计划，以阻疫氛

① 《"民政部"咨文：为案据吉林省农安县鱼电称县境发生疑似鼠疫等情咨请饬属预防由》，（伪满）《"民政部"旬刊》第 2 卷第 28 期，1933 年，第 36 页。

② 《北满鼠疫蔓延》，《新闻报》1933 年 10 月 3 日，第 6 版。

③ 解学诗、[日]松村高夫：《战争与恶疫——日军对华细菌战》，第 51 页。

④ 《代电》，（伪满）《吉林省公署公报》1933 年第 462 期，第 2 页。

⑤ 解学诗、[日]松村高夫：《战争与恶疫——日军对华细菌战》，第 51 页。

⑥ 《长春发生鼠疫》，《时报》1934 年 7 月 11 日，第 5 版。

⑦ 《哈埠附近鼠疫猖獗》，《时报》1934 年 10 月 2 日，第 5 版。

⑧ 《辽宁东南鼠疫猖獗》，《时报》1934 年 11 月 19 日，第 5 版。

之蔓延。"①洮安县(即今天的吉林省洮南市)也疫情严重,"'满洲国'中部四县现有鼠疫,为患甚烈,闻哈尔滨西之洮安县至八月二十七日止已死亡七十八人。"②

伪满时期鼠疫流行最严重的年份是 1940 年,疫情最为剧烈的区域还是农安县。鼠疫流行开始于 6 月,"这年六月十二日,农安成西曹家铺屯,来了四个鱼贩子。有两个鱼贩子得病到县城李魁芳诊疗所治疗,医疗时当即死去。继而李魁芳家的保姆、弟妻以及李魁芳本人都死了。附近邻居也死了三四口人。这就轰动了农安县城。"③据统计,截至 11 月 27 日,农安县鼠疫共流行 169 天,农安县城内共发生鼠疫患者 354 例,死亡 298 例;而关东军防疫队兵临城下时,已发生患者 294 例,死亡 265 例。④在农安县鼠疫流行的时候,附近的长春市,也就是当时伪满洲国"首都""新京"也有鼠疫暴发,"长春现有患黑死病之虞,自九月二十四日至今疫而死者已达十八人,当局已严加防范,各电影院均奉命立即停映一星期,户内外集会均禁举行,各'公署'等均休假两日,以便将全部房屋加以清洁,路人自本日起均须于口鼻加防疫具,盖恐气候渐寒,疫氛愈炽也,五染疫区已全隔离,另有三区须携特许证者始能入内,当局出示,命无紧急事务者勿来长春"⑤。

二、其他鼠疫疫情

抗战时期的鼠疫流行情况,除了前述的几起疫情外,其实还有很多鼠疫疫情不容忽视,有些疫情形成的影响甚至不比前文列举的疫情低,如 1942 年的绥远鼠疫、1944 年开始的滇西鼠疫等,而广西、广东等省份的鼠疫流行同样不容忽视。

绥远省区域在历史上就有过鼠疫流行。1918 年山西省鼠疫大流行就起源于绥远省。1928 年,在绥远省的鄂尔多斯七旗区域,又再次出现腺鼠疫,导致

---

① 《长春西北发生鼠疫》,《时报》1935 年 9 月 28 日,第 5 版。

② 《东北发生鼠疫甚烈,洮安已死七十八人》,《时报》1935 年 8 月 30 日,第 6 版。

③ 李继新:《一九四○年农安鼠疫流行的惨状》,转引自解学诗、[日]松村高夫:《战争与恶疫——日军对华细菌战》,第 63 页。

④ 解学诗、[日]松村高夫:《战争与恶疫——日军对华细菌战》,第 67 页。

⑤ 《长春发现鼠疫》,《新闻报》1940 年 10 月 15 日,第 4 版。

500 例染疫患者死亡;1929 年,绥远省有 667 个肺鼠疫死亡病例。① 进入抗战时期,绥远也常有鼠疫疫情发生,其中最为严重的当属 1942 年。根据当时绥远省政府主席傅作义报告,该次鼠疫是由日军发动细菌战而起的,"(1941 年)十二月底,敌犯河西柴磴召等地时,遂派细菌队四十人,散播鼠疫杆菌,并利用汉奸趁时活动,意在接触我民众,传播疫菌。"②河西地区的沙圪堵、十三河头、会德成南岸等处是这次鼠疫的发源起点,经过几天的潜伏期后,鼠疫暴发,很快造成民众染疫死亡。由于此次鼠疫类型为肺鼠疫,因此蔓延极快,在短短时间内,就扩展到周边地区。鼠疫的快速传播,造成了民众大量死亡,"蔓延疫区已达二十余处,先后疫死 230 余人,凡染疫者皆全家死亡,无一幸免。"③尤其值得注意的是,绥远这次鼠疫流行,还引起了地方驻军的染疫死亡,"据报驻绥境苏台庙之乌拉特前旗××部队士兵,患类似鼠疫症,于三月六日死亡二人,又该部之第三总队及直隶特务队,于二月江庚二日死士兵十二名"④。

1942 年 3 月,绥远省的疫区已经发展至北至套内五原、临河、安北三县局辖境,西至河西东胜县境,南至伊盟各地。3 月 28 日,傅作义在给重庆中央政府的电文中详述了这次鼠疫的疫区和军民染疫死亡情况:"自本年一月二十六日至三月十二日,鼠疫蔓延区域,为五原县属中元乡、中盛乡、正风乡、正心乡、正义乡,临河县属平化乡、平理乡、太平乡、太武乡、永丰乡、永昌乡、永和乡、永康乡、永盛乡、永福乡,包头县属黄盖地,安北县属东魏本、西太淖、黑泥池,东胜县属苏巴尔盖、沙圪堵、乔大圪坦共二十二处,发现地点为五原县属汪柜、义昌圪坦、土城子、崔三圪坦、和合源、郑柜、锦骕堂、黄和源、蔡二圪坦、后圪卜、东村池、沙圪堵,临河县属梅令湾、吴二圪坦、李三圪坦、魏保圪坦、黑阎不幸、贾元和圪坦、韩皮匠圪坦、曹柜、张来卯圪坦、白柜、马三锁圪坦、世成西、常柜、边家圪坦、奎二圪坦、温家圪坦、沈玉圪坦、杨六十五圪坦、色尔宿亥渠、贺银圪

---

① 范日新:《中国 1939—1944 年十种法定传染病流行史料汇辑》,第 10 页。

② 《为将此次办理防治鼠疫经过、杜绝方法及善后措施暨需要中央指示迅予助力各情电请查照见复由》(1942 年 3 月 28 日),中国第二历史档案馆藏档案,档案号:一二(6)–17917。

③ 《鼠疫疫情紧急报告(第二十四号)》(1942 年 3 月),中国第二历史档案馆藏档案,档案号:372–706。

④ 《战时防疫联合办事处疫情旬报(第 2 号)》(1942 年 3 月中旬),中国第二历史档案馆藏档案,档案号:046–198。

坦、李四蛮圪坦、崇发公、五分子桥、马道桥、白起圪坦、王木匠圪坦、高三江圪坦、杨六顺圪坦,包头县属黄盖地,安北县属东槐木、西大淖、黑泥池,伊盟地区沙圪坦、十三河头、会德成南岸、乔大圪坦、苏巴尔盖、甘草湾、阿不害、三合成、庄家沟、脑包图、贺家圪梁、准格尔旅、温家河、阿兔罕、五里店、脑高滩、西达脑共六十一处,套内罹疫死亡人数共二八七人,伊盟地区死亡人数根据马总司令占山暨东胜县长贾海峰报告,统计已达百人以上。"①

　　这次鼠疫传播也波及了绥远周边省份。在 2 月份,鼠疫就已经蔓延到宁夏、山西等省境内。据宁夏省卫生处长桑沛恩 1942 年 3 月报告,磴口县属之补隆淖自 2 月 24 日至 3 月 24 日已因鼠疫死亡 24 人。② 山西省河曲县属榆木加乃村民俞二安等人当时赴后套运粮,感染鼠疫,同伴于归途中即死亡一人,尸体运回家后,全家 14 口,于三日内死亡 13 人,并导致其邻村八兔坪嘴、刘家圪卜两处也传染鼠疫,死亡 12 人。③ 而到了 3 月,鼠疫已经染及陕西,榆林也出现民众染疫死亡现象,"山西府谷县以北、长滩以南地区迩来鼠疫流行极盛,患者头痛,口吐黄水带血,至多二日即死,并在府谷县之隘头村及柏儿坪等地常有全家死亡者"④。

　　云南也是我国鼠疫流行的早期区域之一。据有关研究者的观点,滇西鼠疫自然疫源地形成的时间很早,中古时代即引发当地人间鼠疫的流行,甚至认为元兵所传播的鼠疫,就是从云南带出来的。⑤ 由于云南及其相邻的缅甸疫源地的长期存在,该省鼠疫流行频发。1772 年至 1855 年的 84 年间,云南有 64 个年次流行鼠疫,先后波及 88 个县、市,死亡近百万人。⑥ 1903 年至 1937 年,鼠疫仅在滇西和滇南的 24 个县流行,疫情较缓和,死亡人数较少,是云南省鼠

　　① 《为将此次办理防治鼠疫经过、杜绝方法及善后措施暨需要中央指示迅予助力各情电请查照见复由》(1942 年 3 月 28 日),中国第二历史档案馆藏档案,档案号:一二(6)－17917。
　　② 《战时防疫处疫情旬报(第 3 号)》(1942 年 3 月下旬),中央档案馆、中国第二历史档案馆、吉林省社会科学院合编:《日本帝国主义侵华档案资料选编:细菌战与毒气战》,第 343 页。
　　③ 《战时防疫联合办事处疫情旬报(第 2 号)》(1942 年 3 月中旬),中国第二历史档案馆藏档案,档案号:476－198。
　　④ 《战时防疫处疫情旬报(第 4 号)》(1942 年 4 月上旬),中央档案馆、中国第二历史档案馆、吉林省社会科学院合编:《日本帝国主义侵华档案资料选编:细菌战与毒气战》,第 344 页。
　　⑤ 曹树基、李玉尚:《鼠疫:战争与和平——中国的环境与社会变迁(1230—1960 年)》,第 83 页。
　　⑥ 《云南省志·卫生志》,云南人民出版社 2002 年版,第 251 页。

疫流行的自然衰退期和平静期。然而,进入全面抗战以后,云南鼠疫流行又活跃起来。这主要是抗日战争暴发后,云南省成为西南重心、国际交通要点,尤其是滇缅交通线的开辟,各种疫疠也趁机从缅甸进入云南。1939 年,滇缅公路西段发现鼠疫,大有传进云南的态势,中央卫生署和云南省政府立即启动预防机制,组织永久腾越关检疫处,分别在腾冲越及畹町施行检疫工作。① 然而到了 1940 年 2 月,云南省瑞丽县的勐卯司还是暴发了鼠疫,并很快流行,至 7月,当地已有病例 106 例,其中 93 例死亡。② 在勐卯鼠疫的蔓延下,附近的很多区域出现疫情:弄岛在 2 月就有 4 人染疫身亡,7 月中旬又有患者 9 例,其中死亡 3 例;垒允也于 6 月上旬发现腺鼠疫患者 1 人;遮放也在 6、7 月间发现鼠疫患者 10 例及疑似症 3 例;而瑞丽在 7 月亦有流行,死 30 余人;10 月,宁洱景东镇亦发现鼠疫。③ 这起鼠疫后,云南省自 1941 年至 1943 年出现了一个短暂的鼠疫静息期。

然而,在云南省鼠疫静息期时,距滇西只有一江之隔的缅甸境内则是鼠疫持续流行。同时,1943 年 10 月至 1944 年 5 月,中国驻印军和滇西远征军先后发起缅北滇西作战,整个滇西区域军队、民众大范围流行,加上日军在战争过程实施细菌战策略,使得 1944 年 4 月起,滇西再次暴发鼠疫。这次疫情扩展非常快,不仅流行范围广,而且染疫死亡者多,持续时间长,一直到 1953 年才得到平息。

这次鼠疫流行首先发现于梁河县(当时为梁河设治局)南边 60 公里萝卜司庄附近的蛮东和小红坡两村。蛮东于 4、5 月间发现死鼠后,继之出现大批老鼠死亡,到了 7 月,当地居民中出现人感染鼠疫病例。接着,在围绕着萝卜司庄河谷的 48 个村中,有 9 个村发现鼠疫病例。在 1944 年 7 月至 8 月,鼠疫病例总数为 136 例,有 105 例死亡。④ 进入 10 月后,疫情进一步发展,尤其是鼠疫在老鼠间传播非常凶猛,根据云南省卫生处组织的腾龙边区医疗防疫队报告,南甸于 10 月间曾发现死鼠两三百头,九保街于 11 月初发现死鼠 1000 余

---

① 《云南省政府训令:秘内字第四八六号》(1939 年 12 月 1 日),《云南省政府公报》第 12 卷第 2期,1940 年,第 20—21 页。

② 范日新:《中国 1939—1944 年十种法定传染病流行史料汇辑》,第 10 页。

③ 《三十年来鼠疫在中国流行之情况》,《社会卫生》1947 年第 2 卷第 10 期,第 21—22 页。

④ 范日新:《中国 1939—1944 年十种法定传染病流行史料汇辑》,第 10 页。

头,而人感染鼠疫情况也不容乐观,其中九保街于 11 月发现与治疗病例 46 例,死亡 11 例。① 到了 1944 年底,疫情发展迅猛,自腾冲之甘麻寨迄缅甸边境之那撒,均为疫区。据调查,出现鼠疫流行的地方有上明朗乡、九保街、遮岛、杞木寨、户那、蛮东、小晚、户东、遮帽、里掌、蛮曹、蛮蒙、金劝、新寨、小红坡、杉木笼、陇川、户撒、那撒、郭家庄等 21 处,且疫势猖獗,如南甸"33 年 12 月 20 日至 31 日止,计发现新病例 100 例之多,情形严重"②。腾龙边区医疗防疫队对鼠疫快速蔓延的主要原因做了估计:"查疫区乡村均系星罗散列,似有分别隔离情形。然其所以逐寨蔓延而流行者,其最大之主因厥为'赶街子'。因临街子之日,各村寨乡镇居民群集一处,以米谷食品相互交易,流传感染恐基由于此也。"③

面对疫情,云南省卫生处立即组织展开了防疫工作。但由于防疫力量不够,加上当时战争尚未平息,在进入 1945 年后,滇西的鼠疫不仅没有扑灭,反而进一步加重,尤其是流行区域进一步扩大,以至于云南省卫生处不停接到各地报告,谓"干崖、莲山一带又有大量死鼠发生,芒市、遮放亦有死鼠情报""芒市民众发生鼠疫,死者多人"等。④ 这些新出现的鼠疫流行区,疫情同样严重:干崖、小新街以至八莫边境南甸、遮岛沿大盈江两岸 50 里至 60 里地区均被染及,陇长街江之两岸至猛戛每一村寨均已染疫,自 1945 年 3 月 17 日至 6 月 1 日止,在上述区域内约死 300 人。迄 6 月 2 日止,尚有患者 200 名。陇长街一地经诊断确定者有 63 名,陇长街之南每一村寨约有患者 5 至 12 名。⑤ 另外,盈江县的疫情发展也非常严重,1945 年该县发现鼠疫病例 2418 例,其中疫死 1356 人。⑥ 曾任云贵监察使的李根源在《鼠疫》一诗中描述盈江、梁河一带鼠

---

① 《云南省卫生处为腾龙边区鼠疫流行严重请拨款救济呈(1945 年 1 月 6 日)》,云南省档案局(馆):《抗战时期的云南——档案资料汇编(下)》,重庆出版社 2015 年版,第 679 页。
② 《云南省卫生处为南甸一带鼠疫依然猖獗请提前核拨专款救济呈(1945 年 1 月 10 日)》,云南省档案局(馆):《抗战时期的云南——档案资料汇编(下)》,第 680 页。
③ 《云南省卫生处为腾龙边区鼠疫流行严重请拨款救济呈(1945 年 1 月 6 日)》,云南省档案局(馆):《抗战时期的云南——档案资料汇编(下)》,第 679—680 页。
④ 《滇西鼠疫最近疫情防治报告(1945 年 7 月 27 日)》,云南省档案局(馆):《抗战时期的云南——档案资料汇编(下)》,第 682 页。
⑤ 《滇西鼠疫防治委员会第一次成立会议纪录(1945 年 6 月 28 日)》,云南省档案局(馆):《抗战时期的云南——档案资料汇编(下)》,第 681 页。
⑥ 陈世光、周庆来:《民国时期云南卫生史话》,《云南文史资料选辑》第三辑,1989 年,第 225 页。

疫流行情况："鼠疫蔓南方,死人已不少,惨矣盈梁间,最烈是九保。来如黄河水,抢救望土齐,人力感未尽,又溃到河西。科学已进步,病十还死五,肃清知何日,我歌问苍穹。"[1]

到 1945 年底,云南省卫生处对抗战后期的滇西鼠疫进行了总结:查本省鼠疫传自缅境,年来为患滇西,计达腾冲、梁河、盈江、陇川、莲山等辖区,南甸、干崖、户撒(撒)、拉撒陇川、勐卯、芒市、遮放、勐板、河西等土司地,所属 100 余村,居民 10 余万人,疫区绵长辽阔约六七百里,患者统计可详者 2500 余,死亡人数 1300 余例,经治疗愈者 900 余人,至未经防治无法统计者或倍之,患者当约 5000 余人,而死亡之数亦更属严重矣。[2] 这场滇西鼠疫,并没有随着抗战的结束而平息,反而在 1946 年进一步加剧,直到新中国成立后的 1953 年才被基本平息。

抗战时期的江西省,也是一个鼠疫多发省份。相对于邻省福建省,江西省的鼠疫疫情暴发较晚,最早的疫情出现在 1941 年。该年度江西省有两个地方出现鼠疫疫情,一是光泽县,1941 年 3 月,该县发生鼠疫,"时未兼旬,居民死亡竟达数十,为害之烈甚于洪水猛兽"[3]。到 6 月 17 日,共有 34 名患者,其中死亡 30 人。另一是上饶县,即前文提到的王鸿举案例。综观江西省 1941 年的两起鼠疫疫情案例,上饶县的为衢县鼠疫患者输入,属于个体现象,而光泽县疫情则由福建邵武县蔓延过来,最终造成区域流行,导致重大疫情发生。之后的 1942 年,因日军细菌战,江西上饶地区出现鼠疫疫情,因前文已介绍,这里不再赘述。

同云南省一样,江西省也有一起鼠疫疫情起于抗战后期,且直到抗战结束后多年才得以扑灭。1944 年,因福建省鼠疫疫情的扩散,江西省南城县暴发鼠疫。到 8 月时,南城县已有染疫者 28 人,死者达 22 人,且情势日趋严重,有蔓

---

① 《云南省志·卫生志》编纂委员会:《云南省志·卫生志》,第 251 页。

② 《滇西收复后的鼠疫疫情及防治——云南省卫生处三十五年度〈滇西鼠疫防治计划书〉(摘录)(1945 年 12 月 31 日)》,云南省档案局(馆):《抗战时期的云南——档案资料汇编(下)》,第 685 页。

③ 光泽县政府:《为签请转向省府请求准予拨发防疫经费二万五千元并请转恳省卫生处免费发给大批鼠疫苗以利防治由》,江西省档案馆藏档案,档号:J045 - 2 - 01404 - 0024

延周边临川、金溪、南丰、宁都等县的可能。① 面对疫情的发生，江西省卫生处迅速派高级医疗人员携带药品前来主持疫政，同时指派驻光泽的防疫总队医防八中队驰往南城县协防，而后又加派第四中队驰往该县办理检疫及注射等工作。② 然而，就在省卫生处在南城县开展紧急防疫工作的同时，地方官员对于防疫工作却非常懈怠，"南城魏县长，密据报该县长对防治鼠疫应由县办事件诸多漠视，以致疫势蔓延"③。最后在"地方之困难太多未能策应疫政之推行"情况下，南城县鼠疫疫情"隐祸难除"，④并最终波及临川、南丰、黎川等周边县份，且历时几年而不息，造成了严重后果。其中南城县在 1944 年发现鼠疫患者 724 例，死亡 355 例；1945 年发现患者 425 例，死亡 230 例。而周边的临川县在 1944 年发现鼠疫患者 8 例，死亡 4 例。南丰县在 1944 年发现鼠疫患者 5 例，死亡 3 例；1945 年发现鼠疫患者 50 例，死亡 23 例。黎川县在 1945 年发现鼠疫患者 172 例，死亡 92 例。⑤ 由于鼠疫的传播并没有得到有效遏制，最终该次鼠疫于 1947 年蔓延至省会南昌，导致了抗战结束后江西省鼠疫大流行的局面。

　　广东省在抗战时期也长期存在鼠疫流行，这估计是该省也存有疫源地的关系。在 17 至 18 世纪时，广东遂溪、石城（今廉江）一带就有瘟疫流行，而后世该地常常暴发鼠疫，以至于有学者认为该区域可能为鼠疫自然疫源地。⑥ 抗战时期，广东省的鼠疫主要发生区域在西南沿海地区、海南岛及广东广西两省交界处。在 1937 年 3 月，位于海南岛的定安县发生鼠疫，不过并没有蔓延到当时岛内最繁盛的海口地区。⑦ 在海南岛发生鼠疫的同时，位于雷州半岛的廉

　　① 《江西省政府据财政厅签注卫生处签为七区专署电以南城发生鼠疫乞拨发防疫经费三十万元一案意见乞核示等情经第一六八六次省务会议决议仰遵照》，江西省档案馆藏档案，档号：J016 - 3 - 01495 - 0069。

　　② 《江西省政府据财政厅签注卫生处签为七区专署电以南城发生鼠疫乞拨发防疫经费三十万元一案意见乞核示等情经第一六八六次省务会议决议仰遵照》。

　　③ 《江西省政府关于查南城县魏县长对预防鼠疫工作的漠视给予暂免的电》，江西省档案馆藏档案，档号：J044 - 1 - 00717 - 0038。

　　④ 钟卓云：《江西省鼠疫流行及防治概况》，《卫生通讯》，第六卷第 5、6 期合刊，1946 年。

　　⑤ 《江西省卫生志》编纂委员会：《江西省卫生志》，第 169 页。

　　⑥ 曹树基、李玉尚：《鼠疫：战争与和平——中国的环境与社会变迁（1230—1960 年）》，第 48 页。

　　⑦ 《海南岛发现鼠疫》，《新闻报》1937 年 3 月 23 日，第 4 版。

江县安铺市也发生鼠疫。① 在各方力量的积极防控下,疫情得以有效平息。但是,到了第二年,海南岛再次暴发鼠疫流行。②

自 1939 年以后,广东省的海南岛全境及西北部的高州、电白、阳江一带,就再没有鼠疫流行了,唯独雷州半岛一直持续。如 1941 年,廉江县再次出现鼠疫大范围流行,其中县城于 4 月中旬发现腺性鼠疫,患者 20 余人,死 11 人,县属安铺市 3、4 月间死 30 余人,县属蔴草邻、赤坎 3、4 月间死 30 余人。③ 此后廉江县连年报告鼠疫病例,其周边区域也时有出现,具体可见表 1 – 3。

表 1 – 3　广东省报告鼠疫病例(1941—1944 年)

县份	1941(人)	1942(人)	1943(人)	1944(人)	总计(人)	每十万人患病率(%)
廉江	84	13	19	79	195	11.8
遂溪	1	63	0	0	64	8.5
海康	—	—	—	82	82	37.1
吴川	—	—	—	3	3	2.7
大埔	—	—	—	1	1	—
总计	85	76	19	165	345	9.7

资料来源:范日新:《中国 1939—1944 年十种法定传染病流行史料汇辑》,第 10 页。

表 1 – 3 所反映的仅仅是当时报告的鼠疫病例,并没有反映出抗战时期广东省鼠疫流行的全貌。新中国成立后,卫生防疫人员对抗战时期的广东鼠疫疫情进行了系统的回溯调查,发现现实情况比当时所报告的情形更为严重,具体如表 1 – 4 所示。

表 1 – 4　全面抗战时期广东省鼠疫流行情况表

年份	流行市县(个)	染病人数(人)	疫死人数(人)
1937	10	482	458
1938	6	383	355

① 《粤鼠疫蔓延,廉江亦有发现》,《时报》1937 年 3 月 24 日,第 5 版。
② 《海南岛发现鼠疫》,《时报》1938 年 5 月 3 日,第 2 版。
③ 《三十年来鼠疫在中国流行之情况》,《社会卫生》1947 年第 2 卷第 10 期,第 22 页。

续表

年份	流行市县(个)	染病人数(人)	疫死人数(人)
1939	5	294	279
1940	5	731	719
1941	5	660	642
1942	4	621	584
1943	4	592	565
1944	6	861	823
1945	5	1308	1214

资料来源:李文波:《中国传染病史料》,化学工业出版社 2004 年版,第 185—203 页。

广西作为一个鼠疫较早发生的区域,在抗战时期也常有疫情发生。据有关资料统计,广西省在 1937 年至 1939 年间出现过鼠疫疫情的有钦州、苍梧、陆川、贵县、荣县、横县、崇左、百色、□林、北流、都安、天峨、资源、桂林、河池、罗城、宁明、贺县、忻城、象州、环江、灌阴、□江、来宾、凭祥、田林、东兰、永福、藤县、鹿寨等地,其中主要流行年份为 1939 年。①

除以上区域外,其他地方在抗战时期也有过鼠疫发生。如安徽省,在 1937 年,合肥县北乡与寿县境毗连下塘集镇,发生鼠疫,蔓延甚速,罹疫死亡者达数百人,儿童占十分之七。② 1937 年至 1947 年间,安徽省寿县也长期有鼠疫发生,共发现鼠疫 3943 例,死亡 2940 例,病死率 74.6%。③ 而甘肃省的甘南地区也多次发生鼠疫流行:1940 年,夏河美仁新寺交尔代发生肺鼠疫,发病人数 20 人,死亡 20 人;1941 卓尼申藏郭大发生腺鼠疫,发病人数 1 人,死亡 1 人;1944 夏河九甲王府由青海木桑传入肺鼠疫,发病人数 70 人,死亡 65 人。④

---

① 广西壮族自治区地方志编纂委员会:《广西通志·医疗卫生》,广西人民出版社 1999 年版,第 188—129 页。
② 《合肥北乡鼠疫蔓延》,《中华医学杂志》第 23 卷第 6 期,1937 年,第 831 页。
③ 安徽省地方志编纂委员会:《安徽省志·卫生志》,安徽人民出版社 1996 年版,第 293 页。
④ 《甘肃省志·医药卫生志·卫生》编纂委员会:《甘肃省志·医药卫生志·卫生》,甘肃文化出版社 1999 年版,第 113 页。

第二节　霍乱流行情况

霍乱，又称真性霍乱，是霍乱弧菌所致的一种急性肠道传染病，死亡率极高，是国际检疫的 3 种传染病之一，也是当前《中华人民共和国传染病防治法》规定的两种甲类传染病之一。霍乱患者的排泄物与呕吐物中含有霍乱病菌，若食用受到此病菌污染的饮水或食物即会患病，所以霍乱一旦暴发，就会引起流行。因此在当前世界，霍乱仍是一种威胁民众健康的疾病。霍乱在中国的流行时间较短，直到 18 世纪才由境外传入我国。[1] 1817 年，霍乱由印度经陆路传到中国边境，1819 年传到温州，持续流行几年。1820 年，霍乱经海路侵入香港、澳门、广州等地，并很快在中国蔓延开来。1862 年至 1880 年，霍乱第四次世界大流行，中国先后有 11 个省区报告有霍乱流行，其中 1862 年，上海外侨 8000 人中，死亡 1600 人，多数死于霍乱；北京两个月死亡 15000 名，估计为人口的 1%；天津、大沽也流行严重，死亡极多。[2]

因为 1931 年全国发生水灾，1932 年出现霍乱全国大流行，疫区涉及 23 个省的 312 个城市。[3] 根据国民政府救灾委员会卫生防疫组工作报告，这次霍乱流行共造成染疫者 100666 人，其中因病死亡 31974 人，病死率为 31.76%。[4] 而另有研究资料则认为，该次霍乱流行有受疫者 2000 多万人，其中死亡 40 万人，仅陕西省就高达 13 万人。[5] 此次霍乱大流行，使得病菌在全国扩散极广，一旦遇到生态环境恶化便容易形成流行局面。进入全面抗战时期后，由于民众生活环境恶化，难民和军队流动频繁，加上日军又常施行细菌战，霍乱成为当时流行最为严重的疫病，几乎每个省份都有发生，造成了严重的后果。

---

[1]　需要说明的是，我国古代史书中也常提到"霍乱"二字，如《汉书》中有"夏日暑时，欧泻霍乱之疾，相随属也"，《灵枢》中也有"乱于肠胃，则为霍乱"，这并非今日所指的由霍乱弧菌引起的霍乱，而是指一般的急性吐泻病。

[2]　李文波：《中国传染病史料》，第 39 页。

[3]　这个数据未包含当时被日本占领的东北和台湾。

[4]　《国民政府救灾委员会卫生防疫组工作报告》，《中华医学杂志》第 18 卷第 1 期，1932 年，第 237 页。

[5]　李文波：《中国传染病史料》，第 44—45 页。

一、重大疫情

1. 上海霍乱

进入近代后,上海成为通商巨埠,交通繁密,且华洋杂处,各种域外疫情经常输入,同时,人口稠密,公共卫生建设又滞后,导致疫情频发,其中最常见的当属霍乱。上海霍乱的发病记载最早出现于 1821 年,由域外传入。1862 年,太平天国围困上海近郊,难民涌入上海,驻扎在天津的外国军队也开进上海,由于驻地多沼泽,且蚊蝇滋生,导致霍乱发生,迅即蔓延,使得上海首次出现霍乱大流行,国内民众染疫而死者约占当时总人口的八分之一,八千外国侨民中染疫死亡者有 1600 多名,其中驻沪英兵患霍乱者死亡率为 65%,而印兵则更是高达 77%。① 此后上海时常有霍乱暴发,进入民国后尤甚。在 1930 年至 1949 年的 20 年间,上海霍乱流行更为严重,其中全面抗战时期更为突出,不仅出现过连续六年流行的现象,而且疫情最严重的年份均在该时期,如 1938 年的 881/10 万发病率,为民国时期最高,1942 年的 512/10 万发病率,为民国时期第二高。②

由于常年出现霍乱疫情,官方防范意识较强。1937 年刚入夏,为了防患于未然,上海就于 5 月 7 日召开霍乱预防联系会议,确定了一系列的霍乱预防办法。③ 会议结束后,上海防止霍乱事务所发布预防霍乱公告,向市民强调霍乱预防的必要性及各种方法。当年夏季将要结束时,上海并未出现霍乱疫情,政府及民众暗自庆幸,以为这一年可以安然度过,上海市卫生局还于 8 月 8 日发表《今夏上海无霍乱》的报告称:"本市入夏以来,迄无霍乱发生,是与预防注射之普遍,及饮食商店之严格管理关系至大,而市民了解夏令卫生常识,拒绝有害饮食,亦属本病绝迹之最大原因,按近况推测,今夏可以安全度过。"④哪知话音未落,淞沪会战暴发,难民急剧增多,民众卫生环境急转直下,霍乱防疫情形巨变。8 月 29 日,难民聚集的法租界发现霍乱疫情,"发现真性霍乱患者

① 巴吕德:《上海霍乱流行之研究》,《中华医学杂志》第 30 卷第 4 期,1943 年,第 158 页。
② 《上海市卫生志》编纂委员会:《上海市卫生志》,上海社会科学院出版社 1998 年版,第 179 页。
③ 《上海霍乱预防联系会议》,《医药评论》1937 年第 150 期,第 44—45 页。
④ 《卫生局发表今夏上海无霍乱》,《新闻报》1937 年 8 月 9 日,第 11 版。

八人,且有一人因患霍乱而毙命,是项真性霍乱患者,均属于法租界内。惟照上面患者之数,尚未达流行之程度,第□极足引起注意"①。然而,纵然有着防治的认识,但战争状态下也无能为力,霍乱迅速蔓延,自疫情暴发仅仅一个星期,霍乱患者便达到 300 余人,疫情很快蔓延全市,酿成巨疫。② 由于霍乱疫情发展迅猛,日军竟然诬陷此为中国军队施用细菌炮弹所致。③ 到了 9 月 19 日,仅上海两租界报告的霍乱病例就达千人以上,此外还有 1000 多疑似病例,而外国人中染疫者也有 20 余人,其中死亡的有 7 人。④ 由于战事关系,医院减少,上海市卫生局及租界不得不设立临时医院,收治霍乱患者。而霍乱的蔓延,使得侵略上海的日军也被感染,9 月 24 日下午,日军发言人宣称在宝山的日军死于霍乱者 200 余人,已患霍乱在宝山医院进行治疗的日军约 300 人。⑤ 进入 10 月,霍乱疫情有增无减,到 10 月 2 日,两租界霍乱患者已经超 2000 多人,其中疫死者达 600 多人。⑥ 进入 11 月后,由于气候原因,霍乱疫情逐渐衰退,至 12 月告绝迹。根据有关资料显示,1937 年上海霍乱流行过程中,总计霍乱患者 5000 余名,其中超过 1000 人死亡,疫情仅从 8 月底开始,就造成如此损失,可谓惨重。⑦

自 1937 年秋暴发霍乱疫情起,上海连续六年霍乱流行,疫势猖獗,其中以1938 年为最严重。该年度上海霍乱疫情发生较早。5 月 18 日,虹桥路第 72收容所,有一名难民染霍乱而死亡。此后患者日增,至 5 月底已有 26 人患霍乱,到 6 月 7 日时,两租界卫生处报告病例 135 例,其中一半以上发生于难民收容所中,可谓发展迅速。⑧ 以至于在 6 月中旬,公共租界工部局卫生处处长向卫生委员会及董事会报告,谓"目前霍乱一症,在公共租界内,已达流行程度"⑨。由于战争导致医院缺乏,难以救治,霍乱疫情持续加重,"统括言之,六

---

① 《上海发现真性霍乱》,《新闻报》1937 年 9 月 8 日,第 6 版。
② 《真性霍乱势甚猖獗》,《新闻报》1937 年 9 月 9 日,第 5 版。
③ 《卫生局发表本市霍乱情况》,《立报》1937 年 9 月 12 日,第 3 版。
④ 《霍乱猖獗》,《大公临时晚刊》1937 年 9 月 21 日,第 1 版。
⑤ 《敌军数百患霍乱而死》,《大公报临时晚刊》1937 年 9 月 25 日,第 1 版。
⑥ 《沪上霍乱猖獗》,《新闻报》1937 年 10 月 4 日,第 7 版。
⑦ 巴吕德:《上海霍乱流行之研究》,第 158 页。
⑧ 《上海霍乱之现状》,《上海医事周刊》第 4 卷第 24 期,1938 年,第 1 页。
⑨ 《卫生报告》,《上海公共租界工部局公报》第 9 卷第 26 期,1938 年,第 3 页。

月份每日染病之数字或多或寡,死亡率则渐渐增高"①。疫情发展到 8 月间达到最高峰,仅以法租界而言,8 月 4 日一天就报告病例达 70 人,8 月中旬以后每天确诊的病例还持续在 25 例以上。公共租界的情况比法租界更甚。进入 9 月后,霍乱疫情渐渐衰退。据当时法租界卫生处巴吕德医师统计,1938 年上海霍乱疫情中,法租界患者有 3144 名,其中 383 名死亡,公共租界患者有 8091 名,其中 1669 名死亡,合计患者 11235 名,死亡 2052 名。② 而另有资料显示,当年上海登记霍乱 11365 例,死亡 2246 人。③ 无论哪种数据,都显示该年上海霍乱疫情的惨烈。

1939 年及此后两年,上海市仍有霍乱流行,但形势较 1938 年缓和。其中 1939 年上海的霍乱疫情于 6 月间开始出现,9 月份疫势发展较为厉害,10 月底逐渐平息,总计当年全市患者 433 名,其中 93 人死亡。④ 1940 年,上海虽然被日本列为霍乱传染疫区,但流行情况与上年大体相当。5 月上旬开始出现零星疫情,进入 8 月后疫情加重,入秋后逐渐消减,据有关机构统计,该年度上海全市霍乱患者共计 570 名,死亡 98 名。⑤ 1941 年情况也类似,虽然从 5 月开始出现疫情,8 月也出现过较为严重疫势,但整体相对平稳,该年度霍乱患者共计 824 名,109 名死亡。⑥

经历了三年流行平缓期后,1942 年上海霍乱再次盛行。7 月 6 日,上海时疫医院发现病人中有 8 名霍乱患者,经医院调查,染疫地点均在南市,其中一名患者很快身亡。⑦ 第二天,经公共租界工部局化验室确定,又发现 5 名病人罹患霍乱,其中也有一名患者死亡。而且,卫生机构也发现,"是项疫症,渐有蔓延至闸北与十六铺之势,情形渐见严重"⑧。到了 7 月底,疫势颇炽,其中 26 日报告 80 例患者,27 日报告 74 例患者,尤以南市为最,据华界当局报告,截至 7 月 28 日清晨为止,南市闸北、浦东,及其他各区业已发生霍乱案达 483 起,加

---

① 巴吕德:《1938 年上海法租界霍乱流行之概况》,《震旦医刊》1938 年第 24 期,第 376 页。
② 巴吕德:《上海霍乱流行之研究》,第 158 页。
③ 《上海市卫生志》编纂委员会:《上海市卫生志》,第 34 页。
④ 巴吕德:《上海霍乱流行之研究》,第 158 页。
⑤ 巴吕德:《上海霍乱流行之研究》,第 159 页。
⑥ 巴吕德:《上海霍乱流行之研究》,第 159 页。
⑦ 《本埠发现真性霍乱》,《中国商报》1942 年 7 月 7 日,第 2 版。
⑧ 《真性霍乱蔓延,疫势侵入租界》,《中国商报》1942 年 7 月 9 日,第 2 版。

上法租界报告的 107 人和公共租界报告的 106 人,上海报告霍乱患者总数已达 696 名。① 然而,卫生机构认为这个数据远小于实际情况,尤其是华界报告的 483 这个数字,"盖多数市民,虽发现虎疫而并不报告,或报告而并不确告住址,以致为之料理"②。到了 8 月,疫情进一步加剧,8 月 25 日止,全市报告霍乱患者 2393 名,其中市区 1617 名,公共租界 513 名,法租界 216 名,其他在船上或地址不明的 37 名,以地域来分的话,南市有 962 名。③ 8 月底后,天气逐渐转凉,疫情逐渐衰退,到 11 月,疫情结束。全年度上海报告霍乱患者 2644 名,其中 533 名死亡,疫情仅次于 1938 年。④

在经历了连续六年的霍乱疫情后,上海终于在 1943 年、1944 年连续两年没有出现霍乱病例,使得当地的霍乱流行没有呈现出地方病色彩。到了 1945 年,霍乱又开始出现,但病例发生时已是抗战结束后的 9 月初,到 10 月 5 日,全境染霍乱者已达 230 多名,其中死亡 9 人,染疫者中贫民占 95%,士兵占 5%。⑤ 卫生机关经过调查认为,这次霍乱暴发的源头是由柳州一带输入病菌,遭遇到本地的饮水不洁问题,致使疫情出现。

2. 云南霍乱

前文提到,抗战期间的云南省成为西南重心和国际交通要点,军队频繁出入,各国民众聚集,各种疫疠也趁机流行,霍乱就是其中之一。相比于鼠疫,霍乱在云南的流行时间较晚。1890 年至 1923 年间,世界第六次霍乱大流行,于 1921 年传入云南。在 1932 年席卷全国的霍乱大流行中,云南疫情相对较轻,共有患者 54 名,死亡 9 人。⑥ 然而,进入全面抗战后,云南的霍乱流行却非常猖獗,出现了两次大规模流行,其中一次为 1939 年,一次为 1942 年。

1939 年 7 月 15 日,一位从霍乱疫区贵阳来的司机在昆明发病。4 天后,一名马夫和其妻子在宜良小渡口罹患霍乱死亡,很快引起流行。由于云南霍乱发生较少,当地预防工作不够,致使疫情快速蔓延,波及昆明、宜良、华宁、建

---

① 《南市居民疏忽卫生,导成霍乱策源地》,《中国商报》1942 年 7 月 31 日,第 2 版。
② 《多数市民染疫不报》,《中国商报》1942 年 7 月 31 日,第 2 版。
③ 《霍乱仍有发现》,《力报》1942 年 8 月 31 日,第 4 版。
④ 巴吕德:《上海霍乱流行之研究》,第 159 页。
⑤ 《本市发现真性霍乱》,《前线日报》1945 年 10 月 6 日,第 2 版。
⑥ 《云南省志·卫生志》编纂委员会:《云南省志·卫生志》,第 251 页。

水、宾川、广通、河西、易门、嵩明、弥勒、马龙、陆良、路南、大理、昆阳、呈贡、安宁、寻甸、盐兴、蒙自、澄江、弥渡、曲靖、开远、墨江共 25 个市、县,尤其是沿公路及铁路一带。这次疫情从 7 月暴发,8 月至 9 月为流行最高峰,到 11 月慢慢平息,共有患者 3437 名,死亡 2515 人,病死率为 73.17%,疫情分布如表 1 - 5 所示。

表 1 - 5　1939 年云南霍乱流行患者分布

地名	病例数(人)	死亡数(人)	地名	病例数(人)	死亡数(人)
宜良	531	231	安宁	32	30
昆明	431	207	大理	64	32
华宁	422	422	昆阳	63	62
建水	415	415	呈贡	61	19
凤仪	197	197	寻甸	40	14
宾川	162	114	盐兴	30	30
河西	156	114	蒙自	19	16
广通	150	150	澄江	17	2
昆明县	124	57	弥渡	18	3
易门	119	76	曲靖	10	3
嵩明	115	100	开源	10	10
弥勒	98	84	墨江	4	4
路南	68	49	马龙	2	1
陆良	80	80	合计	3437	2515

资料来源:李文波:《中国传染病史料》,第 48 页。

从表 1 - 5 可以看出,在这次疫情流行过程中,有些县疫死率高达 100%,尤其是华宁和建水两县,罹患霍乱人数都超过 400 名,但染疫者无一幸免,均告死亡,疫情之惨,难以想象。为了控制疫情发展,省会昆明自 7 月 17 日报告

2 例霍乱病人后,就在全市开展霍乱疫苗预防注射,要求各属警察分局协同进行饮食业管理、井水消毒及病家隔离等工作,并禁止饮用污染河水,同时组织霍乱医院开展救治工作,但仍有 431 人发病,造成 207 人死亡。疫情结束后,防疫专家统计了 324 例报告病例,从生活条件上看,大都来自环境卫生不良之家庭。① 从中也可以看出,卫生环境条件差是此次疫情发展的关键。

经历了 1939 年的霍乱大流行后,考虑到云南省战略交通的重要性,卫生署与云南省政府于 1940 年合作组织了霍乱防制委员会。该委员会除在昆明设立时疫医院收容霍乱病人外,并得到国立上海医学院的协助,组派防疫队分往各霍乱流行县镇进行治疗、预防接种、卫生教育、水井消毒等工作,取得了积极的成效。1940 年只有曲靖、弥勒等县报告有霍乱病例发生,1941 年则没有报告。

1942 年 4 月,缅甸境内的曼德勒、腊戌及以东发现霍乱并很快蔓延。云南卫生处得知消息后,立即电饬沿滇缅公路的各卫生院严密注意,同时向中央防疫处购买霍乱疫苗 4 万 CC,寄发到各卫生院应用。就在缅甸曼德勒、腊戌等地霍乱流行时,中国远征军正在此地与日军作战,由于英军突然后撤,导致中国军队不得不撤回国内。战局逆转之后,入缅之军民及缅境内之侨胞纷纷撤回云南国境,同时也将霍乱带入滇西一带。接着,日军尾随而至,芒市、遮放、畹町及腾龙等地相继失陷,当地居民也四下逃命,与回撤的军民、侨胞纷纷涌入下关、保山等地。而此时日军飞机又于 5 月初对保山等地进行大规模轰炸,"繁华城市顿成丘城,死亡狼藉,惨不忍睹",民众生存环境极端恶化。② 5 月 11 日,下关发生霍乱。12 日,保山发生霍乱,并开始城乡大流行,沿滇缅公路继续蔓延,尤以板桥、北上、北中、东哨、金鸡、永顺、永和、五城 8 个乡镇最为严重,"几天之内,一村一寨,几无幸免之家,一些村子,两天内死亡六七十人,有当日埋别人,次日就被埋者,更有绝户者。溃军、驻军、难侨亦多数被传染,无药医治,惨死者不计其数。死尸遗弃路边沟壑,无人照管,蚊蝇成群,臭气浊

---

① 姚寻源:《1939 年滇省之霍乱流行概况》,《中华医学杂志》第 27 卷第 9 期,1941 年,第 576 页。

② 《保山县政府为敌机轰炸霍乱流行死亡损失惨重致云南民政厅呈》(1946 年 3 月 9 日),云南省档案馆馆藏档案,档号:21 – 3 – 301 – 78。

天,哀声遍野,农事失时,阡陌荒芜,民遭饥馑,食树皮草根者甚多"①。

由于霍乱的流行与战局的突变有着密切关系,云南省卫生处措不及备,根本无法管制。于是各方军民再从保山仓皇再逃,相率避难内地,使得霍乱得到普遍性之蔓延,虽穷乡僻壤,亦所难免。省会昆明本来于 5 月 12 日就发现霍乱,加上后撤的染疫者再次涌进城,疫情迅速加剧,"5 月 22 日,云南霍乱盛行,昆明秩序大混乱"②。由于混乱失去控制的霍乱疫情随即以昆明为中心向东、南、北传播,向东沿滇黔公路传播到贵州省会贵阳附近,向南沿滇越铁路传播,向北则蔓延至西康省之会理县,甚至远在北方的雅安县在 7 月间也发现病例。

由于战事影响,民众多为避难逃亡,导致霍乱蔓延极广,发病地区有昆明、漾濞、永平、鹤庆、罗平、易门、玉溪、呈贡、曲靖、沾益、弥勒、牟定、晋宁、文山、永宁、普坪、禄丰、泸西、凤仪、个旧、禄劝、楚雄、华坪、邓川、富民、丘北、武定、宣威、永胜、陆良、宁洱、华宁、路南、云龙、永仁、镇南、师宗、元谋、广南、开远、嵩明、昆阳、景东、彝良、峨山、富源、昌宁、洱源、石屏、下关、祥云、会泽、安宁、剑川、杨林、大理、保山、大姚、姚安、广通、宾川、宜良等 60 余市、县,几乎占本省半数区域。根据各地报告统计,60 余县共报告患者达 42984 人,染疫死亡26175 人,全省死亡率达 60.9%,尤其邓川、洱源、鹤庆、剑川四县病亡尤惨,各疫区霍乱发病情况参见表 1 - 6。

表 1 - 6　1942 年云南霍乱流行病人分布

县别	第一病例		患者人数	
	发现日期	病人来源	患(人)	亡(人)
鹤庆	5 月 20 日	下关	12658	7796
丽江	5 月 20 日	鹤庆	5044	3874
邓川	5 月 21 日	下关	4774	2248
洱源	5 月 21 日	下关	4228(?)	4228
剑川	5 月 30 日	下关	3105	3105

① 《云南省志·卫生志》编纂委员会:《云南省志·卫生志》,第 256 页。
② 《一周间国内外大事记》,《新武周刊》1942 年第 45 期,第 1 页。

续表

县别	第一病例		患者人数	
	发现日期	病人来源	患（人）	亡（人）
永胜	6月3日	下关	1465	130
昆明	5月12日	缅甸	1408	319
曲靖	5月26日	昆明	902	416
元谋	6月9日	武定	864	232
泸西	6月1日	昆明	788	481
寻甸	5月12日	昆明	623	469
富民	5月22日	昆明	548	158
保山	5月12日	缅甸	498	139
凤仪	5月11日	缅甸	419	96
姚安	5月29日	缅甸	407	112
下关	5月11日	缅甸	385	293
宾川	5月19日	下关	360	190
师宗	6月10日	昆明	287	134
禄劝	6月10日	昆明	282	128
牟定	6月4日	昆明	211	172
云县	6月10日	缅甸	200	15
开远	7月5日	昆明	199	112
呈贡	5月31日	昆明	194	142
建水	8月28日	不详	187	8
永平	5月11日	缅甸	181	143
漾濞	5月21日	缅甸	165	96

续表

县别	第一病例		患者人数	
	发现日期	病人来源	患（人）	亡（人）
晋宁	5 月 29 日	昆明	164	73
楚雄	5 月 30 日	缅甸	164	51
沾益	6 月 3 日	昆明	135	53
禄丰	5 月 14 日	缅甸	130	55
镇南	5 月 24 日	缅甸	129	21
宜良	6 月 2 日	昆明	128	97
景东	不详	不详	116	34
易门	6 月 8 日	昆明	116	54
盐丰	不详	不详	115	不详
云龙	不详	不详	112	不详
文山	不详	不详	101	46
武定	5 月 30 日	富民	101	43
昆阳	5 月 22 日	昆明	91	15
弥勒	6 月 8 日	不详	85	42
蒙化	6 月 1 日	下关	83	27
路南	不详	不详	76	29
广通	6 月 20 日	缅甸	70	36
祥云	5 月 30 日	缅甸	69	24
富宁	6 月 29 日	广西	68	30
宣威	6 月 12 日	曲靖	66	20
大理	5 月 13 日	下关	47	36

续表

县别	第一病例		患者人数	
	发现日期	病人来源	患（人）	亡（人）
昭通	7 月 3 日	曲靖	46	20
罗平	不详	不详	40	不详
镇康	不详	不详	40	不详
安宁	5 月 20 日	缅甸	36（？）	36
邱北	不详	不详	33	不详
玉溪	不详	不详	31	17
平彝	6 月 26 日	昆明	28	16
蒙自	不详	不详	28	11
绥江	不详	不详	28	9
弥渡	不详	不详	23	9
景谷	不详	不详	20	11
永仁	不详	不详	20	6
澂江	6 月 20 日	不详	18	7
盐兴	6 月 1 日	不详	16	4
大姚	不详	不详	12	4
彝良	不详	不详	6	3
会泽	不详	不详	5	3
元江	7 月 4 日	不详	3	—
石屏	不详	不详	3	2

注：鹤庆、剑川、邓川、丽江患者人数系各县政府令由各保甲长调查结果汇报者，其他各县之患亡人数系事后由各院卫生院调查报告，故其统计数字与疫情旬报所统计者不符。

资料来源：《云南省卫生处 1942 年工作报告》，中国第二历史档案馆馆藏档案，档号：一二（6）–17908。

云南此次霍乱疫情一直到年底才得以控制,这是云南省历史上波及面最广、发病最多、死亡最众的一次霍乱流行。受 1942 年疫情及战争的影响,在 1943 年至 1946 年间,云南省内仍有零散的霍乱发生,4 年累计发病 395 人,死亡 124 人,病死率 31.4%。①

3. 湘桂黔地区的霍乱流行

霍乱扩散主要是通过民众流动来进行,所以经常从一个区域蔓延到另一个区域,形成相邻区域大范围流行的局面。在全面抗战时期,地域彼此相邻的湘桂黔三省,霍乱疫情经常发生,且相互蔓延,致使该区域常常暴发严重疫情。

在湘桂黔三省中,贵州的霍乱流行历史最早。在 1825 年,贵州的安顺就发生过霍乱,在 1865 年更是出现过席卷全省的霍乱大流行,"贵州入夏以来,疫疬盛行传遍全省,而贵阳、安顺、大定等府尤甚,平远州、荔波、平坝、天柱流行,各城乡患疫之家十距七八,所患之疫,不过吐泻等症,而毙命即在须臾"②。湖南的霍乱流行最早发生于 1888 年,疫情波及很多县,形成了严重后果,当时的麻阳县就有"断炊绝户,阖门尽亡者多"之说法。③ 在湘西滨湖一带,霍乱流行已久,且常年发生,早已成为地方性疾病。而广西则于 1903 年在龙州首次发现霍乱。在湘桂黔的霍乱流行史中,全面抗战时期为最严重,造成的损害也最大。

在全面抗战时期,湖南省霍乱疫情不断,流行范围更是逐渐扩大。1937年,长沙、临武、安乡、凤凰 4 市、县霍乱流行,据湖南省卫生实验处统计,部分医院收治 1262 人,死亡 1068 人,病死率高达 84.6%。1938 年,霍乱流行 30 余县,据部分医院登记收治 6000 余人,死亡三分之二以上。④ 其中常德于 3 月下旬发生霍乱,到 4 月发病 60 多人,死者过半,随后疫情沿交通线向邻近县市和长沙、芷江等地扩散,津市、澧县两地死于霍乱者 40 余人。该省虽然采取了各种防控措施,但常遭群众抵制或逃避,事与愿违,收效不佳,导致疫情控制有限。⑤ 到了 1939 年,霍乱更是流行于 41 个市、县,部分城市医院收治 2135 人,死亡 1762 例。此后至抗战结束,几乎每年都有霍乱发生,每次都要波及几十

---

① 《云南省志·卫生志》编纂委员会:《云南省志·卫生志》,第 257 页。
② 李文波:《中国传染病史料》,第 39 页。
③ 麻阳苗族自治县志编纂委员会:《麻阳县志》,三联书店 1994 年版,第 19 页。
④ 湖南省地方志编纂委员会:《湖南省志·医药卫生志》,湖南人民出版社 1988 年版,第 155 页。
⑤ 张维伦主编:《常德地区志·卫生志》,第 99 页。

个县市，死亡人数甚多。① 广西在抗战时期的霍乱流行也非常严重。从 1914 年至 1946 年，广西有 15 个年次发生霍乱，其中 7 次流行较大，每次发病人数达数千人，死亡数百人，先后受波及市、县有 45 个，而这 7 次较大的流行有 6 次发生于全面抗战时期。其中 1937 年难民内逃，导致霍乱流行于柳州、桂林、梧州、南宁、隆安、贺县、扶绥等地，发病 4373 例，死亡 335 例。② 1938 年，国联防疫团驻邕办事处提供《防止霍乱流行办法概要》给广西省政府，虽起了一定的作用，但当年霍乱还是流行于桂林、梧州、柳州、南宁、阳朔、桂平、宾阳、百色等地，发病 2953 例，死亡 356 例。③ 其中百色于 10 月 2 日发现霍乱，3 日就收治染疫患者 6 名，数日之间罹疫而送省立百色医院隔离治疗就达 40 余人，到 17 日当地霍乱疫势平息时，在医院隔离治疗之患者共计 80 名。④ 而贵州省也是常年霍乱流行。1938 年，"筑市（贵阳）霍乱流行，日来死亡甚重，省立医院、卫生事务所，正积极设法扑灭"⑤。而 1939 年贵阳的霍乱流行蔓延到云南省后更是导致了云南省当年霍乱大流行。

湘桂黔区域在抗战时期霍乱流行最严重的年份当属 1942 年。1941 年底，香港被日军攻陷，民众纷纷避难内地，导致香港的霍乱疫情也跟随进来。1942 年，广东四会、鹤山与开平等县陆续发现霍乱病例，且患者都是香港归侨。接着，霍乱又沿着交通线进一步蔓延，导致粤北曲江等地都有霍乱流行。5 月 17 日，广西所属黔桂铁路金城江站，忽发现霍乱流行，"略称在 5 月 13 日由曲江抵金城江，某团体留宿该地，是日团里即有患上吐下泻症，发现死亡者有 30 余人之多，当有黔桂路医务所医师一员前往救治，不幸亦染疫死亡……现该处收集之标本已分送卫生署第一防疫大队及省立医院培养，证实二例确系真性霍乱"⑥。广西省卫生处立即派防疫人员调查防治。防疫人员到达后，发现自 5 月 17 日起至 24 日止，当地市民共死亡 8 人，续发者尚有 23 人。⑦

---

① 湖南省地方志编纂委员会：《湖南省志·医药卫生志》第 155 页。
② 广西壮族自治区地方志编纂委员会：《广西通志·医疗卫生》，第 129 页。
③ 广西壮族自治区地方志编纂委员会：《广西通志·医疗卫生》，第 129 页。
④ 周锡祁：《防治百色霍乱报告书》（十五续完），《广西省政府公报》1938 年第 139 期，第 16 页。
⑤ 《要闻简报》，《立报》1938 年 7 月 31 日，第 1 版。
⑥ 施毅轩：《现阶段之桂林市防治霍乱工作》，《广西卫生通讯》第 3 卷第 6 期，1942 年，第 175 页。
⑦ 《本省金城江发现霍乱》，《广西卫生通讯》第 3 卷第 6 期，1942 年，第 14 页。

由于金城江属交通要道,霍乱很快蔓延到桂林、柳州等地。其中柳州于 6 月 4 日发生霍乱,至 17 日止患者人数有 291 名,其中死亡 125 人,患者以贫困阶级为多。① 广西霍乱的蔓延很快延伸到桂黔铁路边的南丹县,该县于当年 7 月发生霍乱大流行,造成了严重的人员损失,据当时该县县长的回忆:"7 月秒,接任后不到一个月,县境内黔桂铁路线以东的七墟乡与里湖乡碧莲毗连地方突然遭霍乱病侵袭,两乡乡长得知以电话报告,山居乡民已如临大敌,死亡人数一时无法统计,但已知许多小村落已全部迁徙,往更高山地跑,跟着城厢镇邝镇长也报告连日来有人到城厢镇买棺材,已全部购买一空……终于在二十天内将灾区霍乱扑灭。事后据两乡报告,死亡人数三百余人(详细数目已不可稽),有的全家数口全部死亡,真是惨绝人寰。"② 在该年度,广西出现霍乱流行的市、县达到 48 个,统计发病 7274 例,死亡 3553 例,疫死率高达 48.85%。③

接着,霍乱沿着桂黔铁路侵入贵州省,至 6 月 2 日已经传到贵阳,并与云南传来的霍乱疫情汇合,从而在贵州形成霍乱流行。受云南和广西两边霍乱疫情的传入,加上霍乱在当地的地方病性质,致使贵州在 1942 年的霍乱流行也很剧烈。据全国疫情报告的不完全统计,截至当年 9 月底,贵州当年流行霍乱的有 26 个市、县,发现病例 1906 例,死亡 555 例。④ 安顺作为滇黔交通要站,在 6 月 12 日就发现霍乱,当时有从贵阳过此而赴昆之某士管区士兵二人,因霍乱来当地医院门诊部求治,当即明确为霍乱,接着患者逐渐增多。自 6 月 22 日至 9 月底,共收容患者 40 人,内男性 26 人,女性 14 人,患者职业中,工人 11 人,军人 7 人,商人 6 人,农民 3 人,学生 2 人,无职业者 11 人。⑤

当年湖南的霍乱也主要来自广东疫情的蔓延。虽然湖南在 1942 年起,预防注射采取"强制"手段,由各检疫站及卫生医疗单位在交通要道、街头设置注射站,军警配合强制要求群众注射。但多数城镇的预防工作仍然很差,广大农

---

① 徐诵光:《柳州霍乱流行之情形及防治概要》,《广西卫生通讯》第 3 卷第 6 期,1942 年,第 173—175 页。
② 《潘宗武先生访问纪录》,转引自巫仁恕:《战争与疾疫:抗战时期的疫情与疫政(1940—1945)》(台湾)《中华军史学会会刊》1997 年第 3 期,第 340 页。
③ 广西壮族自治区地方志编纂委员会:《广西通志·医疗卫生》,第 129 页。
④ 《全国疫情(第七期)》,1942 年 9 月,第 8 页。
⑤ 张静吾、朱师晦、王煜光:《安顺三十一年夏霍乱流行病例统计报告》,《军医杂志》第 3 卷第 1 期,1943 年,第 16—17 页。

村则无人过问,霍乱得以在该省继续蔓延传播。在广东曲江霍乱流行剧烈时,沿粤汉铁路侵入湖南省,并在铁路沿线扩散,衡阳、耒阳、常宁、永兴等县先后暴发疫情。到 7 月 22 日,省会长沙也发现霍乱病例,都是由粤北传入的。同时,由于军队的调动,霍乱先后被传入湘桂线沿线的祁阳、零陵等县。7 月,湘西的洪江也发现霍乱,接着很快湘西滨湖各县皆发生疫情,甚至连湘鄂边界交通要冲津市也很快出现疫情。据疫情报告的不完全统计,截至当年 9 月底,湖南当年发生霍乱流行的市、县有 30 个,发现病例 1155 例,死亡 298 例。①

进入 1943 年后,湘桂黔地区的霍乱流行仍旧比较严重,疫情呈现出由湘桂等省逐渐往西北传播的趋势,且广西仍是主要发生地,据卫生署报告,仅桂林一地因霍乱死亡人数就达千人。② 到了 1944 年,该区域仍有疫情,且广西、贵州两省疫情还较严重,受灾区域最多。当年疫情传播的路线是由湖南、广西再传入贵州省。这一年日军发动“一号作战”,5 月间打通了平汉铁路,继续再对粤汉铁路发动攻势,6 月接连攻陷长沙、祁阳等地。因为湖南境内的战局影响,难民纷纷内徙,导致疫势趁机随之传播,先是在广西桂林发现病例,然后就传播至贵州,虽在入境时曾施行预防注射,乃因事先已受传染,难以奏效。1945 年,三个省份仍有霍乱疫情发生,贵州的贵阳、锦屏、余庆、施秉、遵义、贵定、花溪,湖南的芷江,广西的桂林、南宁先后发生霍乱流行,其中桂林于 7 月至 8 月间各医院收治霍乱病人 344 人,死亡 69 人,③而南宁也于 8 月间发生霍乱,患者仅历十时即告毙命。④

4. 鲁西霍乱

山东在我国属于比较早发生霍乱疫情的省份。在 1821 年,山东的武城、冠县、巨野、登州、济南、东阿、武定、滕县等地就于 6 至 9 月间发生霍乱大规模流行。1932 年霍乱大流行时,山东全省 27 个市、县发病 18153 人,死亡 2962 人,流行严重的地区有乳山、烟台等地。⑤

---

① 《全国疫情（第七期）》,1942 年 9 月,第 8 页。
② 卫生署:《本署三十三年度工作计划原稿》（1943 年 10 月）,转引自巫仁恕:《战争与疾疫:抗战时期的疫情与疫政（1940—1945）》（台湾）《中华军史学会会刊》1997 年第 3 期,第 340 页。
③ 李文波:《中国传染病史料》,第 50 页。
④ 《广西南宁霍乱猖獗》,《前线日报》1945 年 8 月 29 日,第 2 版。
⑤ 山东省卫生史志编委会:《山东省卫生志》,山东人民出版 1992 年版,第 305 页。

进入全面抗战后，山东仍旧经常发生霍乱疫情。1938 年，文登、沾化、临邑、济阳、台儿庄等地霍乱流行，其中文登县流行严重，发病 218 例；1942 年 9 月中旬至 10 月，先后有寿光、广饶、博兴、历城和济南市区等 10 县 1 市发生霍乱，发病 263 例，死亡 129 人。① 期间最大疫情当属鲁西霍乱，由日军实施细菌战所导致。

在 1938 年 1 月至 1945 年 8 月间，山东省内存在国民党的山东省政府、中共领导的抗日民主政府及日本控制的伪山东省公署，即当地存在着国民党军队、共产党军队和日军三股力量活动。1943 年，为了打击鲁西区域的国共两党武装，制造混乱局面，日军在当地实施霍乱细菌战，导致了大规模的霍乱流行，此次疫情被称"鲁西霍乱"。

1943 年 8 月下旬，日本华北方面军启动"十八秋鲁西作战"，在以馆陶、临清为中心的鲁西、冀南地区实施霍乱细菌战。为隐蔽霍乱细菌战之意图，当时华北日军采取了两种作战方式：第一，制造水灾隐蔽投放霍乱细菌，"在山东省馆陶、南馆陶、临清等地散布过一次霍乱菌，当时散布在卫河，再把河堤决开，使水流入各地，以便迅速蔓延。"②当年 8 月末，鲁西大雨成灾，细菌部队乘机在以聊城、馆陶、范县、朝城、阳谷为中心的卫河沿岸鲁西地区投放霍乱细菌，然后遵照命令，将卫河西岸堤防三处决溃，使得洪水倾泻而下，四下蔓延。第二，用"扫荡"隐蔽霍乱作战。在投放霍乱细菌和掘堤放水后，日本华北方面军于 9 月上旬至 10 月中旬，以山东省境内的第 12 军第 59 师团为主力，调配装甲兵、航空兵及防疫给水细菌战部队实施鲁西霍乱作战。

日军的细菌战导致了鲁西地区霍乱大流行。9 月初，霍乱在南馆陶发生，向馆陶、临清、聊城、堂图传布，同时，又向德县、夏津、大名、冠县、莘县、阳谷一带流布，疫情在 9 月 10 日前后极猖獗。当时，日军第 53 旅团第 44 大队 500 余人，在战争第二阶段，未经注射霍乱疫苗，即奉命于 9 月上旬发起以"抵抗试验"为主的讨伐作战，侵入临清、馆陶、堂邑县一带，历时约一星期，寻找八路军及国民党军予以攻击，驱赶携带霍乱菌者掺杂在农民之中去各地避难。到了 9

---

① 山东省卫生史志编委会：《山东省卫生志》，第 305 页。

② 《林茂美口供》（1953 年 10 月 7 日），中央档案馆、中国第二历史档案馆、吉林省社会科学院合编：《日本帝国主义侵华档案资料选编细菌战与毒气战》，第 312 页。

月中旬,第44大队返回临清、馆陶驻地,日军细菌部队随后对该大队人员进行检验,陆续发现霍乱患者达200余名。这支部队虽然没有注射疫苗,但在行军过程中却携带了卫生滤水机,每人还携带了净水液和杂酚油各一瓶,同时被要求在霍乱发生地区严禁吃生的食物和饮用生水,但最终还是有超过40%的感染率,由此可见当时霍乱流行之剧烈。①

已经有充分准备的日军作战部队感染率都如此之高,更何况毫无防疫准备的中国军民了。前述日军第44大队在战争中是这样描述中国民众染病情况的:小岛隆男曾亲眼看到40多名中国的中年男女因患霍乱而死亡。宫本升目睹一名35岁的男性中国农民因霍乱死去。小岛隆男曾直接听到中国农民说,梁水镇附近有许多中国人感染了霍乱,并因此死去……军医柿添中尉在此次霍乱细菌抵制试验行动中,总是走在部队的前面,了解各村霍乱的传染情况。他曾说:"所有的村子都有霍乱病人和死者,找不到可以宿营的地方。"②由此可见,这附近一带民众几乎全部成为霍乱细菌的牺牲品了。后来日本细菌部队又组织人员于9月20日左右到霍乱初发地南馆陶去调查普通民众的染疫情况,他们侵入10户居民家检查,发现有20多名中年男女受害,上吐下泻,严重脱水,完全呈现霍乱症状,其状惨不忍睹,"得不到任何治疗的这些中国人无疑将全部死去",日军对这些疑似霍乱患者的吐泻物进行检验,全部查出霍乱阳性菌。接着,这伙人又于9月下旬侵入临清的居民住宅中调查霍乱疫情,他们对20户居民进行调查,发现中年男女霍乱患者30余名。③ 接着,又有一批日军到此地进行疫情调查,发现自9月25日起到10月7日止,临清等地的霍乱疫情进一步加剧,丘县有700余名患者,馆陶有1000余名患者,南馆陶有3名患者。④ 在同一时期,再度进行"霍乱作战"的日军第44大队的军医柿添则在南馆陶便检了100名居民,均患霍乱,而且,他还发现几乎每个村庄

---

① 《林茂美检举长岛勤材料》(1954年7月1日),中央档案馆、中国第二历史档案馆、吉林省社会科学院合编:《日本帝国主义侵华档案资料选编:细菌战与毒气战》,第319—320页。

② 《林茂美检举长岛勤材料》(1954年7月1日),中央档案馆、中国第二历史档案馆、吉林省社会科学院合编:《日本帝国主义侵华档案资料选编:细菌战与毒气战》,第319页。

③ 《林茂美检举长岛勤材料》(1954年7月1日),中央档案馆、中国第二历史档案馆、吉林省社会科学院合编:《日本帝国主义侵华档案资料选编:细菌战与毒气战》,第323页。

④ 《片桐济三郎笔供》(1954年8月17日),中央档案馆、中国第二历史档案馆、吉林省社会科学院合编:《日本帝国主义侵华档案资料选编:细菌战与毒气战》,第337页。

都有霍乱患者,每天都有死亡病例。①

在这次霍乱流行中,主要疫区在鲁西一带,临清、丘县、馆陶、冠县、堂邑、莘县、朝称、范县、观城、濮县、寿张、阳谷、聊城、茌平、博平、清平、夏津和高唐等18县均为疫区。这次霍乱流行造成多少人染疫死亡,至今众说纷纭,莫衷一是。当时实施细菌播撒的一名日军细菌部队曹长林茂美在战后接受审问时供述,仅他所知道的,有25291名平民染疫身亡。② 而另一实施霍乱抵制试验的日军第44大队下级军官矢崎贤三则称有20万以上的中国人民和无辜农民被霍乱病菌所杀害。③ 然而这些供述材料并没有相关资料来支撑,所以具体多少人染疫死亡,并不清晰。不论国民政府的有关文电,还是敌后抗日民主政府的有关文电,由于当时防疫体系不够健全,同时日军正在进行大规模军事活动,加上民众对霍乱等恶疫的惧怕,导致能够登记在案的人数,只占实际疫死者的极少部分。如当时既属于国民政府山东省聊城专区又属于冀南区抗日民主政府的馆陶县,在国民政府的疫情报告体系里面没有任何记载,冀南区抗日民主政府则只记录了馆陶县榆林、来村、法寺等村10天内病死370余人,④而新修的《馆陶县志》则记载:1943年,馆陶全县发生旱灾、涝灾、霍乱流行,"仅卫河以西几个区就饿死、病死两万多人,境内西北部一些村庄成为无人区"⑤。近些年,有学者结合各种史料对鲁西18县的霍乱疫死者进行了充分研究,认为居民染霍乱死亡达不到矢崎贤三所说的20万人以上,但也有数万人之多。⑥

除了鲁西18县外,冀南也是此次霍乱疫情的受灾区。在日军决堤后,冀南地区受灾县有30多个,灾民400余万人,自9月初开始发现霍乱流行,其中巨鹿县霍乱病死者达3000人;曲周县东王堡村150户病死600人;威县南胡帐

① 《小岛隆男口供》,中央档案馆、中国第二历史档案馆、吉林省社会科学院合编:《日本帝国主义侵华档案资料选编:细菌战与毒气战》,第336页。
② 《林茂美口供》,中央档案馆、中国第二历史档案馆、吉林省社会科学院合编:《日本帝国主义侵华档案资料选编:细菌战与毒气战》,第312页。
③ 《矢崎贤三笔供》,中央档案馆、中国第二历史档案馆、吉林省社会科学院合编:《日本帝国主义侵华档案资料选编:细菌战与毒气战》,第334页。
④ 冀南革命斗争史编审委员会:《冀南革命斗争史》,中央编译出版社1996年版,第257页。
⑤ 河北省馆陶县地方志编纂委员会:《馆陶县志》,中华书局1999年版,第19页。
⑥ 谢忠厚:《日本侵华细菌战研究报告》,第180页。

村 170 户病死 210 人；邱县梁儿庄 300 户死 400 人，有 20 余户死绝；清河县黄金庄村死 200 人。①

二、其他霍乱疫情

战争导致生活环境急剧恶化，使得全面抗战时期霍乱疫情频发，每年报告的病例都高居不下，如 1939 年，全国 7 个省报告霍乱流行，病例达 34519 人；1940 年有 19 个省报告病例 15781 例，其中死亡 1594 人；1942 年则有 19 个省区报告 23597 病例，其中死亡 4521 人。② 因此，除了前述重大疫情外，其他地方的霍乱疫情同样不容忽视。

抗战时期的江西省也是霍乱疫情高发区域。在 1932 年全国霍乱大流行中，江西南昌就出现了严重疫情。在这场始于 5 月终于 6 月的霍乱疫情中，发现病人 1326 例，死亡 551 例，病死率为 41.55%。③ 进入全面抗战之后，随着战事的推进、难民的流动，江西省霍乱疫情暴发不仅频繁，导致发病人数众多，而且疫死率极高。根据当时的疫情报告分析，从 1937 年到 1945 年的 8 年间，有六个年份的疫死率超过 40%，可见当时霍乱流行的剧烈，具体可见表 1 – 7。

表 1 – 7 全面抗战时期江西省霍乱疫情统计

年份	发病人数（人）	病死人数（人）	病死率（%）	年份	发病人数（人）	病死人数（人）	病死率（%）
1937	527	195	37.00	1942	1255	597	47.57
1938	1048	457	43.60	1943	1145	485	42.36
1939	824	132	16.01	1944	1241	497	40.05
1940	7	3	42.86	1945	115	48	41.74
1941	750	321	42.80				

资料来源：《江西省卫生志》编纂委员会：《江西省卫生志》，第 170 页。

---

① 冀南革命斗争史编审委员会：《冀南革命斗争史》，第 257 页。
② 李文波：《中国传染病史料》，第 48—49 页。
③ 《江西省卫生志》编纂委员会：《江西省卫生志》，第 170 页。

表1－7数据仅为当时疫情报告数据,远低于实际数据,如根据《中国传染病史料》显示,1939年江西省霍乱发病案例为5020例,超过了表中的1048例。该年,霍乱在江西大范围流行,南昌、吉安、萍乡、清江、峡江、新淦(现新干)、吉水、南城、鄱阳、余干等县相继发生流行。监察院安徽江西监察区监察使在峡江巡视时就发现"该县霍乱盛行,死亡甚多,疫苗缺少,防治困难,蔓延极为可虑"①。而在这次大流行中,吉安县的疫情最为惨烈,病人多达1160人。②此后,江西省霍乱疫情还是层出不穷,如在1942年,吉安又发生霍乱大流行,"今岁不幸于七月底又在市区发现真性霍乱,八月底流布于县属陂头市(距城东南五十里),迄三阅月(自七月二十八至十月二十五日止)共发现患者441人,内不治而死者151人,死亡率约34.1%强"③。

而在1942年,受广东省和湖南省疫情影响,6月吉安就出现霍乱病例,接着泰和、万安与赣县等也先后报告霍乱病例,这些病例多是由粤、湘等省来赣之旅客带入。到了7月后,疫情进一步扩大,宁都、吉水、清江、光泽、莲花、南丰、广丰、余江、永丰等县先后发生霍乱,且疫情进一步向东蔓延,并蔓延到福建境内,江西各地霍乱患者"从最早发生到本月上旬共报告570人,其中死亡283人,疫死率达到一半,并且里面还尚有未填报者"④。

广东作为我国最早发生霍乱疫情的地区之一,疫情也是长年不断。自1820年霍乱由印度经曼谷传入中国的香港、澳门、广州等地,至1947年止的100多年间,在广州、汕头、海南等沿海地区发生了近百次大小流行。在1932年的全国霍乱大流行中,当年人口为81万人的广州市,共有1111人患霍乱病,死亡393人,病死率为35.37%。⑤进入全面抗战后,受战事影响和邻近的香港疫情影响,广东省霍乱频繁发生。1937年,广东大范围流行霍乱,导致广

① 《据呈报视察江西峡江县霍乱盛行及电江西省卫生处准复救济各情,准备查由》,江西省档案馆藏档案,档号:J008－1－00786－0019。

② 《吉安县卫生院三十一防治霍乱工作报告》,江西省档案馆藏档案,档号:J032－1－00065－0294。

③ 《吉安县卫生院三十一防治霍乱工作报告》,江西省档案馆藏档案,档号:J032－1－00065－0294

④ 《国内卫生事业消息》,《实验卫生季刊》第1卷第1期,1943年,第41页。

⑤ 广东省地方史志编纂委员会:《广东省志·卫生志》,广东人民出版社2003年版,第167页。

州、海口的船只前往上海都需要接受检疫。① 1938 年,位于海南岛的澄迈县白莲区罗亦村发生霍乱流行,死亡 300 多人。② 1939 年,受香港霍乱影响,广州也被延及。1942 年受香港战事影响,大量香港归侨进入内地,使得当时香港的霍乱病菌也跟随进来,导致当年 3、4 月间四会、鹤山与开平等县就陆续发现霍乱病例。接着,霍乱又沿着交通线进一步蔓延,导致粤北曲江等地都有霍乱流行,并进而蔓延到周边的广西、湖南、江西等省。

抗战时期广东霍乱流行最为严重的年份是 1943 年。该年,潮汕地区霍乱大流行。据广东省地方资料显示,当时汕头日死近百人;揭阳县患者 10 万多人,据不完全统计死亡 3290 多人;潮阳县海门镇饥、疫死者达 1.1 万多人,由善堂收埋于莲花山下,当时棺木袋席俱尽,男女裸葬一穴,惨不忍睹;潮州城仙头街 20 户人家,死于霍乱便有 89 人,3 户人死绝。③其他相关的统计资料也显示当年广东霍乱疫情的惨烈,当时广东报告病例 7081 例,而全国报告总数才15383 例,广东几乎占了全国的一半。④

福建也是我国较早发生霍乱疫情的地方,据《中国国境口岸检疫传染病疫史》记载,厦门最早发现霍乱病例为 1843 年,而福州于 1884 年开始流行。进入全面抗战后,福建不仅鼠疫流行猖獗,霍乱疫情同样炽热。据福建省卫生处编印的《历年全省法定传染病人数》资料,1937 年至 1946 年的不完全统计,全省共发现霍乱患者 15889 例,死亡 5525 例,病死率 34.77%。抗战期间每年都有霍乱疫情暴发,发生过霍乱大规模流行 3 次,分别为 1937 年、1940 年和 1943年,具体可见表 1 – 8。其中 1940 年为抗战时期福建霍乱流行最为剧烈的一年,8、9 月间,莆田县霍乱普遍大流行,城厢于“中秋节”那一天,疫死 104 人,市上棺材为之一空,遂有挖墓盗棺以葬死者之事件发生。⑤

---

① 《华南霍乱流行,广州海口来船今日实施检疫》,《时报》1937 年 8 月 13 日,第 6 版。
② 海南省史志工作办公室编:《海南省志·卫生志》,方志出版社 2001 年版,第 89 页。
③ 广东省地方史志编纂委员会:《广东省志·卫生志》,广东人民出版社 2003 年版,第 167 页。
④ 李文波:《中国传染病史料》,第 49 页。
⑤ 莆田县县志编纂委员会:《莆田县志:莆田医药卫生史》(草稿),第 8 页。

表1-8　福建省1937—1945年霍乱发病情况

流行年份	发病数(人)	死亡数(人)	病死率(%)
1937	2317	420	18.13
1938	1416	275	19.42
1939	558	52	9.32
1940	3846	565	14.69
1941	16	2	12.50
1942	404	177	43.81
1943	3404	2348	68.98
1944	1546	801	51.81
1945	96	34	35.42
合计	15889	5525	34.77

资料来源:福建省地方志编纂委员会:《福建省志·卫生志》,中华书局1995年版,第61页。

此外,像浙江、安徽这些在抗战时期的主要战争发生地也常年有霍乱流行。浙江作为我国最早流行霍乱的地区,抗战时期也是霍乱疫情不断,如慈溪县在当时就疫病流行严重,霍乱先后流行多次,死亡无数。[1] 在1937年,浙江吴兴、萧山、洞头先后有霍乱疫情发生。仅1940年,全省发病数就达11838人,其中死亡2053人,病死率为17.34%,其中绍兴就发病5184例,死亡1090人,而金华5天死亡29人,海宁、龙游等地均有疫情发生。1942年,浙江霍乱疫情同样非常严重,象山县报告患者943例,死亡790人,病死率高达83.78%,遂昌7个乡发生1980例,死亡1221人,病死率也达61.67%,吴兴就诊196例,死亡23人,病死率为11.73%,而仙居、温岭、德清、长兴等地也有广泛流行。而在1943年至1945年间,浙江定海、新昌、象山、绍兴、龙游、温岭等

---

[1] 《慈溪卫生志》编纂小组编:《慈溪卫生志》,宁波出版社1994年版,第203页。

地仍先后有霍乱流行，其中 1943 年的定海，共报告患者 300 多例，死亡 100 多人。① 而安徽霍乱流行也频繁。1938 年，桐城发生疫情。1939 年，安徽发生霍乱全省流行，仅蚌埠市及周围地区病死者就达 2823 人，而安庆从 7 月至 10 月就发病 303 例。在 1942 年，安庆城北卫山头 60 多户居民中，其中有 50 人死于霍乱。② 当年，芜湖的霍乱疫情也非常严重，在经历过水灾后，当地马上发生了霍乱，"在对江裕溪口北方七里之黄山寺林，及离裕溪口二十里之后港桥两地，业已发生了真性霍乱，而且传染猛烈，只在两日之间，死亡竟达五六十人之多"③。

　　在全面抗战时期，霍乱流行不仅流行于战争发生区域，而且还蔓延于大后方，四川就是典型。霍乱于 19 世纪初传入四川，当地俗称"麻脚瘟"，最早见于《中江县志》："道光元年（1821 年），民病麻脚瘟，须臾气绝"，此后常有流行，每隔数年，必有大流行。④ 在全面抗战时期的 1939 年，四川再次出现霍乱大流行。当年 5 月，重庆地区难民中发生霍乱，6 月传至自贡，7 月传至成都、郫县、德阳、崇庆及川北一带，8 月经乐山、洪雅至雅安等西康地区。流行地区达该省50 余市、县。其中自贡最为严重，患者多是贫苦盐工，仅贡井、长土、艾叶三地，死亡即达 5000 余人。⑤ 此次全省霍乱大流行，四川省政府虽然采取了一定的防治措施，但收效甚微。如当时省政府共发给各市、县疫苗 4865 瓶，仅供注射 1 万余人，使得在霍乱流行中得到疫苗预防注射者仅占人口数的 0.86%，以致霍乱猖獗流行，蔓延无阻。⑥

　　1940 年，霍乱疫情在川北地区再度暴发。7 月，剑阁、南部首先发生霍乱流行，迅速蔓延到阆中、梓潼、苍溪、三台、广元、乐山等地。其中剑阁疫情最为严重，全县三分之二地区均有流行。7 月 26 日，四川省卫生实验处派 3 名医务人员携带了 800 瓶霍乱疫苗到剑阁开展预防注射，但最终因防治不及时，死亡

---

① 李文波：《中国传染病史料》，第 49—50 页。
② 安徽省地方志编纂委员会：《安徽省志·卫生志》，第 291 页。
③ 《霍乱侵进芜湖》，《海报》1942 年 9 月 14 日，第 1 版。
④ 四川省医药卫生编纂委员会：《四川省医药卫生志》，四川科学技术出版社 1991 年版，第 123 页。
⑤ 四川省医药卫生编纂委员会：《四川省医药卫生志》，第 123 页。
⑥ 四川省医药卫生编纂委员会：《四川省医药卫生志》，第 4 页。

人数众多。

　　1945 年,霍乱在四川酿成历年来全省最大的一次流行。6 月 1 日,内江首先发生疫情,迅及资中、泸县、富顺、乐山到西康各县都有流行。数日之后,重庆发病,传至江津、涪陵、璧山、合川至整个川东地区。6 月 24 日,疫情传至成都,蔓及金堂、华阳、郫县等川西地区,并沿川陕公路直上广元。不到一个月,疫情蔓延至全省,且疫势猖獗,病人死亡惨重。根据有关机构在部分医院的统计,接收病人在 2 万人以上,死亡达 3300 余人。① 其中重庆市霍乱从 6 月 3 日发生起,日益猖獗,市民染疫死亡者日有多起,至 6 月 20 日,市内医院已经收容患者 200 余人。② 重庆疫情持续前后 5 个月,各医院共收病人 2900 余人,死于医院的 468 人,重庆市政府宣布全市在 6 月死亡 582 人;7 月每日平均死亡78 人。③ 成都自 6 月发现霍乱以来,连日蔓延愈烈,至 7 月 21 日止,查明染疫死亡人数为 257 人。④ 进入 8 月后,成都连发四次大雨,污水侵入井水,使得疫势更烈,病人逐日增加,各医院病床均告人满,形成不可收拾之势。⑤ 据调查报告显示,至 8 月底,成都因霍乱疫情而死亡者达 1200 余例。⑥ 到 10 月中旬,成都患者已逾 1.2 万人,死亡 2300 余人。⑦ 除城市之外,各个县的疫情同样非常严重,眉山县城 7 月 18 日首次发现病例,迅即传遍全县乡、镇,疫毙者尸体被掷河心顺流东下,浮尸盈岸,城内居民关门闭户俨如一座死城。⑧

　　同样,作为大后方的西北地区霍乱疫情也不容乐观。在 1938 年,由于军队和灾民的移动,陕西灞桥首先发生霍乱流行,很快便蔓延开来。西安于 6 月28 日报告首例患者,接着扩散到陕西、甘肃等区域,主要流行点有西安、灞桥、麟游、略阳、宝鸡、兰州、天水、临洮、陇西等地,西北地区当年报告病例总共达7092 例,其中死亡 2213 人。⑨ 1939 年,陕西再度出现霍乱大流行,全省报告患

　① 四川省卫生实验处:《四川省卫生统计总结报告》,1946 年。
　② 《重庆最近流行霍乱疾病》,《东方日报》1945 年 6 月 20 日,第 1 版。
　③ 《国民公报》1945 年 11 月 15 日。
　④ 《成都发现干霍乱》,《前线日报》1945 年 7 月 25 日,第 4 版。
　⑤ 《成都霍乱猖獗,患者日增》,《前线日报》1945 年 8 月 31 日,第 4 版。
　⑥ 《疫情报告第十七号》(1945 年 10 月 16 日)。
　⑦ 《新新新闻》1945 年 10 月 13 日。
　⑧ 四川省医药卫生编纂委员会:《四川省医药卫生志》,第 124 页。
　⑨ 李文波:《中国传染病史料》,第 47 页。

者达 10030 例,接近全国总数的三分之一。① 而陕西相邻的甘肃疫情也频繁发生。该省从 1918 年到 1945 年,共有 8 次霍乱流行,据卫生机构统计,共有病患 7640 人,死亡 2620 人。流行最为严重当属全面抗战时期。1938 年夏,兰州西郊七里河、王家堡、西果园、南郊阿干镇和东郊东岗镇等地均有发生,患者百余人,死数 10 人;同时,在皋兰县报告 300 余例,死者百余。1944 年,渭源县又有发病。1945 年,文县各乡霍乱流行甚烈;当年 7 月 31 日,兰州市小西湖附近发现一名患者,10 月初流行猖獗,94 天中发生 112 例,54 人死亡,当时兰州市在小西湖专设霍乱病院开展救治工作;9 月,榆中青城流行,死十余人。②

此外,被日本控制的区域因为伪政权防疫工作的不足及日军的细菌战试验,霍乱也时常暴发,不过由于相关资料的缺乏,难以有效把握其流行的原貌,但有限的资料也能发现当时疫情的严重。东北地区在被日本占领的第二年,就发生霍乱大流行。1932 年 6 月,营口首先暴发霍乱疫情,接着便向各地蔓延,由于防治措施的缺位,导致霍乱流行范围极广,且持续 4 个多月,发病近万人,死亡 5861 人,流行区域涉及沈阳、彰武、盖平等 22 个市、县。③ 此后东北地区也常有霍乱疫情发生,如在 1940 年,吉林、哈尔滨等地就有过 104 例霍乱病例的报告。④

卢沟桥事变后被日本控制的北京在抗战时期也发生过多次霍乱流行,据有关资料显示,北京在 1938、1939、1940、1943 等年度都出现过霍乱疫情。⑤ 其中在 1938 年,发病 21 例,死亡 7 人,带菌 10 人,疑似 83 人。⑥ 1943 年,日本华北方面军 1855 细菌部队实施霍乱细菌作战实验引发北京霍乱流行,"北京地区发生虎列拉状况,虽然是日华当局不断实施防疫对策,但仍然是不断地零散地发生。19、20 两日发生 11 名(内死亡 6 名)新患者。由此计算,自发生虎列

---

① 李文波:《中国传染病史料》,第 48 页。

② 《甘肃省志·医药卫生志·卫生》编纂委员会:《甘肃省志·医药卫生志·卫生》,第 111—112 页。

③ 李文波:《中国传染病史料》,第 46 页。

④ 李文波:《中国传染病史料》,第 49 页。

⑤ 北京地方志编纂委员会:《北京志·卫生卷·卫生志》,北京出版社 2003 版,第 153 页。

⑥ 李文波:《中国传染病史料》,第 48 页。

拉以来的患者总计达到 188 名(其中死亡者 126 名)。"①而伪北平《新民报》也透露了因霍乱实验而死亡的情景,自当年 9 月 5 日披露北平发生霍乱的消息,截至 10 月底,市内发现霍乱患者 2136 人,死亡 1872 人,另有路倒死亡者 92 人。②

第三节　其他法定传染病流行情况

自东北第一次鼠疫大流行后,我国加强了防疫工作,并在 1916 年颁布了《传染病预防条例》,包括了 8 种急性传染病,即霍乱、赤痢、伤寒、天花、斑疹伤寒、猩红热、白喉及鼠疫。1930 年重新颁布《传染病预防条例》时,增加了流行性脑脊髓膜炎,到了 1944 年,又增加了回归热。这些法定传染病,都属于急性传染病,容易造成集聚性疫情,因此北洋政府时期的中央防疫处就开始对此进行调查和统计。到了抗日战争时期,由于战时存在的多种因素,不仅鼠疫和霍乱流行加剧,而且其他的法定传染病疫情也较以前严重得多,这些传染病,要么单独肆虐,要么交织流行,同样造成了严重的危害。

一、天花

天花,俗称"出痘",是由于天花病毒引起的一种古老的烈性传染病,病势严重,病死率高,幸存者也留下一脸"麻斑"。天花的发病和死亡率以儿童为最高,故我国广东民间有"生儿只算生一半,出了天花才算全"的谚语。③ 天花流行曾经遍及全球,直到 1977 年被扑灭,它在人间至少传播了 3000 年。公元 5 世纪末,天花从国外传入中国,不断发生流行,明清年间尤甚,曾造成大量人口死亡,甚至对清初的施政也产生了严重影响。进入近代社会后,天花疫情愈来愈烈,成为我国疾病管理仅次于鼠疫、霍乱的"3 号病"。在中华民国期间,天花一直为《传染病预防条例》管理的重要疫病。新中国于 1955 年 6 月颁布施

---

① 《石井四郎关于华北"防疫"强化对策报告》(1943 年 8 月),中央档案馆馆藏档案,档案号:119 -2-5-12(2)-5,转引自《日本侵华细菌战研究报告》,第 284 页。

② 谢忠厚:《日本侵华细菌战研究报告》,第 284 页。

③ 广东省地方史志编纂委员会:《广东省志·卫生志》,第 170 页。

行的《传染病管理办法》中，天花也和鼠疫、霍乱并列为我国甲类传染病。

其实，在彻底施行全民种痘的地区，天花是一种可以消灭的疫病，但在抗战时期，卫生机构不能给民众以充分的防疫保障，加上人口的流动及战时卫生环境的糟糕，使得天花仍然频繁发生，甚至在某些区域形成广泛的流行，造成严重疫情。据有关资料显示，1941 年的宁夏、安徽、江西、广东、广西等省，1942年的河南、甘肃、湖北、湖南、四川、福建及云南等省，1944 年的贵州省都有非同寻常的天花盛行。[①]

上海作为全面抗战时期早期阶段的主要军事活动发生区域，同时又是我国最为主要的通商口岸，战时各种难民云集，因此各种疫病滋生。天花也自然成为当地主要流行疾疫，频繁发生疫情，甚至出现大流行。上海在 1926 年至 1949 年的 23 年间有过 6 次天花大流行，发病率超过 50/10 万的有 4 次，其中以抗战期间的 1938 年最为猖獗，发病率为 116.8/10 万，死亡也达到 38.2/10万，是上海有记载以来发病率、死亡率最高的年份。[②]

在 1937 年初，上海就出现全市天花蔓延，"本埠天花，尚于去年十二月间开始流行，迄兹已历时二月，其蔓延最烈时，每周患者人数，在五十人以上。最近数周中，患者人数，始见减少，据该所（上海海港检疫所——作者注）医官上周调查报告，患者人数，突又见增，盖患者人数，上周复有四十人，因罹天花而不治者有十六人"[③]。正是基于上海如此严重的天花疫情，海港检疫管理处宣布上海为天花疫港。[④]

1938 年上半年，虽然香港及其他地方因难民问题而流入大量易染天花病的人，但上海较少发现，被认为是"历年竭力劝使居民种痘之效果"[⑤]。到了下半年，大批未种痘之难民流入上海，遂使天花流行，且情势颇为严重。尤其是入冬后，由于天时不正，寒暖不匀，以致当时的上海天花疫情蔓延。在当年 11月份，被日军占领的虹口就发现天花流行，"至八日晚上止，虹口发现患天花者

---

① 范日新：《中国 1939—1944 年十种法定传染病流行资料汇辑》，第 13 页。
② 《上海市卫生志》编纂委员会：《上海市卫生志》，第 179 页。
③ 《沪市天花又猖獗》，《时报》1937 年 2 月 25 日，第 2 版。
④ 《上海市卫生志》编纂委员会：《上海市卫生志》，第 33 页。
⑤ 《工部局卫生处一九三八年报告》，《上海医事周刊》第五卷第 28 期，1939 年，第 2—3 页。

二十六起"①。而两租界也是疫症丛生,其中尤以小儿"天花"症最多,据法租界工部局卫生处 11 月份的报告,"界内患天花者日见增多,其中经发现患天花者有三十九人,死亡者竟占全数之半,计有十九人,外人中有二人死亡"②。12月疫情更为严重,据公共租界卫生处报告,自 12 月 17 日至 24 日一个星期,公共租界内因天花死亡达到 97 人,其中外国人 1 人,而根据另一报告,当时患天花病例有 230 余起,其中外国人 11 人。③ 在该年年底,租界卫生机构对该时期上海的天花疫情做了简要的阶段性总结:"此次天花盛行,有一特点,其中多数皆系界外来者。迄今报告之数,已逾一千,内有外人八十余名,其中五十六名为日人,余为欧人,英美军人亦多有患天花,而入工部局隔离病院者,迄今死于天花一症者,公共租界内已有二百六十六人,法租界内六十二人。"④进入 1939 年,天花疫情持续,据当时租界工部局卫生处统计发表,在 1939 年初的一个星期内就发现天花患者 156 人,其中死亡 62 人。⑤经过积极进行布种牛痘预防以后,到了 3 月,疫情才渐渐减缓,"患天花者已见减少,英租界方面已自每周百余人减至十余人,法租界亦自六十余人减至十人"⑥。

在全面抗战时期,江西省每年均有天花病例发生或流行,各地人群中天花所致"麻脸"者常可见到。根据江西省卫生处的不完全统计,在 1937 年至 1948 年 7 月间,江西省共报告天花 5049 例,病死亡 664 例,平均病死率为 13.15%。⑦ 1940 年 1 月,奉新县九仙汤发现天花疫情,之后,宜春、新淦、大庾等县亦均有天花发现,到了 2、3 月份,报告发现天花疫情又增加新喻、南城、泰和、吉安、光泽、南丰、靖安、寻乌等县,疫情在江西省大范围出现。该年 3 月,据江西省立传染病医院统计,当月住院患者中,计有伤寒、痢疾、天花、白喉、流行性脊髓膜炎五种法定传染病及疟疾急性胃肠炎等症,唯有天花为最多,共 18 例。⑧ 到了 1941 年初,江西省之武宁、广丰、光泽、贵溪、都昌、分宜、安福、定南

① 《虹口发现天花》,《导报(上海)》1938 年 11 月 11 日,第 3 版。
② 《法卫生处报告天花患者增多》,《新闻报》1938 年 12 月 29 日,第 12 版。
③ 《公共租界天花致死人数》,《新闻报》1938 年 12 月 30 日,第 13 版。
④ 《三百人死亡,天花流行可见》,《晶报》1938 年 12 月 23 日,第 4 版。
⑤ 《"天花"症流行》,《新闻报》1939 年 1 月 22 日,第 2 版。
⑥ 《租界天花症减少》,《新闻报》1939 年 3 月 18 日,第 19 版。
⑦ 《江西省卫生志》编纂委员会:《江西省卫生志》,第 170 页。
⑧ 《省立传染病医院工作统计》,《卫生通讯》,第三卷第 11、12 期合刊,1940 年 3 月。

等县又先后报告发现天花疫情。而两年后的 1943 年,余干县出现天花大流行,死亡达 3000 余人,婺源县则出现天花和流行性脑脊髓膜炎同时流行,疫情蔓延 4 个月,导致全县患病死亡者 3368 人,最严重的新华(今清华镇)一个乡死亡即达 325 人。①

福建的天花疫情也是如此。虽然 1938 年 3 月福建省立卫生试验所就曾制造出首批牛痘苗,并在 1940 至 1945 年的 6 年间共生产牛痘苗 72 万支,但因普种工作未能全落实,所以福建在抗战时期各地常有天花流行,疫情时起时伏,绵延不断。② 从福建省卫生处编印的《历年全省法定传染病人数》中就可发现,1936 年至 1946 年的 10 年间,据不完全统计,福建报告天花 10123 例,其中死亡 2119 例,死亡率超过 20%。③ 其中莆田县于 1937 年、1941 年两年都出现全县天花大流行,每次流行时,都死去儿童成千人。④ 而 1940 年 1 月起,南平就发现同时有三种传染病流行,其中最严重的就是天花,在 1 月至 3 月间,共报告天花患者 89 人,死亡 15 人,治愈 74 人,患者多为平民、小孩与部队人员。⑤ 当年 11 月,南台又出现天花流行,以三保苍溪洲为最重,患者非但小孩,成人亦多患之。⑥ 1942 年,福建出现了天花大流行,先后报告天花疫情的有泰宁、罗源、漳浦、福鼎、宁洋、福安、晋江、莆田、南安、松溪、龙溪、明溪、屏南、连江、建宁、惠安 16 县。⑦

湖南早在东汉建武年间就发现天花疫情。民国时期,天花在湖南传播甚烈,1912 年至 1941 年间,湖南天花流行见于记载的就有 10 余次,达 79 个市、县,其中最为严重的当属抗战全面发生的 1937 年,长沙、浏阳、平江、常德、汉寿、慈利等多地流行天花,共报告患者 685 人,死亡 413 人,病死率达 60.3%。⑧ 其中慈利甘堰天花流行时,死人甚多,到处可见新坟,佘溪村田帮彩一家 11 口,患病 8 人,一月内死了 7 个,所存 1 人也成了麻脸,当时亲友不敢进屋,丧

① 《上饶地区卫生志》编纂委员会:《上饶地区卫生志》,第 99 页。
② 福建省地方志编纂委员会:《福建省志·卫生志》,第 64 页。
③ 福建省地方志编纂委员会:《福建省志·卫生志》,第 63 页。
④ 莆田县县志编纂委员会:《莆田县志:莆田医药卫生史》(草稿),第 8—9 页。
⑤ 《南平的天花与鼠疫》,《前线日报》1941 年 5 月 1 日,第 6 版。
⑥ 《南台天花流行》,《前线日报》1940 年 11 月 25 日,第 2 版。
⑦ 《闽十六县天花为虐》,《前线日报》1942 年 3 月 31 日,第 2 版。
⑧ 湖南省地方志编纂委员会:《湖南省志·医药卫生志》,第 158 页。

葬无人料。① 1938 年后,天花仍一直不断流行,每年都有一县或数县发生。1941 年,湖南省政府通过《湖南省种痘暂行办法》,据省卫生处 1934 年至 1949 年的统计,全省每年种痘共约 30 万人,约占总人口 1%,以城镇和学校接种较多,农村接种极少,因而始终未能控制,城乡相互传播,流行连年不止。②

　　两广地区在全面抗战期间也是常有天花疫情发生,且造成不少染疫者死亡。1940 年前 5 个月,广东省每月报告的天花患者都超过百人,其中 1 月 532 人,2 月 729 人,3 月 103 人,4 月 297 人,5 月 124 人,分别死亡 76、133、8、87、13 人,疫情可谓严重。③ 而到了 1941 年,据全省不完全统计,有 4000 多人患天花。④ 其中高要县南约乡疫情十分严重,"病初现于洞口,今遍于各户,染病者约百余人,死亡者四十余,该乡长全家 5 口,除其本人外均染之,妻女三人,以是而死,致其本人颓废万分,无意办事,洞口村发现本病后,现染及附近之墨心、上洞、永安、更楼山数村,均有此病发现。"⑤ 和其他省份一样,该省虽然开始了接种痘苗工作,但由于没有实行全民普种牛痘,如 1943 年全省有 916639 人接受了天花疫苗的接种,仅占人口数的 5.76%,所以导致天花病终未得到控制。⑥ 广西的天花疫情也是此起彼伏。1937 年,果德县龙马乡伏琴村发生天花,蔓延甚速,计受毒及死亡男女,已达 30 余人。⑦ 1938 年,贺县、雷平、百色等县先后发生天花流行,"贺县县属河东镇大宁乡,近日发生天花流行症,传染甚速,患是症者多为小孩与老人,统计患者已达二十余人之多,小孩占三分之二,惟小孩患是症者均未致命,老人患是症者,已毙命者五人";"雷平县属雷下乡亦发生天花,已死二十余人,经该县政府呈请省府迅速派员并携痘苗下县施种救济";"百色县属白平乡石床、雪平等村,现因气候不正,发生天花流行,儿童

　　① 张维伦主编:《常德地区志·卫生志》,第 104 页。
　　② 湖南省地方志编纂委员会:《湖南省志·医药卫生志》,第 159 页。
　　③ 《广东省 1940 年五个月来脑膜炎、天花统计比较表》,《广东卫生》1940 年第 11—12 期,第 15 页。
　　④ 广东省地方志编纂委员会:《广东省志·卫生志》,第 170 页。
　　⑤ 《第二防疫区署防遏高要县南约乡天花工作报告》,《广东卫生》1941 年第 21—22 期,第 24—25 页。
　　⑥ 广东省地方志编纂委员会:《广东省志·卫生志》,第 170 页。
　　⑦ 《本省果德县天花流行》,《健社医学月刊》第 2 卷第 6 期,1937 年,第 92 页。

染是症者,已达三十余人之多,患重症者已死五六人"。① 而 1942 年 12 月初,桂林市太沙乡也一时天花流行颇烈,据报感染及死亡者达 20 余人,嗣经立派巡回医疗队赶往防治后,其猖獗势焰始行平息。②

地处西北的甘肃省,民国期间全省各县均有天花流行,每隔几年即大流行一次,每年因患天花死亡的人数不计其数,在全面抗战时期尤甚。1938 年,报告天花发病患者 593 人,发病率为 85.97/10 万。1939 年 11 月 26 日,隆德县天花大流行,据县卫生院报告,共查出患者 637 人,死亡 74 人,12 月份流行加重。1941 年,隆德、宁定、临洮、西和等县先后发生天花,全省共发病 311 人,发病率 47.99/10 万,死亡 74 人,病死率 23.79%。1943 年,海县、天水北乡、洮沙、古浪、金塔流行天花,疫情报告全年各地共发生天花 204 例,发病率为34.79/10 万,病死人数 23 人,病死率 11.27%。1944 年元月,景泰县天花流行,共发病 328 人,死亡 224 人;3 月礼县盐关马家河一带天花流行猛烈,死亡小孩约 100 人。1945 年 1 月 13 日,通渭县东与秦安北接连处发现天花流行,疫情来势极烈,百户之村,月余夭伤小孩 50 余名。同期,武都县发病 228 例,死亡 81 例,病死率 35.53%。③

此外,被日本控制的伪满洲国也常发生天花疫情,尤其是 1940 年初疫情最为严重。该年 1 月后,伪满洲各地天花流行病益形猖獗,死亡人数月见增加。据日关东军卫生处报告,当年 1 月 20 日至 2 月 20 日之一个月中,关东区民众患此病者共计 230 余起,不救而亡者占半数。④ 而当时的沈阳,也发现天花流行病,到 2 月下旬时仍在蔓延中,据官方报告,外人患此病者已有 50 多名,其中日本人 40 多名,而中国民众中的患者,则"其数未详",但从日本人的染疫情况看,中国民众中的患者,肯定不在少数。⑤

二、伤寒与痢疾

在 1930 年公布的《传染病预防条例》中,伤寒或类伤寒被列为第一种需要

---

① 《贺县雷平百色有天花流行》,《广西健社医学月刊》第 3 卷第 8 期,1938 年,第 755—756 页。
② 《防治太沙乡天花》,《广西卫生通讯》第 2 卷第 11—12 期,1942 年,第 187 页。
③ 《甘肃省志·医药卫生志·卫生》编纂委员会:《甘肃省志·医药卫生志·卫生》,第 118 页。
④ 《"满洲"天花流行》,《中国商报》1940 年 3 月 24 日,第 1 版。
⑤ 《沈阳天花流行》,《中国商报》1940 年 2 月 22 日,第 1 版。

重点预防的传染病。伤寒是由肠沙门菌肠亚种伤寒血清型引起的肠道传染病;而类伤寒又称副伤寒,是由肠沙门菌肠亚种副伤寒甲或乙或丙血清型引起的一种和伤寒相似的疾病。副伤寒甲、乙的症状与伤寒相似,但一般病情较轻,病程较短,病死率较低。副伤寒丙的症状较为不同,可表现为轻型伤寒,急性胃肠炎或脓毒血症。伤寒和副伤寒可因水源和食物污染发生暴发流行,在我国各地分布,常年散发,以夏秋季最多,发病以儿童、青壮年较多。伤寒、痢疾与霍乱均为由口传染人体的急性胃肠传染病,病原虽然各异,而传染途径和预防方法则大致相同,这几种病在炎热气候与环境卫生不良时最容易发生流行,尤其是战时更为活跃。在全面抗战时期,伤寒和副伤寒的流行也非常剧烈,并且疫死率极高,造成了严重的危害。

　　由于伤寒和霍乱的传染途径大致相同,因此抗战期间霍乱疫情剧烈的上海,成为当时我国伤寒流行最严重的地区,不仅在 1936 年至 1942 年之间连年发生,而且流行严重,累计发病 11826 例,死亡 7033 人,病死率高达 59.47% ,[①]其中 1937 年至 1942 年间具体流行情况可见表 1 – 9。抗战时期,只要上海当年发生伤寒,疫情就不容乐观,更为糟糕的是,虽然伤寒的染疫人数有时会低于霍乱,但死亡率却一直居高不下,常常成为疫死率最高的传染病。1937 年暑期,卫生署海港检疫处发表的上海一周传染病统计中,伤寒的死亡率最高,超过 40%。[②] 1938 年 6 月,公共租界的伤寒和副伤寒患者中,华人有 575 名,外侨有 28 名,疫情可谓严重。[③] 随后 7 月的一周统计中,伤寒疫情加重,伤寒和类伤寒发病 187 人,其中死亡 63 人,疫死率超过当年流行的霍乱。[④] 1940 年10 月,由于连日天气乍寒乍热,致晴雨无定,导致疫疠不能扑灭,使得伤寒疫情甚盛,占求诊者十之八九,染疫人数并不较炎夏时稍减。[⑤] 1941 年的伤寒疫情仍然持续,自天气转热后,疫病丛生,据上海时疫医院统计,以伤寒为最多,已有流行趋势。[⑥] 而在 1942 年一开年,伤寒患者就频频见于诊所,由此法租界公

① 《上海市卫生志》编纂委员会:《上海市卫生志》,第 179 页。
② 《本市最近一周内传染病统计,死亡率以伤寒症最高》,《新闻报》1937 年 7 月 11 日,第 15 版。
③ 《伤寒霍乱死三千余人》,《时报》,1938 年 7 月 29 日,第 5 版。
④ 《公共租界一星期内霍乱伤寒死一百七十五人》,《时报》1938 年 7 月 19 日,第 5 版。
⑤ 《本市气候反常,疫病又见增加》,《中国商报》1940 年 10 月 29 日,第 3 版。
⑥ 《本埠时症猝发,伤寒颇流行》,《新闻报》1941 年 6 月 13 日,第 9 版。

董局卫生处就直言当年夏天，"伤寒料将猖獗"。① 而此后的疫情发展也证实了这个判断。据上海公共租界工部局卫生处记录，在 5 月 23 日午夜前一周内患伤寒经报告的华人有 62 人，其中死亡 53 人。② 此后疫情持续走强，死亡率也不断往上攀升。据工部局卫生处 8 月报告，公共租界死于伤寒症者较死亡于霍乱者更多，其中 8 月 1 日至 8 月 8 日，该租界共计有 72 人患伤寒症而死。该机构还解释了伤寒疫死严重的原因："自本年开始以来，本埠死于伤寒症者，已达 2082 人，据卫生处当局解释，若辈中约有百分之六十，皆由于营养之不足，且于事前并不加以注意，直至病危，方始报告医院，然已救治不及。"③

表 1 - 9　抗战时期上海伤寒流行情况（1937—1942 年）

年份	1937	1938	1939	1940	1941	1942
患者（人）	1047	3700	1980	2012	1218	1152
疫死者（人）	632	1400	1500	1625	—	—
死亡率（%）	60.36	37.84	75.76	80.77	—	—

注：数据包括副伤寒资料。其中 1942 年数据与当时报纸资料有冲突，据当年报纸资料显示，该年为上海伤寒流行最为严重的一年。

资料来源：李文波：《中国传染病史料》，第 186—204 页。

福建也是伤寒疫情发生的重要区域。在抗战时期，该病遍布全省各市、县，不过多为散点发生，偶见局限性暴发流行。福建伤寒流行的特点为：一年四季均有发病，冬春季平稳，5、6 月病例开始增多，以 8、9 月达高峰，10 月开始下降。在 1937 年至 1946 年的 10 年间，全省发病 23078 例，病死率为 4% 至33% 之间，以 10% 以上居多，其中 1942 年和 1939 年为病死率最高的年份，分别为 33% 和 24%。1937 年为福建有资料记载的罹病数最多的一年，高达12063 例，其次为 1938 年，发病数为 6150 例。当时福建省政府为加强人群免疫力，于 1939 年至 1946 年间，每年约有 2.9 万~20.1 万人接受了伤寒菌苗或

---

① 《今夏伤寒料将猖獗》，《政汇报》1942 年 5 月 20 日，第 3 版。
② 《本埠伤寒症流行》，《新闻报》1942 年 6 月 15 日，第 5 版。
③ 《伤寒可怕，二千人已告死亡》，《中国商报》1942 年 8 月 13 日。

伤寒、霍乱二联和霍乱、伤寒、副伤寒三联菌苗的预防注射,此举使得之后疫情减弱,在1939年至1946年间,该省的年发病例数波动于11～1361例之间。①

伤寒与副伤寒也是甘肃省全面抗战时期常见的传染病之一,多发于民勤、民乐、金塔、酒泉、高台县及兰州市。1939年至1943年间,据该省卫生处的疫情报告,伤寒发病1760人,死亡131人。其中1939年,甘肃省被当时媒体报道为"伤寒疾疫,猖獗异常"②。而到了1945年,甘肃全省伤寒发病率高达90/10万,兰州、陇西、临泽、武都等地,死亡率高达25%以上。③

此外,其他区域也时常有伤寒疫情发生。如1939年,陕西、河南、四川、河北等地,都是"伤寒疾疫,猖獗异常"④。又如在1941年的伤寒疫情报告中,陕西石泉、汉阴两县暴发流行,其中石泉2000余例,死亡600余例,汉阴9500多例,死亡260例;其他地区则有广东2207例,宁夏614例,西康560例,浙江274例,等等。⑤

同霍乱和伤寒一样,痢疾也是一种急性肠道传染病。痢疾在我国流行已久,《内经》称其为"肠澼",《千金要方》称其为"滞下",东晋葛洪《肘后备急方》有"天行毒气,夹热腹痛下痢"之说,以"痢"称之,逐步为后世医家所接受。宋代《济生方》正式用"痢疾"病名:"今之所谓痢疾者,古所谓滞下是也"。痢疾一年四季均可发生,但以夏、秋季发病率高,主要发生在医疗条件差且水源不安全的地方。中医将痢疾分为赤痢、白痢、赤白痢、噤口痢、休息痢等,其中赤痢为大便中带血不带脓的痢疾,《诸病源候论·痢病诸候》称:热乘于血,则流渗入肠,与痢相杂下,故为赤痢。由于赤痢在痢疾中属于比较严重的症状,所以在民国时期的《传染病预防条例》中,就将赤痢列为传染病管理。在全面抗战时期,由于生活环境的恶化,痢疾也成为困扰民众的一种主要传染病,每年报告的病例都超过万例,如1940年有19省区报告痢疾58340例,1941年19省报告101958例,1942年报告89740例,1943年报告86621例。⑥

---

① 福建省地方志编纂委员会:《福建省志·卫生志》,第68页。

② 《甘陕等省伤寒猖獗》,《晶报》1939年8月24日,第1版。

③ 《甘肃省志·医药卫生志·卫生》编纂委员会:《甘肃省志·医药卫生志·卫生》,第131页。

④ 《甘陕等省伤寒猖獗》,《晶报》1939年8月24日,第1版。

⑤ 李文波:《中国传染病史料》,第195页。

⑥ 李文波:《中国传染病史料》,第194—200页。

作为霍乱和伤寒的主要流行地，抗战时期的上海也是痢疾流行的重灾区。在未进入全面抗战之前，上海的赤痢流行就非常活跃。1935 年，时至秋令，气候已经转凉，然而当地的赤痢疫情却更趋严重，据海港检疫处和公共租界工部局、法租界公董局的两卫生处报告，10 月的一周间因赤痢病而死者为数极为惊人，共计患者 155 人，死亡 16 人，平均死亡者已达"十之一有三"之多，于是各卫生当局纷纷转饬所属迅予扑灭，以免蔓延。① 1937 年 8 月，淞沪会战暴发，难民急剧增多，生活环境快速恶化，在战争之前就出现的赤痢疫情，先与伤寒并列流行，后与霍乱交织在一起。"本埠近来伤寒及痢疾两种症候，最为猖獗，死亡率尤以伤寒为烈，上星期患伤寒 35 人，不救者 23 人，至赤痢，上星期患者共有 46 人，死者亦有 4 人。"②而难民出现后，赤痢又与霍乱一道成为难民疫病的主要病症，致使难民防疫问题突出。③ 1938 年，受战争的影响，上海的各种疫病仍然突出，痢疾仍然剧烈流行，到了天气转凉后，该地的疫势稍杀，但由于秋凉易于受寒及饮食不慎关系，痢疾疫情不仅没有减轻，反而更加猖獗，据公共租界工部局卫生处报告，上海市一周内染病患者中，赤白痢患者有 184 人，仅次于霍乱。④ 1939 年的情况同样如此，"本市赤痢仍极流行"⑤，"近来天时不正，乍寒乍热，以致时症颇为流行，据向上海时疫医院探悉，自本月一日迄六日止该院已发现赤痢患者达五百十三之多，为数之众，实为近数年所罕见，赤痢病原为饮食不调，传染颇为迅速，故寄语本市居民，应注意摄生，毋贪口腹，以资预防"⑥。而在 1940 年，上海的痢疾流行不仅严重，而且死亡率还极高，共发生病人 1030 例，死亡 572 人，病死率 55.53%，发病率 25.7/10 万。⑦

作为大城市，民众集聚，尤其是战争难民纷纷进入，导致痢疾在全面抗战时期的北京也有不同程度的流行，具体流行情况可见表 1－10。从该表中可以反映，抗战时期的北京痢疾疫情不仅报告的染病者多，而且疫死率也非常高，

① 《赤痢病症猖獗》，《光华医药杂志》，第 4 卷第 1 期，1936 年，第 105 页。
② 《伤寒赤痢流行猛烈》，《时报》1937 年 8 月 7 日，第 8 版。
③ 《难民多患肠胃病及赤痢症》，《日报》1937 年 8 月 26 日，第 3 版。
④ 《本市疫势稍杀，白赤痢大猖獗》，《新闻报》1938 年 9 月 17 日，第 16 版。
⑤ 《本市赤痢仍极流行》，《新闻报》1939 年 9 月 10 日，第 13 版。
⑥ 《气候乍寒乍热，赤痢霍乱流行》，《保险界》第 5 卷第 18 期，1939 年，第 15 页。
⑦ 李文波：《中国传染病史料》，第 194 页。

如 1937 年共发病 1070 例,其中死亡 721 例,疫死率高达 67.38%,完全超出痢疾疫死率不高的一般流行模式。有关资料根据调查认为,当时北平菌痢发病季节高峰形成的因素,除苍蝇、饮生水等外,生吃不洁蔬菜、瓜果也可能是重要原因。①

表 1 - 10 全面抗战时期北京痢疾发病情况

年份	发病人数	死亡人数	疫死率(%)
1937	1070	721	67.4
1938	1858	473	25.5
1939	1010	484	47.9
1940	919	276	30.0
1941	623	183	29.4
1942	314	220	70.1
1943	466	247	53.0
1944	261	123	47.1
1945	562	291	51.8

资料来源:北京市地方志编纂委员会:《北京志·卫生卷·卫生志》,第 154 页。

在广西,痢疾是抗战时期非常严重的流行性疾病,根据当时的疫情报告资料,痢疾患病人数仅次于疟疾患病人数,居第 2 位。在 1937 年至 1948 年之间,广西痢疾患病人数占传染病总人数的 47.5%。② 通过民国时期卫生署防疫司的相关疫情资料,1940—1947 年间广西痢疾患者及死亡情况表 1 - 11 所示。从表中可以看出,广西每年所报告的痢疾患者都非常多,不过所幸的是,疫死率相对前述的北平来说,相对要低得多。

---

① 北京市地方志编纂委员会:《北京志·卫生卷·卫生志》,北京出版社 2003 年版第 154 页。
② 广西壮族自治区地方志编纂委员会:《广西通志·医疗卫生》,第 131 页。

表 1-11　1940 年至 1947 年广西痢疾患病及死亡情况

年份	1940	1941	1942	1943	1944	1945	1946	1947
患者数	10113	19361	7057	6568	3173	3231	19912	69415
死亡人数	722	1432	380	136	68	17	202	2957
病死率(%)	7.14	7.40	5.38	2.07	2.14	0.53	1.01	4.26

资料来源：广西壮族自治区地方志编纂委员会：《广西通志·医疗卫生》，第 131 页。

除此之外，其他区域的痢疾疫情也非常严重。据福建省卫生处编印的《历年全省法定传染病人数》记载，1937 年至 1946 年间，福建全省发生细菌性痢疾共 22018 例，死亡 2011 例，病死率为 9.13%，最高年份达 24%，最低也有 2%。其中发病最高年份是 1937 年，全省共发病 5564 例，死亡 469 人；最低是 1941 年，发病 484 例，死亡 21 人。[1] 浙江在 1940 年至 1944 年间也年年发生痢疾疫情，根据当时的疫情报告资料，浙江 1940 年痢疾发病 1832 例，死亡 34 例；1941 年发病 2289 例，死亡 99 人；1942 年发病 2873 例，死亡 107 例，其中建德县 51 人死于痢疾；1943 年浙江 5 个县痢疾大流行，患者数以万计，报告 3535 例，死亡 129 例；1944 年发病 3091 例，死亡 160 例。[2] 湖南省很多县份处于滨湖地区，因为战争和水灾的多重影响，痢疾也时常发生，在 1941 年，汉寿痢疾流行，发病 379 人，病死 109 人；1945 年夏秋期间，滨湖地区发生水患，痢疾、伤寒流行，仅常德一县就因染疫死亡 2900 多人。[3] 1939 年的天津，由于水患，大量民众涌入城区，成为难民，卫生条件无法保障，导致痢疾发生，形成重要疫情，仅法租界一地，一个星期内因染痢疾而死亡的人就达到 86 人。[4] 同年，天津附近的唐山同样遭遇水患，进城的难民中也有患痢疾的，"唐山第三收容所 8 月 30 日发现疑似赤痢三人，马家沟九人，31 日疑似赤痢三人，车站疑似赤痢一人，现均分别隔离治疗中"[5]。

---

[1]　福建省地方志编纂委员会：《福建省志·卫生志》，第 68 页。
[2]　李文波：《中国传染病史料》，第 194—202 页。
[3]　张维伦主编：《常德地区志·卫生志》，第 112 页。
[4]　《津市发生痢疾》，《保险界》第 5 卷第 22 期，1939 年，第 15 页。
[5]　《唐山收容所发现疑似赤痢症》，《北京医药月刊》1939 年第 8 期，第 30 页。

三、斑疹伤寒和回归热

斑疹伤寒又称虱传斑疹伤寒,并非伤寒的一种,而是立克次体引起的急性传染病,可分流行性斑疹伤寒和地方性斑疹伤寒两种。流行性斑疹伤寒是由普氏立克次体所致,经体虱传播,以冬春季为多。地方性斑伤寒是由于摩氏立克次体感染所致,以鼠及鼠蚤为媒介,以夏秋季为多。斑疹伤寒的临床特点表现为发热、头痛、皮疹和淋巴结肿大。斑疹伤寒在我国古时就有流行,有研究者就认为导致曹操兵败赤壁的并非血吸虫病,而是斑疹伤寒。① 由于常在饥荒时期和战争时代发生流行,斑疹伤寒又有饥饿热及战阵伤寒的别称,"多发生于军队牢狱俘虏营及逃亡失所之贫苦群众之中,盖战时卫生设施简陋,军队与民众均转移流离,生活不安定,体力衰疲,而于传染媒介接触之机会激增,致传播迅速故也"②。

全面抗战时期,民众迁徙,军旅移戍,加上医药短缺,导致斑疹伤寒广泛传播。据战时防疫联合办事处所得到的各省传染病报告统计,1940 年共有 16 省报告斑疹伤寒病症 8228 例,1941 年报告病症 5320 例,而实际流行情况显然不止这个数字。③ 当时斑疹伤寒的流行区域主要在西南地区。1939 年,贵阳出现斑疹伤寒疫情,发现病例 250 人,同时昆明、安顺、桂林、重庆、息烽等西南主要城镇都有广泛流行。④ 1944 年,西南地区的斑疹伤寒再次大范围流行,其中贵州发现 1104 例,该省大定县流行尤其剧烈,而云南也发现患者 999 例。⑤ 1945 年,贵阳再度暴发斑疹伤寒疫情,"筑市迩来气候恶劣,斑疹伤寒及回归热流行极广,近日北间各医院已经发现大批病人。"⑥ 在西南地区的斑疹伤寒流行中,各个交通要道因商业颇盛,往来客商及军队尤为繁盛,使得疫情更为

① 乔富渠:《"战争瘟疫"斑疹伤寒使曹操兵败赤壁》,《中医文献杂志》1994 年第 1 期,第 17—19 页。

② 朱师晦、黄伯俊、王忠度:《安顺所见五年半以来之斑疹伤寒——496 个住院病例之分析》,《中华医学杂志》第 32 卷第 11—12 期,1946 年,第 415 页。

③ 朱师晦、黄伯俊、王忠度:《安顺所见五年半以来之斑疹伤寒——496 个住院病例之分析》,第 415—416 页。

④ 李文波:《中国传染病史料》,第 191 页。

⑤ 李文波:《中国传染病史料》,第 203 页。

⑥ 《斑疹伤寒回归热流行筑市》,《前线日报》1945 年 2 月 21 日,第 4 版。

严重。如位于贵阳至昆明通道上的安顺县就是典型例子。在 1939 年秋天，该县斑疹伤寒流行，数月之内，有医生在某医院之所见患者就近百人。① 1940 年 2 月，该地开办军医医院，至 1945 年 6 月底止，该医院共收治患斑疹伤寒的民众官兵 496 例，占住院病人的 6.42%，住院内科病人的 13.03%。②

西北地区也是斑疹伤寒流行的主要区域，其中甘肃省有广泛的发病和流行历史。在 1939 年至 1948 年 10 年间，甘肃省报告发病 3706 例，平均发病率为 5.37/10 万。其中 1939 年，徽县伏镇、麻沿一带发生流行，死 20 多人。③ 此外，地处西北的陕西也常有斑疹伤寒疫情发生，如在 1941 年，陕西就发现病例 1195 起。④

除西南、西北地区外，其他区域也常有斑疹伤寒疫情发生。上海作为抗战时期各种疫病高发的城市，斑疹伤寒也常有流行。尤其是在 1938、1940、1942 等年的春夏之间，患者人数增加甚剧，病势也较凶，呈流行性状态。⑤ 在 1938 年，上海发生斑疹伤寒流行，"本埠近数周来，传染病极为猖獗，尤以斑疹伤寒极为猖獗，死亡率亦高"⑥。1940 年，上海斑疹伤寒再度呈现流行性特点，在 2 月至 7 月间，共报告患者 454 例，病死率 33%。而 1942 年的 2—6 月间，报告病例 306 起，病死率 22%。⑦ 1944 年的春夏之间，上海的斑疹伤寒疫情再起，仅上海第一区公署卫生处报告 1944 年 1 月至 4 月 4 日的斑疹伤寒患者就有 60 人，其中死亡 10 人。⑧ 同时，斑疹伤寒的流行在福建、江西等省也有统计。据福建省卫生处编印的《历年全省法定传染病人数》中，1937 年至 1946 年间，福建省共报告病患 5920 例，其中死亡 1035 人，病死率为 17.48%，发病最高年份是 1937 年，全省发病共 3002 例，死亡 635 人，病死率为 21.15%。⑨ 而江西

---

① 谢强哉、吴执中、王宝翠：《贵阳斑疹伤寒之流行病学研究》，《中华医学杂志》，第 32 卷第 11—12 期，1946 年，第 413 页。

② 《安顺所见五年半以来之斑疹伤寒——496 个住院病例之分析》，第 416 页。

③ 《甘肃省志·医药卫生志·卫生》编纂委员会：《甘肃省志·医药卫生志·卫生》，第 145 页。

④ 李文波：《中国传染病史料》，第 196 页。

⑤ 雷乐尔：《上海斑疹伤寒流行性之预测法》，《震旦医刊》第 9 卷第 5 期，1944 年，第 320 页。

⑥ 《斑疹伤寒流行最烈》，《时报》1938 年 6 月 12 日，第 6 版。

⑦ 李文波：《中国传染病史料》，第 194—199 页。

⑧ 李墀身：《流行性脑脊髓膜炎及斑疹伤寒》，《家庭治疗杂志》1944 年第 17 期，第 10 页。

⑨ 福建省地方志编纂委员会：《福建省志·卫生志》，第 69 页。

省在 1937 年至 1948 年间,每年也均有发病,期间累计发病 655 例,死亡 62 例,病死率 9.47%,病死率最高的 1940 年达 21.15%。[①] 此外,1942 年,河南省也出现斑疹伤寒的较大流行,共发现病患 5238 例。[②] 1944 年,斑疹伤寒也流行于京津各地,相当广泛,"北京现下言之,牺牲于此病者亦不在少数"[③]。

和斑疹伤寒一样,回归热也是一种以虫作为媒介传播的急性传染病,临床特点为周期性高热伴全身疼痛、肝脾肿大和出血倾向,重症可有黄疸。回归热发生的原因也跟斑疹伤寒类似,即生活条件低下、个人卫生不良时,与带回归热螺旋体的虫媒介接触后导致疫病发生,并从地方性存在发展成为流行性发生。在全面抗战时期,回归热在我国大部分区域都有发生,不过南部和西南部更为流行,而从时间上看,该病在 1942 年及 1943 年间有过盛行,这也使得该病在 1944 年被纳入《传染病预防条例》进行管理,成为当时的法定传染病。

由于在 1944 年之前,回归热并未纳入《传染病预防条例》管理,很多地方并未对此疫情进行报告,所以抗战时期各地回归热的疫情记载也相对较少。不过就有限的记载来看,当时的回归热疫情不会比其他法定传染病轻缓。1939 年,江西省出现回归热疫情,并呈现流行性特点,在当年 4 月 28 日至 6 月 22 日的不到两个月时间里,该省第一防疫医院在吉安陆续治疗 22 例回归热患者,接诊医院表示"并不足以代表吉安全部情形,因患者大部均系军人,且来自各方,故仍当有大部分病人,在其他军医院或医疗队机关中收容治疗也"[④]。

战时防疫联合办事处设立后,开始有意识地要求各个省报告回归热疫情数据。1940 年,各省共报告回归热患者 9328 例。其中山西 1837 例;云南茶叶阱 8—11 月 345 人中有 145 人患病,病死 48 人,病死率高达 33.1%;贵州桐乡患者数百人;辽宁抚顺、北票发病 1050 例,死亡 28 人。[⑤] 此后,1941 年报告 10040 例,主要发生地有宁夏、湖北、江西、辽宁等地;1942 年报告 18583 例,主要发生地还是湖北、宁夏等地;1943 年报告 17434 例,主要发生地贵州 2019

---

①　《江西省卫生志》编纂委员会编:《江西省卫生志》,第 180 页。
②　李文波:《中国传染病史料》,第 188—199 页。
③　《斑疹伤寒传播颇广,预防以清洁为第一》,《三六九画报》第 26 卷第 6 期,1944 年,第 24 页。
④　王忠模、吴云鸿:《回归热二十二例》,《卫生通讯(江西)》第 3 卷第 3 期,1939 年,第 18 页。
⑤　李文波:《中国传染病史料》,第 194 页。

例、广西 3161 例、云南 5778 例（1943 年至 1944 年 8 月数据）。①

全面抗战时期的回归热在发展趋势上呈现出由北向南的蔓延过程，且新到一地发生后就容易呈现流行性特点。如 1939 年春，回归热第一次在广西桂林发生流行，当时的医院曾报告有 53 例患者，此后该地每年都有发生。1940 年医院报告病例有 23 例。1941 年医院报告就诊患者不下 20 人。而到了 1942 年，"回归热又甚流行，本院门诊病人，几乎日有发现，而留医者亦日多，从此后回归热在本市已成为每年一次大流行病矣"②。

地处华中的湖北省的回归热疫情也非常严重。1941 年春，回归热在鄂西北各县大流行，流行范围达 21 个县，以兴山、保康等县最为严重。兴山县 50% 的群众染上此病，死亡达 5 万余人，中国红十字会派往兴山防治回归热的卫生顾问波兰人福拉多博士称：兴山县正流行回归热和斑疹伤寒，死了很多人，有一个保，30 户人家在一个月内死了 60 多人，其中一户大小 9 口死绝。保康县几乎无一家无病人。当时第五战区司令长官李宗仁发电给第六战区司令长官兼湖北省政府主席陈诚云："保康疫情严重，以去冬今春为最，在此短短数月间，因瘟疫致死者达 2 万人，约占全县人员总数的百分之二十。"③

由于防控措施较为缺乏，导致疫情经常失控，造成较大后果。如 1943 年，福建莆田城厢、涵江两地监狱首先暴发回归热，发病率达 18% 以上，死亡者日有所闻，但政府未采取防治措施，任其蔓延，后因死亡过多，假释部分犯人回乡，回归热因之就在农村中传播蔓延，致使不少平民死亡。④

四、白喉、猩红热及流行性脑脊髓膜炎

白喉是由白喉杆菌引起的急性呼吸道传染病，在我国分布很广泛，有时会演变成为剧烈的疫情。白喉在我国古代就有流行，清朝名医郑梅涧对此有过深刻讨论："缘此症发于肺肾，凡本质不足者，求遇燥气流行，或多食辛热之物，感触而发。"⑤

---

① 李文波：《中国传染病史料》，第 196—200 页。
② 罗人清：《桂林之回归热》，《广西卫生通讯》第 3 卷第 3 期，1942 年，第 90 页。
③ 湖北省地方志编纂委员会：《湖北省志·卫生》，湖北省人民出版社 2000 年版，第 6 页。
④ 蒲田县县志编纂委员会：《莆田县志·莆田医药卫生史》（草稿），1961 年，第 9 页。
⑤ 郑梅涧：《重楼玉钥》，人民卫生出版社 2006 年版，第 43 页。

在抗战时期,按各地报告的发病率来分析,我国北部地区要比中部及南部要高,最高的地方为宁夏和甘肃省,其中 1941 年在宁夏、安徽、四川及广东省有过大规模流行,1942 年在甘肃、青海、湖北、广西及云南等省盛行,1943 年在河南及陕西有过流行。[1]

白喉在甘肃的最早记载始于清朝同治年间的 1874 年,此后长期出现疫情。全面抗战时期,甘肃白喉疫情还是持续不断。1938 年,玉门县花海乡白喉大流行,发病 300 余人;1939 年,临泽县一次白喉、霍乱混合流行,疫死 300 余人;1940 年,张掖地区白喉流行,死亡 30 余人,同期,玉门、金塔、安西、临夏等 8 个县也出现白喉流行,仅玉门一地死亡 30 人。在民国时期的最后 10 年,甘肃共报告白喉发病 3890 人,其中死亡 438 人,病死率 11.26%,在甘肃省疫情报告统计的传染病中,不仅发病人数位居前列,而且死亡人数排名靠前。[2]

作为近代重要通商口岸的上海,白喉每隔 3 至 5 年就流行一次,每次持续数年而后平息。在全面抗战之前,先后有过四次大规模流行。全面抗战后的 1937 年至 1939 年,上海出现白喉大流行,各年发病率为 80.3/10 万、113.9/10 万和 97.7/10 万。[3] 在 1938 年春夏之间,各种时疫流行,"尤以患白喉之症者为多"[4]。1939 年刚入年,白喉就继天花流行后发生暴发,"白喉亦殊猖獗,据公共租界供卫生处发表,星期界内患白喉之经报告者,有华人三十人,外侨四人,华人因患白喉而死亡者,亦有七人"[5]。到了 1945 年春,上海再度出现白喉流行,"近来白喉症流行,各学校亦多有发现"[6]。

此外,北京、福建等地也常有白喉流行,如在 1937 年,北京就报告白喉病例 410 例,其中死亡 103 人;[7]而在 1938 年,北京再度报告白喉病例 438 例,其中死亡 71 人。[8] 也正因为此,当时的伪北京特别市公署卫生局每年冬季都要

---

[1]　范日新:《中国 1939—1944 年十种法定传染病流行资料汇辑》,第 18 页。

[2]　《甘肃省志·医药卫生志·卫生》编纂委员会:《甘肃省志·医药卫生志·卫生》,第 123 页。

[3]　《上海市卫生志》编纂委员会:《上海市卫生志》,第 179 页。

[4]　《白喉猖獗,快打预防针》,《晶报》1938 年 4 月 25 日,第 2 版

[5]　《白喉猖獗,上周七人不救》,《时报》1939 年 1 月 2 日。

[6]　《近来白喉症流行》,《新闻报》1945 年 3 月 12 日,第 2 版。

[7]　李文波:《中国传染病史料》,第 186 页。

[8]　李文波:《中国传染病史料》,第 188 页。

举办预防白喉猩红热运动。① 而据福建省卫生处编印的《历年全省法定传染病人数》记载，在 1937 年至 1946 年间，福建省也报告白喉患者 1500 例，其中死亡 265 例。②

猩红热也是一种急性呼吸道传染病，其临床特征为发热、咽峡炎、全身弥漫性鲜红色皮疹和疹退后明显的脱屑。猩红热在世界由来已久，在清朝年间被传入我国，中医称之为"烂喉痧"。在抗战时期，猩红热也多有发生，其发病数北部较中部高 11 倍，较南部高 4 倍。③

在 1937 年初，我国就有天津、上海、曲阜等地先后暴发猩红热疫情："天津市猩红热流行，据各医院之调查，患此病者已有二十余人，但未经医院发觉者尚不知凡几云"④；"据海港检疫处发表，上星期上海港内传染病中，猩红热病例 57 人，死亡 4 人，是所有疫病中最多的"⑤；"曲阜近发现猩红热，已死 40 余人。"⑥全面抗战发生后，西安又很快发现猩红热疫情，"西安市发现猩红热，传染甚速，小孩死者甚多，卫生局当速设法治疗预防"⑦。淞沪会战后，上海多次出现猩红热疫情。1938 年 5 月，虹口出现猩红热疫情，一周之内有 3 名日本儿童感罹该症，该症发生之后，使得驻扎在虹口的日本人异常恐慌。⑧ 1939 年 5 月，上海公共租界发现猩红热疫情，且非常猖獗，"昨日一日之间，公共租界之救护车，曾为输送患有猩红热症者入医院而触动七次，闻此症多系发现于各难民收容所内，此症在一日之间，乃有七起发现，可见猩红热疫，已届猖狂之状"⑨。在 1939 年，被日本占领的滦县也发生猩红热疫情，且流行多时未能消灭，"月前滦县城内发现猩红热患者，迄今仍未稍杀，兹据调查所得，一月上旬患者共九人，大都为幼龄儿童"⑩。

---

① 《呈报上年冬季举办预防白喉猩红热运动经过情形请鉴核备案由》，《市政公报》1939 年第 49 期，第 2 页。

② 福建省地方志编纂委员会：《福建省志·卫生志》，第 64 页。

③ 范日新：《中国 1939—1944 年十种法定传染病流行资料汇辑》，第 18 页。

④ 《津市猩红热流行》，《昆虫与植病》，第 5 卷第 10 期，1937 年，第 198 页。

⑤ 《上海港猩红热症加烈》，《光华医学杂志》第 4 卷第 8 期，1937 年，第 60 页。

⑥ 《曲阜发现猩红热》，《立报》1937 年 4 月 28 日，第 1 版。

⑦ 《西安发现猩红热》，《天主公教白话报》，第 21 卷第 8 期，1937 年，第 176 页。

⑧ 《虹口发生猩红热》，《晶报》1938 年 5 月 23 日，第 4 版。

⑨ 《界内居民请注意，猩红热猖狂》，《晶报》1939 年 5 月 6 日，第 4 版。

⑩ 《滦县流行猩红热症》，《北京医药月刊》1939 年第 2 期，第 41 页。

　　甘肃省是抗战时期猩红热流行的主要区域。早在清光绪年间的 1886 年，甘肃就发生过猩红热流行。进入全面抗战后，甘肃出现过多次猩红热流行。1939 年，清水县发生大流行，仅恭门、闫家店两地就因并发症死亡 300 余人；1940 年，庆阳、张掖等县流行猖獗，仅环县就染疫死亡 689 人。[①] 1941 年，固原县出现流行，仅 6、7 月就病死百余人；1942 年，酒泉、张掖、景泰一带又发生流行。[②]

　　东南沿海的福建也出现过流行，根据福建省卫生处编印的《历年全省法定传染病人数》的不完全记载，从 1937 年到 1946 年间，全省共发现猩红热病人 3458 例，死亡 465 人。其中 1937 年和 1938 年，各有一次大流行，发病人数分别为 1495 例和 1689 例。[③]

　　流行性脑脊髓膜炎，简称流脑，又称脑膜炎，是由脑膜炎双球菌引起的化脓性脑膜炎，是我国常见疾病之一，经常出现局部流行态势。在抗战时期，流脑的发病率也较高，其中以江西、湖北等省最为严重。

　　流脑在抗战时期的江西省流行广泛，可谓"岁有流行"，除 1942—1945 年的发病人数不足百例外，其他各年份都在数百例乃至千余例，平均病死率为 21.57%。[④] 1937 年，江西省发生脑膜炎流行，先流行于修水、新淦、永修、星子等县，继而上高、分宜、万载、新喻、鄱阳、乐平、雩都、清江、南昌、峡江、宜丰、余江、宜春等市、县均告发生，极为猖獗，其中南昌"本市各中学校学生，迭有死亡，惟死亡人数，则均讳莫如深"[⑤]，宜春"由城东彬江一带，延至城厢内外，死人甚众"[⑥]。1940 年，流行性脑脊髓膜炎疫情再度发现于吉安，嗣后贵溪、万安、余江均有发现；到了 3 月，又有瑞金、遂川、黎川、乐平、大庾、广昌、泰和等县均发现该病疫情；到了该年年中时，流行性脑脊髓膜炎疫情已经扩展至全省 21 个县。[⑦]

---

① 李文波：《中国传染病史料》，第 193 页。
② 《甘肃省志·医药卫生志·卫生》编纂委员会：《甘肃省志·医药卫生志·卫生》，第 144 页。
③ 福建省地方志编纂委员会：《福建省志·卫生志》，湖北省人民出版社 2000 年版，第 66 页。
④ 《江西省卫生志》编纂委员会：《江西省卫生志》，第 177 页。
⑤ 《赣省脑膜炎流行》，《光华医药杂志》第 4 卷第 7 期，1937 年，第 47 页。
⑥ 《宜春流行性脑脊髓膜炎蔓延》，《光华医药杂志》第 4 卷第 7 期，1937 年，第 47 页。
⑦ 《本省半年来防疫概况》，《卫生通讯》第 3 卷第 19、20 期合刊，1940 年 7 月。

　　湖北省在抗战时期的流脑疫情也非常严重。1944 年,宜昌、兴山、南漳、长阳、随县、远安、枣阳、光化、襄阳、秭归、建始、谷城、巴东、五峰、枝江、崇阳、松滋、保康、竹山、均县、竹溪、恩施等 23 县暴发脑膜炎流行,当时老河口的五战区司令李宗仁曾向省主席陈诚发出"丑宥"电:"襄阳、宜城、南漳及随县等处脑膜炎流行,据报已死亡 500 余人。"1945 年 2 月起,脑膜炎又在长阳、光化、谷城、咸丰、巴东、建始、来凤、秭归、房县、竹山等县流行。3 月 7 日《新湖北日报》载:"恩施脑膜炎应时兴起,成人儿童患此病死亡者,卫生当局尚无确切统计,是以街头巷尾,传说纷纭……大有谈虎色变之概。因而学校停课,弦歌中辍,机关放假,职员星散,是以惶惶不可终日。"①

　　此外,还有很多地方经常暴发脑膜炎集中性流行。福建省曾在 1938 年和 1940 年先后暴发流脑大流行,其中 1940 年 1 月的疫情颇为严重,先发于龙溪、海澄、同安,后蔓延 36 个县,病人约 2000 人。② 广东在 1940 年也暴发流行,每个月都有大量病例报告,其中 2、3 月尤为严重,2 月报告病患 663 例,死亡 257 例,3 月报告病例 2009 例,死亡 1234 例。③ 上海在 1944 年 2 月至 3 月间也出现流脑大流行,仅仅北海路隔离医院报告的疫情就相当严重,其中 2 月份入院病患 107 人,死亡 39 人;3 月 1 日至 12 日入院病患 191 人,死亡 78 人。④ 甘肃在 1944 年也出现流脑流行,"礼县岳坪乡流行脑膜炎,已达 4 月之久,患病总数 137 人,病死 46 人",甘谷县数月中病死者 260 人之多,另外静宁、通渭、天水等县也均有散在发病。⑤ 而湖南省的常德地区在 1940 年和 1945 年曾发生过流行性脑脊髓膜炎的流行,波及常德、桃源、汉寿、安乡等县,尤以常德最烈。⑥

---

①　湖北省地方志编纂委员会:《湖北省志·卫生》,第 9 页。
②　福建省地方志编纂委员会:《福建省志·卫生志》,第 383 页。
③　《广东省 1940 年五个月来脑膜炎、天花统计比较表》,《广东卫生》1940 年第 11—12 期,第 15 页。
④　李墀身:《流行性脑脊髓膜炎及斑疹伤寒》,《家庭治疗杂志》1944 年第 17 期,第 10 页。
⑤　《甘肃省志·医药卫生志·卫生》编辑委员会:《甘肃省志·医药卫生志·卫生》,第 123 页。
⑥　张维伦主编:《常德地区志·卫生志》,第 107 页。

第四节　法定传染病外的主要疫病流行情况

一、疟疾

疟疾是经按蚊叮咬或输入带疟原虫者的血液而感染疟原虫所引起的虫媒传染病,寄生于人体的疟原虫共有四种,即间日疟原虫、恶性疟原虫、三日疟原虫和卵形疟原虫。在我国,主要是间日疟原虫和恶性疟原虫。疟疾的症状表现主要为周期性规律发作,全身发冷、发热、多汗,长期多次发作后,可引起贫血和脾肿大,因此脾肿成为疟疾临床诊断的主要根据之一。疟疾属于我国一种古老的疫病,在甲骨卜辞中就已经出现,到春秋战国时期已经是一种常见病,《周礼》就有"秋时有疟寒疾"之说法。由于疟疾在我国流行时间长且发生地域广,因此民间对此有各种叫法,一般人因其寒热间作,故称之为"寒热病",而各地也有疟疾之土名,如湖南人称为"打半日",江苏人称为"打摆子",福建人称为"打腹寒",西南各省则称之为"瘴气"。1926 年,美国学者福斯特(Faust)来我国调查疟疾,并统计各地公私立医疗机关报告,其结论中谓"疟疾在中国各部便处可见,尤以东南沿海诸省为最烈,长江一带次之,其他与印度、缅甸、安南接壤等处,亦较猛烈,惟黄河以北,则较稀少"[1]。1932 年,我国研究疟疾专家冯兰洲根据调查结果也分析了我国疟疾的流行情况:间日疟散布全国;恶性疟限于华中及华南,华北则较少;三日疟分布于华中、华南各地,唯甚散漫。[2]

抗战初期,由于自然灾害的缘故,我国曾经有过一次疟疾大流行。1931年,中国发生了严重的水灾,次年,全国各地发生疟疾流行,到了 1933 年,疟疾蔓延更甚。据当时参与疟疾防治工作者之估计,这两年全国各地患疟致死者至少达 70 万人,"惜当时未有详确之统计,不然,其确实之死亡率,必可惊人"[3]。进入全面抗战后,由于战争的因素,疟疾流行进入一个剧烈发展的阶

---

[1]　杨国忠:《福建之疟疾》,《中华医学杂志》第 26 卷第 12 期,1940 年,第 1013 页。

[2]　杨国忠:《福建之疟疾》,第 1013 页。

[3]　杨国忠:《福建之疟疾》,第 1015 页。

段,各地发生的疫情较以往都更为剧烈,造成了严重的后果,尤其是对乡村人口和乡村经济的打击尤甚。1938 年 12 月,长期游历亚洲的英国卫生防疫专家 A. S. 海恩士在伦敦的印度农村改进协会演讲时就说道:"疟疾比任何别的疾病在远东诸国的乡间死伤更多的人,对于身体的、社会的和经济的福利为害更多。"①

福建是我国疟疾流行的主要区域,元代医学家朱丹溪称"吴楚闽广之人患疟独多",谓其地卑湿、阳气素盛,长夏之时,人多患疟。清同治年间的 1871 年,英国学者孟逊和马勒二氏来厦门调查疟疾,得出结论:"闽省厦门,每年因病死者,首推天花,次为疟疾。"②1933 年,冯兰洲调查了厦门的疟疾流行后发现,厦门疟疾于春秋两季最烈,山麓地带工人和乡村农民疟疾感染率分别为 83.3% 和 58.1%,脾肿率高达 75%。③

进入全面抗战后,日军进犯福建沿海地区,导致人口流动加剧,疟疾流行也更为激烈。据福建省各县市卫生机关工作报告,平均每日就诊疟疾病人,约占全部病人 20%。福建全省卫生处长陆涤寰曾经估计,该省平均每日病人数约 30 万人,全年全省的病人数约 1 亿人,疟疾若占 20% 的话,每日就约有 6 万余人,全年就约有 2000 万人,疟疾的死亡率假定是 5% 的话,那么一天就要死 3000 余人,一年就要死 100 万人,由此可见疟疾在当时福建流行的严重性。④ 也因此,当时有人就认为"疟疾可以说是闽省最主要的地方病"⑤。

为了详细了解福建疟疾的流行情况,该省于 1937 年间举行了全省普遍调查,据此次调查结果,可按其流行状况之轻重,分为盛行、流行、发现三种地区。其中盛行的地方有福鼎、福安、罗源、连江、长乐、福清、莆田、惠安、晋江、同安、厦门、海澄、东山、寿宁、宁德、闽侯、永泰、南安、长泰、云霄、闽清、德化、永春、安溪、南靖、政和、尤溪、漳平、华安、永定、上杭、龙岩、宁洋、连城、永安、沙县、南平、长汀、清流、明溪、顺昌、建阳、邵武、宁化等市、县;流行地方有浦城、崇安、泰宁、建宁、将乐、建瓯、松溪、武平、大田、屏南、仙游、漳浦、龙溪、金门、霞

---

① [英]A. S. 海恩士,周学普译:《东方的疟疾和奎宁》,《改进》第 2 卷第 1 期,1939 年,第 38 页。
② 福建省地方志编纂委员会:《福建省志·卫生志》,第 93 页。
③ 福建省地方志编纂委员会:《福建省志·卫生志》,第 93 页。
④ 陆涤寰:《福建省疟疾问题》,《闽政月刊》第 5 卷第 3 期,1939 年,第 24 页。
⑤ 沈伯荣:《福建省疟疾流行概况》,《新亚半月刊》1939 年第 34 期,第 5 版。

浦、平和等县；发现地方即流行较少区域有诏安、平潭两县。"此种短期调查，其中遗漏错误或失之不精确之处虽不可免，但按大体情形观之，交通便利，客籍人多之地方流行较剧。而业已开发之沿海一带，其流行程度，较轻于未开发之县份。"①疟疾在福建蔓延的原因主要有三条：第一，闽东闽南一带，气候温暖，且多水田，容易滋生疟蚊；第二，民众对于疟疾习以为常，不求医治，以致疟疾原虫停留体中，不能根除；第三，当时交通不断进步，人口容易播迁，是以疟疾亦随之广为散布。②

1937 年冬，地处闽省之东南的海岛东山县电告省府该县发生时疫，并谓死亡甚多，经派员前往调查，发现为恶性疟疾。进一步调查发现，出现疟疾的并非东山一县，闽南一带的惠安、晋江、同安、漳浦等地皆有流行。东山县最猛烈之处为城厢附近，经数日检查结果，共检出患者 561 人，后经血液检查结果，检出阳性疟者 350 人，占总检数之 62.4%，阳性中含恶性疟者共 271 人，占阳性总数 77.4%。③ 可见当地疟疾流行的猖獗。

1938 年 4 月，日军侵占福建沿海一带，省政府自福州迁治永安县，各机关人员及家属均大部随行，而福州及沿海各县人民，为了避免战事之波及，也皆纷纷迁入内地，其中大部分人员皆聚集南平、沙县、永安三县，导致这三县人口均增加至一倍以上，以往这三县因交通不便，疟疾流行不广。自省府迁来后，人民往返迁徙，导致疫病传播加快。当年秋天，疟疾遂即流行，南平、沙县、永安三县疟疾急剧增加，疫情堪称剧烈，当时疫情如图 1-1 所示。至 1939 年，疟疾骤呈猖獗之势，据福建省卫生试验所调查，当年永安县疟疾患者有 3 万余人，占总人口的 1/3，刚组建于永安的省立医院当年收治住院的疟疾患者占住院病例的 90.5%，病死率达 5.2%。④

广西是疟疾流行的古老地区，流行记载已有 2000 多年的历史，素有"瘴疫乡"之称，"稻谷黄，病满床"是广西过去疟疾严重流行的真实写照。进入全面抗战后，广西的疟疾疫情更为活跃，导致的后果也更为严重。1937 年 7 月，都

① 陆涤寰：《福建省疟疾问题》，第 24 页。
② 陆涤寰：《福建省疟疾问题》，第 24 页。
③ 杨国忠：《福建之疟疾》，第 1021 页。
④ 福建省地方志编纂委员会：《福建省志·卫生志》，第 93 页。

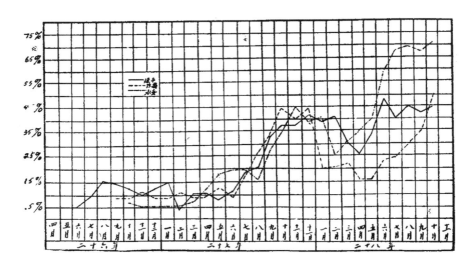

图 1-1 南平、沙县、永安三县疟疾患者占内科患者之比重变化（1937—1939 年）

注：图中延平即南平县，线条标识：南平县——；沙县— —；永安县—·—。

资料来源：杨国忠：《福建之疟疾》，第 1024 页。

安疟疾疫情发生，很快波及全县 30 余乡镇，等到当年 11 月广西派出医疗队前往当地防疫时，都安染疟疾而死亡者已达 649 人，且"患者未愈者极众，约占十分之六七，其确数则无从统计"①。1938 年，当时全国经济委员会卫生设施实验处寄生虫学系主任的姚永政等在宁明和靖西等县调查，发现居民脾肿率为 75.78%，原虫率为 46.88%。据当时广西省人口死亡原因调查统计，1938 年全省死亡的 30 多万人口中，患疟疾死亡占 17%。1942 年，广西省立桂林、梧州、柳州和南宁等医院门诊的疟疾患者分别为 2819 例、3172 例、1306 例及 617 例，次年为 1172 例、2248 例、436 例及 546 例。1944 年，陆川县医院统计，当年就诊病人中疟疾占 58.4%，死亡占 9.3%。② 有研究指出，在该段时期，广西估计全省每年不下 500 万例疟疾病患。③

广东也是疟疾流行的主要区域。广东疟疾流行以夏秋季及冬季初为最

① 刘曼珠：《都安县防治疟疾经过》，《广西健社医学月刊》第 3 卷第 8 期，1938 年，第 1 页。

② 广西壮族自治区地方志编纂委员会：《广西通志·医疗卫生》，147 页。

③ 《中国疟疾的防治与研究》编委会：《中国疟疾的防治与研究》，人民卫生出版社 1991 年版，第 6 页。

烈,而粤北一带各县,更是全年均有。1934 年,有卫生工作者在粤南珠江口检查 1181 人,发现有 951 人患疟疾;同年,有防疫专家在粤北坪石乐昌之间铁路沿线调查 1764 人,发现有 40% 人因疟疾脾肿大。[①] 全面抗战后,广东的疟疾疫情持续发展,当地虽然没有像福建那样进行全面调查,但根据有关卫生机构的诊疗统计就可以发现,疫情极为严重。1939 年,广东省卫生处对其直属的五个卫生诊所的疟疾治疗情况进行了统计,发现从 8 月下旬到 10 月中旬,共收治门诊病人数 11895 人,患疟疾人数 4771 人,占比超过 40%。有研究者根据该表统计结果,对广东省抗战时期的疟疾发展情况做了推测:广东省人口为 3500 万人,一般死亡率为 3%,则每年死亡人数为 105 万,普遍以每 50 病人死一人计,病人总数为 5250 万人,患疟者既为 40%,则其数为 2100 万人,是每年每人几乎要患疟疾一次,或者可以说 2/3 人口患过疟疾,也不为过。[②]

而当时东莞普济医院的院长何惠民对该院的疟疾病人增长情况也做了一个梳理,从中也可以看出抗战时期广东疟疾疫情的发展情况。在 1938 年的前 7 年中,东莞普济医院住院病人 5534 人,其中罹疟疾者 139 人,占比 2.5%。1938 年时,留院医治之疟疾病例,突然剧增,疟疾病人占比提高到 12%。从此以后,疟疾病人之数字,有增无减。自 1940 年 5 月,迄于 1942 年 8 月,该院实验室里所检查之疟疾标本,阳性者计 1775 枚,几全为初次患病之病人,住院病人中疟疾占比一直处于第一位。[③]

当时的海南岛也是广东疟疾流行非常严重的地方。疟疾作为海南岛最严重的地方性流行病,自古以来就困扰着当地,清道光年间《琼州府志》就记载:"明永乐三年夏四月,广东都司奏:琼州山水峻恶……罹其瘴毒,鲜能全活。"光绪年间《崖州志》也称:"崖州,惟山泽润,酷日郁结,蓬蓬勃勃,瘴亦易作,此瘴病之气……"全面抗战初期,姚永政、何琦等在五指山区的陵水、保亭、昌感一带调查昆虫,记录传疟媒介按蚊 13 种,并发现类辛东按蚊。海南被日本人占领后,疟疾流行更为严重。1939 年至 1945 年间,侵华日军小林英一及田中重雄等分别于海南各个区域各选择一地进行疟疾调查,发现沿海区域疟疾流行

---

①　冯兰洲:《两广疟疾问题研究》,《公共卫生月刊》第 2 卷第 7 期,1937 年,第 518 页。
②　苏六昭:《疟疾与国民经济》,《广东卫生》1939 年第 3—4 期,第 2 页。
③　何惠民:《东莞疟疾之观察》,《医学及文化:德华月刊》第 3 卷第 7 期,1943 年,第 178 页。

情况稍好,但中部的山区疟疾疫情就极为严重,发病率达到82%之多。1943年3至5月间,台北帝国大学医疗团在海南岛山区调查外表健康的黎族成人3004人,发现脾肿率82%,原虫率28%,其中恶性疟占81.2%,间日疟占18.8%。又调查石碌矿山工人,疟疾发病率占35%。①

西南各省自古就是疟疾流行的重要区域。全面抗战时期,西南各省作为大后方,各路军民云集于此,使得疟疾疫情较以往更为严重,尤其是云南。1940年,洛氏基金委员会包尔福医师在上海公共卫生学会演讲称:"疟疾一症在西南各省极为流行,尤以云南一省为最,竟有数处居民患疟者达80%,伤兵患疟者占30%至33%。"②早在东晋时期的《华阳国志》一书中就有"兴古郡(即今曲靖、文山、红河一带)户四万,去洛五千八百九十里。多鸠僚、濮。特有瘴气"之记载。进入近代后,疟疾在云南的流行仍十分猖獗。1935年,姚永政等人在云南广泛调查后得出结论:"云南的瘴气分布极广,多现于该省的西北部、西部及南部诸处,其中尤以沅江、巴比江及澜沧江之南部受创最深,而在山顶则无本病;自受创最深之区域,考察所得,确知瘴气为恶性疟疾。"③

进入全面抗战后,云南疟疾流行更剧。1939年,滇西疟疾流行,外来工人和本地居民脾肿率为5.7%和63%,原虫率为18.4%和33.3%,且都是恶性疟疾。④ 1940年,芒市儿童脾肿23.6%,原虫阳性30.1%,其中恶性疟原虫84.9%;勐定收治疟疾患者513例,死亡25人,占4.87%。⑤ 畹町情况也是如此。抗战以后,滇缅公路成为后方主要接济线,故畹町地位日益重要,俨然成为我国目前最重要的关隘。畹町疟疾以9月至11月间最为重,所予居民健康及精神上之威胁极大。1941年4月20日至23日,经厚薄血液涂片检查及脾脏检查之成人与儿童共计311人,发现脾脏肿大者91人,脾肿指数为29.26%,血液内检出疟原虫者计82人,疟虫指数为26.36%,其中恶性疟计59

① 海南省史志工作办公室:《海南省志·卫生志》,方志出版社20001年版,第363页。
② 包尔福:《西南医事考察谈疟疾问题》,《上海医事周刊》第6卷第17期,第2页。
③ 《云南省志·卫生志》编纂委员会:《云南省志·卫生志》,第285页。
④ 何斌:《我国疟疾流行简史》,《中华医史杂志》1998年第1期,第1—8页。
⑤ 吴文华:《滇省勐定瘴气之概况》,《中华医学杂志》第27卷第8期,1941年,第483页。

例,占 71.9%。①

　　和云南一样,四川也为我国主要疟疾区之一,历代医书、史籍多有记载。每年夏秋,疟疾常成片流行。抗战期间就有医务工作者直言:住在四川的人,很少不生疟疾的,四川的疟疾,不但传布甚广,而且病状复杂,更因气候温和,温度较高,所以流行的时间特别长,一年四季,它无时不与人类为敌。② 的确,当时四川的疟疾疫情非常之严重,这从 1941—1945 年四川省卫生处整理的各县卫生院上报的疟疾诊疗病例就可以看出,具体见表 1 – 12。

表 1 – 12　抗战时期四川疟疾诊疗比例报告情况

年度	发病地区	医院诊治的病人数(人)
1941	丰都、广汉、忠县、璧山等 39 县市	11820
1942	忠县、绵阳、璧山、乐山等 65 县市	16523
1943	梁山、夹江、绵阳、丰都等 85 县市	17013
1944	巴县、南溪、古宋、新津等 80 县市	15059
1945	巴县、丰都、马边、华阳等 83 县市	27149

资料来源:四川省医药卫生志编纂委员会:《四川省医药卫生志》,第 235 页。

　　而当时的一些调查资料也能证明当时四川疟疾疫情的严重。1943 年,为了详细了解四川省的疟疾疫情,中央卫生实验院派员赴各地从事有系统之调查,11 月下旬调查人员到达宜宾。因宜宾菜园坝飞机场在夏秋间曾有疟疾发生流行,便选择在此地进行调查。当时虽流行季节已过,传染业已至息,但机场各级员工及士兵们对调查人员莅临无不热烈欢迎,说明机场上下对疟疾流行已经形成恐惧之心理。调查人员检查学龄儿童 82 人,其中脾肿率 30.5%、疟原虫率 9.6%,调查成人 132 人,其中脾肿率 39.4%、疟原虫率 24.1%。

　　重庆作为当时国民政府的临时首都,抗战时期各种政府机构迁至当地,促进了当地的开发,也推动了疟疾疫情的发展。1939 年 5 月,重庆市区被炸,人

---

　　① 　马龙瑞:《云南畹町疟疾调查及其防制方法》,《中华医学杂志(上海)》第 27 卷第 10 期,1941 年,第 587—588 页。

　　② 　吴木兰:《疟疾》,《时兆月报》第 1 卷第 9 期,1943 年,第 13 页。

民疏散于四乡,四乡居民,原已患有疟疾不少,加以对于疟疾缺少抵抗力之城市居民,构成了1939年秋之疟疾大流行。当时,重庆西郊新桥卫生所诊治的病人中,疟疾竟占42%。① 自该年后,每年均有流行,为害颇烈。1941年11月至1942年2月间,卫生防疫人员在新桥、沙坪坝、老鹰岩、永兴场及青木兰检查小学校8所,学生1794人,内6岁至10岁者998人,11岁至15岁者796人,10岁以下者,18%有脾肿,5%血内有疟原虫;11岁以上者,20%有脾肿,6%血里有疟原虫。在五区之中,沙坪坝小学生,脾肿率最高,占36%;新桥小学生原虫率最高,占12%。② 同时,卫生防疫人员又根据迁建区8个诊所门诊记录进行分析发现:新桥之疟疾流行最重,占全年新病人之42%,最严重之月,为9月、10月及11月三个月,疟疾最高之月,占全数病人84%;其次为三圣庙,疟疾病人占全数病人21%;第三为老鹰岩,疟疾病人占全数病人17%;第四为永兴场,占14%;第五为金刚坡,占13%;第六为青木兰,占12%;第七为歇马场,占9%,患疟最轻者为南温泉,患疟病人占全数5%。③

同属西南地区的贵州省,疟疾流行也非常剧烈。如在1938年,贵州省54个卫生站和门诊部14388例病人中,疟疾占14.58%,其中松桃占比为64%,德江占比为46.4%,册亨占比为43.9%。④ 1942年,贵州东南部疟疾疫情猖獗,流行27个县,感染者达30%,约75万人,相当多为恶性疟,死亡率颇高,每10人即可死亡1人。⑤

紧邻西南地区的湖南省也是疟疾流行的主要区域。明朝万历年间《慈利县志》就有"环慈皆山……山高气常蓄聚,久郁不散,则成瘴毒"的记载。1940年,桃源县瓦儿岗乡龙凤山村327人中,先后有213人患上疟疾,当地有"八月谷黄子,摆子入上床,稻谷无人收,粮烂田地荒"的民谣。⑥ 1945年,湖南汝城、零陵暴发疟疾流行,发病人数达22万人,零陵发病率50%以上,⑦病死率在

① 四川省医药卫生志编纂委员会:《四川省医药卫生志》,第235页。
② 甘怀杰:《重庆迁建区疟疾流行概况》,《医学文摘》第1卷第2期,1942年,第2页。
③ 甘怀杰:《重庆迁建区疟疾流行概况》,《医学文摘》第1卷第2期,1942年,第2页。
④ 李文波:《中国传染病史料》,第188页。
⑤ 贵州省图书馆:《贵州历代自然灾害年表》,贵州人民出版社1982年版,第390页。
⑥ 张维伦主编:《常德地区志·卫生志》,第154页。
⑦ 《中国疟疾的防治与研究》编委会:《中国的疟疾防治与研究》,人民卫生出版社1991年版,第7页。

50%以上。①

　　抗战时期长期发生军事行动的浙江、江西、湖北等省疟疾疫情同样严重。1940年,浙江全省90个县报告疟疾患者24729例,其中江山县发生4962例,死亡1240人,衢县、常山、龙游、开化流行。② 1943年,浙江全省报告患者33435例,死亡200例,开化和衢县调查原虫率分别为4.7%和4.4%,但其三日疟原虫分别占91.8%和73.2%。③ 1944年,浙江省龙游县的七都、希塘两乡17533人中,疟疾染病率在50%以上,造成死亡2800余人。④ 当时,疟疾也大面积流行于江西省城乡各地,危害极为严重,尤其是农村地区,患者占疾病总人数的一半以上,赣南山区的发病率更是高达80%。⑤ 1941年,都昌县政府呈报江西省卫生处,称该县周溪乡恶性疟疾流行,死亡特多,疫势严重。⑥ 同年,湖北"通城县境疟疾蔓延日广,死亡相继,致有病死无人掩埋,禾熟无人收割等情"⑦。1943年,鄂西北疟疾广泛流行,流行区域有宜昌、公安、襄阳、光化、谷城、保康等20多个县,患者达48717人,仅宜昌一地,疟疾患者即达万余人。⑧

　　沦陷区的疟疾流行也非常严重。虽然这些区域没有系统地对疟疾流行进行调查,但在有限的资料中也可以看出这些区域疟疾的流行程度及流行区域的扩散过程。1941年,因为北京香山经常出现疟疾疫情,"香山名胜甚多,其中池塘之水源多引自泉水。例如慈幼院内之眼镜河、鸭子河及附近之韵琴斋、见心斋等。每年夏秋之际,各校均有若干患疟疾之学生。虽有自服金鸡纳霜者,但治疗每不彻底,且不知患疟之重要",于是对该地的疟疾流行情况进行了调查,结果显示当地脾肿率达到10.5%,对于北方地区来说,这种流行程度已

① 何斌:《我国疟疾流行简史》,《中华医史杂志》1998年第1期,第1—8页。
② 李文波:《中国传染病史料》,第193页。
③ 何斌:《我国疟疾流行简史》,《中华医史杂志》1998年第1期,第1—8页。
④ 浙江省龙游县志编纂委员会:《龙游县志》,中华书局1991年版,第378页。
⑤ 《江西省卫生志》编纂委员会:《江西省卫生志》,第6页。
⑥ 《防治都昌县恶性疟疾》,《卫生通讯(江西)》第4卷第10期,1941年,第226页。
⑦ 《第九战区战地党政分会1941年9月18日致湖北省政府电报》,转引自湖北省地方志编纂委员会:《湖北省志·卫生志》,第7页。
⑧ 湖北省地方志编纂委员会:《湖北省志·卫生志》,第7页。

属比较严重了。① 而东北地区,在抗战的初期阶段,疟疾只存在于一小部分区域里,可是进入全面抗战阶段后,疟疾蔓延地域逐渐扩大,患者的数目也急剧增加:"从蔓延区域来看,以奉天省以南,尤其是抚顺是患者最多的地方,可是现在,奉天、安东、吉林、通化等之各省下,竟已大都变成蔓延地了,总计患者的数目,已达数 10 万人之多了。"②

二、血吸虫病

作为一种寄生虫病,血吸虫病流行于亚、非、拉美的 70 多个国家,英国医学家 Andrew Davis(安德鲁·戴维斯)在讨论寄生虫病时,将血吸虫病认定为群"魔"之首。③ 在通常情况下,血吸虫卵随粪便等排放到水中,在水中孵化成毛蚴,后进入钉螺等中间宿主体内变成尾蚴,尾蚴离开中间宿主游动在水中,遇到入水的人或牲畜就钻入其皮肤,侵入其体内,发展成成虫,并寄生在肠系膜静脉或膀胱及盆腔静脉部位,从而导致宿主发热、起风疹块、腹泻、腹水、肝和脾肿大等现象,形成血吸虫病。血吸虫病在我国有 2000 多年的流行史,1971 年长沙马王堆一号汉墓出土的女尸生前就是血吸虫病患者,研究成果这样描述:"从长沙马王堆一号汉墓古尸的肝脏、乙状结肠及直肠组织中发现了日本血吸虫卵。"④同时,血吸虫病又是一种地方性疾病,其疫情只有在有中间宿主生活的区域才能发作。

血吸虫病也是我国抗战时期广泛流行的重要传染病。在全面抗战前夕,《内政年鉴》就对当时国内的血吸虫病疫情进行梳理:"此病分布于吾国各地,幅员甚广,沿扬子江上下游各省无不波及,而以太湖邻近之地,由江苏之吴县至浙江之嘉兴一带最为盛行,次则为安徽之芜湖至江西九江各地亦多,若扬子江上游,则以湖北之武汉及湖南之常德、岳州各交界地患者为众,其他如四川之中部,福建之福州及闽江一带,广东之北江流域各地,亦间散布,此病蔓延既

---

① 冯水连:《香山之疟疾》,《中华医学杂志(上海)》第 28 卷第 6 期,1942 年,第 196 页。

② ［日］稗田宪太郎:《满洲农村与疟疾》,《农业进步》第 9 卷第 4 期,1941 年,第 6 页。

③ 孔繁瑶:《〈日本血吸虫超微结构〉序》,周述龙等:《日本血吸虫超微结构》,武汉大学出版社 2005 年版,第 1 页。

④ 《长沙马王堆一号古墓古尸研究》编辑委员会:《长沙马王堆一号古墓古尸研究》,文物出版社 1980 年版,第 213 页。

广,乡村农民患者辄难统计,按上所述,以此病流行区域总计算,则吾国农民患者不下一千万人,十九年内政部卫生署中央卫生试验所,曾于江浙两省选定调查区域,共计四十九县,农民患者染此病者估计约有四百八十万人。"①进入全面抗战后,由于防治工作的不足,加上染病难民的逃亡,导致疫区不断扩大。到了 20 世纪 40 年代初,卫生专家通过简单调查初步确定当时血吸虫病发生地广泛分布在江苏、浙江、安徽、江西、湖北、湖南、四川、福建、广东、广西和云南等省。②

　　上海是较早确定为血吸虫病流行的地区。1924 年,美国学者福斯特和梅莱尼就明确上海市郊有血吸虫病的流行。③ 1936 年,上海西郊一带发现血吸虫病流行,受传染者人与犬最多,而当地河流湖泊中的钉螺,"一千枚之中,受传染者十五枚之多"④。1941 年,吴光、许邦宪对上海市郊区血吸虫病的保虫宿主进行调查,指出该病已成为影响农村经济、威胁农民健康的重要疾患。由于当时未采取防治措施,使得血吸虫病疫情持续加剧,许多村庄出现"有屋无人住,有田无人种"的苦难情景。1930 年至 1949 年间,青浦县莲盛乡任屯村全村 275 户、960 人,其中全家死绝的有 121 户,死剩一人的有 28 户,幸存 461 人中有 97.3% 也患了血吸虫病;50 多栋房屋倒塌,1300 多亩良田荒芜⑤。

　　地处长江流域的江西省,也是血吸虫疫情流行的重灾区,其中鄱阳湖周边的"九江区"被列为当时中国血吸虫病疫情最为严重的六大区之一。⑥ 进入全面抗战时期,江西省的血吸虫病疫情更趋严重。1937 年下半年,江西省德兴县血吸虫病疫情严重,江西全省卫生处派出医务人员前往该县各乡巡回探访,在皈大、中洲一带陆续发现血吸虫病患者,并在附近溪流觅得中间宿主钉螺蛳,钉螺分布约 90 方里。⑦ 20 世纪 40 年代初期,许邦宪、吴光在总结我国的血吸

①　内政部年鉴编纂委员会:《内政年鉴》第 4 册《卫生篇》,商务印书馆 1936 年版,第(G)21 页。
②　许邦宪、吴光:《吾国血吸虫病大概(二)分布》,《中华医学杂志》第 27 卷第 9 期,1941 年,第 553—555 页。
③　陈方之:《血蛭病之研究(第二报)(二续)》,《新医药》1934 年第 3 期,第 252—253 页。
④　《沪西发现血吸虫病》,《时报》1936 年 6 月 28 日。
⑤　《上海市卫生志》编纂委员会:《上海市卫生志》,第 293 页。
⑥　陈方之:《血蛭病之研究(第二报)(二续)》,第 252—253 页。
⑦　《江西省卫生志》编纂委员会:《江西省卫生志》,第 113 页。

虫病分布时也强调"鄱阳湖之周围,均为本病流行区"①。1942 年,泰和县马家洲、两塘等地方发现有日本血吸虫病疑似患者,经过调查检验,发现确属血吸虫病,接着调查出了当地也是中间宿主的发生区,证实了泰和县为血吸虫病疫区,这也确定了江西省中南部也有血吸虫病流行。②

与江西同处长江中游地区的湖南和湖北两省血吸虫病疫情同样严重。1937 年,有调查就称:本病之流行,以沿洞庭湖四周百公里之区域为最烈,北之华容,东之岳阳,西之常德,南之沅江、湘阴等县尤甚,城陵矶一带之农村,数十年来,其人口几死亡殆尽,乃至数百里内,废为荒虚。③ 湖北情况也是如此,抗战结束湖北省卫生处制定的《湖北省住血吸虫病防治计划》称:湖北住血吸虫病分布区域,除邻省鄱阳湖、洞庭湖两大区邻近七英里县份确有住血吸虫病流行外,本省则以武汉、皂市两区流行为最猖獗。皂市以天门、应城、汉川、汈汊湖区为最烈,但尚无精确数字报告;武汉区以黄陂之武湖、后湖区中之孝友乡死亡率最大。④

抗战时期的血吸虫病疫情不仅长三角和长江中游地区严重,而且其他区域形势也不容乐观,最明显的代表就是福建福清和广西宾阳。1936 年,福清县被确认为血吸虫病流行区。1937 年,福建省卫生试验所陈国忠前往福清调查,检查病人 44 名,发现血吸虫病患者 25 人,"约占全数百分之五十六强",检查钉螺 1000 只,检出尾动性幼虫 95 只,"占全数感染率百分之五点二强"⑤。由于血吸虫病的猖獗流行,福清一县在民国时期被毁灭的村庄达 99 个,死亡 3520 人,该县上张大队,民国初期有 2600 多人,至 1949 年仅存 1600 多人,其血吸虫病感染率达 66.3%,先后死于晚期血吸虫病的病人,能指名道姓的有 96 人,死绝 32 户。⑥

1938 年,中央卫生实验处寄生虫病专家姚永政前往广西宾阳县王灵乡调

① 许邦宪、吴光:《吾国血吸虫病大概(二)分布》,第 556 页。

② 《江西省卫生志》编纂委员会:《江西省卫生志》,第 113 页。

③ 杨济时、徐荫棠、吕静轩:《湖南日本血吸虫之临床及病理观察》,《中华医学杂志》第 23 卷第 5 期,1937 年,第 675—676 页。

④ 《湖北省住血吸虫防治计划》,湖北省档案馆藏档案,档案号:LS18 – 1 – 200。

⑤ 陈国忠:《福建福清县日本血吸虫病调查》,《中华医学杂志》第 25 卷第 2 期,1939 年,第 89—90 页。

⑥ 福建省地方志编纂委员会:《福建省志·卫生志》,第 89 页。

查"大肚病",检查居民粪便 191 人,查出血吸虫病患者 106 人,"占全数百分之五五点五",发现全乡 9 个村均感染血吸虫病,其中最高的村感染率为 87.1%,感染率最低的村也有 18.5%,同时在当地沟渠内捕到钉螺,经解剖后也发现尾蚴,首次证实了宾阳县有血吸虫病流行。[①] 接着,1942 年,广西省政府曾派医师对宾阳县王灵、三旺、绿竹、镇宾等 7 个乡 100 多个村寨 70 多条大小河流调查,除镇宾未发现血吸虫病及钉螺外,其余都有感染,粪检抽查 1061 人,阳性 172 人,阳性率为 16.21%。其中王灵乡六合、六岭、新兴村粪检阳性率分别为 28.35%、40.0%、50.20%。[②]

血吸虫病的蔓延,使得饱受战争影响的民众健康和农村经济遭遇更为艰难的困境。"其流行区域,概为土壤膏腴,灌溉便利之处。一经本虫侵犯,居民逐渐死亡,尤以壮丁儿童为甚。吾人试往流行本病较烈之区观察,村落相望,而人口稀少,住民多面黄骨立,腹大肌瘦,土地虽肥沃有加,而良田任其荒芜,蔓草滋生,渐成废墟,实堪浩叹。其为国民经济之大患,民族健康之威胁。"[③]

三、黑热病

黑热病又称内脏利什曼病,是杜氏利什曼原虫(黑热病原虫)所引起的地方性传染病,主要流行于长江以北地区。传染源是患者和病犬(癞皮狗),通过白蛉传播,每年 5—8 月为白蛉活动季节,白蛉吸吮患者的血液时,原虫便进入白蛉体内,发育繁殖成鞭毛体,7 天后白蛉再次叮蛟人体时,将鞭毛体注入,即可引起感染。该病多发生于儿童,以长期不规则发烧、脾脏肿大为主要特征,俗称为"大肚痞"或"痞块",如治疗不及时会导致患者死亡。黑热病在我国流行时间不长,据姚永政等人调查,该病最早于 1884 年在江苏清江浦之王石鼓庄发生过流行。[④]

在抗战时期,该病主要流行于河北、山东、江苏、安徽、河南、湖北、甘肃、陕

---

① 姚永政:《广西宾阳之血吸虫病及虫之新种中间宿主》,《同济医学季刊》第 7 卷第 3 期,1940 年,第 9 页。

② 广西壮族自治区地方志篇纂委员会:《广西通志·医疗卫生》,第 142 页。

③ 许邦宪、吴光:《吾国血吸虫病大概(二)分布》,第 558 页。

④ 姚永政、孙志戎:《黑热病历史上之回顾》,《中华医学杂志》第 21 卷第 12 期,1935 年,第 1369 页。

西及东北等区域。由于这些区域在全面抗战期间有相当一部分沦陷,因此该时期黑热病的流行资料并不太多,但通过抗战初期和抗战结束后的流行情况对比就可发现,该病在全面抗战时期流行颇剧,造成的后果也非常严重。

抗战初期,黑热病主要流行于苏北地区,后来逐步加剧,流行区域也逐渐扩散。在1931年全国大水灾之前,黑热病仅流行于苏北涟水县麻垛、古寨集一带。后来疫区逐渐扩大,不到5年,北起海州,南止扬州,均为流行之区。"患者多为少壮男子,面黄肌瘦,腹部高肿,两肋皆有硬块,全身皮肤呈土黑色,胸腹疼痛。病态轻者为饮食少进,重者滴水不入,故重者旬日即可毙命。"[1] 1934年,江苏省政府要求江北各县开展调查,发现患者11万人。[2] 当时,姚永政等人在清江浦的一些村庄进行黑热病疫情调查,发现调查的所有村庄户感染率为67.44%、人口感染率为24.64%,其中刘庄户感染率为83.33%、人口感染率为26.42%,陈庄户感染率为66.67%、人口感染率为31.58%。同时,调查也展现了该病的加剧过程,如刘庄于1931年患此病者仅1人,1932年度增至3人,1933年度提高到8人,1934年度达到34人,此病传播之速,可以概见。[3]

为了控制相关疫情,卫生署特设黑热病研究院,于清江浦设研究队。经过一年工作,成效却并未达到预期,"该队之工作为研究与治疗。……因经费有限,不能普遍治疗,故由去夏至今医好者仅3200人。据最近调查,患者已达18万人,一年间竟增加7万人,实属骇人听闻"[4]。1937年,不仅苏北地区流行加剧,而且蔓延皖北、鲁南、豫东一带,民众受害颇烈。[5] 其中皖北地区流行最重,先流行盱眙、泗县、灵璧、凤阳、怀远等县,由于事前疏于防范,及此症发现,因医药人才及设备方面,俱感缺乏,对于患者之施行诊治,殊感困难,导致流行剧烈死亡甚多。接着波及宿县、蒙城、蒙阳、凤台、颍上等县,即皖北边区与豫省毗连之太和、阜阳境内,亦有发现。其中"疫情尤以颍上、阜阳、太和、泗县为最

---

① 《黑热病的流行》,《新科学》第6卷第2期,1941年,第105页。
② 《苏北黑热病者十八万人》,《昆虫与植物》第3卷第20期,1935年,第409-410页。
③ 全国经济委员会卫生实验处寄生虫学系:《防治苏北黑热病之经过概况》,《中华医学杂志》第21卷第2期,1935年,第186页。
④ 《苏北黑热病者十八万人》,《昆虫与植物》第3卷第20期,1935年,第410页。
⑤ 《苏北黑热病蔓延三省》,《东南日报》1937年6月18日。

烈,死亡相继,状极惨怜,若再任其蔓延,后患诚不堪设想"①。

全面抗战暴发后,黑热病流行区大部分成为战争区域,并很快沦陷,日军及此后的伪政权没有进行防治工作,使得疫情持续发展,继续肆虐,这从抗战胜利后的豫东地区的黑热病流行情况就可以看出。在 1937 年时,苏、皖、鲁、豫四省的黑热病流行中,豫东疫情最轻。但是抗战胜利后,豫东地区的黑热病疫情却非常严重。当时,善后救济总署河南分署发现豫东黑热病疫情严重,便在河南各县调查黑热病流行情况。当时署属黑热病第二防治队被派赴开封县属四乡调查,在完成其第一期调查工作中,已检查 91337 名,发现有黑热病患者 1132 名,"开封尚非黑热病最重区,然黑热病患者已如此之多"②。最后经调查发现,该省黑热病患者达 50 万人之多。③ 从这个对比中,也可以看出抗战时期江苏、安徽等沦陷区的流行情况。

在抗战期间,西北地区的甘肃、陕西等地黑热病疫情也非常严重。甘肃黑热病流行颇早,在 1919 年,英国医生金品三(George Edwin King)写的《甘肃的疾病》一文中就提到兰州发现黑热病病例。到了 1925 年,黑热病在甘肃流行已相当普遍。1943 秋,何观清、马馥庭、杨英福等 9 名专家调查确定甘肃省永靖—临夏、通渭—天水、泾川—平凉 3 个流行区,32 个县有黑热病发病患者 22人,由于当时治疗黑热病的药物全靠进口,药价昂贵奇缺,病死率高达98.3%。④ 1944 年,皋兰、秦安、泾川等地也发现黑热病,流行甚厉。⑤ 同年,陕西省的黑热病流行也非常炽烈,该省卫生处多次电请卫生所署协助防治,后孙志戎前往该省调查,认为亟需设立防治专所。⑥

当时沦陷的北京也是黑热病的主要疫区。北京于 1911 年首次发现黑热病,至 1923 年不断有散发病例,但以传入者居多。进入全面抗战时期,北京的黑热病疫情开始加剧。1939 年,市区报告病患 30 例,这个数字还不含婴儿病

①　《皖北黑热病蔓延十七县》,《昆虫与植物》第 5 卷第 9 期,1937 年,第 176 页。

②　《电请拨发黑热病药品》,《善后救济总署河南分署周报》1946 年第 50 期,第 2 页。

③　《本署黑热病防治所播讲一年来防治业务》,《善后救济总署河南分署周报》1947 年第 95 期,第 3 页。

④　《甘肃省志·医药卫生志·卫生》编纂委员会:《甘肃省志·医药卫生志·卫生》,第 148 页。

⑤　《甘省发现黑热病》,《边疆通讯》第 2 卷第 6 期,1944 年,第 15 页。

⑥　《筹办建筑黑热病防治所》,《陕政》第 6 卷第 1—2 期,1944 年,第 61 页。

例，且南郊农村的发病患者也未统计在内；1942 年，市区发现病患 130 例，郊区也出现流行现象。① 正因为疫情越来越严重，当时北京实施的每月疫情报告中除了法定传染病外，还包括了黑热病等疾病。②

此外，四川、广东也报告有黑热病疫情发生，不过并不严重，属于散发情况。1940 年后，成都各病院先后发现 4 例黑热病患者，且非输入性的，对这 4 例病例研究后发现，四川确有黑热病疫情发生，其传染与汶川、理番、茂县等处有关。于是，研究者便深入汶川、理番等处实地调查，"往返一月，共见黑热病人七例，并于凡有黑热病人之处，均发现有白蛉子。"③而广州则于 1938 年报告发现 84 名黑热病患者，此 84 名病人中有 30 人从未离开广东省，由此观之，该病在广东也有发生。④

四、性病和麻风病

性病俗称花柳病，是世界广泛流行的一组常见传染病，包括梅毒、淋病、软下疳、性病性淋巴肉芽肿和腹股沟肉芽肿等多种疾病。抗战时期，由于人员流动频繁，加上各地娼妓活动并未禁止，甚至有的地方还出现壮年男丁为了逃避兵役故意沾染性病的情况，⑤所以性病在部分人群中大范围流行，形成较大疫情，成为严重的公共健康问题，以至于卫生署在 1941 年推出了《花柳病防治计划》议案。

上海自开埠以来，外地和各国来沪商船水手常因宿娼染毒，导致娼妓业快速发展。而公共租界、法租界的巡捕房为了创收，设"正俗股"征收花捐，让娼妓合法化，更是推动了娼妓业的繁荣。1928 年，两租界共有妓院 805 家，公娼5100 余人。而到了 1934 年，上海全市娼妓 5.3 万余人，连同私娼约计 12 万人，约有 65% 患有梅毒，淋病几乎人皆有之，为世界大城市之最，也导致了当地

---

① 北京市地方志编纂委员会：《北京志·卫生卷·卫生志》，第 162 页。
② 《为函请逐月填报法定传染病及黑热病疟疾调查表由》，《华北防疫委员会工作季刊》1942 年第 13 期，第 13 页。
③ 侯宝璋：《四川的黑热病之调查》，《现代医学》第 1 卷第 1 期，1944 年，第 25 页。
④ 何博礼：《中国黑热病流行病学之检讨》，第 26 卷第 8 期，1940 年，第 690 页。
⑤ 《湘潭县政府训令：为奉转禁止壮丁故意寻觅花柳病避免兵役由》，《湘潭县政府公报》1940 年第 7 期，第 11 页。

性病的广泛传播。① 进入全面抗战后,大量难民云集上海,城市流动人口持续增加,而娼妓业又没有得到控制,致使性病问题更趋严重,直接困扰着当地民众的健康。1938 年 1 月至 6 月,上海的中国红十字会第一医院的住院病人中,梅毒血清反应阳性者占 10%,婴儿占 1.2%;而 1940 年,上海国际红十字会第一难民医院在院病人 2520 人,其中血液康氏反应阳性者占 31.2%,"故以梅毒一项而论,现在病率至少在 10% 以上,照现在人口计算,梅毒病人至少在三十万以上"②。由于性病非法定传染病,加上就医者并不一定赴正规医院就诊,因此实际患病民众只会超过这个数字。在抗战胜利后,上海市卫生局开展性病疫情调查,发现结果惊人:"本市之性病患者,经八年余长期战乱之结果,发现极可惊人之增加数字。去年(指 1946 年——著者注)一年中,由该所负责检查之八百零九家妓院之三千五百九十名妓女中,发现染有极其严重之康氏阳性反应(即梅毒)而被勒令停止经营者,达二千二百零五名,占检查人数之百分之六十二点一……至本市全人口数中,患有梅毒者,据该所估计,约达百分之十,计四十万人左右,而淋病患者人数,则可能等于梅毒患者人数之四倍,估计约一百六十万人。"③这虽然展现的是 1946 年的调查数据,但反映的却是抗战期间上海的性病流行情况。

福建省的情况也大体如此。1937 年,福建省卫生试验所对 242 人份送检血清进行梅毒血清反应检查,有 151 人份阳性,阳性率达 62.4%;1938 年又检查 611 人份,有 214 人份阳性,阳性率为 35%;1943 年福州市卫生事务所门诊诊治性病患者 374 人,其中梅毒 73 人,淋病 95 人,软硬性下疳 106 人。④

性病不仅在大城市泛滥,在小城镇也广泛流行。如以江西省上饶地区为例,在 1942 年 5 月至 7 月间,上饶县立卫生院八都分院诊治梅毒 12 例、淋病 3 例;次年,沙溪分院又诊治梅毒 25 例、淋病 31 例;1944 年,省立上饶医院又诊治梅毒 73 例、淋病 139 例,且在广丰县发现梅毒患者 62 人。⑤

相对于其他省份的性病流行,抗战时期的江西省性病疫情不仅暴发于城

---

① 《上海市卫生志》编纂委员会:《上海市卫生志》,第 306 页。

② 董宝机:《上海市的性病及其防治》,《社会卫生》第 2 卷第 3 期,1946 年,第 11 页。

③ 《上海的桃色恐怖,二百万人有性病》,《新闻报》1947 年 2 月 17 日,第 4 版。

④ 福建省地方志编纂委员会:《福建省志·卫生志》,第 86 页。

⑤ 《上饶地区卫生志》编纂委员会:《上饶地区卫生志》,第 114 页。

镇区域,而且在一些山区更甚。因为江西省南部山区矿山多,矿工大规模集聚,且家属不在身边,使得性交易成为一个常见现象,从而导致当地的性病传播流行甚烈。1940 年 5 月,位于江西南部的大庾性病防治医院门诊接待患者 462 人,该院洪水寨分所门诊 250 人,新城镇分所门诊 142 人,西华山分所门诊 448 人,所接待患者均为性病,种类以淋病为最多。① 而在 1941 年 1 月,该院接诊疗性病患者人数进一步扩大,其中院本部门诊 1005 人,洪水寨分所门诊 620 人,新城镇分所门诊 223 人,西华山分所门诊 658 人。②

作为一种古老的传染病,麻风病一直备受重视,这种由麻风杆菌诱发的慢性传染病,主要侵害人的皮肤和神经组织,导致人皮肤麻木、干枯甚至变形,造成肢体残废。作为人类历史上一度不可治愈的传染病,麻风被传统社会赋予了颇多的符号隐喻,比如其在欧洲社会曾被称为"天谴病"。又因其传染路径不确定,各国普遍对麻风病人都有污名化的观念。麻风病在中国流行非常早,中国早期医学经典《黄帝内经》提及的大风和疠风,被认为是中国古代麻风早期存在的重要案例。③ 由于在明清时期就对麻风病进行了隔离工作,因此在所有的传染病中,麻风病成为民众最恐惧的疾病。

抗战时期,麻风病疫情虽然不是最糟的,但病人的待遇绝对是最差的。战时,由于缺乏防治手段及民众对病人的恐惧,很多地方对散居各地的麻风病人采取了枪杀、焚烧、活埋、投江等残酷手段进行迫害。1937 年,广东的国民党军、政领导人议决由广东省警察局负责将散居在广州全城的 270 多名疑似麻风病人全部抓起来,指令广州市卫生局派出医务人员对上述患者进行确诊,将确诊为麻风病的 234 名患者,拘禁在郊外贵云义庄,拟哄骗他们上船载运到伶仃洋海面,凿破船底致全部溺死。但此法被麻风病人识破未能得逞。继而采用大量安眠药拌混面粉制成面包,企图毒杀,麻风病人嗅到面包有药味而不愿进食。最后采用集中枪杀的残酷办法,事先由保安队在白云山麓,挖了 12 个 5 尺多深的大土坑,将麻风病患者分批集体枪杀掩埋,为掩人耳目,在鸣枪时燃

---

① 《工作简报》,《卫生通讯》第 3 卷第 17、18 期合刊,1940 年 6 月。
② 《工作简报》,《卫生通讯》第 4 卷第 1 期,1941 年 1 月。
③ 梁其姿著,朱慧颖译:《麻风:一种疾病的医疗社会史》,商务印书馆 2013 年版,第 22 页。

放鞭炮。[1]

1937 年,广西经调查发现全省有麻风病患者 918 例,并在南宁设立邕宁良庆乡麻风病管理所进行治疗。1939 年,日军侵陷南宁,病人逃散。到了 1940 年,根据广西省卫生行政工作会议报告:各地医疗防疫队进行麻风病调查统计,全省 99 个县中有 97 个县发现麻风病人共计 981 人。1942 年,重建邕宁良庆乡麻风病管理所,并改名为南宁良庆乡麻风村,设工作人员 6 人,警役 7 人(没有医师),收容病人 41 人。[2]

根据 1938 年福建卫生试验所的调查统计,当时福建省麻风病流行分布于 36 个县、市,以福州、莆田、晋江、云霄,南靖、厦门等 13 个市、县为重。其中在福州、莆田、宁德、福安、仙游、长乐、福清、建瓯及古田等市、县均设有麻风病院,当时福建麻风病院的设置情况和病人收容情况可参见表 1 – 13。

表 1 – 13　1940 年 3 月福建麻风院、麻风诊所情况表

地点	名称	建立时间	负责机构	院内病人数	院外病人数
厦门	闽南麻风诊所	1931	厦门麻风委员会		100
长乐	长乐麻风病院		政府、士绅和差会的联合委员会	31	
福州	茶仓基督医院麻风诊所	1939	教会		50
涵江	丽莲·甘博尔女子麻风院	1901	美以美女布道会	46	
兴化	兴化麻风病人教堂		美以美会		100
古田	古田麻风院		伦敦麻风救济会	60	
石码	石码麻风诊所		私人		100
延平	口士吡哩纪念医院西敏麻风病院	1919	美以美会	20	

资料来源:梁其姿著,朱慧颖译:《麻风:一种疾病的医疗社会史》,第 275—276 页。

---

[1]　广州市地方志编纂委员会:《广州市志(卷十五):体育卫生志》,广州出版社 1997 年版,第 345—346 页。

[2]　广西壮族自治区地方志编纂委员会:《广西通志·医疗卫生》,第 138 页。

　　海南岛的麻风疫情也非常严重。全面抗战初期，有机构对海南岛的麻风流行情况进行了调查，发现全岛有麻风病人 1586 名，重症者占 2/3，在全岛 16 个县中，患者以崖县、琼山、定安、文昌 4 县最多。①

五、肺痨及其他传染性疫病流行情况

　　抗战时期，还有多种其他的传染病流行，形成各种疫情，如肺痨在全国大范围蔓延，麻疹、流行感冒及钩虫病等疫病也时常出现，造成了严重的后果。

　　肺痨，即肺结核，是一个有着悠久历史的疾病，在我国古代被称为"痨病"。直到 20 世纪 40 年代链霉素发明之前，结核病都被视为绝症。因此，在全面抗战初期，有人就对当时我国的肺痨疫情有过忧虑："每年被肺痨菌所吞噬我人的生命，真是不能计算，在各项死亡率中，以肺病的死亡的指数最高，尤其在我国天灾人祸的时代中的青年，牺牲于此病者，尤可惊人。"②但是对于当时我国肺痨疫情的整体情况，并没有把握，"我国痨病死亡及患病人数，尚无确实数字。"③抗战结束后的 1947 年，上海防痨联合会才对全国和上海的肺痨疫情做了一个整体估计："我国 45000 万人口中，染有痨病者，约 1800 万人。每年因痨病而死亡者约 180 万人。全国每日平均有 49300 人死于痨病，即每分钟死于痨病者有 34 人，痨病死亡率为千分之四，比率惊人，实有摧残民族健康之大患。即以上海而论，全市患有痨病者 16 万人，每年死亡约 16000 人，超过全市所有因其他传染病而死之总和。本市每日平均有 43 人因患痨病而死亡，即每半小时内一市民死于肺痨。如此可怖之魔鬼，如不及时予以预防，则短期内将更行猖獗，蔓延传播。有关于整个市民康健之前途者甚大。"④这虽然估计的是抗战结束后的情况，但肺痨并非急性传染病，从发病到死亡需要经历一个时间段，因此完全可以说这种估计也代表了抗战期间的肺痨疫情，甚至可以说，由于战争的因素，抗战期间的肺痨疫情可能比这更严重。

　　在全面抗战前夕，有研究者根据北平第一卫生事务所暨北平痨病防治所

---

① 伯樨：《海南岛之麻风》，《麻风季刊》第 13 卷第 3 期，1939 年，第 42 页。
② 《无量数字肺痨病已可冲破死亡线》，《力报》1938 年 4 月 2 日，第 8 版。
③ 袁贻瑾：《痨病与抗痨》，《实验卫生季刊》第 2 卷第 4 期，1944 年，第 43 页。
④ 《可怕的魔鬼》，《大公报》1947 年 4 月 8 日，第 5 版。

之统计,发现当时北京的肺痨疫情就十分严重。当时的统计资料显示,痨病的死亡率为每 10 万人每年死亡 200 人;受染率即根据结核菌素试验百人中呈阳性反应者(受染者仅少数有活动性之病症),五岁为 30 人,十岁为 60 人,十五岁为 85 人,二十岁为 95 人;患病率即通过 X 光透视百人中发现活动性肺痨者,男中学生为 6.1 人,女中学生为 3.8 人,男大学生为 6.3 人,女大学生为 3.5 人,饭馆服务员为 5.8 人,澡堂工人为 10.6 人,理发匠为 19.2 人。① 而到了全面抗战期间,北京的肺痨流行仍然非常普遍:94% 手艺工人予以皮内结核菌素试验,均有正性之反应;在协和医学院之学生与职员中,6.3% 有诊断上认为堪重视之损害;协和医院防治门诊病人中,4.6% 经 X 光检后有肺部损害之发现;住院病人中 8% 患有肺结核症,然外人之住院病人中仅 1.6% 有同样之损害病状;在协和医学院卫生站四周一带区域之痨病死亡率为 1 万人中占 200 人。②

上海的肺痨疫情也非常严重。据不完全统计,上海 1937 年有肺痨患者 1450 人,死亡 1000 人;1938 年有患者 3000 人,死亡 2000 人;1939 年,患者达到 4350 人,死亡 2700 人;1940 年患者上升到 5400 人,死者达到 3700 人。"数字逐年增加,实足惊人,其死亡率竟居沪市各种传染病之首。"③而 1942 年 1 月公共租界的一组统计数据也证实了肺痨的高死亡率,"工部局公共卫生处每周报告云,上周内中外居民,因肺痨致死者,复有多起,计华人 34 名,外人 3 名,患有肺痨者则有华人 46 名,外人一名。总计公共租界内,因病死亡者,计华人 65 名,外人 5 名"④。公共租界一周 65 名华人死亡者中,因肺痨而死者有 34 人,超过一半,5 名外人死亡者中,因肺痨死者有 3 人,达到 60%。而在同年 5 月的一次一星期内患病及死亡人数统计中,肺痨患者中,"外侨患者 5 名,死亡 2 名,华人患者 57 名,死亡 34 名",仍然居各种传染病中第一位。⑤

作为临时首都的重庆,各路民众云集于此,肺痨疫情同样不容小觑。1943 年,有研究者在重庆沙磁卫生区举办肺痨检验工作,在普通民众中实施肺部 X

---

① 袁贻瑾:《痨病与抗痨》,《实验卫生季刊》第 2 卷第 4 期,1944 年,第 43 页。

② 《北平之痨病》,《上海医事周刊》第 7 卷第 6 期,1941 年,第 3 页。

③ 《近十年来沪市痨病死亡统计》,《保险界》第 7 卷第 24 期,1941 年,第 11 页。

④ 《患肺痨致死上周三十七人》,《政汇报》1942 年 1 月 21 日,第 3 版。

⑤ 《公共租界内痨病猖獗》,《中国商报》1942 年 5 月 20 日,第 3 版。

光透视检查,发现疫情同样严重,具体结果见表1-14。

表1-14　1943年沙磁卫生区肺痨流行情况表

学校或工厂	肺部X光透视人数		有活动性结核症状人数		肺结核病百分率	
	男	女	男	女	男	女
中央大学学生	923	320	97	18	10.5	5.6
中央工校学生	603	20	65	2	10.8	—
省立女职学生	—	264	—	23	—	8.7
国立艺专学生	153	46	9	1	5.9	—
南开中学学生	1289	603	56	8	4.3	1.3
树人中学学生	272	159	11	2	4.0	1.3
学校教职员及家属	137	128	23	9	16.8	7.0
学校工人	121	4	14	1	11.6	—
无线电器材厂职工	140	20	22	2	14.3	—
动力油料厂职工	426	13	42	0	9.9	—
知识从军青年	509	90	32	11	6.3	12.2
健康检查者	249	12	34	1	13.7	—
其他人员	609*	215*	118	41	19.4	19.1

注：*包括疑有结核病者,因此所得之百分率较高。

资料来源:袁贻瑾:《痨病与抗痨》,《实验卫生季刊》第2卷第4期,1944年,第45—46页。

麻疹作为一种呼吸道传染病,在抗战时期也常有流行。如上海在1937年和1938年均有流行,其中以1937年为害最烈,发病率为195.8/10万,死亡率为137.3/10万。[①] 而在1940年3月上旬,陕西卫生处接到淳化县报告,称该

———————

① 《上海市卫生志》编纂委员会:《上海市卫生志》,第180页。

县发生白喉及猩红热,要求省防疫队前往防治,防疫队到达后,发现当地并非发生白喉和猩红热,而是麻疹流行。[1]

流行性感冒作为一种常见传染病,由于气候和人群密集等原因,也时常发作。虽然上海的卫生机构在每年年初都会发出流行性感冒的预防警告,但却常有流行,1938 年至 1941 年间,每年上海均有流行。[2] 如 1941 年,"近日因气候反常不正,致流行性感冒极为流行"[3]"本埠入春以来,天气已转暖和,惟近日乍暖乍寒,流行性感冒等流行颇为猖獗"[4]等报道频繁见诸报端。

作为寄生虫病的主要一种,钩虫病在当时很多省区流行。1938 年,姚永政在广西宾阳县王灵乡作血吸虫病粪检时,就发现当地钩虫卵阳性为 13.1%,最后发现该病遍布广西各地,只是感染程度不同而已。[5] 1944 年,陈国忠在福州、平潭、永安、南平等 11 个市、县调查时,相继发现人体钩虫病流行。[6]

此外,由于战争的原因,还导致有些已经中断多年流行的传染病在抗战时期又重新出现,形成疫情。如 1940 年的 9 月至 10 月间,在上海绝迹 25 年的登革热疫情重又发生,且当年患此病经报告者达到 487 例。[7]

六、非传染性地方病流行情况

除了传染病外,在抗战期间,还有一些地方流行非传染性的地方病。这些病也称为化学性地方病。化学元素是人体生命活动的营养物质来源,在人的生长发育、衰老、疾病和死亡中起着重要作用,但是在地球上的分布并不均匀,致使许多地方出现化学性地方病。在我国抗战时期,主要流行的化学性地方病有地方性甲状腺肿、克山病和大骨节病。

地方性甲状腺肿,简称地甲病,又称大脖子病。该病在我国古已流行,被称为"瘿"。早在公元前 4 世纪,我国《山海经》中已有该病的记载,隋代巢元

① 《淳化麻疹流行》,《西北卫生通讯》1940 年第 17 期,第 11 页。
② 《上海市卫生志》编纂委员会:《上海市卫生志》,第 180 页。
③ 《本埠气候暖寒突变,流行性感冒猖獗》,《保险界》第 7 卷第 1 期,1941 年,第 29 页。
④ 《沪流行性感冒猖獗,死亡率打破纪录》,《前线日报》1941 年 2 月 12 日,第 2 版。
⑤ 广西壮族自治区地方志编纂委员会:《广西通志·医疗卫生》,第 154 页。
⑥ 福建省地方志编纂委员会:《福建省志·卫生志》,第 94 页。
⑦ 《上海市卫生志》编纂委员会:《上海市卫生志》,第 35 页。

方《诸病源候论》中就指出：瘿与水土有关。① 地甲病的流行与饮水中碘含量关系密切，由于外环境缺碘，人体对碘摄取不足而造成的甲状腺肿大症，该病在我国很多区域广泛流行。抗战时期在一些地方也颇为突出，尤其表现在广西、甘肃、湖北、云南等地。据《广西年鉴》载，1937 年在广西 92 个县的不完全调查，发现有甲状腺肿病人 15697 人，其中以百色、河池等地病人最多。李祖蔚在抗战初期也对广西军医学校全体学生 384 人进行检查，发现有甲状腺肿者 35 名，患病率 9.1%，李氏又检查广西军医院病人 225 名，患甲状腺肿者 21 名，患病率为 9.33%。②

地方性甲状腺肿在甘肃也流行已久，病区遍布全省各地。1937 年 10 月，据甘肃省 36 个县调查统计共有地甲病患者 137803 人，其中清水县发病率为 29.6%，徽县为 25.6%。③ 1941 年，甘肃省政府记载：河西、陇南各县均有甲状腺肿病。成县 12 万多人口，患甲状腺肿者约占 2/5。渭源县甲状腺肿大者约占总人口的 15%。金塔县政府于同年报告：该县人民患甲状腺肿大者约占人口的 1/2 以上，影响人民健康甚巨。④

湖北的地方性甲状腺肿发病地域也很广，尤其以鄂西北、鄂东北以及钟祥、京山等县更为严重。1943 年 11 月，郧西县调查报告："本县甲状腺肿蔓延在安道、马田、羊桥等乡，患者约 5000 余人。"同年 12 月，均县也报告："本县甲状腺肿蔓延在邻近房县、郧县、谷城边境及武当山附近官山、白浪、浪河等乡，患者 6000 人以上。"1944 年，湖北省卫生处根据竹山、郧县、郧西、均县、谷城、兴山、远安、房县、随县、黄梅、阳新、通城等县调查，报告人口患病率在 20% ~ 70% 之间，病人共计 145422 人，年死亡率在 27% 以上，其中兴山县甲状腺肿多发生在西北部的三溪、平水、湘平 3 乡，患者约占人口 70%，情状极其悲惨。⑤ 国民政府两湖监察使苗培成就报告了保康县的地甲病疫情："该县山中居民，贫不能食盐，饮水又采取山间，来源阴深，木叶复腐朽其间，水中含有毒性，缺

---

① 《中华人民共和国地方病与环境图集》，科学出版社 1989 年版，第 119 页。

② 广西壮族自治区地方志编纂委员会：《广西通志·医疗卫生》，第 157 页。

③ 《甘肃省志·医药卫生志·卫生》编纂委员会：《甘肃省志·医药卫生志·卫生》，第 434 页。

④ 转引自《甘肃省志·医药卫生志·卫生》编纂委员会：《甘肃省志·医药卫生志·卫生》，第 434 页。

⑤ 湖北省地方志编纂委员会：《湖北省志·卫生》，第 10 页。

乏碘质,以致人多颈生瘿疱,大者如瓜,妨碍健康,影响人类进化,现时实不应再有此种现象。"①

地方性甲状腺肿在云南省几乎遍及全省各市、县,当地还将此病列为云南三大地方病之一。1936 年,云南省民政厅根据 45 个市、县、设治局公报的数字,统计有患者 9278 人。1940 年至 1942 年间,云南省卫生实验处姚寻源等与上海医学院对该省 37 个市、县进行调查,在被检查的 187645 人中,查出地甲病患者 28879 例,平均患病率为 15.4%,其中有 18 个县患病率为 10.9%~84.0%。②

克山病也是抗战时期流行的一种地方病。1935 年,伪满北安省克山县驻屯兵军医报告一种不明的地方病,症状是头痛、眩晕、恶寒、恶心、呕吐,以及急性心脏衰弱和迅速的死亡,其最速者于发病后两三小时即死亡,由 11 月至 12 月一个月中死亡 180 名。③ 之后,医学界将此定名为克山病。克山病是一种病因不明的地方性心肌病,病区人民把它称为"快当病""攻心翻"等。该病发病多,病死率高,流行于东北地区和华北、西北及西南的部分地区。在抗战时期,黑龙江多地发现克山病。1940 年,讷河县和庆村因克山病死亡 120 人,占全屯人口总数的 50%;1941 年,克山县王显屯等 12 个屯死亡 216 人。病区群众恐惧心理严重,多四处逃避,致使有的村屯败落,土地荒芜。④ 河北省当时也有克山病流行。1937 年,日本人在围场县调查时发现当地因克山病暴发流行死亡99 人。1945 年冬,坝上几个县同时暴发克山病流行,其中围场县复兴地村共有 200 多人全部死亡;沽源县二道沟乡李家营子村原有 125 人,一次死亡 68人;丰宁县小北沟村 12 户人家 51 口人,一冬死了 45 人,剩下 5 名光棍汉和一位老人也背井离乡逃往外地。⑤ 河南的卢氏县在抗战时期也多次出现该病流行,1938 年,当地首次发现克山病流行,当地居民称"汗病""吐黄水病"。之后

①　湖北省地方志编纂委员会:《湖北省志·卫生》,第 10 页。
②　《云南省志·卫生志》编纂委员会:《云南省志·卫生志》,第 297 页。
③　邵本固:《克山病》,《先锋医务》第 2 卷第 2 期,1946 年,第 27 页。
④　黑龙江省地方志编纂委员会:《黑龙江省志·卫生志》,黑龙江人民出版社 1996 年版,第 152—154 页。
⑤　河北省地方志编纂委员会:《河北省志·卫生志》,中华书局 1995 年版,第 252 页。

的 1941 年和 1945 年,此病又在该县发生。①

此外,抗战时期我国部分区域还出现大骨节病流行。大骨节病在中国流行历史很久,明崇祯年间《安泽县志》记载的"每患沉溺重腿之疾,手、足、踝节大、腿蹒跚"就被认为是该病。大骨节病是一种病因不明,严重危害病区人民身体健康的地方性、多发性、变形性骨关节病。该病在抗战时期的陕西省多有发现,麟游、永寿山区是陕西大骨节病流行的重病区。1943 年 2 月,陕西省卫生处派卫生技士李敬强到麟游调查大骨节病,并写出《麟游县地方病侏儒调查报告书》,详细报告了大骨节病的发病情况,以期引起当局的重视。1944 年 4 月,西北防疫处营养学专家马凌云博士,由巡回卫生第一队队长李敬强陪同到麟游调查大骨节病,认为"侏儒病之发生于陕西省,并不限于麟游一县,凤翔、岐山、长武、彬县、千阳、灵台与麟游相连之山中到处皆可发现侏儒患者,主要患区为麟游之中部之页岭南北","患者人数约占全县人口百分之五十","甚至全家尽系患者而无一健康之人"。② 最为致命的是,陕西大骨节病的发病区域,又常常伴有地方性甲状腺肿的流行,因此出现"南山多瘿,北山多拐"的民谣。

① 河南省地方志编纂委员会:《河南省志·卫生志·医药志》,河南省人民出版社 1993 年版,第 227 页。

② 陕西省地方志编纂委员会:《陕西省志·卫生志》,陕西人民出版社 1996 年版,第 273 页。

第二章　全面抗战时期疫病流行的特点与成因

　　20 世纪上半叶,我国战争不断,但人口死亡的首要原因却非战争直接导致,而是呼吸道与肠道系统方面的疫病所致,但这些呼吸道和肠道系统的疫病,却与战争有着莫大的关系。通过前面的梳理,可以发现全面抗战时期中国的疫病流行已是非常严重,可以说是中国疫病流行最为剧烈的时期之一。全面抗战时期中国疫病流行呈现出典型的战时特征,如各种疫病交织流行、疫死率高等特点都与战争密切相关,而且,疫病的发生还和具体的战争行为密切关联。当时疫病流行剧烈原因是多元的,除了以往的"战争—传染病"模式中的战争成为疫病流行的助推器和放大器外,还有一个非常重要的因素,那就日军实施的细菌战直接导致疫病大面积流行。也就是说,"战争—传染病"的模式在抗战时期已经发生了转变。抗战时期,我国正值卫生事业体系现代化建设的起步阶段,卫生医疗资源本身建设不够,同时又受到战争冲击,导致医疗资源严重匮乏,从而使得防疫工作无法得到深入,疫病很容易发生。而且,疫病一旦发生,也很难得到有效控制,导致疫病大规模流行。此外,当时中国地方行政管理的分割也使得疫病防控存在较大困境,加剧了疫病的流行。全面抗战时期,我国分为了国民政府管辖区、中共领导的敌后抗日根据地和日伪控制的沦陷区三大区域,行政管理及社会形态迥然不同,在疫病防控上很难实现有效协同。在这种情况下,疫病的发生和流行自然较以往更为活跃。

第一节　疫病流行的特点分析

一、各种疫病交织流行

　　通过前文对全面抗战时期各种疫病流行情况的梳理,可以发现该时期各类疫情繁多,几乎是中国历史时期各种疫病的集中暴发。在短短的一个时间段内，出现了如此之多的疫病流行，且很多疾病还是一而再、再而三地发生疫情，这就呈现出当时疫病流行的一个重要特点，即多种疫病交织流行。在以往时期，疫病流行的特点往往是此起彼伏，你方唱罢我登场，一种疫情发生后，经过一段时间被控制，然后过一段时期，另一种疫病又发生了，形成新的疫病流行。但在全面抗战时期，呈现出的却不是这种现象，而是各种疫病大暴发，它们交织在一起，形成集中流行的局面。如福建省，在抗战时期既是鼠疫流行的主要区域，也是霍乱肆虐的重点省份，更是疟疾横行的重要疫区。显然，全面抗战时期福建省的疫病流行造成的严重危害已然超过了战争本身带来的后果，形象地证明了抗战时期卫生界人士的一个观点：无论任何战争，其性质如何残忍，战场如何广泛，但其死亡人数，总不如疾病（急性传染病）之害人为甚。①

抗战期间，由于战事活跃、人口集聚等各种因素的影响，上海市一直处在各种疫病交织流行的状态中。在全面抗战前 6 年，年年霍乱大流行，尤其是1938 年，发病 11365 例，死亡 2246 人，极为惨烈；同时又常常暴发天花疫情，导致连续多年被宣布为天花流行港口；而伤寒也是每隔 2 ~ 3 年流行 1 次，累计发病 15190 例，死亡近万人。更甚的是，上海及周边一旦发生战事，大批难民涌入上海，各种疫病更是迅速蔓延。在 1938 年到 1940 年间，霍乱、天花、白喉、伤寒、猩红热、疟疾、痢疾相继流行，麻疹、回归热、狂犬病、斑疹伤寒等传染病同时发生，为民国时期流行病种最多、发病率最高的几个年份，②"上海近来天花及白喉患者已有发现，伤寒症患者及死尤多，故居民极应注意预防，至真性霍乱患者数字，则日渐减少"③，"最近本市痧子猩红热、天花、霍乱等症流行，传染者甚多，死亡周以千记"④。

上海两租界的卫生机构尤其是公共租界工部局卫生处长期坚持进行卫生调查，并将调查结果进行发布，在这些发布的调查结果中，也证实了当时上海疫病交织流行的严重局面。1938 年 7 月，公共租界工部局卫生处发布当年 6

---

① 翁文渊：《抗战与防疫》，《广西卫生通讯》第 3 卷第 6 期，1942 年，第 168 页。

② 《上海市卫生志》编纂委员会：《上海市卫生志》，第 175 页。

③ 《晶报》1937 年 10 月 19 日，第 2 版。

④ 《力报》1941 年 7 月 6 日。

月该租界的染疫情况调查报告："六月份华人死亡之纪录者有 3495 名,其中有暴露之尸骸 2180 具。死亡之原因为伤寒、痨病、霍乱、肺炎以及斑疹伤寒病症。"①到了 9 月,各种疫病仍然猖獗,公共租界报告的一周染疫者病种繁多,涵盖了多种急性传染病:"据工部局卫生处报告,本市一周内染病患者,计天花 2 人,猩红热 7 人,白喉 18 人,脑膜炎 2 人,痨病 54 人,霍乱 313 人,伤寒 80 人,赤白痢 184 人,脚气 59 人,流行性感冒 10 人,疟疾 15 人,霍乱性腹泻 93 人。"②1939 年 3 月,肆虐了几个月的天花疫情稍有缓和时,麻疹和回归热又相继发生,使得两租界卫生机构疲于应付,"患天花者已见减少,英租界方面已自每周百余人减至十余人,法租界亦自六十余人减至十人。惟疹症及回归热症则相继发生,且甚蔓延,故两租界正努力进行防范"③。而当年入冬后,因天时不正,寒暖不匀,又使得疫症丛生,在天花广泛流行时,各种急性传染病也一并发生,公共租界一周内记录各种疫病流行情况如下:天花患者 156 人,死者 62 人;白喉患者 30 人,死 7 人;痨病患者 25 人,死 22 人;猩红热患者 11 人,未死;脑膜炎患者 7 人,死 3 人;伤寒患者 26 人,死 17 人;脚气 24 人,死 13 人;痢疾患者 6 人,死 6 人;疹症患者 11 人,死 11 人;疟疾患者 2 人,死 1 人;其他各症死亡者,达 1337 人。④

其他地方的情况其实也跟上海一样,如东南地区的福建,西南地区的云南,乃至中部地区的江西,抗战期间无一不是出现多种疫病流行的局面。如江西省,不仅连续发生鼠疫疫情,而且霍乱、天花等烈性传染病也是连年不断,其他疫病更是层出不穷,频频暴发。根据江西省卫生处 1937 年至 1948 年的不完全疫情报告统计:全省共发生天花 5049 例,病死 664 例;发生霍乱万余例,死亡 3038 例;1941 年 4 月至新中国成立前夕,鼠疫在 14 个市、县流行,发病 2989 例,死亡 1550 人;血吸虫病危及 35 个市、县的 600 余万人,累计病人达 60 余万人;疟疾大面积流行于城乡各地,危害极为严重,赣南山区的发病率高达 80%;丝虫病在 75 个市、县流行;麻风病流行于 79 个市、县,病人 2 万余人。此

---

① 《上月华人死亡共计三千余人,以患伤寒霍乱等症为多,工部局卫生处调查》,《导报》1938 年 7 月 29 日,第 3 版。

② 《本市疫势稍杀,白赤痢大猖獗》,《新闻报》1938 年 9 月 17 日,第 16 版。

③ 《租界天花症减少》,《新闻报》1939 年 3 月 18 日,第 19 版。

④ 《"天花"症流行》,《新闻报》1939 年 1 月 22 日,第 2 版。

外,结核病、伤寒及副伤寒、痢疾、回归热、斑疹伤寒、乙型脑炎、流行性脑膜炎、地甲病、产褥热和新生儿破伤风等,也是全省性或地区性流行,危害十分严重。①

　　这种疫病交织流行的局面不仅仅表现在省域层面,在县域层面也是如此。因为地方卫生机构不健全、卫生力量严重缺乏,一种疫病发生后,经常带动其他的疫病相继发生,导致疫病丛生的局面。如福建的莆田县,在全面抗战期间,民众生活日益穷苦,卫生条件较以往更为恶劣,各种急性传染病如天花、鼠疫、霍乱与地方性传染病如疟疾、麻风、丝虫及各种寄生虫病的流行次数,与年俱增,死亡相继,甚至买不到棺材,群众咸有谈鼠(鼠疫)与谈虎(虎烈拉)色变之感。② 南平县在 1941 年初也出现天花、脑膜炎和鼠疫三种急性传染病同时流行的情况,不仅造成多人染疫,而且每种疫病都导致民众死亡。③ 而浙江省慈溪县在 1940 年至 1941 年间也是出现多种疫病流行的情况,"疟疾、伤寒、赤痢流行甚广,死亡甚众"④。

　　疫病交织流行的现象在战争区域更是突出。由于战争导致生存环境恶化,加上医疗卫生备受摧毁,使得交战区域及战后地方各种疫病并发,导致严重的人道危机。1942 年,浙江收复地区抚慰团就报告称"浙江省收复地区痢疟流行,既极猖獗,而人民流离颠沛,体气亏弱,颓垣残烬,井塞河污。冬春之间,疫疠交滋"⑤。江西省情形也是如此。1944 年 8 月,日军撤离萍乡后,县城痢疾、天花、伤寒等疾病蔓延,"仅死于天花者就达 200 多人,死于其他传染病的更多。芦溪、上埠、南坑、张佳坊、长丰、麻山等圩镇,疟疾、痢疾蔓延,死亡多达 600 人……高坑乡一带鼠疫蔓延,人口不满 300 的长塘下小村落,不到半个月,死于鼠疫者达 30 多人"⑥。

　　更为致命的是,日军在战时频繁实施多种细菌战,人为在战争区域制造各

　　① 《江西省卫生志》编纂委员会编:《江西省卫生志》,第 6 页。
　　② 莆田县志编纂委员会:《莆田县志:莆田医药卫生史》(草稿),第 5 页。
　　③ 剑萍:《南平的天花与鼠疫》,《前线日报》1941 年 5 月 1 日,第 6 页。
　　④ 《慈溪卫生志》编纂小组:《慈溪卫生志》,第 203 页。
　　⑤ 《浙江省收复地区抚慰团第二团工作报告(1942 年)》,浙江省档案馆馆藏档案,档案号:29 – 1102。
　　⑥ 江西省委党史研究室:《江西省抗日时期人口伤亡和财产损失》,第 464 页。

种疫病交织流行。1942 年浙赣战役时，日军撤离战场时大肆实施细菌战，先后播撒了鼠疫、霍乱、伤寒、炭疽等病菌，导致浙赣的衢州、金华、丽水及上饶等地区在当年及以后多年连续出现多种疫病流行。当年，衢州是日军大规模细菌作战的主要攻击目标，先是通过战俘传播伤寒和副伤寒病菌，接着又在水源、食品中投放霍乱病菌，同时又实施了炭疽攻击。8 月，逃难到边远山区的数十万居民纷纷返回家园，因不知日军撒播细菌而被感染，在短期内，衢县出现了鼠疫、霍乱、伤寒（副伤寒）、痢疾、炭疽等多种传染病的混合大流行。到 12 月底，疫情已蔓延至衢县 19 个乡镇、江山 7 个乡镇、常山 4 个乡镇和开化 8 个乡镇，以及龙游县希塘等地，造成衢县染疫死亡 3000 人，江山县染疫死亡 378人，常山县染疫死亡 2000 人，开化县染疫死亡 184 人，龙游县染疫死亡 170人。① 1943 年 5 月，衢州各县鼠疫、霍乱、伤寒、副伤寒、痢疾、炭疽等传染病继续大流行：常山县属浙赣沿线各乡镇发病 10241 人，死亡 1506 人；开化县仅梅岭、西山、下坞、东坞、姜坞 5 个村统计，死于霍乱、伤寒、痢疾、炭疽等传染病者有 300 多人。据衢州各县防疫委员会调查统计，1943 年患霍乱、伤寒与副伤寒（疑似恶性疟疾）、痢疾、疟疾、炭疽等传染病者共 45000 余人，死亡 7600 余人，平均病死率为 16.89%。② 1944 年 6 月，日军再次入侵衢州，7 月 1 日撤退时，又撒播各种病菌，再次造成了鼠疫、霍乱、伤寒、副伤寒、疟疾、炭疽等各种疫情大范围流行。龙游县秋后痢疾、恶性疟疾疫势异常猖獗，希塘等 7 个乡镇染疫人数达 15911 人，死亡 4040 人，其中疟疾 2498 人，痢疾 1092 人；从 7 月至 11 月，衢县 32 个乡镇患上述传染病人数达 10608 人，病死 1803 人。③ 1945年，常山县又发生鼠疫、霍乱、伤寒、副伤寒、疟疾、痢疾等传染病流行，"可怕的恶性疟疾（疑似鼠疫、伤寒与副伤寒）已蔓延 10 多个乡镇了，单就宣风、声教两乡，死亡人数已 4000 以上，顷据非正式统计，全县死亡人数已突破万人，病后及正在患病的约有 5 万人之谱，各乡全家罹难的竟时有所闻，人人皆自危，朝不保夕，棺材店供不应求……"④

① 谢忠厚：《日本侵华细菌战研究报告》，第 193—194 页。
② 谢忠厚：《日本侵华细菌战研究报告》，第 191 页。
③ 谢忠厚：《日本侵华细菌战研究报告》，第 195 页。
④ 谢忠厚：《日本侵华细菌战研究报告》，第 192 页。

云南滇西地区的疫病交织流行情形跟衢州几乎是一致的。由于日军细菌战的攻击,导致当地各种疫病长时间流行。据国民政府行政院善后救济总署滇西办事处 1946 年的报告,日军侵略滇西时,造成的人口死亡中疫病残废的为最多,分别叙述如下:"1. 疟疾:全区 58.7% 为疟疾区,以怒江流域、南定河谷、盈江下游为最,人口死亡以此为主因,贫血比率亦高;2. 鼠疫:以盈江流域东西 250 公里为潜伏地带,南向 100 公里,北向 20 公里,东向 100 公里为活动区,几为一年一度之地方病,现已部分遏止,怒江区仍在蔓延;3. 回归热:保山东西、腾冲东北地区及龙陵、梁河、泸水皆为其高度流行区,死亡率甚高。腾冲北部民国三十四年死亡 17000 余人,全家死亡之例亦多,故滇西称之为'鸡窝病',以其死则一窝也;4. 伤寒、霍乱、痢疾:普遍流行于民国三十一年(1942),保山死 6000 人,龙陵死 11000 人……"①

二、疫病致死现象严重

相对于以往非战争时期,全面抗战时期由于战时民众生活条件恶化导致个体抵抗力下降,社会整体卫生环境糟糕导致疫病交织发生,加上战时卫生防疫力量的缺乏等各种因素,民众一旦染疫极其容易死亡,导致染疫死亡事件大为加剧,不仅疫死人口居高不下,而且疫死率也非常高。

疫病致死现象严重的第一个特点就是疫情发生后,无论是否为重大疫情,还是平时的疫病流行,无论是急性传染病疫情,还是其他疫病的发生,其导致的民众染病死亡数绝对值都不小。

通过前文疫病流行情况梳理,可以发现全面抗战时期的每一次重大疫情都会有严重的疫死情况。如当时福建省鼠疫流行连年不绝,无论是染病人数,还是疫死人数,都一直居高不下。从 1937 年到 1945 年,该省每年因染鼠疫而死亡的人数分别为 6024、7826、5795、6791、5425、9256、13191、12424、19376 人,其中三个年份超过万人染疫身亡,总数达到 86108 人,疫死情况可谓惨烈。②浙赣铁路沿线的鼠疫流行也造成严重的人口死亡,该次鼠疫一共波及 10 个

---

① 行政院善后救济总署滇西办事处:《滇西灾区救济工作报告业务计划》,保山地区行政公署史志办编:《保山地区史志文辑》第 1 辑,德宏民族出版社 1990 年版,第 393—396 页。
② 李文波:《中国传染病史料》,第 185—203 页。

县,从抗战时期一直流行到抗战以后,流行时间前后达 8 年之久,死亡人数据官方不完全统计为 1459 人,也有人估计应该在 4000 人以上。① 1941 年发生的常德鼠疫更甚,当时各种档案材料中提到染病死亡共计 103 人,但这个数字被后人质疑,1996 年常德成立的细菌战受害调查委员会认为此次鼠疫流行导致的疫死人数总数有 7643 人。② 1945 年的滇西鼠疫疫情中同样疫死严重,根据当时云南省卫生处的统计:"患者统计可详者 2500 余,死亡人数 1300 余例,经治疗愈者 900 余人,至未经防治无法统计者或倍之,患者当约 5000 余人左右,而死亡之数亦更属严重矣。"③

鼠疫如此,霍乱也不例外。在 1938 年的上海霍乱疫情中,据当时法租界卫生处卫生署巴吕德医师的统计,法租界患者有 3144 名,其中 383 名死亡,公共租界患者有 8091 名,其中 1669 名死亡,合计患者 11235 名,死亡 2052 名。④ 云南省 1942 年的霍乱则导致更多民众死亡,根据各地报告统计,60 余县共报告患者达 42984 人,染疫死亡 26175 人,全省死亡率达 60.89%,尤其邓川、洱源、鹤庆、剑川四县病亡尤惨。⑤

除了突发的重大疫情外,在平时的疫病流行中,民众染疫死亡的现象也极其严重。上海租界在抗战时期每周都会发布疫病流行的统计数据,从这些统计资料中可以发现在非重大疫情时期上海两租界的民众染疫死亡情况不容乐观。如 1941 年初,"近日因气候反常不正,致流行性感冒极为流行,其他各种时症亦颇多发现,据工部局卫生处报告,公共租界上周内死亡人数共有华人 778 名,外侨 12 名,法租界内则有华人 246 名,外侨 7 名,两租界总计共达 1043 人之多。"⑥如此状况,可谓悲惨。然而,不到一个月时间,两租界的民众染疫

---

① 巫仁恕:《战争与疾疫:抗战后期的疫情与疫政(1940—1945)》,(台湾)《中华军史学会会刊》1997 年第 3 期,第 331 页。

② 刘雅玲、陈玉芳:《常德细菌战疫死人数的七年调查——7643 人的死亡名单是如何产生的》,《揭开黑幕——2002·中国·常德·细菌战罪行国际学术研讨会论文集》,中国文史出版社 2003 年版,第 340 页。

③ 《滇西收复后的鼠疫疫情及防治——云南省卫生处三十五年度〈滇西鼠疫防治计划书〉(摘录)(1945 年 12 月 31 日)》,云南省档案局(馆)编:《抗战时期的云南——档案资料汇编(下)》,第 685 页。

④ 巴吕德:《上海霍乱流行之研究》,第 158 页。

⑤ 《云南省卫生处 1942 年工作报告》,中国第二历史档案馆馆藏档案,档号:一二(6)-17908。

⑥ 《本埠气候暖寒突变,流行性感冒猖獗》,《保险界》第 7 卷第 1 期,1941 年,第 29 页。

死亡再创新高，"本埠入春以来，天气已转暖和，惟近日乍暖乍寒，流行性感冒等流行颇为猖獗，据两租界卫生处统计上周内死亡居民，数目急剧增加，公共租界计华人 1314 名，外侨 10 名，法租界计华人 236 名，外侨 10 名，总数达 1570 名，已打破过去数十星期之最高记录。"①

民众染疫死亡造成人口大量死亡的情况从各省的人口统计中也可以看出。图2－1是全面抗战时期浙江省直接人口伤亡分年度构成图，从图中可以发现自 1937 年至 1945 年中，1942 年直接人口伤亡较其他 7 年更为突出，其原因主要是日军当年大规模实施细菌战，致使浙江各地鼠疫、霍乱等疫病流行，且疫情无法有效控制，到处蔓延，造成了大量的直接人口伤亡。②

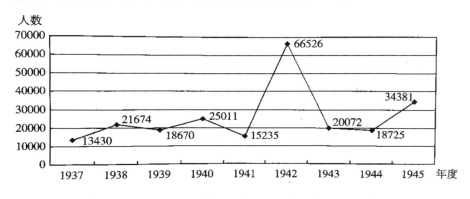

图 2－1 1937—1945 年浙江省直接人口伤亡分年度构成图

资料来源：浙江省委党史研究室：《浙江省抗日战争时期人口伤亡和财产损失》，第 26 页。

全面抗战时期疫病致死现象严重的第二个特点是疫死率居高不下，这不仅可以整体的疫病死亡率中看出，也可以从单个的疫病死亡率中发现。

从 1931 年开始，上海开始进行 12 种传染病的发病、死亡统计工作。由于报告制度均不健全，病例漏报很多，相关统计数字与实际疫情相距甚远，远远不能反映当时上海真实疫情，尤其是有些死亡数据因未上报导致没有得到统计。如 1937 年底、1938 年初上海麻疹流行，仅收得的街头病童露尸就近 4000 具，而在上

---

① 《沪流行性感冒猖獗，死亡率打破纪录》，《前线日报》1941 年 2 月 12 日，第 2 版。

② 浙江省委党史研究室：《浙江省抗日战争时期人口伤亡和财产损失》，第 26 页。

海当年的传染病麻疹统计中却并无此数字。① 但表 2 - 1 这些缺漏严重的数据却能清晰地反映全面抗战时期上海疫病高发病率高死亡率的客观事实。

表 2 - 1 1937—1945 年上海市 12 种传染病发病死亡率统计表

年份	发病例数	发病率(1/10 万)	死亡人数	死亡率(1/10 万)	病死率(%)
1937	11329	929.7	4310	353.7	38.0
1938	27369	2121.6	7289	565.0	26.6
1939	11645	856.3	3486	256.3	29.9
1940	9908	692.9	3326	232.6	33.6
1941	10635	709.0	3555	237.0	33.4
1942	6741	425.1	2961	186.7	43.9
1943	1668	78.3	994	46.6	59.5
1944	4396	164.3	1704	63.7	38.8
1945	2534	105.4	1451	60.4	57.3

注:麻疹、疟疾有几年资料不全。

资料来源:《上海市卫生志》编纂委员会:《上海市卫生志》,第 176 页。

当时的北京也推行了疫情报告制度。笔者根据相关统计资料计算了北京各主要传染病在抗战时期的疫死率情况,具体如表 2 - 2 所示。从表中可以看出,像痢疾虽然是急性传染病,但与鼠疫、霍乱等疫病还是有较大区别,在平时痢疾疫情发生时,染疫死亡率肯定不如霍乱等疫病高。但在全面抗战时期的北京,痢疾不仅染疫人数非常多,而且疫死率也非常之高,如 1937 年共发病 1070 例,死亡 721 例,疫死率高达 67.38%,完全超出痢疾疫死率不高的一般流行模式。如此反常态的高疫死率,战争因素显然不能排除在外。而其他如伤寒、天花、流脑和白喉等传染病,疫死率在绝大多数年份也是居高不下。

---

① 许洪新:《漫话上海疫情报告制度》,上海通志馆、上海滩杂志编辑部:《海纳百川:近代上海的中西碰撞与交融》,上海大学出版社 2021 年版,第 133 页。

表 2 - 2　1937—1945 年北京市主要传染病疫死率统计表　　　单位:%

年份	痢疾	伤寒	天花	流脑	白喉①
1937	67.4	—	28.6	53.3	33.7
1938	25.5	—	63.6	46.2	36.5
1939	47.9	29.7	75.0	25.0	16.3
1940	30.0	40.6	—	67.5	31.4
1941	29.4	35.0	12.5	45.0	6.8
1942	70.1	31.1	24.4	74.2	6.5
1943	53.0	41.6	52.0	50.0	—
1944	47.1	34.4	20.0	70.0	33.3
1945	51.8	54.9	—	45.0	25.0

资料来源:根据《北京志·卫生卷·卫生志》第 154—176 页相关数据统计所得。

　　江西省的疫病流行也说明了这个问题,不仅烈性传染病的疫死率一直居高不下,而且其他传染病流行起来后疫死率也不容乐观。抗战时期,江西省的鼠疫流行出现多次,每次的疫死率都非常高,如 1941 年光泽县鼠疫流行时全县发现患者 34 名,死亡 28 人,疫死率 82.35%。而 1942 年广丰、上饶等县鼠疫流行时,患者全部死亡,疫死率百分之百。霍乱也一样,疫死率长期在高位徘徊。在全面抗战时期,除 1939 年霍乱疫死率低于 20% 外,其他年份一直在 40% 上下波动。除了鼠疫和霍乱外,其他疫病导致的死亡率也非常高。根据 1937 年到 1948 年间的不完全疫情报告统计显示,该段时期,江西省天花发生病例 5049 例,病死 664 例,平均病死率为 13.15%;流行性脑脊髓膜炎平均病死率为 21.57%;流行性斑疹伤寒平均死亡率为 9.4%,其中 1940 年高达21.15%;伤寒、副伤寒病死率平均为 8.36%。② 那些没有纳入疫情报告的疾

---

　　①　在《北京志·卫生卷·卫生志》资料中,抗战时期白喉各项数据与猩红热大部分相同,因白喉数据更为全面,故本表统计了白喉数据。

　　②　《江西省卫生志》编纂委员会:《江西省卫生志》,第 170—180 页。

病,其疫死率也不容小觑,血吸虫病就是一个明显例证,玉山县在全面抗战期间开始出现血吸虫病患者大量死亡现象,该县太平乡的 7 个村,从 1942 年到新中国成立前夕,因血吸虫病死亡 1316 人,死亡率高达 40% 以上。①

在其他区域,只要疫病发生,其死亡率同样居高不下。根据不完全的资料统计,福建省在 1937 年至 1946 年报告霍乱患者 15889 例,死亡 5525 例,全省整体疫死率高达 34.77%,其中 1943 年更是高达 69%。② 1945 年初,山东省邹县的六区发生天花流行,全区有人口 12864 人,发病 550 人,发病率 4.28%,死亡 330 人,疫死率 60%。③

三、疫病发生与战争活动密切关联

疫病发生与战争活动密切关联也是抗战时期疫病流行的一个重要特点,完全证明了"大战之年必有大疫"这一说法。在全面抗战时期,军事行动发生后,战争区域必然出现疫病流行,这种现象的背后,有着两个关键的因素:一是军事行动对战区造成了各种破坏,致使民众极易染疫,从而导致疫病流行;二是日军在战争过程中常常实施细菌战,直接导致疫病发生和流行。

军事行动导致战区疫病流行的最典型案例当属 1937 年上海霍乱的发生和流行。由于上海常年流行霍乱,所以每到夏天,无论是上海市政当局还是租界卫生机构,都对霍乱防疫工作极为重视,纷纷开展各种预防工作。1937 年同样如此,刚入夏上海就召开霍乱预防联系会议,当时的国民政府卫生署署长刘瑞恒亲自参加会议。④ 会议结束后,上海也进行了系列的霍乱预防工作,并取得了较好成效。当年夏季行将结束时,上海并未出现霍乱疫情,上海市卫生局还于 8 月 8 日公开发布《今夏上海无霍乱》的报告。然而报告发出没几天,淞沪会战暴发,上海全境成为战争区域,各种防疫工作被迫中断,民众流离失所,卫生环境急剧恶化,得不到保障的难民集聚租界,霍乱疫情在 8 月 29 日于法租界出现,迅速蔓延。自疫情暴发仅仅一个星期,霍乱患者便达到 300 余人。⑤

---

① 江西省玉山县志编纂委员会:《玉山县志》,江西人民出版社 1985 年版,第 395 页。
② 福建省地方志编纂委员会:《福建省志·卫生志》,第 60 页。
③ 山东省卫生史志编委会:L《山东省卫生志》,第 346 页。
④ 《上海霍乱预防联系会议》,《医药评论》1937 年第 150 期,第 44—45 页。
⑤ 《真性霍乱势甚猖獗》,《新闻报》1937 年 9 月 9 日,第 5 版。

疫情很快蔓延全市，并一直持续到 12 月份，最终导致上海 5000 余人染上霍乱，超过 1000 人病亡。①

　　全面抗战时期江西的疫病流行也充分体现了这一点。江西属于全面抗战时期的主要战场之一，在战争过程中或者之后，战争区域都发生了不少疫情。1941 年 3 月，在上高会战中，中国军队获得大捷，但整个战区损失惨重，卫生情况非常糟糕，"战斗激烈，伤亡载道，战地居民，亦因流离颠沛，困顿饥寒，患病甚重，且今后天气渐热，传染病每易流行，防疫工作尤为迫切。"②1942 年，日军的浙赣战役也导致整个战区疫病流行。为了毁灭中国抗战之根基，日军整村整镇地灭绝人口，抛尸四野，往往造成大量尸体无人掩埋，腐尸臭气熏天；又将米缸、水缸、水井当作粪窖、便池和垃圾箱，使许多水源被严重污染；还将未食用完的家畜家禽随处抛掷，对来不及食用的也都加以宰杀，任其腐烂，毒害地方。这样一来，地方生活环境便变得极为恶劣，使得鼠疫、伤寒等各类瘟疫在各地蔓延，其中受瘟疫祸害最严重的有南城、萍乡、南丰、玉山、靖安、九江等地，许多人未死于战火却死于流行病。当时报纸记载："赣东于战争中遭敌寇烧杀洗劫者有 10 余县之多，灾民在 300 万以上。灾情以南城、金溪、崇仁、宜黄、南丰、鄱阳、清江等县最为严重。灾民多四散逃亡，十室九空。目前灾区传染病极流行，饿毙及因传染而死者极多。"③

　　浙江吴兴抗战前后的疟疾流行情况也能进一步说明这个事实。通过表2－3可以看出，抗战发生后，吴兴的疟疾患者比率急剧升高，"吴兴为水乡，本来多疟，战后百分比更急剧上升，症状复杂，为往年所未见，死亡率亦高。"④通过 1928 年到 1939 年的数据，可以清晰地发现当地疟疾流行与战争的关系问题，尤其是与抗日战争的关系问题："国民革命以后，南北军队移动频繁，继以水患，于是有 1929 年之疟疾患者百分数升高。淞沪战后，又遇久雨，更益以丝绸业不振，社会经济大受影响，乃有 1933 年之疟疾患者百分数再升高。中日战事既起，吴兴于 1937 年 11 月失陷，医院全体职工相率避难，故中间无统计。

① 巴吕德：《上海霍乱流行之研究》，第 158 页。
② 《督导战地卫生派刘任涛前往》，《卫生通讯》第四卷第 4 期，1941 年 3 月。
③ 江西省委党史研究室：《江西省抗日时期人口伤亡和财产损失》，第 9 页。
④ 翟培庆：《浙江吴兴之疟疾》，《中华医学杂志（上海）》第 26 卷第 8 期，1940 年，第 730 页。

至 1938 年秋,重返吴兴,乃发现疟疾患者之百分数竟升至 15.61%;而 1939 年更为显著。良以战后环境恶劣,废垣颓壁,未暇整理,破缸残罐,不胜清除,乃增进疟蚊之繁殖。社会经济破产,人民生活标准降低,防蚊设备未能周密。人口可移动,带疟者四处散布,孟秋气候犹暖,更助长疟原虫之活动,劫后余生,营养不足,一般抵抗能力低下,染疟既易,而奎宁价高货少,彻底治疗为难,时时再发,多有一蹶不振者。"①

表 2-3　浙江省吴兴县抗战前后疟疾流行情况表

年月	住院人数	疟疾患者	百分比
1928	2455	226	9.20%
1929	2649	341	12.87%
1930	2711	267	9.85%
1931	2774	234	8.44%
1932	2562	179	6.99%
1933	2353	239	10.16%
1934	2176	163	7.49%
1935	2095	226	10.79%
1938 年 7 月至 12 月	679	106	15.61%
1939	2926	722	24.68%

资料来源:翟培庆:《浙江吴兴之疟疾》,《中华医学杂志(上海)》第 26 卷第 8 期,1940 年,第 730 页。

此外,战争和疫病交织,战区染疫死亡的人数甚至高于被日军杀害的人数。如日军第二次入侵广西时采取"以战养战"的政策,全军将士身上除了手中的枪外,别无余物,只能靠疯狂抢掠来维持日常需要,见物抢物,见粮抢粮,吃不完、带不走的粮食物品大肆糟蹋毁坏,甚至投毒其中,毁坏规模之大,手段之残酷,均加剧了灾区霍乱、天花、疟疾、痢疾等传染病的传播与蔓延,赤痢、疟疾甚至流行于所有的沦陷地区。猖獗流行的疫病令人毛骨悚然、心惊胆战,直

---

① 翟培庆:《浙江吴兴之疟疾》,第 731 页。

接导致民众染疫身亡者比日军杀戮的还要多。这从表2-4桂林各县的数据就可以看出。

表2-4 1939年11月至1945年8月期间桂林各县人口伤亡统计表

县别	临桂	阳朔	灵川	兴安	龙胜	全县	平乐
敌杀害人数	5697	1528	7029	5632	978	20400	3520
染疫死亡人数	7251	2072	9710	7168	1082	22400	4480

资料来源：张玉莲：《抗战时期广西疫病流行及其成因》，《桂林师范高等专科学校学报》2006年第1期，第4页。

疫病发生与战争活动紧密关联的第二个体现就是日军在战争过程常常实施细菌战，导致疫病流行。如前文提到的宁波鼠疫、浙赣铁路沿线鼠疫、常德鼠疫、鲁南霍乱等疫情都是日军直接实施细菌战的结果。关于这个问题，后文将展开详细探讨，这里不赘述。

第二节　疫病流行的成因分析

全面抗战时期的疫病流行猖獗，既有以往疫病流行的战争模式因素，当时的卫生署长金宝善就说："由于战时生活之大□，军民迁徙之传播，国民营养之不足，环境卫生之不良，以及医药设备之缺乏，遂使疫病流行机会随之增多。"[1]也有日军在战争过程中枉顾国际条约发动细菌战的原因。同时，全面抗战时期中国卫生医疗资源短缺和地方行政管理的割据也使得疫病防控存在一定的困境，从而加剧了疫病的流行。

一、细菌战直接导致疫病流行

在第一次世界大战期间，德国曾派间谍携带马鼻疽菌和炭疽菌培养物潜入协约国，将病菌秘密地投放到饲料中，或用毛刷接种到马、牛和羊的鼻腔里，使协约国从中东和拉丁美洲进口的3.45万头驮运武器装备的骡子感染瘟疫，

---

① 金宝善：《抗战与防疫》，《时兆月报》第1卷第9期，1943年，第4页。

影响了整个部队的战斗力。日本由此看到细菌武器的巨大杀伤力,在一战结束后就开始进行细菌战研究。京都帝国大学军医、大尉石井四郎竭力献策: "缺乏资源的日本要想取胜,只能依靠细菌战。"1928 年 4 月,石井四郎被派往欧美等地考察细菌战研究状况。1930 年春,石井四郎回国后公然声称:"各强大国家都在准备进行细菌战工作,日本若不进行此种准备,那它在将来战争时就必然会遇到严重的困难",并提出"帝国应立即在'无住宅区'建立起实验中心"。① 于是,日军开始在京都陆军军医学校建立了由石井四郎领导的名为"防疫研究室"的细菌战研究室,该研究室成功研究了用于自身防疫的石井式滤水净化器和大量生产细菌战剂的石井式铝制细菌培养箱,具有了使用细菌作战的能力。九一八事变后,根据日本天皇的敕令,为了准备扩大侵华战争及对苏作战,日本军部批准石井四郎的请求,在我国东北地区建立关东军防疫给水部,代号第 731 部队;同时建立关东军兽类防疫部,代号第 100 部队。这两支细菌战部队在中国进行了大量的人、畜细菌武器实验,至七七事变前,日本已经有能力以细菌战配合全面侵华战争,而中国东北地区也成为当时世界上最大的细菌战基地。石井四郎说:"日本对细菌战是有把握的,其效果已在活人实验中证实过了。"七七事变后,随着侵华战争的扩大,日本于 1938 年至 1939 年前后,分别在华北、华中、华南相继建立三个大规模的细菌战基地,即日本华北派遣军防疫给水部,代号"北支"(甲)第 1855 部队;日本华中派遣军防疫给水部,代号"荣"字第 1644 部队;日本华南派遣军防疫给水部,代号"波"字第 8604 部队。此后的 1942 年 5 月,日军又在马来西亚建立南方军防疫给水部,代号"冈"字第 9420 部队。② 这些细菌战部队先后在中国东北、华北、西北、华东、华中、华南的 60 多个城市设置细菌战的支部、办事处或分遣队。同时,日军还在野战师团、旅团设置细菌战班。这些细菌战部队相互密切联系,与各地日陆军医院、海军医院,以及"同仁会"等所谓"慈善"机构协同配合行动,在中国筑成了严密的细菌战基地及其有力支点。③ 1938 年 3 月,日军在山西省战场失利,故决定报复,"拟于飞机数十架,飞晋省及陕北肤施(即延安)

①　谢忠厚:《日本侵华细菌战研究报告》,第 13 页。
②　谢忠厚:《日本侵华细菌战研究报告》,第 13—14 页。
③　谢忠厚:《日本侵华细菌战研究报告》,第 1 页。

等地投掷微菌弹轰炸,期整个消灭我各该地军队及参加作战之人民"①。日军的行动散发了大量的霍乱、伤寒病菌,造成华北几个月来疫病流行,疫势猖獗,"我民众染疫死亡者在八月份之一个月中已达四五万人"②。此活动掀开了日军在战争中实施细菌战的序幕。此后的战争期间,日军将鼠疫、霍乱、伤寒、炭疽等细菌用飞机撒播在交通要道、战略要点、机场及居民区,或用其他方法投放在村庄、水井、河湖中,或混入食物、瓜果、用品,甚至以打"预防针"为名强制给居民注射病菌,致使多地发生疫病流行,造成了严重的后果。在战争期间乃至战后多年,中国20多个省约290个县出现了因日军细菌战导致的鼠疫、霍乱、伤寒、疟疾、炭疽等疫病流行,导致了数百万人染病、数十万人死亡的惨痛后果。③

1.1940 年浙江鼠疫缘于细菌战的确定

1940 年下半年,浙江省鄞县和衢县先后暴发鼠疫流行。在疫情发生之前,都有日军飞机飞抵当地上空,并撒下麦子、面粉、粟米等物。在日军飞机撒播物品一个星期后,两地先后暴发鼠疫疫情。然而,由于当时对于日军空投物资并未进行管控,导致日军的空投物没有得到有效处理,虽然衢县政府于 10 月 5 日令卫生院速派专人将所收集的跳蚤等空投物送浙江省卫生试验所检验,但最终检验结果未知,④致使鼠疫的流行与日军飞机空投的关联并未直接建立起来,当时浙江省卫生处长陈万里就报告"敌机曾在疫区上空掷下小麦二升左右,是否与疫病有关,未能断定"⑤。

就在鄞县、衢县鼠疫流行时,日军飞机故伎重演,再度飞抵浙江境内进行撒播物品。"二十九年(1940)十一月二十七、二十八日两日敌机空袭金华,均有白色烟雾状的东西从敌机散布空中……五里牌楼广合顺皮革厂某职员于敌机飞去以后,见有淡黄色细小颗粒落到水缸里,过水即溶;并在附近陈宝庆的

---

① 《敌将放毒菌杀我民众,朱德总司令通呼吁全国、全世界人民抗议敌暴行》,《新华日报》1938 年 3 月 29 日。
② 《华北敌寇施放病菌》,《新华日报》1938 年 9 月 22 日。
③ 谢忠厚:《日本侵华细菌战研究报告》,第 2 页。
④ 衢州市档案馆、衢州市档案学会:《莫忘历史——抗日战争在衢州》,第 34 页。
⑤ 《本年浙闽两省鼠疫情形》,1940 年 12 月 16 日,浙江省档案馆藏档案,档案号:L029 – 006 – 844。

人力车蓬上,亦发现同样颗粒,就采集了一部分送交金华民众医院检验,结果发现革兰姆染色法阴性杆菌。"①金华当地政府当即电请浙江省卫生处派员进行鉴定工作。很快,浙江省卫生试验所吴安丰技正、浙江省卫生处处长陈万里、军政部第二防疫大队长刘经邦、福建全省卫生处防疫专员柯主光、浙江省卫生处第二科科长郑介安先后赶到金华,立刻在民众医院会同检查,于显微镜下共同鉴定其形态,确定为鼠疫杆菌。之后吴安丰技正又携带一部分材料,在丽水卫生试验所依照细菌学诊断方法逐一检查,得到同样结论。于是,五人当即共同发表了日军空投物的检验结果,主要结论为:金华敌机掷下物的检查结果,仅能在形态上得到确定,就是涂片上检查,是革兰姆染色法阴性杆菌,两段圆形、染色特深,成为清晰之极体。依照细菌学的观点,革兰姆阴性染色的短杆菌,两段成极染色,就足以判定它是鼠疫杆菌。②

在这个检查结果的基础上,他们还对鄞县、衢县鼠疫流行的原因进行了推测,认为是日军实施的细菌战导致了两地的鼠疫流行:

我们知道鼠疫病的传染来源,是本病病人的,或染有本病之鼠及蚤。此次鄞衢两县,均不能证明有外来本病患者,以及染疫之鼠及蚤,足以说明其传染的来源。而鄞县在疫区中心,即开明街东后街等处,于第一例病人发病前七天,曾有敌机散掷小麦甚多。衢县也是疫区中心,于十月四日即第一例病人发病前四十天,敌机一架在水亭门一带上空低飞经过。柴家巷王学林家罗汉井三号及五号院内均发现敌机所掷下的小麦乌麦(较普通小麦小,而其色黑紫)粟米等物品,并于柴家巷王学林家及罗汉井五号院两处金鱼缸内,及三号水池内,发现跳蚤甚多,曾由县防护团送省转交卫生试验所检查,以辗转投递,为时过久,培养结果,仅有杂菌发育;但所送跳蚤,判定为印度蚤或称人鼠共同蚤即最易传染鼠疫病之跳蚤! 第一例鼠疫病人即发生于该处。事实如此,昭然若揭。试问为什么掷下这种印度蚤来? (鄞县虽说没有发现跳蚤,可是跳蚤活

①　《浙江省卫生处关于发送〈吾人对敌机在金华空掷物品检验结果的说明〉的函》,1940 年 12 月 31 日,浙江省遂昌县档案馆馆藏档案,档案号:2－3－4,转引自中共浙江省党委研究室、浙江省档案局:《日军侵浙细菌战档案资料汇编》(第一册)第 75 页。

②　《浙江省卫生处关于发送〈吾人对敌机在金华空掷物品检验结果的说明〉的函》,1940 年 12 月 31 日,浙江省遂昌县档案馆馆藏档案,档案号:2－3－4,转引自中共浙江省党委研究室、浙江省档案局:《日军侵浙细菌战档案资料汇编》(第一册),第 75 页。

的，掷下来后，它会跳走了，不能找到。在衢县因为一部分跳蚤掷到了金鱼缸内，淹死了，所以就为居民所发现。）同时发病地点，为什么恰于敌机掷下物的落下地点相吻合？为什么鄞衢两县在发生本病之先，没有先发现死鼠，就是鼠的瘟疫？为什么在流行本病的时候，都没有死鼠找到？并且腺鼠疫的流行季节，依照福建的经验，四五月及七月至九月为流行最烈期间。为什么鄞衢两县反在冬季的十一月发现！由此几点的客观研究联系起来，我们可以说，敌人是先使老鼠人工感染得病，然后收集在它身上所预先配置好的跳蚤！现在是已经含有鼠疫杆菌的蚤和着五谷之类，一起掷下。跳蚤散跳开，找寻宿主，当然人就先被感得染病，因此没有先染到鼠，就不会发现死鼠。（烟幕，或者吸引人们好奇与注意，使之接近是种物品，便利跳蚤找得宿主。）如此就可说明鄞衢两县鼠疫的来源，是由于敌人从天空中掷下含有鼠疫杆菌的人鼠共同蚤来传布鼠疫，是毫无疑问的了。①

　　得知检验结果后，浙江省政府主席黄绍竑立即致电重庆的蒋介石，称"在严密检验下，鉴定其形，业经辨明系鼠疫杆菌"②。而第三战区司令长官顾祝同也致电蒋介石："查敌机近在浙省境内散播毒物，业经该省卫生处检查断为鼠疫杆菌，则以后继续散播传染堪虞。"③而浙江省政府也立即将此情况通报各县，要求各县遇有敌机散布传单或任何物品应立即焚毁："查甬衢先后发生鼠疫，据报病菌由敌机传播，虽未经切实证明，但事有可能，嗣后遇有敌机散布传单或任何物品应立即焚毁，以资防范，并饬属遵照等因。奉此，以后各县如发现传单及其他物品除妥慎保存样品一份以待检查及化验外，应即予焚毁。"④

---

　　①　《浙江省卫生处关于发送〈吾人对敌机在金华空掷物品检验结果的说明〉的函》（1940 年 12 月 31 日），浙江省遂昌县档案馆藏档案，档案号：2 - 3 - 4，转引自中共浙江省党委研究室、浙江省档案局：《日军侵浙细菌战档案资料汇编》（第一册）第 76 页。

　　②　《浙江省政府主席黄绍竑致重庆蒋介石电》（1940 年 12 月 5 日），中国第二历史档案馆藏档案，档案号：(二)2 - 2，1984。

　　③　《顾祝同致重庆蒋介石电》（1940 年 12 月 6 日），中国第二历史档案馆藏档案，档案号：(二)2 - 2，1984。

　　④　《浙江省政府关于遇有敌机散布传单或任何物品应立即焚毁以资防范的密电》（1940 年 12 月 4 日），浙江省遂昌县档案馆藏档案，档案号：2 - 3 - 4，转引自中共浙江省党委研究室、浙江省档案局：《日军侵浙细菌战档案资料汇编》（第一册）第 33 页。

得知浙江省卫生处检验出飞机空投物含有鼠疫杆菌后,卫生署立即会同军医署,并邀请国联防疫专家伯力士博士等会商处置办法。在此期间,伯力士对于相关检验结果提出了一定质疑,认为"仅以显微镜检查发现之,不便即可认为绝对其确"①。

为了进一步确认当时浙江省鼠疫疫情是否缘于日军的细菌战,卫生署特派防疫处长容启荣等偕国联防疫专家到浙江彻查研究。1941 年 1 月 12 日,容启荣、卫生署实验处环境卫生系主任、前国联防疫团医官叶墨、军政部第二防疫大队长刘经邦、卫生署卫生实验处专员兼医疗防疫总队医务主任祝绍煌等抵达浙江,会同浙江省卫生处处长陈万里、福建省卫生处防疫专员柯主光、军政部第四防疫分队长齐树功等赴鄞县、衢县、金华等地实地调查,并对遗留日军散播物进行了复查,"此项颗粒与水接触后,便膨胀约两倍原状,于水内用白金耳搅匀,即成乳白色混悬液,将该混悬液制作涂片,用革兰姆氏法染色后,于显微镜下,得见无数革兰姆氏阴性短小杆菌,两段染色异常显著,并有退化形成(变态模样),故该细菌于形态上极似鼠疫杆菌。""此外又将该项颗粒藏于石蜡之内,制成厚零点八公厘之切片,于显微镜下检验,得知小粒各部均有类似鼠疫杆菌之细菌。"②由此进一步证实浙江鼠疫缘于日军细菌战。而卫生署也立即会同军政部军医署并邀请国联防疫专家伯力士举行紧急会议,拟具《防制敌机散播鼠疫菌实施方案(卫生技术部分)》,并下发全国各地卫生机关。③

抗战结束后,参与此次细菌战的日军也亲自讲述了日军实施细菌战的经过,从另一方面证实了当时浙江的鼠疫发生缘由:"1940 年秋,增田操纵单发九七式轻型轰炸机,卫生兵最为投弹手同机,将感染鼠疫的跳蚤放在两个箱子中,箱子设置在飞机的翼下投撒。攻击的地域是衢州,称作'衢州作战'。这次攻击携带的两个箱子中有一个在衢州上空打开,撒播了跳蚤,另一个箱子出了

①　《卫生署关于敌机袭浙散布粒状物检验为鼠疫杆菌致行政院秘书处的函》(1940 年 12 月 16 日),浙江省档案馆馆藏档案,档案号:L029 - 006 - 844。

②　《浙江鼠疫调查报告书》(1941 年),中国第二历史档案馆藏档案,档案号:(一)149,3。

③　《卫生署致行政院秘书处函》(1941 年 2 月 7 日),中国第二历史档案馆藏档案,档案号:(二)2 - 2,1984。

故障没有撒播，中途丢弃了。"①

2. 常德鼠疫流行缘于细菌战的确定

1941 年 11 月 4 日上午，日军飞机飞抵湖南常德城区上空，空投下大量谷麦颗粒、棉絮、纸片等物。由于此前卫生署已经颁发《防制敌机散播鼠疫杆菌实施方案（卫生技术部分）》等文件，因此这次飞机撒播引起了各方重视。当地民众紧急收集了部分空投物资送往广德医院化验，"以谷麦少许，浸洗无菌生理盐水中，十五分钟后，以离心器得沉淀质。将沉淀质作涂抹片，经革兰氏染法，在浸油显微镜下检查，除大多数革兰氏阳性杆菌外，并有少数两极着色杆菌——疑似鼠疫杆菌"②。几天后，常德发生鼠疫流行。

疫情发生后，防疫专家陈文贵受命组织湖南常德鼠疫调查队，于 11 月 24 日抵达常德。该调查队对鼠疫流行与日军细菌战之间的关联展开了详细探讨。他们对日军在常德投掷的谷麦等物进行了检验，"据细菌培养及动物接种试验，该项谷粒等标本中未发现鼠疫杆菌"③。虽然调查队对日军撒播的谷麦进行检验并未发现鼠疫杆菌，但调查队还是就鼠疫与敌机散掷谷麦等物是否有关进行了详细研究，调查队对"敌机散掷谷麦前，常德有鼠疫否""常德鼠疫能否由国内邻近疫区传入"和"常德鼠疫是否因敌机散掷有传染之谷麦等物所致"三个问题展开详细探讨，最后得出结论：

1. 十一月十一日至二十四日间常德确有腺鼠疫流行。

2. 鼠疫传染来源系由敌机于十一月四日晨掷下之鼠疫传染物，内有鼠疫传染性之蚤。④

12 月 21 日，受卫生署派遣，中国政府卫生防疫顾问、前国联防疫专家伯力士来到常德指导防疫。伯力士也检查了从飞机投下的少量谷物，同陈文贵一样，也没有得到肯定性结论。但他同样认为："这些否定性的调查结果，绝非排

---

① 《松本正一关于日军细菌战罪行的证词》，转引自谢忠厚：《日本侵华细菌战研究报告》，第 256 页。

② 《湖南常德发现鼠疫经过》，湖南省档案馆藏档案，档案号：67－1－333。

③ 《常德鼠疫调查报告书》（1941 年 12 月 12 日），中国第二历史档案馆藏档案，档案号：（二）372，2，16。

④ 《常德鼠疫调查报告书》（1941 年 12 月 12 日），中国第二历史档案馆藏档案，档案号：（二）372，2，16。

除 11 月 4 日的一系列共计同继而在常德流行鼠疫之间的因果关系。"相反,伯力士认为,鼠疫是由日军实施细菌战引起的推论,如果考虑到其他几点因素,将更加受到支持,这些因素主要为:第一,对于流行时间和地点的观察与上述推论一致。最早确认的 6 个鼠疫感染病例,分散居住在两个地区的人们中间,在这一地区散布着大量从飞机投下的物质。第二,近年来,在此次之前,湖南没有流行鼠疫的记录。自 1937 年末以来这一地区开展了彻底的防疫活动,不存在导致鼠疫发生的任何依据。第三,能够设想感染鼠疫的最近地点是浙江省东部和江西省南部,从其中的任何一地到达常德最少需要 10 天。因此无论从哪里来,在到达常德之前都将会发病。第四,常德和浙江或江西处于完全不同的河川交通线上的点,所以不存在感染的老鼠或跳蚤有可能随着船只移动的交通问题。第五,常德地区盛产大米和棉花,所以认为感染的老鼠和跳蚤是随着上述商品从其他地区运进的想法是不合道理的。在此基础上,伯力士认为:对于最近常德的鼠疫流行,同 11 月 4 日飞机进攻的关联,几乎已无怀疑的余地。①

基于陈文贵和伯力士的调查和分析,基本确认常德鼠疫源于日军实施的细菌战。1942 年 5 月,卫生署防疫处处长容启荣亲抵常德调查,他在陈文贵和伯力士调查的基础上,对常德地区鼠疫流行的最新情况作了进一步考察和分析,之后发布《防治湘西鼠疫经过报告书》,明确"常德鼠疫确系敌机散播染有鼠疫杆菌之异物所致,而其传染媒介必为隐藏于谷麦、棉絮内之活性染疫跳蚤"②。

在中国卫生机构证实常德鼠疫发生源于日本细菌战的同时,当时美国的有关人员也认为常德鼠疫与日军飞机散播物质有密切关联。在常德鼠疫发生后的 12 月 19 日,当时常德宣道会的美籍负责人 E. 托瓦尔德逊在给美国大使馆武官威廉·梅耶上校的信中就说:"此地年长者,对鼠疫闻所未闻,直到这次鼠疫之前,从未听说过鼠疫发生。毋庸置疑的是,这些谷粒为日军 11 月 8 日

---

① 伯力士:《关于常德鼠疫:致金宝善的报告》(1941 年 12 月 30 日),转引自解学诗、[日]松村高夫:《战争与恶疫——日军对华细菌战》,第 160—161 页。

② 《防治湘西鼠疫经过报告书》(1942 年 10 月),湖南省档案馆馆藏档案,档案号:74-3-6(2)。

（原文如此）清晨所撒。"①而次日，长沙雅礼协会常务理事 W. W. 佩特斯在给威廉·梅耶上校的信中也说："一个常德长老会的传教士目睹了日机抛撒谷粒和其他东西。8 天后，第一例鼠疫病例发现。类似于鼠疫杆菌的细菌从日机投下的物质中被发现。尽管还不能下结论，但这是一个铁证。"②

抗战结束后，苏联在其远东滨海军区伯力城设立军事法庭，对其在中国东北俘获的 12 名日军细菌战罪犯进行了审判，史称"伯力审判"。在该次审判中，731 部队细菌生产部部长川岛清交代了日军对常德实施鼠疫攻击的经过：

第二部部长太田大佐有次通知我说，他要到华中去，并且他当即与我告别。过后不久，他回来时又对我说过，在华中洞庭湖附近的常德城一带，曾用飞机向中国人投放过鼠疫跳蚤。这样，据他所说，就算是举行了一次细菌攻击。此后太田大佐向第 731 部队长石井做过一次报告，他做报告时我在场。据他报告说，第 731 部队派出的远征队在常德一带用飞机投放过鼠疫跳蚤，结果发生了鼠疫流行病，有相当数量的人染上了鼠疫病，但究竟有多少人，我却不知道。③

20 世纪 90 年代，侵华时期的日本支那派遣军总司令部作战参谋、陆军参谋本部作战课课员井本雄男的工作日记被发现，他的日记进一步证实了常德鼠疫流行来源于日军投掷的带菌鼠蚤：

11 月 4 日，接到目的地天气良好的报告，一架 97 轻型飞机起飞（以下 4 个字被抹掉）。

5 点 30 出发，6 点 50 到达。

雾浓，降低高度搜索，因 800 米高空附近有云层，决定在 1000 米以下实施（增田少佐驾机，一侧菌箱开启不充分，将其投在洞庭湖上）。

鼠疫跳蚤 36 公斤，其后岛村参谋搜索。

11 月 6 日，常德附近开始中毒流行（日军飞机一架在常德附近撒布病毒，

---

① 《E. 托瓦尔德逊给美国大使馆武官威廉·梅耶上校的信》（1941 年 12 月 19 日），转引自张华：《罪证：侵华日军常德细菌战史料集成》，第 173—174 页。

② 《W. W. 佩特斯给美国大使馆武官威廉·梅耶上校的信》（1941 年 12 月 20 日），转引自张华：《罪证：侵华日军常德细菌战史料集成》，第 174 页。

③ 《731 部队细菌产生部部长川岛清在伯力审判法庭的供词》（1949 年 12 月 25 日），转引自张华：《罪证：侵华日军常德细菌战史料集成》，第 182—183 页。

触碰到的人中毒很深）。

11 月 20 日前后，猛烈流行。依据从各战区收集的卫生资料。

结论："如果命中，确实引发疫病。"①

3. 日军细菌战攻击带来的疫病流行概况

在抗战时期，日军细菌战带来的疫病流行并非只有鄞县、衢县和常德等地的鼠疫流行，而是在全国各地形成了各种疫病流行，成为我国疫情肆虐的一个重要因素。日军细菌战引发疫病流行的方式主要有两种，一种是试验引发，另一种是直接实施细菌战引发，有关学者也将这两种途径定义为"实验性"和"谋略性"。②

日军每一支防疫给水部队，实质上都是一座细菌武器研制工厂和细菌战基地，其杀伤人、畜和植物的致命细菌主要包括霍乱菌、伤寒菌、副伤寒菌、斑疹伤寒菌、鼠疫菌、炭疽菌、鼻疽菌、赤痢菌、白喉菌、猩红热菌，以及牛瘟、猪瘟、羊瘟等病毒和植物锈菌（黑穗菌）。为了取得良好效果，日本细菌部队自从进入中国以来，就一直在进行各种试验活动。他们经常在一些地方展开现场试验，通过制造疫病流行来进行各种测试。他们常常打出防疫的旗号，实验细菌的散播方式及其效用。

根据有关研究显示，日本在占领东北期间，先后在伪满兴安北省的蒙古族部落、三河地区、辽阳、本溪、新民、农安、长春、三岔河、哈尔滨、泰来、白城子、洮南、东丰、抚顺、双城、阿城、肇东、东宁、林口及佳木斯等进行了大量的细菌武器测试工作，他们在这些地方撒布鼠疫、霍乱、炭疽、伤寒等病菌，在疫病发生后，又以防疫为名，到疫区去调查、测试各类细菌的传染效果以及防疫方法。③

1940 年，伪满洲国"首都""新京"突发暴发性流行鼠疫。9 月 23 日，"新京"东三街 42 号日本人军属太田安次突然高烧，当即入满铁医院，翌日转入日本陆军医院，29 日死亡，经日方病理解剖验证为真性鼠疫。此间，其邻居田岛

① 《井本日志》（1941 年 11 月 25 日），转引自张华：《罪证：侵华日军常德细菌战史料集成》，第 185—186 页。

② 谢忠厚：《日本侵华细菌战研究报告》，第 139 页。

③ 韩晓、辛培林：《日军 731 部队罪恶史》，黑龙江人民出版社 1991 年版，第 266 页。

犬猫医院的家人和助手等 7 人相继死亡。“新京”的鼠疫从此流行起来,且势头迅猛。至鼠疫终息时,据日方公布的数字,共有患者 28 人,其中死亡 26 人,中国人和日本人各占一半。让人疑惑的是,“新京”虽邻近东北中西部的鼠疫疫源地,但它并不是鼠疫流行区。那么,“新京”是如何发生鼠疫流行的呢?1954 年 7 月 22 日,当时身为伪满军医当局高级领导人的爱新觉罗·宪钧供称:“一九三八年(应为 1940 年之误)七月,在新京日满军人会馆开了第二次会议(新京地区百斯笃[鼠疫]防疫委员会),娓塚隆二指示说,预想今年可能有百斯笃的发生,希望各委员在作防疫中当充分掌握近代医术。后由梶塚隆二向各委员分配了防疫业务。关东军方面由娓塚隆二担任,伪满军方面由宪钧担任,伪满各机关由大平得二担任,患者的收容由张继有、温乃即担任,病理研究由安部担任。就在一切准备完了之后,于七月下旬,卫生技术厂长阿部某把百斯笃菌的昆虫,散布在城里兴运路和日本桥一带的所谓贫民区之间。于是在该地带首先在小孩中感染了三名,继而蔓延,至八月下旬,共发现八十余名百斯笃患者。发生患者处的房屋皆被烧坏。该八十余名患者和四百余名疑似患者,皆被收容在千早病院,患者死亡在百分之九十以上,疑者于九月中被释放回家。这一次新京百斯笃流行,是日寇关东军在大都市密居的地方,试验感染情况的罪恶行为,我是该委员会的委员,是有责任的。”①也就是说,“新京”的这次鼠疫流行,虽然也造成日本人死亡,却也是日军细菌部队进行病菌试验所引发。而紧随“新京”之后发生的农安鼠疫,最后也被证实源于日军的细菌试验。

霍乱也是日军经常试验的病菌。1941 年 7 月 28 日,伪满北安省德都县红花基屯发生霍乱疫情,继而引发流行,患者达 124 名,死亡 78 名。而距该村西南 10 公里的克山县王会屯也于 8 月 22 日发生首例霍乱患者,接着发现患者 21 名,死亡 11 名。霍乱发生后,日本细菌部队派出几十人团队前往疫区进行所谓调查。当时被派去参加调查的卫生技术厂的细菌科长加地信,于 1950 年 2 月 18 日写出了如下证言:“1941 年夏,德都县的一个极其偏僻的小村发生了

---

① 《爱新觉罗·宪钧笔供》(1954 年 7 月 22 日),中央档案馆、中国第二历史档案馆、吉林省社会科学院合编:《日本帝国主义侵华档案资料选编:细菌战与毒气战》,第 351—352 页。

霍乱,而此次霍乱流行的原因至今也不清楚。我个人也受民生部的委托参加了此次调查……我们携带了最少限度所需检查器械,达到了检查目的。而731部队则带去了大量的各种器械,在现地还设置了齐备的实验室,就连培养基都是现地做成的,并做了种种检查。当时我们想:说不定有着某种不同的目的,否则用不着如此大动干戈……此次流行,如前所述,是很奇怪的一次流行,无论如何都不能说是自然发生的,有点让人感到是人为的。日军的结论是'共匪的作业'。而我们对此都半信半疑。如今回想起来,说不定是日军方面为了某种目的而进行的实验(但这只是设想,无具体根据,只是从军方对此次流行如此关心,731 部队大规模地在现地进行检查作业,推断它无论如何不是自然发生的)。"①加地信虽然没有直接说霍乱疫情来源于日军的细菌战试验,但从其表述的前因后果来看,两地的霍乱发生应该就是日军进行病菌试验的结果。

当抗日战争进入相持阶段后,为了对中国施加更大压力,日军开始在战场中实施细菌战。从 1940 年 5 月开始,日军参谋本部即研究实施细菌战,试验在实战条件下用飞机撒播细菌的有效方法。6 月 5 日,日军中国派遣军与参谋本部就策划在浙江实施细菌战,攻击目标定为"浙赣沿线城市",由中国派遣军总司令部直接指挥,731 部队首脑石井四郎直接负责。石井四郎接到实施细菌战的指示后,便组织了 40 人的远征队,携带大量各类细菌,于 8 月初抵达杭州笕桥的原中央航校。同时,驻扎在南京的细菌部队也参与进来。至 8 月末,细菌战准备工作基本完成。10 月,搭载细菌的日机先后侵入衢县和鄞县,引发两地鼠疫流行。12 月 7 日,实施细菌战的领导石井四郎、井本熊男等将校在总结浙江细菌战攻击情况时称:"使用鼠疫带菌跳蚤攻击获得很好效果,衢县、宁波已发生鼠疫流行。"②之后,日军便频繁在战争过程实施细菌战了,而各地也因此形成了更为剧烈的疫病流行。而且,日军在实施细菌战过程中,不仅仅采用飞机投掷的方式,也采取现场投放的方式。如在 1942 年的浙赣铁路沿线的细菌战攻击中,就采用了这两种方式进行。当时,日军在不同目标地区采用不同方法投放不同细菌,在江山、常山等地,日军将霍乱菌直接投入井中,或撒播在

　　①　《对吉林省日本人管理委员会长春支会询问的回答》(1950 年 2 月 18 日),长春市档案馆馆藏档案,档案号:94 - 69 - 6,转引自解学诗、[日]松村高夫:《战争与恶疫——日本对华细菌战》,第 80 页。
　　②　衢州市档案馆、衢州市档案学会:《莫忘历史——抗日战争在衢州》,第 39 页。

食物上，或注射于水果中；在衢县、丽水，日军则主要投放伤寒菌和（带鼠疫菌）跳蚤。并在这些区域造成了多种疫病大范围流行。当年 10 月 15 日，细菌战的指挥者之一井本熊男接到了浙赣战役"有关地上实施的实况"报告，地上撒播的结果是"XP 首先成功，在衢县将 T 投到井中好像也成功了（在水中溶解）"，日军在这次细菌战中基本实现了预定计划。①

根据资料显示，日军在我国各地长期实施细菌战，不论中心城市，还是深山小村，不论与国军交战区域，还是抗日革命根据地，甚至包括日占区域，日军都曾使用细菌武器，或分散投放，或集中投放。最终造成中国 20 多个省约 290 个县出现了因日军细菌战导致的鼠疫、霍乱、伤寒、疟疾、炭疽等疫病流行，导致了数百万人染病、数十万人死亡的惨痛后果。②《日本侵华细菌战研究报告》一书对此进行了详细的梳理，其中仅 1942 年在华北地区进行的细菌攻击引发的疫病流行就足以让人触目惊心：

3 月，自去年底日机飞绥远、甘肃、陕西、山西四省后，于 1 月发现鼠疫，至本月初，绥境死亡 313 人，山西河曲死亡 26 人，陕西榆林也有死亡。

春，日军在晋绥边区五寨县城收集大批老鼠，进行"鼠疫实验"，城内居民因此死亡 1500 多人。

7 月，日军在山西省五台县麻子岗村施放带有病菌的老鼠，在一个多月的时间内，被感染患病者有 48 人，死亡 35 人。

7 月，日军 36 师团 17 春太行作战中，潞安防疫给水班散布细菌，日军因此也有士兵 20 余名患肠伤寒。

夏，日军潞安防疫给水班常去西营以看病为名抽血，有很多家庭得传染病，得病三天就死了。

秋，由于潞安防疫给水班散布细菌，36 师团也发生了肠伤寒患者 36 名以上，收容于潞安陆军病院。

11 月，日军"扫荡"河南林县后撤出时，由军防疫给水班在林县城、合涧镇、东窑、林县北部等地区的井内和泥坑等地撒布了霍乱菌，有 100 名以上居

---

① 浙江省委党史研究室：《浙江省抗日战争时期人口伤亡和财产损失》，第56—57 页。
② 谢忠厚：《日本侵华细菌战研究报告》，第 2 页。

民患霍乱病死亡。

11 月,应县敌寇竭力统制应县盐池,并在盐内大放毒药。根据地军民患霍乱、痢疾、疟疾等病,与吃有毒盐有关。①

二、"战争—传染病"模式加剧了疫病的产生和流行

战争带来的饥饿使居民抵抗力降低,居住条件恶化使人们更容易染疫,人口流动引起传染病大范围传播,这使得战争时期的疫病流行远甚于和平时期:"冷酷的历史,曾经告诉我们,战争与疫疬,常是连结一气,祸不单行。仿佛在任何一次大规模的战争过程中,共直接死亡于战场的人数,往往还不及死亡于疫疬的人数……在偌大的一个长期战争中,诸凡与战争相伴而来的生活失常、饮料不洁、腐尸遍野、居民迁徙等等事项的持续,实为各种流行性疾病——如痢疾、霍乱、伤寒、疟疾、猩红热、脑膜炎及恶性感冒等——繁衍与传布的主要因素。"②这种现象被总结为"战争—传染病"模式。③ 这一说法在全面抗战时期得到充分体现,当时因生存环境恶化、难民染病流动、军队频繁调防等各种原因加剧了疫病的发生和流行,当时卫生署中央防疫处处长容启荣明确指出:"抗战发生,举国动员,国家处于对外作战状态,一切社会情况均起重大变化。由于战争直接或间接所推动之各种因素足使抗战之前后方诱发重大疾疫流行。"④

1. 生存环境恶化导致疫病滋生

战争发生后,普通民众的生存环境遭遇灭顶之灾,尤其是发生军事行动的区域。生存环境的恶化包含了多个层面,既有所处环境卫生变得更为恶劣,也有生活物质日益匮乏,还有精神状态的不稳定。

环境卫生是公共卫生的根本,与民众的健康有着最紧密、最直接的关联。抗战之前,我国长期对环境卫生工作不够重视,乃至到了全面抗战前夕,各地

____

① 谢忠厚:《日本侵华细菌战研究报告》,第 155—159 页。注:所引材料只选取了引起疫病流行的细菌攻击,其他在文字中未明显显示造成疫病流行的细菌攻击未引用。
② 黄香山:《展开战时防疫运动》,《民意》1940 年第 138 期,第 2 页。
③ 曹树基、李玉尚:《鼠疫:战争与和平——中国的环境与社会变迁(1230—1960 年)》,第 15 页。
④ 容启荣:《抗日战争六年来全国防疫工作概况》(1943 年 5 月),中国第二历史档案馆馆藏档案,档案号:372 – 124。

的环境卫生状况还是十分糟糕。如当时江西省各县城"大街小巷，臭气沸腾，垃圾堆叠"①。而乡村社会更甚，陈志潜对定县的描述完全可以体现当时我国大部分区域的状况："村街窄狭，两旁有露天厕所，小便横流，夏日坑内有无数的蛆虫，坑外有成群的苍蝇，每家都有天井坝，坝里厕所连着猪圈，猪吃人粪，水井或与猪圈邻近，或彼此相距数尺。井旁无圈，夏日大雨，地面脏水尽量冲入。住室四面土墙一面有窗，都用纸糊紧，室内臭气浓厚，甚有鸡猪禽兽也与人同住一屋的……夏日白天苍蝇云集，夜里蚊虫白蛉满屋皆是。"②

进入全面抗战后，各地的环境卫生问题雪上加霜，致使疫病发生和流行较以往更甚。当时上海的南市，疫病发生和流行相对于其他区域更为活跃，每次霍乱疫情暴发，南市都是重灾区，这其实与该地的环境卫生糟糕有着直接的关系。当时，南市沟渠淤塞、污水蔓延、垃圾成堆，"自事变迄今，未尝饬工疏通，因此所有阴沟，已失去泻泄的效能。南市之阴沟淤塞而不流通，原因很多。最大的原因是市民随便倾倒垃圾，街道两边之垃圾有如山积，以及莽夫任意将马桶车里之粪全部倒在路旁之阴沟里。别说冷僻所在，即民国路上每天早上粪汁狼藉，臭气冲天……自然容易滋生蚊虫，有违防疫之道，妨碍市民之卫生，实匪浅鲜"③。如此环境卫生，疫情频发自然难免。而当时的山西，大部分地区沦为日军占领区，各城镇原有清道夫、灰渣队员被拉去当兵，清道工具被任意占用，致使街巷灰渣堆积成山，粪便满溢、污水遍地，整个区域环境卫生更趋恶劣，而疫病暴发也成常态。④ 甚至陪都重庆的环境卫生也非常之糟糕，"大街上果皮碎屑，尘垢泥沙，已经够多了，谈到小巷，那更是恶浊不堪：人畜同住者有之，弃婴死动物有之，大小便乱撒者有之，臭水瀑布有之，污泥没胫者更有之，说是一个不洁地方，决不过火。"⑤

环境卫生问题主要体现在以下几个方面，一是水源问题，一是厕所问题，再一是住宿问题。可以说，这几个问题解决与否，关系到疫病是否发生和流行。而在全面抗战时期，尤其是初期阶段，这几个问题都没有得到很好的解

---

① 《推行各县卫生工作》，《江西民国日报》1935 年 6 月 8 日。
② 陈志潜：《定县保健制度之实验》，中华平民教育促进会 1933 年版，第 8 页。
③ 蔡痴墨：《南市阴沟淤塞，污水无从排泄》，《新闻报》1944 年 2 月 15 日，第 4 版。
④ 山西省史志研究院编：《山西通志·医药卫生志·卫生篇》，中华书局 1997 年版，第 407 页。
⑤ 邱致中：《重庆的环境卫生》，《大公报》1944 年 11 月 26 日，第 6 版。

决,导致疫病的发生和流行。

水是生命之源,关系到人类的日常生活,一旦水源受到污染,民众的健康就难以保障。霍乱、伤寒、痢疾等急性传染病的发生与水源的污染有着莫大的关系。在抗战之前,国民政府虽然提倡使用自来水,但自来水厂的工作却十分滞后。进入抗战后,在时局动荡和财政窘迫的情况下,自来水厂建设更是难有作为。以至于到了 1948 年,我国在有自来水的城市中,用自来水的人口也仅仅占其人口总数的 39.2% ,而就全国人口而言,用自来水的人数也只有 5% 左右。① 在没有自来水的地方,民众的水源主要以井水、河水抑或是池塘水为主。"供应公众日用的水,厥惟井水与河水,井水是以人力穿透地壳直接取自地下的潜水层,这种水因为经过天然的地层的过滤,当比由洗刷地面,融合各种污垢物,再合流在一起的清水为洁。但若掘井不深,有害卫生的物质仍可从稀松的地层渗透下去,低洼的井,更易使地面的秽水流入。河水所含的污物,本比井水为多,但因湍湍不息的水流,除受大自然之氧化清洁外,所余的污物亦为浩大的水量冲洗淡薄,水味反较井水为甜,所以靠近河流的居民常常利用河水作为饮用水。然而,河水究属于最不卫生的水,一乡之中,洗便桶的也有,洗澡的也有,因此以河水为饮用水的乡民,往往易患痢疾、疟疫、腹泻及霍乱等传染病。苦力与兵士,特别患泻肚与霍乱等病,十九是因饮水不讲究的缘故。"②

当时的江西省,只有南昌、九江少数居民饮用自来水,其他地方居民多数饮用江河水、湖塘水和井水,水源污染十分严重。如丰城县在当时当地没有任何自来水,居民水源全靠水井、池塘、河流,其中利用水井的村庄占总数的75.4% ,其他接近 1/4 的村庄则依靠溪、河、湖、塘等。但是,由于绝大多数居民缺乏卫生知识,一些不良用水习惯,常常使饮用水受到污染,如池塘中的水常常是"一边刷马桶,一边淘米",而井水也往往由于"水井多年失修,其四周地势高低不平,所开沟渠大半堵塞,积水不易流出,水质甚差"。③ 这样的水源,自然伤害民众健康。抗战期间,江西省霍乱频发,尤其是 1937 年、1938 年

① 罗鹏展:《我国自来水事业之初步调查及研讨》,《卫生工程导报》1948 年第 1 期,第 11 页。
② 荣:《饮用水的卫生》,《战教月刊》1941 年第 5—7 期,第 16 页。
③ 吴郁琴:《公共卫生事业下的国家政治与社会变迁——以民国时期江西及苏区为中心》,中国社会科学出版社 2012 年版,第 123 页。

和 1942 年均发生霍乱大流行,先后蔓延到 30 个市、县。① 这种疫情虽然不能说全部来自水源的污染问题,但却是有着重要的关系。

江西如此,其他地方也一样。民众长期以来养成了既以河水为生活用水,又随意向河中倾倒垃圾粪便、洗刷马桶的不良用水习惯。这种受污染的水源,极易导致霍乱、痢疾、伤寒等肠道性传染性疾病的暴发或流行。因为水中不仅病菌存活较多、较长,且还易于蚊蝇的生长繁殖,民众将生活、生产垃圾直接倾泻水中又进一步污染了水源。同时,水的流动性又将致病的可能性传播到更广阔的区域,这也是抗战时期全国各地霍乱、痢疾等肠道传染病频发的主要原因。如当时霍乱异常猖獗的广西桂林,臭水沟、污水塘纵横交错,吊楼厕所不计其数,"各家各户由楼上倾倒垃圾粪便污物与水合污同流,饮食用水大多就近汲取,虽用矾澄淀,也难消毒,每到夏季,烈日熏炽,蚊蝇群集,臭气难闻,各种疾病流行。市政当局先无预防措施,疫症发生后又少急救医药,医院病床少,医疗技术落后,对迅速传染如火燎原的疫症痢症,束手无策。致死亡枕藉,哭声满城"②。相对而言,井水是较为卫生的,但也往往由于"水井多年失修,其四周地势高低不平,所开沟渠大半堵塞,积水不易流出,水质甚差",同时容易使得其与污水合流,从而导致疫病的发生流行。上海的霍乱流行也证实了这一点,上海"郊区及沪西、沪南、闸北各平民区,人口众多,几全赖井水为饮料,而本年度霍乱流行,恰以上述各区为最烈"③。背后原因就在于水井周边的沟渠淤塞导致井水受到严重污染。

与水源问题同样严重的还有厕所问题。厕所是许多疾病之源,全球已知人畜共患病达 200 多种,这些人畜共患病,大多与人、畜粪便管理不当有关。抗战时期的各种传染疾病中,最可怕的是霍乱,而霍乱病菌的主要载体就是人类粪便。因此,无论是城市还是农村,厕所都是一个影响环境卫生的重要污染源,也是一个滋生疫病的温床。蒋介石在新生活运动中就厕所卫生的重要性发表过看法:"提倡卫生又须从厕所做起……此举甚重要,不可以为琐屑。"④

---

① 《江西省卫生志》编纂委员会:《江西省卫生志》,第 160 页。

② 杨益群:《桂林文史资料:抗战时期中国文化人大流亡——湘桂大撤退》,漓江出版社 1999 年版,第 8 页。

③ 江世澄:《安全饮水》,《上海卫生》第 1 卷第 1 期,1947 年,第 23 页。

④ 新生活运动促进总会编印:《清洁规矩运动推行办法》,1945 年,第 22 页。

在抗战时期的城市里面,厕所大多设备简陋,根本不符合卫生标准,甚至在闹市中出现露天厕所,严重妨碍公德及卫生,如当时的天津就出现这种情况,让民众都看不下去,致信媒体希望地方当局加以注意改良:"本市南关下头王家楼大街祥云客栈前,有厕所一处,坐北向南,系长条一字式。门居中,溺池与门相对,门早已失去,由外望之,一览无余。简直是露天厕所,而此处乃繁荣地带,住户颇多,妇女每经此处,皆掩面而过,视为畏途!粪主只知唯利是图,不计公德!且天气渐热,长此以往,其害莫深,地方当局对此事应加调查,勒令改良,民众幸甚。"[1]更为严重的是,当时城市的厕所建设严重滞后,难以跟上城市发展的步伐,如抗战刚结束后的上海市,全市公私厕所一共才 184 个,其中人来人往的闸北才 10 个,根本无法满足民众的需要,导致民众随地便溺现象突出。[2] 而农村的厕所更是糟糕,"村街窄狭,两旁有露天厕所,小便横流,夏日坑内有无数的蛆虫,坑外有成群的苍蝇。"这些极其简陋的厕所,肮脏不堪,成为蚊蝇滋生的渊薮,如果粪溺清理不及时,便会污物横溢,不仅污染四周环境,而且滋生和传播疫病,所谓"粪便中他类细菌即可麕集,大肠菌亦在此内,藉蚊蝇飞散及风力等传播,易于流行"[3]。

此外,民众的居住习惯也存在诸多环境卫生问题,容易导致疫病的发生和流行,其中最典型的就是农村地区的人畜同居。这种居住习惯很容易导致人畜之间的疫病传染,形成各种疫情。根据广西省卫生处的调查,在 1937 年至1938 年期间,广西全省人畜同居户数约有 83404 户,成为抗战时期广西疫病流行的一个重要因素。[4]

对于战争发生区域来说,由于炮火的摧毁,民众及其他动物的死伤,加上敌军的蓄意破坏,环境卫生问题更为突出。一方面日军的大肆烧杀使人与动物横尸遍地。无人救治,无人收尸现象充斥战区。暴露荒野无人掩埋处理的病尸一经腐烂,即臭气熏蒸,爬满蚊蝇的腐尸又滋生病菌,极大地推动了疫情的暴发。另一方面战争使大量民众沦为难民,他们几乎全部住在潮湿而肮脏

---

① 《闹市中露天厕所有碍公德及卫生》,《益世报》1936 年 4 月 26 日,第 11 版。
② 《上海市公私厕所》,《上海市公务统计报告》1946 年第 5 期,第 60 页。
③ 李惠民:《民国石家庄的厕所改良问题》,《燕赵晚报》2015 年 1 月 19 日。
④ 广西省民政厅:《广西省二十六、七两年度卫生行政工作报告》,1938 年版。

的宅子或收容所,或露宿街头,而这些地方卫生环境极其糟糕,多半也成为疫病丛生之地。这使得这些区域的疫病发生和流行比非战区更为猖獗。如1942年的浙江,在有些战后收复地区,抚慰团报告称:"浙江省收复地区痢疟流行,既极猖獗,而人民流离颠沛,体气亏弱,颓垣残烬,井塞河污。冬春之间,疫疠交滋。"①

战时生活物资供应匮乏也是生存环境恶劣的一个表现,同样加剧疫病的发生和流行。全面抗战时期,战争引起的物资供应紧张,有限的物质又要优先供应军队,加上掀起的限制消费运动,导致民众的生活物质极端缺乏。"为什么要限制消费? 其一,抗战期间,生产不易,运输维艰,在平时不成问题的日常生活必需品,也许渐次要感缺乏,因此,大家应当节衣缩食。其二,力求提早胜利,与准备长期抗战,是并行不悖的,所以物质方面即使存储丰富,来源充足,也应尽量节省,有备无患,不一定要等到感觉短少,才开始取缔浪费。其三,对外抗战,大家要牺牲奋斗,吃苦耐劳。成千上万保卫祖国的健儿,栉风沐雨,昼夜战斗,千辛万苦,不特笔墨所难形容,并且非常人所能想象。后方民众如果依旧恣情享受,度养平时的优越生活,于心何忍。"②在这种状态下,民众生活艰辛,日常生活大受影响,"一般躲在亭子间里过生活的蜗牛寒士,因为有的失业,经济来路断绝;有的薪金受战祸打了七折八折,甚至于五折六折。故愁眉不展,天天打算,刻刻打算,过着困苦江南的刻苦生活,甚至超过节约限度,以致饔飧不继。"③如此一来,大量民众营养不足,体质自然受到影响,抗病能力也大为下降,各种疫病得以乘虚而入,致使疫情发生和流行:"非常时期,物质统制,民众节衣缩食,以供军用,而炮火空袭之所及,牺牲尤巨。因供求不能相应,生活水准,势必比日益降低,结果所届,适使体质羸弱,病菌得以乘袭潜入。"④

此外,战时民众生活的不安定,会导致部分民众的精神健康受到影响,也会使得民众容易染病,导致疫病的流行。"战争展开,炮火连天,空袭频仍,夜

① 《浙江省收复地区抚慰团第二团工作报告(1942年)》,浙江省档案馆馆藏档案,档案号:29 – 1102。

② 《战时生活与节约》,《中央日报扫荡报联合版》1942年10月2日,第2版。

③ 张孟昭:《节约战时生活》,《新闻报》1938年6月12日,第17版。

④ 容启荣:《战时防疫工作之基本要责》,《实验卫生季刊》第1卷第1期,1943年,第9页。

不安枕,而物价之高涨,起居之无节,与生命财产之不安定,离合忧惧之失常态,暨其他各种因战争直接造成这种种因素,均为易于感染疾病之因素。"①

2. 难民加剧疫病的产生和传播

各种灾难之后,总会出现有人生活无着落、流离失所,从而沦为难民,战争尤甚。因为在战争期间,战火纷飞不仅会使得人们的生活家园遭受灭顶之灾,而且还会引起其他的次生灾害问题,如水旱灾发生后得不到及时救援,疫病发生后得不到基本救助,这使得民众难以在故土立足,只好踏上辗转迁徙之路,成为难民。日本侵华战争是我国近代历史上持续时间最长的战争,其所带来的难民问题也是前所未有的。据国民政府的调查,抗战时期我国难民及流离人民总数达 9500 万人,其中河南省最多,达 1453 万人,超过 1000 万人的省份还有湖南、江苏、山东等省,分别为 1307 万、1250 万、1176 万人。② 在整个抗战期间,难民问题贯穿始终。松沪会战暴发后,上海被严重破坏,民众严重受灾,加上对日军的恐慌,纷纷逃亡租界,成为难民,仅 8 月 13 日这一天,涌入公共租界和法租界的难民就有 6 万余人。③ 而到当月底,进入两租界内的中国难民高达 70 万人左右。④ 而在全面抗战初期,日军对华北、华东、华中、华南等主要区域展开攻击,各个主要城市受祸惨烈,这些城市交通较为便利,易于迁徙,因此难民流离更为严重,"战前百万人口的首都,战后仅余二十余万人,流离人数高达五分之四,其他城市的人民,流离数有较小,亦有较大者,如常州,战后人口仅及战前三分之一,即其流离数为三分之二。镇江、江阴的人口,流离数却高达四分之三,苏州更高达七分之六。兹以最小数三分之二,为估计城市人口流离数的标准"。乡村社会的难民数虽然不及城市多,但整体也不在少数,"南京各县乡村农民全家离村数为百分之三十,一部离村数为百分之十一,合计达百分之四十。又保定附近乡下调查,人民离村数为百分之二十五"⑤。

---

① 容启荣:《战时防疫工作之基本要责》,《实验卫生季刊》第 1 卷第 1 期,1943 年,第 9 页。
② 《难民及流离人民数总表》,中国第二历史档案馆馆藏档案,档号:二(一)-221。
③ 张宏森:《论"八·一三"抗战期间上海难民救济》,《湘潮》2008 年第 4 期,第 5 页。
④ 郑祖安:《八·一三事变中的租界与中国难民》,《史林》2002 年第 4 期,第 61 页。
⑤ 《中央研究院社会科学研究所关于中国抗战损失问题研究报告(1939)》,中央党史研究室第一研究部、中国第二历史档案馆:《国民政府档案中有关抗日战争时期人口伤亡和财产损失资料选编》,中共党史出版社 2014 年版,第 193 页。

而在战争常年暴发地区，难民问题更是严重，如浙江省"寇祸连年，全省各县市三分之二均沦敌手，未遭沦陷者亦迭经窜扰，其能免于寇患者，仅龙泉、云和、庆元、景宁、泰顺、淳安、遂安、磐安等数县而已。敌骑所至，肆意烧杀，灾区人民，或避难他乡，或迁移内地，千万灾黎，颠沛流离，历经冻馁……本省人口密度原占全国第二，而此次灾区之广，与灾情之重，亦为他省所罕见。"①

这些难民，在逃亡过程中，颠沛流离，栉风沐雨，风餐露宿，吃住条件极差，根本无从谈及卫生。全面抗战初期上海租界各难民收容所的难民，"冻馁交迫、凄惨不堪、身无棉衣蔽体者达十分之四。"在难民收容所无力救助的情况下，难民们只能流落街头，随时处在饥饿、寒冷和疾病的威胁之下，租界内"每天冻馁而死者，为数甚伙"②。1937年底浙江战事发生后，杭州难民云集，生存状况堪忧，"杭州难民收容所红卍字会所设者，计有上中下三天竺、灵隐寺、雷殿、太庙小学、玉皇山七处，又于岳庙设难民医院一处，先后收容难民达两万余人，截止现在止，常驻难民仍有六千余人，又青年会、天主堂、耶稣堂、万国红十字会各团体所办之收容所，难民亦有数千人，又各庙宇和尚居杭者约有二千余人，均因经济力竭，粮食告罄，每日不获一饱。此外流离载道者，饥寒交迫，尤为惨痛，待赈之急，刻不容缓"③。同时，在逃难过程中，身心俱疲，抗病能力大大降低，而逃难路上，卫生环境又极为糟糕，"很多地方就变得更为脏乱不堪。垃圾、腐物、尸体、粪便，充斥着每一个车站的周围。每一座车站，都仿佛成了人间的地狱。病尸暴露荒野无人掩埋处理，将染病而亡的驮兽弃之于途"④。如此一来，难民群体中便常有疫病发生和流行，形成各种疫情，同时，由于难民一路迁徙，更是将疫情传播到所经之处。正如容启荣所言："战事发生，庐舍为墟，难民齐避，流离失所，特易于发生疫疬，且因交通便利，义民之麇集，蔓延及于各处，酿成普遍之流行。"⑤

在抗战时期，疫病最容易发生流行的群体就是难民，关于难民群体发生疫

---

① 《浙江省善后救济资料调查报告》（1945年12月），中国第二历史档案馆馆藏档案，档号：二十一––276。

② 《难民区商联会劝商户回区复业》，《申报》1937年11月30日，第4版。

③ 《杭州难民有绝粮之虞》，《时报》1938年1月24日，第5版。

④ 《难忘的一九四四》，《桂林文史资料》（第26辑），1994年版，第4页。

⑤ 容启荣：《战时防疫工作之基本要责》，《实验卫生季刊》第1卷第1期，1943年，第9页。

情的报道更是层出不穷,如"芜湖发现真性霍乱,过境难民患者尤多"①;又如"(武汉)襄河附近之难民区内,近发现霍乱病症数起"②。发生疫情的原因,毫无疑问与环境卫生、营养不足、水土不服等因素紧密相关。1937 年,上海战事打响后,难民云集租界,"据各方报告,患脚气病者,为数颇重,同时所传儿童死亡率之高,亦堪令人注意","从各医院调查结果,罹病难民中,发现患脚气病者,约占百分之三十五,其原因半由生活失常、水土不服,而食物之缺乏维他命,亦为原因之一。至于儿童疾病,大多先天不足或由饮食不慎"。③ 1938 年,上海的中国红十字会国际委员会在各难民收容所视察,发现难民中患皮肤病如疥疮癞癣,及眼病如沙眼等症甚多,"考其原因,大都由房屋破坏,潮湿过重,及用不洁面巾揩面所致"④。1939 年江西省弋阳县的第四难民所发生霍乱疫情,也与环境卫生紧密相连:"(收容所)收容难民数十名,平时因经费关系,设备简陋,各难民均系席地而卧,环境卫生,既难讲求,倾此夏令酷暑时期,疾疫极易流传,昨有住所难妇曾王氏,初由南昌逃难到此,年逾五十,在途已备尝风寒暑湿之侵袭,年老之身,已感不适,昨早忽染恶性霍乱,筋腾肢涨,不数小时,竟不及救治,遂遭毕命,事后经本县难民招待所郝干事代为出面购棺埋殓,一面并报告县卫生院派员查验,果系急性霍乱。"⑤

　　同时,各地在安置难民的时候,总是将难民集中在一起,导致难民群体间一旦出现疫情,就很容易彼此传染,形成大范围疫情。1937 年淞沪会战发生后,大量难民涌入租界,为了安置难民,租界建立了大量的收容所,将难民集中在一起,直接导致了霍乱疫情的暴发和扩散,"市卫生局长李廷安谈自日军侵沪,上海及附近各地人民流离失所者甚多,聚集而处,生活简陋,最易染得流行性胃肠传染病。该局于十余日前已查出难民中有患霍乱十余人,迄今霍乱患者已增至二百余人,并已联合海港检疫处扩大预防工作"⑥。而战争发生后的半年内,上海难民染病者达 11 万人,"最近发表两种统计,颇足供关系难民者

---

① 《要闻简报》,《立报》1937 年 9 月 13 日,第 1 版。
② 《暴力下之武汉》,《前线日报》1938 年 11 月 10 日,第 2 版。
③ 《救济会卫生组密切注意难民脚气病问题》,《时报》1937 年 10 月 27 日,第 6 版。
④ 《收容所潮湿过重难民多患皮肤病》,《中国红十字会月刊》1938 年第 38 期,第 25—26 页。
⑤ 《弋阳难民所发生霍乱,现正设法防范》,《前线日报》1939 年 8 月 4 日,第 4 版。
⑥ 《卫生局发表本市霍乱情况,难民中霍乱患者增至二百人》,《立报》1937 年 9 月 12 日,第 3 版。

参考。一,六月来诊病统计,廿六年八月份(十六日起)三二三六名,九月份九九六四名,十月份一九六三一名,十一月份二三三一八名,十二月份二四一三七名;廿七一月份二二四一二名,二月份(十二日止)一〇五五九名,共计为一一三二五七名"①。进入 1939 年后,上海的难民仍然非常之多,大量被安排居住在收容所中,各种疫病仍持续发生,且交织在一起,中国红十字会报告的该会当年 8 月难民诊疗所卫生工作开展情况时就说明了这个问题:"难民诊疗所 2 所,为 3 个收容所中 18431 名难民服务。八月份内,共诊病 12131 次,其中皮肤及细胞组织症 5719 次,沙眼及其他眼病 1545 次,支气管炎 378 次,消化系统疾病 1642 次,耳病 282 次,脚气及其他维生素缺乏症 125 次,疟疾 356 次,赤痢 291 次及风湿 329 次。"②

在其他区域,为了应对逃亡而来的难民,地方政府也常常将难民集中管理,甚至将难民集中安置起来进行垦荒事业。这些难民集中在一起,加上因逃难路上备受惊吓、衣物缺乏、食物不敷、水土不服等原因,往往也会导致疫情发作。1938 年,江西省将涌入本省的难民集中安置起来进行垦荒,然而这些"垦民辗转流亡,长途跋涉,风餐露宿,体质亏损,易染疾病,据省垦务处各垦区统计结果,本年十月至十二月底止,患病者共达 709 人,占总人数 38.5%"③。1939 年 6 月,江西省凤凰墟被安置垦荒的难民患病情况更是惊人,其中男性病患率达到了 89.7%,女性达到了 76.1%,其中疟疾是病患当中最严重的,占了患病总数的 33.3%。④ 在 1942 年江西省吉安县的霍乱流行中,共发现患者 441 人,其中难民 217 人,占比为 49%,是所有患者来源中占比最高的。⑤ 其背后原因也是难民多集中在一起,引发彼此传染所致。

并且,难民染疫后,由于得不到及时医治,疫死率也极高,而染病死亡的难民遗体往往不能得到好的善后,导致疫情进一步加剧。"'八一三'沪战发生后,法租界人口倍增,因而居住之死亡率,亦较前剧增……平均月达五百余具,

① 《半年来难民病者十一万》,《大美晚报晨刊》1938 年 3 月 17 日,第 4 版。
② 《中国红十字会难民卫生工作报告》,《上海医事周刊》第 5 卷第 41 期,1939 年,第 4 页。
③ 《江西难民垦殖区概况》,《江西统计月刊》第 1 卷第 12 期,1938 年 12 月。
④ 《各垦殖场工作月报》,江西省档案馆馆藏档案,档号:J060 - 02 - 00245。
⑤ 《吉安县卫生院三十一防治霍乱工作报告》,江西省档案馆馆藏档案,档号:J032 - 1 - 00065 -
0294。

其死亡率较前增达八倍,殊足惊人。"①其中"南市难民区内难民,因近日天时不正,患病者甚多,更因区内缺乏医师,故常有死亡,红卍字会已在区内设置太平间,将死亡难民遗尸收容在内。兹悉该区域内病亡难民,统计后日约有九名之谱。"②在1937年到1942年间的上海霍乱流行期间,法租界的霍乱疫情也较为严重,疫死率也一直较高,其中1937年中国人染疫1744人,死亡330人,死亡率18.92%,外国人染疫43人,死亡17人,死亡率39.55%;1938年中国人染疫3129人,死亡376人,死亡率12.02%,外国人染疫15人,死亡7人,死亡率46.67%。这些染病者的身份,绝大部分是难民,甚至染疫的外国人中,也多是贫困的俄罗斯人,为国际难民。③

同时,难民在逃难过程中,有些地方对染疫难民不仅不积极救治,而且还排斥他们,致使疫情无法及时得到控制,继而形成较大疫情。1939年,有逃难至江西瑞昌的难民潘世富等人就上书江西省政府主席熊式辉,希望各地能够对染疫难民进行积极治疗:"窃查难民故土沦陷,流离失所,逃亡在外,非借住宗祠,即租赁余屋,以为归宿,偶一发生疾病,而地方人民,无论其借住宗祠或租赁余屋,一概勒令迁移深山古庙,甚至纠集多人,将病人搬弃郊外,以待其死,据称以外姓人死在异姓宗祠或私人屋内,名为野鬼,与该全族多不吉利云云,殊不知人生疾病,已经忧郁满胸,再勒迁深山古庙,满目凄凉,更添离乡之感,而忧郁势必倍增,况一至古庙,侍奉乏人,茶水自属不便,而病者经此摧残,其免于死者几希。世富等流浪经年,数见不鲜,为己为人,不忍缄默,为此叩请钧府鉴核,迅予通令各县,严防各区乡保甲长,随时制止,切实爱护疾病难民,以维人道,实为德便。"④江西省卫生处在了解相关情况之后,随后才对各县卫生院下发了"如发现患传染病难民,应予收容医治为要"指示。⑤ 而当时浙江省的各县难民所也存在医药资源严重缺乏的局面,导致难民疫病无法及时消除,对此,中央赈济委员会特地函告浙江省赈济委员会:"查夏秋天气,易生时

---

①　《"八一三"到目前,特二法院检验尸体三千余具》,《时报》1938年1月24日,第5版。

②　《难民串病日益增多平均每日死亡九名》,《社会日报》1937年11月21日,第4版。

③　任轶:《浅析两次淞沪抗战时期法租界当局与天主教会对难民的救助》,《民国档案》2015年第1期。

④　《抄发瑞昌难民潘世富等原呈》,《卫生通讯(江西)》第3卷第2期,1939年,第5页。

⑤　《难民患传染病应由当地卫生院所收治》,《卫生通讯(江西)》第3卷第1期,1939年,第4页。

疫,据报各地难民收容所,医药卫生,毫虽设备,除电内政部卫生署多派医疗队巡回诊治并分行外,仰即分饬收容所对应难民医药卫生注意设备,并商请地方医药机关多予协助为要。"接到重庆来函后,浙江省赈济委员会才向各县下发通知:"查难民卫生,关系重要,前经本会令饬各县赈济会注意预防在案,兹奉前因,除分令外,相应函请查照,转饬各县卫生机关尽量协助,以宏效能为荷。"同时电告浙江省民政厅,要求民政厅"令仰该县长转饬所属卫生机关尽量协助为要"。①

难民不仅容易滋生疫病,而且还会促使疫病的传播。战争期间,家园尽毁的难民在原居住地无法生活下去时,就会选择逃亡,到其他地方去避难或者谋求生活,所以会出现难民大范围迁徙的现象。这些难民的迁徙不同于政府机关及其他社会组织进行的有计划有组织的迁移,绝大部分是自发的非组织行为,他们常常受到各个地方战局的制约,从而使得他们的迁移流向与地域分布显得极其广泛而复杂。《安徽省善后救济调查报告底稿》就对该省抗战时期51 个县的难民流动作了整理,总结了当时安徽省难民的迁徙概况,既有省内之间的迁移,也有迁向省外区域的。其中省内迁徙方面,要么是迁至皖南、皖西等省内国统区,要么是迁入省内中小城市,要么是迁入本县或邻县安全区域。而迁往省外的主要方向集中在两个点,一个是迁向湘西、西南及西北各省,另一个是迁向浙、赣及其他邻近省份。② 安徽省的难民逃亡是抗战时我国难民迁徙的一个缩影,在战事发生区域的各地大体都是如此,有的甚至比这个情况更为严重。如河南省,一方面作为抗战的主战场之一,饱受战争的惨重破坏;另一方面该省水旱灾害不断,人民生活在水深火热之中。如此一来,大量民众沦为难民,为了生存,只能流亡他乡。仅花园口水灾造成的民众流离失所就非常严重,根据行政院黄泛区的损害与善后救济的不完全统计:"按人口逃亡来说,计河南逃离人数1172639,占原人口 17.3%。"③

这些迁徙的难民一旦出现疫病,其疫情就会随着逃难路线进行扩散。

---

① 《令各县县长:准省振济会函关于各地难民医药卫生设备嘱转饬各县卫生机关尽量助一案令仰遵照由》,《浙江省政府公报》1939 年第3172 期,第22 页。

② 张根福:《战祸、自然灾害与难民迁移——抗战时期安徽省个案研究》,《民国档案》2004 年第4期。

③ 李文海等:《近代中国灾荒纪年续编(1919—1949)》,湖南教育出版社1993 年版,第526 页。

1937 年淞沪会战暴发后不久，大量难民出逃，很快，由上海逃亡到南京的难民就发现霍乱疫情，"日前接南京卫生事务所电告，由沪过京难民中有十九人发现霍乱，此足证明战时环境不良，足以引起时疫"①。1939 年，在江西省峡江县的霍乱流行中，难民也是霍乱疫情的主要受害者，当这些难民渐次离开后，当地的疫情就得到缓解，"近因逗留峡江难民渐次离境，其余城内民众多数曾受注射，因此霍乱病症逐渐减少"②。而 1943 年 8 月，日军侵入广东潮汕地区，广东 4000 名难民涌入江西会昌，发生输入性霍乱，在筠门岭等主要交通沿线暴发流行，尸横遍野，惨不忍睹。③ 最有代表性的当属 1942 年云南的霍乱流行。当年 4 月，缅甸境内的曼德勒、腊戌及以东发现霍乱并很快蔓延，由于入缅之军民及缅境内之侨胞纷纷撤回云南国境，同时也将霍乱带入滇西一带。而日军尾随而至，芒市、遮放、畹町及腾龙等地相继失陷，当地居民也四下逃命，沦为难民，与回撤的军民、侨胞纷纷涌入下关、保山等地，致使这些地方先后发生霍乱。此后，难民再从保山仓皇再逃，相率避难内地，使得霍乱得到普遍性之蔓延。

为了让难民有序迁徙，国民政府赈济委员会在全国各地划定了几条难民迁徙线路：第一，长江沿线至重庆，途经武汉、沙市、宜昌及万县；第二，武昌至贵阳一线，途经株洲、衡阳、桂林、柳州，再转黔桂公路到贵阳；第三，上海至株洲线，从上海取海道至浙江温州、金华等地，再沿浙赣铁路至南昌、株洲，然后或南下西迁，或步行至湘西；第四，陇海铁路线；第五，安徽、福建至赣南线；第六，大别山麓沿线，由安徽西部经河南商城、信阳到达鄂西，或由湖北东北部经襄阳沿公路至鄂西北一带。在这些线路中，有几条线路在抗战期间疫情频发，致使经过的难民染疫，然后随着难民的迁徙，又将疫情扩散了他处，使得疫情进一步加剧。1939 年 5 月，重庆地区难民中发生霍乱，6 月传至自贡，7 月传至成都、郫县、德阳、崇庆及川北一带，8 月经乐山、洪雅至雅安等西康地区，最后导致了 1939 年四川省的霍乱大流行，流行区域计有 50 余市、县。④ 1942 年的

①　《卫生局发表本市霍乱情况，难民中霍乱患者增至二百人》，《立报》1937 年 9 月 12 日，第 3 版。
②　《奉电以本县霍乱流行已电准江西全省卫生处寄发疫苗等因呈复察核由》，江西省档案馆馆藏档案，档号：J008 - 1 - 00786 - 0006。
③　江西省委党史研究室：《江西省抗日时期人口伤亡和财产损失》，第 460 页。
④　四川省医药卫生志编纂委员会：《四川省医药卫生志》，第 123 页。

桂黔区域霍乱流行也是如此。1941 年底，香港被日军攻陷，香港民众纷纷避难内地。由于香港当时正值流行霍乱，霍乱便跟随难民进来。接着，霍乱又沿着难民的行进交通线进一步蔓延，并于 5 月 17 日延伸到广西所属黔桂铁路金城江站，导致广西霍乱大流行。而广西霍乱的蔓延很快延伸到桂黔铁路边的南丹县，并沿着桂黔铁路侵入贵州省，至 6 月传到贵阳附近地区，在贵阳与由云南传来的霍乱疫情汇合，从而在贵州形成霍乱流行，波及该省 26 个县市。[①] 由此可看出，疫病的传播路线就是难民的迁徙路线。

3. 军队调动引起疫病扩散

无论是中国历史还是世界历史都证明，战争期间军队的调动也是引起疫病传播和流行的一个重要原因。行军作战的部队往往人口相对集中地居住在一起，但卫生条件极差，加上作战时官兵们的精神非常紧张，缺吃少穿，为疫病的流行创造了有利条件。而军队的调动，则使得疫病能够很快由一个区域传播到另外一个区域，导致了疫病的大范围流行。因此，在抗战期间，军队也是滋生和传播疫病的主要群体，成为当时疫病发生和流行的一个重要原因。

抗战时期，军队也跟难民一样，很容易发生疫病。当时卫生署防疫处处长容启荣就对抗战部队容易滋生疫病的原因做了详细解构："甲，由于生活之失常态也：军事倥偬，瞬息万变，为适应军机之紧急，而做克敌致果之调度，虽枪林弹雨之下，亦必效命祖国，争夺战壕，闭目以思，当可想象其生活状态，实不足与平日相比论，自易为疾疫所侵犯。……丙，由于士兵营养之低下也：物价高涨，至今已极，前方抗战将士疲劳甚于平时，而所得粮食，不足维持其最低生活限度，体力衰弱，抵抗减弱，自足为疫疠流行之内在原因。丁，由于环境卫生设施之过于简陋也。战时行军，环境卫生设施极难周全，由于饮用水未经合理处理，常能酿成肠胃传染病之流行，由于衣服身体之不洁，灭虫沐浴之不完备，常致酿成回归热、斑疹伤寒之盛大流行。此外，军队卫生之简陋，士兵知识之低下，均易招致传染，诱发广泛之疫病蔓延。"[②]正是在这多种原因的交织下，抗战期间的军队疫病流行非常严重。根据有关资料的统计，在全面抗战开始

① 《全国疫情（第七期）》，1942 年 9 月，第 8 页。
② 容启荣：《战时防疫工作之基本要责》，《实验卫生季刊》第 1 卷第 1 期，1943 年，第 8 页。

的 1937 年 7 月至 1939 年 7 月的两年间,疫病在各战地军队中广泛流行,共发现各种传染病 38929 例,其中死亡 2830 人,其详细情况见表 2 - 5。另有资料显示,在 1939 年 1 月—1940 年 12 月间,中华民国红十字会共诊治国民党军病人 396727 人,其中主要传染病 12 种占 38.4%,里面疟疾又占 80.24%,痢疾占16.21%。① 而在 1938 年广州报告发现的 84 名黑热病患者中,职业均为军官或兵士。②

表 2 - 5　全面抗战初期军队疫病流行情况

疫病名称	患病人数	死亡人数	疫病名称	患病人数	死亡人数
霍乱	6224	1722	疟疾	26659	22
痢疾	2608	12	天花	106	2
回归热	2896	890	流脑	17	7
白喉	100	8	猩红热	33	7
伤寒	134	8	斑疹伤寒	67	2
鼠疫	35	31			

资料来源:李文波:《中国传染病史料》,第 185 页。

　　中国共产党领导的军队同样也存在疫病流行严重的现象。如晋察冀军区在全面抗战的 8 年间,共发现疟疾患者累计 71522 人次,约占伤病员总数的 33%,而痢疾也不少,共 28609 人次,占发病总数的 10%,同时,还发现斑疹伤寒患者 5722 例。③ 而在 1943 年,晋冀鲁豫军区的山东支队出现了回归热流行的局面,其中鲁中军区蒙山支队发病率达 25%。④

　　军队作为一种特殊的人口流动,对疫病的传播也起着至关重要的作用。"现代交通便利,朝发夕至,以军队转运之迅速,正在潜伏期之病人,往往运出

　　① 朱克文:《中国军事医学史》,人民军医出版社 1996 年版,第 126 页。
　　② 何博礼:《中国黑热病流行病学之检讨》,第 26 卷第 8 期,1940 年,第 690 页。
　　③ 李文波:《中国传染病史料》,第 185—186 页。
　　④ 朱克文:《中国军事医学史》,人民军医出版社 1996 年版,第 236 页。

数千里之外,更以壮丁征募,来自各地,亦能传播其所在地之传染病,理至明显。"①1937 年,我国的霍乱疫情主要发生在华东和华南地区,中部地区有散发,然而疫情随着军队的调动,疫情逐渐从长沙、汉口、洛阳一路被军队带到了陕西灞桥。1938 年 6 月,西安出现霍乱疫情,并最终导致西北霍乱大流行。②1943 年,山东临朐一带疟疾等疾病严重流行,有的全家全村都患病,驻临朐县的国民党机关、部队内也流行恶性疟疾,病死率很高,凡常驻的村庄都传播恶性疟疾,这种疟疾以往在山东很少见,最后经过调查才发现这病是由国民党军队的通信联络人员从湖北大别山区带来的。③ 同年,作为滇黔交通要站的贵州安顺,在 6 月至 9 月间也发生霍乱流行,该次霍乱疫情的起源也是路经此地的士兵所引发。④ 作为侵略者的日军,在行军途中也传播着各种疾病,如抗战期间广西的霍乱疫情,有的就是由入侵广西的日军传播来的:"据日方史料记载,日军入侵广西时其第十一军从湖南带霍乱到了广西。"⑤

三、医疗卫生资源的匮乏导致疫病失控

在传统社会,由于缺乏医药技术和卫生条件,如今常见的疫病都会导致大量民众死亡。甚至在 20 世纪上半期,呼吸道与肠道系统的疾病仍是中国人口死亡的首要原因,这些疾病的产生与日常生活环境中的卫生状况密切相关,因此,建立一个现代医疗卫生体制是降低人口死亡率的最关键因素。⑥ 进入近代社会后,我国开始有意识地构建现代性的卫生防疫机制和医疗制度,使得卫生事业逐渐由个别的、自为的、缺乏专门管理的行为逐渐转变成系统化的、有组织的、被官方纳入官方职权范围的工作。⑦ 进入中华民国后,现代性的医疗卫生制度持续建构,并取得了一些初步成效。然而,抗日战争的发生,使得初步建立且非常脆弱的医疗卫生体系备受打击,不少卫生资源受到冲击甚至损毁。

---

① 容启荣:《战时防疫工作之基本要责》,《实验卫生季刊》第 1 卷第 1 期,1943 年,第 8 页。
② 李文波:《中国传染病史料》,第 185—187 页。
③ 山东省卫生史志编委会:《山东省卫生志》,第 443 页。
④ 张静吾、朱师晦、王煜光:《安顺三十一年夏霍乱流行病例统计报告》,《军医杂志》第 3 卷第 1 期,1943 年,第 16—17 页。
⑤ 钟文典:《广西通史》,广西人民出版社 1998 年版,第 453 页。
⑥ 侯杨方:《筚路蓝缕:民国时期的医疗卫生建设》,《21 世纪经济报道》2007 年 9 月 10 日。
⑦ 余新忠:《清代卫生防疫机制及其近代演变》,北京师范大学出版社 2016 版,第 325 页。

同时,由于大量资源需要用于抗战,医疗卫生方面的投入受到冲击,导致医疗卫生资源的建设受到限制。而且,本来就不足的医疗资源需要大量投入到军事活动的伤病救治工作中,也导致了为民众服务的医疗资源更为稀少。在多方原因的联合冲击下,抗战期间的医疗卫生资源相当匮乏,从而使得防疫工作无法深入,疫病很容易发生,而疫病一旦发生,也很难得到有效控制,导致大规模流行。

1. 医疗卫生建设处于起步阶段,资源严重不足

我国虽然从晚清时期就开始了现代医疗卫生体系的建设,但这是一个长期的过程,很难一蹴而就。到了全面抗战暴发前夕,我国医疗卫生体系建设整体仍然处于起步阶段,虽然在某些方面抑或是某些地方取得了一定的成就。如20世纪30年代早期,在卫生部(署)和国联的合作下,中国的医疗卫生机构建设取得了较大进步,截至1936年,有18个省建立省级卫生中心,并有3个准省级卫生中心,同时建设有181个县级卫生院,86个区卫生分院和96个乡镇卫生所,与两年前全国仅有17个县级卫生院相比,进步非常显著。① 又如江西省,在1934年6月就成立了江西全省卫生处,直属于江西省政府,统筹办理全省卫生事宜,成为我国第一个省级卫生行政机构。同时,截至1937年,江西省已经建有省级卫生机构11个,合办卫生机构13个,并在83个县成立了卫生院,普及率为全国之冠。② 然而,这些成绩仅为局部可见,当时大部分地区的医疗卫生体系建设还是滞后的。进入全面抗战后,医疗卫生体系建设更是受到冲击,不仅没有得到有效发展,甚至还出现了退步。在1937年,全国共有医院14660所,卫生所1016所,病床38159张,但到了1942年时,有中央医院2所,省市医院57所,县医院798所,乡区医院1302所,"至药品器材,虽迭经努力增产,距理想仍远,故目前医药显见缺乏"。而全国登记合格的医生,截至1943年8月底,才11874人,在当时民众、军队都急需医生的情况,这显然是杯水车薪。③ 各种医疗资源更为紧缺,严重影响了各种疫情的防控。

在鼠疫和霍乱频发的福建省,抗战期间的医疗卫生资源尤其是卫生人员

① 侯杨方:《筚路蓝缕:民国时期的医疗卫生建设》,《21世纪经济报道》2007年9月10日。
② 方颐积:《十年来之江西卫生》,《赣政十年》,江西省政府1941年编印。
③ 《全国医院医师统计》,《西南医学杂志》第3卷第10期,1943年,第35页。

极为缺乏,不仅卫生人员增长缓慢,而且城乡分布也极不合理。据1938年福建全省卫生处的调查,在福建省所有城乡公立的医疗卫生机构中,只有医师314名,护士219名,助产士90名,药师或药剂生49名,牙医师3名,计675名。这些为数极少的卫生人员多集中在城市,许多县、乡缺医少药现象十分严重。如当时的福州市平均每1500人口中有一名医师,而闽东地区则平均每10万人中才有一名医师,闽西的许多县则根本没有医师。① 到了1943年时,福建省的卫生人员相比于1938年虽然有了一定的增长,但是疫病医疗主要力量中的医师和护士却出现了下降,当年福建全省卫生人员总数为1344人,其中医师217人,护士131人,助产士129人,药剂师或药剂生25人,稽查员54人,其他医疗人员788人。②

福建情况如此,其他地方情况其实也不容乐观。1940年,广东省卫生处对全省卫生人员进行系统的研究,分析全省需要卫生人员之数量及当时缺乏之数量情况,具体情况如表2-6所示。

表2-6 广东省卫生人员缺额情况统计表

全省需要之卫生人员					现有卫生人员估计	不敷卫生人员约数
职 别＼名 称	公职	医院	开业	共计		
医师	800	500	1600	2900	1086	2000
牙医	700	100	700	1500	264	1200
公共卫生护士	400			400	26	400
公共卫生助产士	400			400	3	400
护士	3100	2000	500	5600	1224	4100
助产士	700	200	4200	5100	1488	361③
药剂员	700	150	1400	2250	600	1600
检验员	100	150	50	300	50	250

① 福建省地方志编纂委员会:《福建省志·卫生志》,第351页。
② 福建省卫生处:《卫生统计提要》,编印本,1947年。
③ 原表数据如此,疑"361"为"3600"之误。

续表

职\名称\别	全省需要之卫生人员				现有卫生人员估计	不敷卫生人员约数
	公职	医院	开业	共计		
技术稽查	700	100		800	20	780
卫生员	34000					34000
共计	41600	3200	8450	53250	4761	48340

资料来源:黄雯:《本省卫生人员研究》,《广东卫生》1940年第13期,第3—4页。

从表2-6中可以看出,广东省在抗战时期的卫生人员极其缺乏,调查时所统计的现有卫生人员数目竟然都不到所需人数的10%,可谓触目惊心。而地处西北远离战争的甘肃省的医疗卫生事业基础也十分薄弱,不仅卫生条件差,医疗器械、设备简陋,而且卫生人员十分匮乏。据《甘肃省卫生事业历年资料汇编》载,在1945年,全省仅有公职卫生人员418人,其中医师56人,平均每11万人中只有1名西医师。群众染病多以民间中医治疗,但中医医技精良者亦甚少。[①] 安徽情形同样如此,1945年,该省在立煌县(今金寨县)成立安徽省省会卫生事务所,编制36人,其中有卫生工程师1人,卫生稽查员2人,卫生助理员3人,然而因为经费短缺,人员素质差,根本就没有开展什么工作。[②]而在有些区域,卫生人员虽然名义上较多,但科班训练出身的医生仍旧缺乏,大多都是学徒出身的个体医生,对于疫病的防控作用有着较大不足。如浙江省慈溪县在1940年有医务工作者392名,但其中个体医生就有331名,占84.44%。[③]

前期医疗卫生建设取得较大成就的江西省,进入全面抗战后,医疗卫生资源建设也遭遇了重大挑战,不仅人员紧缺,而且物质匮乏。当时江西省各县虽然都建立了卫生院,但人员和药品都非常缺乏,用当时卫生界人士的话来说就是"各县虽有卫生院,实际多数仅徒有其名而已,有人员残缺不全者,有以药品

① 《甘肃省志·医药卫生志·卫生》编纂委员会:《甘肃省志·医药卫生志·卫生》,第11页。
② 安徽省地方志编纂委员会:《安徽省志·卫生志》,第169页。
③ 《慈溪卫生志》编纂小组编:《慈溪卫生志》,第162页。

及卫生材料之缺乏（有半年仅领到一个月药品者）而无法工作"①。当时江西善后救济视察团指出江西战时鼠疫防控不力的原因时也说："鼠疫流行……地方虽设有防疫机构，但人财两缺，无所作为。"②不仅如此，有些专业人士还出现奇缺的局面，如1942年统计的江西全省护士人员，仅仅只有107人。③

医疗卫生资源建设陷入困境，是自上而下共有的现象，其中地方尤其严重。以至于疫病发生之后，县级卫生机构作用根本不大，从而使得疫情无法及时控制造成更多人员伤亡。"各种传染病如疟疾、痢疾、伤寒等病之蔓延，实堪惊人，药品之缺乏与昂贵，使病者徒唤奈何而已！如德兴县属之第四区，水田大半寄生虫附有毒菌之田螺，居民因而沾染腹胀及脚肿等病。病者固多，死亡率亦因而增加，然卫生院却以药品之不全与少数医士之低能，无法医治，直接影响人民之健康，人口之减少，简直更影响抗战力量。"④而1939年江西省峡江县霍乱疫情发生后，地方政府在应对过程中也深刻感觉到"人力有限，药品缺乏，实属遗憾"⑤。

县级卫生机构缺医少药的同时，省级层面的卫生人员和设施也不宽裕。抗战时期，一旦有疫情发生，地方控制不住时就会向省卫生处求助，然而省卫生处的医疗资源也极为缺乏，对于地方求助也难以第一时间给予帮助，从而导致疫情持续加剧。如前文提到的广东难民逃亡江西会昌时暴发霍乱疫情就存在这种情况，当时会昌疫情发生后，正在当地的监察院安徽江西监察区监察使急电江西省主席请求紧急派遣防疫队控制疫情："粤东移民至此区，多现时疫流行，筠门岭一带死亡尤多，医药缺乏，费县长曾迭电请卫生处派防疫队前来救济，迄今未到达县，希特饬速来为盼。"⑥电文中的"迭电"和"迄今未到达"道

① 《彻底整理各县卫生院保障人民健康案》，江西省档案馆藏档案，档号：J017-1-00253-0046。

② 谢忠厚：《日本侵华细菌战研究报告》，第412页。

③ 《江西省卫生志》编纂委员会：《江西省卫生志》，第242页。

④ 《彻底整理各县卫生院保障人民健康案》，江西省档案馆藏档案，档号：J017-1-00253-0046。

⑤ 《奉电以本县霍乱流行已电准江西全省卫生处寄发疫苗等因呈复察核由》，江西省档案馆藏档案，档号：J008-1-00786-0006。

⑥ 《杨□□关于拟请卫生处派防疫队振救疫情的电》，江西省档案馆藏档案，档号：J008-1-00067-0010。

尽医疗卫生资源匮乏的辛酸。

有意思的是,当各省卫生机构医疗卫生资源缺乏却又面临重要疫情时,也只有频频向卫生署甚至行政院求救。1938 年初,行政院因"抗战军兴,兵士伤亡,灾黎移徙,人民生活失常,疫疠流行堪虞,亟应防微杜渐,统筹预防",往战区派出服务团,发现"牛痘苗极为缺乏",立即要求卫生署统筹办理。① 1939 年,湖南北部地区被收复,但收复地出现大规模疫情,湖南省卫生处又面临各种医疗卫生资源缺乏的局面,只有求助于卫生署,"湘北之捷收复各地据报已生疫疠,病兵难民数达二万,医疗刻不容缓,奉令组织临时医防大队驰往防治,并办理清除工作,业已到达,惟缺乏药械,恳迅颁大批药品企业以资救济并乞电复"②。然而,面对各省的求助,卫生署也深感医疗卫生人员和物资的严重不足。1938 年 9 月,卫生署署长颜福庆先后视察了滇桂湘鄂等省的卫生防疫工作,每到一地,各地都向他表示迫切需要医疗人员和物资,而他自己在考察过程中也深感医疗卫生资源的匮乏,"到长沙后,视察战时卫生人员训练班工作,该班自本年五月以来,积极训练,已毕业三次,计医师护士及助理人员八百二十人,均已分派工作,现各处技术人员,仍极为缺乏,故须扩充训练。抵汉后,与各军医机关接洽,因前方疟疾流行剧烈,影响抗战力量至巨,经本署与红十字会救护委员会先后会同共已捐赠奎宁丸达一千三百万粒,现此项药品所存无多,各方需要,仍甚殷切,拟再大量向国外购输,以资供应,现先后防疫工作,均为非常需要,原有之医疗防疫队一百小队,(为二十五中队),深感不敷分配,将来恐尚须加以扩充组织。"③

2. 战争导致已有医疗资源被破坏

抗战时期医疗卫生资源匮乏的另外一个原因就是战争导致已有的医疗资源被破坏。在全面抗战前夕,我国已经开始重视医疗卫生资源的建设,在一些区域也取得一定的成就。但是,战争暴发后,很多地方被日军攻击,导致这些

---

① 《卫生署迅速统筹防疫实施办法及战区内痘苗缺乏妥筹办理案》(1938 年 3 月 23 日),中国第二历史档案馆馆藏档案,档号:十二(6) - 1223。

② 《卫生署向内部部转报湘北收复区发生疫情已拨发药械和医药费的有关文书》(1939 年 11 月 7 日),中国第二历史档案馆馆藏档案,档号:十二(6) - 5629。

③ 《内政部卫生署赴桂林出席国联防疫委员会会议及视察滇桂湘鄂等省卫生防疫工作情形的有关文书》(1938 年 10 月),中国第二历史档案馆馆藏档案,档号:十二(6) - 1246。

战区的卫生资源被严重破坏,有的被日本直接侵占转变为日军的军医院,有的则因人员损伤或财产损失被迫关闭,还有一些则被迫迁徙到后方。这些本来就非常有限的医疗卫生资源被破坏后,战区和沦陷区的医疗资源不足问题更是雪上加霜,使得疫病防控工作受到严重影响。

1939 年中央研究院社会科学研究所公布的《关于中国抗战损失问题研究报告》中,就系统调查了截止到 1938 年底各省市医院的损失情况,具体信息见表 2 - 7。调查发现:"表前所列五九二所医院皆设在沦陷区及游击区之城市,于战争进行当中,均遭受战祸或被炮火摧毁,或被敌机轰炸,虽以外人教会设立之医院亦时有不免,故受战争损失,当甚惨重。"①

表 2 - 7　全面抗战初期战区受损医院统计

省别	医院数	病床数	备注
江苏	64	2862	医院所在地皆为战区
安徽	33	915	同上
江西	29	710	南昌、鄱县、九江三地方
湖北	29	1463	除宜昌、沙市十五所
湖南	1	65	只岳阳医院一所
山东	53	1708	沦陷区、游击区合并计算
山西	29	1096	同上
河南	23	1072	内除郑州一所、洛阳二所
河北	46	1576	——
浙江	66	2186	杭州、嘉兴、吴兴、嘉善、平湖等沦陷区
福建	7	583	只厦门一处

① 《中央研究院社会科学研究所关于中国抗战损失问题研究报告》(1939),中央党史研究室第一研究部、中国第二历史档案馆编:《国民政府档案中有关抗日战争时期人口伤亡和财产损失资料选编》,第 191 页。

续表

省别	医院数	病床数	备注
广东	45	3700	广州、汕阳、揭阳、佛山、中山、潮安等处
察哈尔	10	115	只万全一带
南京	37	907	以全市计算
上海	47	3479	同上
北平	49	1283	同上
青岛	18	570	同上
共计	592	24453	

资料来源:《中央研究社会科学研究所关于中国抗战损失问题研究报告》(1939),国民政府财政部档案,转引自《国民政府档案中有关抗日战争时期人口伤亡和财产损失资料选编》,中共党史出版社 2014 年版,第 190 页。

抗战期间,浙江长期处在战争之中,省域大部沦陷,导致其卫生资源损失惨重,这也使得该省疫情长期不断,无法得到有效控制。抗战结束后浙江省对战时卫生损失进行调查就发现:战前本省卫生机构已遍设各县,并已向乡村推展,较大城市,医院林立,内亦不乏设备完善之所,而各种公共卫生设施,亦复次第举办。战时陷敌,各县原内有卫生设备,或毁于兵燹,或被敌摧残,凡公立之医院、诊所,殆已荡然无存,属于私人者,有迁移后方惨淡经营,有仍设原处,亦徒具表面而无内容。①《浙江省善后救济资料调查报告》中也对该省医疗卫生资源方面的损失进行了整理:

(一)损失情形

本省有关医药卫生之设施,在战前已粗〔初〕具雏形;其发达情形,且堪为全国冠,惟自军兴以后,以地处东战场前哨,沦陷地区逐年扩大,截至胜利前为止,即非沦陷之区域,亦以敌人历次流窜及轰炸之结果,损失奇重。本省行政

---

① 《浙江省各县市战时损失情形及复员建设计划书》(1945 年),中国第二历史档案馆馆藏档案,档案号:二(1)-5026。

当局,难〔即〕在抗战困难环境中,仍力求挣扎,对于省办卫生业务及县卫生机构之树立,均不惮余力以赴,但一经建设,即遭破坏,随折随举,屡兴屡废,其创痛更深,医药卫生部门所受敌灾之损害程度,可区别为被迫停办,及遭受破坏与损失二项。

（甲）被迫停办者

1. 省立传染病医院	一所
2. 市立医院	一所
3. 省办卫生所（设置于绍兴安昌）	一所
4. 省办治血吸虫病工作队	一所
5. 县卫生院	九所
6. 地方公立及教会主办医院	八所
7. 私人医院及诊所	七六所
8. 病床床位估计	一五〇〇张

（乙）遭受破坏与损失者

1. 省卫生试验所	一所
2. 省卫生材料厂	一所
3. 省立医院	三所
4. 省办卫生事务所（现已改组为省立医院）	二所
5. 省医疗防疫队	二所
6. 省办辅助医院（现已改组为省立医院）	一所
7. 县卫生院	六〇所
8. 地方公立及教会主办医院	三七所
9. 私人医院及诊所	八四所
10. 病床床位估计	三四〇〇张①

除了因为战争直接被毁外,还有很多医院因为战争的原因被迫停办或者是外迁。如上海在全面抗战前夕的 1936 年,有各类医院 108 所,占全国医院

---

① 《浙江省善后救济资料调查报告》(1945 年 12 月),中国第二历史档案馆馆藏档案,档案号:廿一 -276。

总数的 5.9%,共有床位 9000 多张,其中公立、市立医院 10 所,租界工部局办 7 所,教会办 16 所,私人 74 所。然而八一三事变发生,日军进攻上海,上海市立医院、中山医院、同仁医院、西门妇孺医院等被迫关闭,或迁入租界,或搬迁内地。① 一方面上海的医疗资源受到严重破坏,另一方面难民大量涌入,疫病迅速蔓延,从而导致上海的各类疫情加剧,且难以控制,造成了严重的后果。

广州的情况也是如此。辛亥革命后,广州市公立医院逐渐建立,在医校毕业的西医也纷纷设立私人医院。据 1929 年的不完全统计,广州全市公私立医院已达 57 所,其中公立医院 10 所,外国教会医院 4 所,军医院 2 所,集体或团体办的医院 10 所,私人医院 31 所,床位共 4501 张。然而在 1938 年 10 月日军侵占广州后,大部分公私立医院均停办或内迁。据汪伪"广州市社会局"所编《新广州概览》显示,1940 年广州全市仅有医院 13 所,西医 115 人、中医 503 人。② 相对以前大为减少。

此外,日军每侵占一处,就要强占当地的医疗卫生资源为其服务,这从另外一个方面造成了医疗卫生资源的减少。如安徽芜湖的弋矶山医院,创办于清光绪年间的 1888 年,到抗战前期已经是当地规模最大的医院。1939 年,日军侵占芜湖,便驱撵该院非日籍职工,将医院改为日本"陆军医院",专治日军伤病员。③ 同样,日军占领广州后,广东中医院也被日本人霸占为广东叶医院,而中山大学医学院则被日本侵略军波字第 8604 部队所占据,作为进行细菌试验的细菌战活动大本营。④ 海南岛情况也是如此。1939 年 2 月,日本侵略军侵占琼岛,不久便占领海南医院全部房屋,改成日本同仁会医院,随后又先后将当地的惠爱医院、嘉积福音医院、那大福音医院和海口福音医院改为日本同仁会医院。⑤

3. 卫生经费投入不够

抗战时期,国家的收入来源受到严重影响,但是经费支出却大幅增长,尤

---

① 《上海市卫生志》编纂委员会:《上海市卫生志》,第 3—4 页。

② 广州市地方志编纂委员会:《广州市志卷十五:体育卫生志》,广州出版社 1997 年版,第 250 页。

③ 安徽省地方志编纂委员会:《安徽省志·卫生志》,第 10 页。

④ 广州市地方志编纂委员会:《广州市志卷十五:体育卫生志》,第 253 页。

⑤ 海南省史志工作办公室:《海南省志·卫生志》,第 362—363 页。

其军费增长迅速,占了相当比重,而其他各项费用如救济、基础设施建设等费用也较以往要多,这些费用增长的同时就挤压了其他经费支出,卫生经费的投入便受此影响。因此,卫生经费长期投入的不足也造成了医疗卫生资源的严重匮乏。

在1928年国民政府卫生部成立之前,国家的卫生经费支出一直非常少。卫生部成立之后,各种卫生行政、技术、研究等机关逐渐增设,而原有的机关也力谋充实,因此国家卫生经费的支出与年俱增,"就其占全部行政费之百分数而言,较之先进各国犹觉瞠乎其后"①。为了有效推动全国的公共事业发展,1935年7月公布的《财政收支系统法》第四十九条明确规定:"教育文化、经济建设、卫生治疗、保育救济,经费之总额,其最低限度……在省区或市县,不得少于其总预算总额百分之六十。"②但是,这一措施并没有得到有效落实,在全面抗战前的1936年,全国没有一个省份达到要求,在所有省份中,卫生费占岁出比最高的是青海省,为3.52%,其次是江西省,为2.25%,最低为河南省,只有0.20%,河北省也只有0.23%,导致全国的平均水平也只有0.74%,可谓形势惨烈。③

在各省的地方卫生事业发展方面,江西算是发轫最早,走在最前面的,所以支出经费也较多,就1936年的卫生经费问题,"以数目言,江西省年约六十万元,占第一位,广西第二,陕西第三,江苏第四,以占岁出总数比率而言,则青海百分之三点五二,江西二点二五,但青海年为三万九千余元,实亦江西为第一"。但就《财政支出系统法》规定的教育文化、经济建设、卫生医疗和保育救济四项要达到60%的规定,江西省在1936年度的情况只有26.62%,远没有达到标准。对于这种情况,当时的江西全省卫生处处长感慨道:"据表所载,则教育等四项费用,合计月占总支出百分之二七,较百分之六十规定固相差甚远,而此百分之二十七,卫生费仅占百分之二点二五,则更属微末,江西省在地方卫生事业中,比较为经费最多之省份已如此,其他各省,自可想而知,再就江西

① 内政部编印:《卫生统计》,1938年9月,中国第二历史档案馆馆藏档案,档案号:十二-4570。

② 《地方卫生经费应明定所占总支出数与人口数最低标准及其支配方式案》,《江西全省卫生处处长方颐积送交第三次全国内政会议提案》(1939年5月),中国第二历史档案馆馆藏档案,档案号:十二(6)-848。

③ 内政部编印:《卫生统计》(1938年9月),中国第二历史档案馆馆藏档案,档案号:十二-4570。

省一千五百万人口,平均计算,则每人每年卫生费之享受,仅有国币五分,综上所述,卫生经费实嫌太少。"①

面对这种情况,在全面抗战前夕,国民政府行政院要求各级政府需要将全年总支出的 5% 用作卫生经费。② 如 1937 年 4 月颁布的《县卫生行政实施办法纲要》就明确要求县卫生经费要列入地方预算,"其数额应以全县地方岁出总数百分之五为标准"③。然而进入全面抗战后,因战争引起的政府支出类别不停增加,同时,各支出数目都在持续加大。有关机构根据 1937 年、1938 年 7 月至 12 月及 1939 年两年半的相关数据,估计了这一阶段的战时经费支出"共约九十八万万六千万元",除去 2000 万为民间捐赠外,其他 984000 万都需要政府来应对。④ 而战时的中国,财政收入又严重受到制约,比以往大为缩小。在此情况下,政府只有压缩各种非战争经费支出,这自然会影响到卫生经费的投入,因此卫生经费占地方预算 5% 的比重也就难以实现了,如浙江省 1941 年的省卫生预算在省预算中的比重是 3.27%,1942 年因为战争的关系更是下降到 2.5%。⑤

需要说明的,战时各地投入卫生建设的经费受到影响,并不是说投入经费减少了,而是投入与当时的需求之间的矛盾更为突出了。当时,随着战时疫病流行的加剧,为了控制相关疫情,从中央到地方都对卫生建设加大了投入,但从整体上看,缺口还是较大,难以应付当时医疗卫生的急切需求。如进入全面抗战后,江西省受战争的冲击,用于卫生工作的经费为数甚微。1940 年全省卫生经费 142.75 万元,人均卫生费 0.11 元,相对于 1936 年来说,经费有了一定的增长,但是当时江西的疫病流行情况比之前严重得多,根本达不到防控疫病的要求,所谓"由于财力不足,致使卫生机构少,卫生设施差,卫生人员力量薄弱,技术水平极低,卫生事业发展缓慢"⑥。

————————

①　《地方卫生经费应明定所占总支出数与人口数最低标准及其支配方式案》。
②　四川省医药卫生编纂委员会:《四川省医药卫生志》,第 4 页。
③　《县卫生行政实施办法纲要》,《云南省政府公报》第 9 卷第 37 期,1937 年,第 2 页。
④　《中央研究社会科学研究所关于中国抗战损失问题研究报告》(1939),中央党史研究室第一研究部、中国第二历史档案馆编:《国民政府档案中有关抗日战争时期人口伤亡和财产损失资料选编》,第 235 页。
⑤　《五年来省县卫生设施概况》,浙江省档案馆藏档案,档号:36 - 16。
⑥　《江西省卫生志》编纂委员会编:《江西省卫生志》,第 6 页。

不妨来看下广西省在整个全面抗战时期的卫生支出情况。当时的广西也是各种疫情频发，加上日军先后多次进犯，导致环境卫生恶化，但是其卫生经费支出也长期难以支撑其需求。从表2-8中可以看出，也只有1942年达到了5%的国民政府规定的标准。需要指出的是，广西的情况在当时的各个省当中，还属于比较好的。

表2-8　全面抗战时期广西卫生经费支出统计　　　单位:国币万元

年份	卫生经费支出	全省经费支出	卫生经费支出占比（%）
1937	45.0	1569.2	2.87
1938	25.0	921.7	2.71
1939	151.9	3080.1	4.93
1940	158.5	4158.5	3.81
1941	341.1	8423.7	4.05
1942	600.7	8359.1	7.19
1943	679.2	16569.5	4.10
1944	822.5	26066.7	3.16
1945	1191.9	66116.2	1.80

资料来源:民国《广西年鉴》第三回,转引自广西壮族自治区地方志编纂委员会:《广西通志·医疗卫生》第28页。

省级层面如此，县一级就更艰难。1940年,浙江省慈溪县开始设立公立医疗机构。慈溪县卫生院建立后,卫生经费列入地方财政预算。按照浙江省卫生处规定第一个3年计划(1940年至1942年)卫生经费占地方岁出5%,第二个3年计划(1943年至1945年)卫生经费占地方岁出10%的标准,慈溪县的实际支出远远低于规定比例,这从表2-9中就可以看出。

表2-9 慈溪县民国时期卫生经费支出明细表

年份	卫生支出总数(元)	占地方支出总额(%)
1940 年	14295	2.89
1941 年	24000	1.89
1942 年	28740	2.86
1943 年	53810	2.3
1944 年	110000	1.38
1945 年	235540	0.77

资料来源:《慈溪卫生志》编纂小组编:《慈溪卫生志》,第306页。

作为大后方的四川省,情况没有更好,反而更为糟糕,无论是省一级还是县一级,其经费投入都非常不足。根据相关统计资料的显示,在1939年至1946年间,四川省卫生经费以1941年最高,占全省总支出的0.78%;1946年最低,占全省总支出的0.15%。各市县以1945年最高,占市县总支出的1.28%;1946年最低,占市县总支出的0.69%。其中在1939年,全省卫生经费为287600元,以当时全省人口总数计算,每人平均不足五厘钱。①

经费的缺乏,导致医疗卫生建设严重不足,使得疫病的发生和流行难以得到有效控制,给民众带来了重大灾难。当时的青海省就处在如此窘境中:"本省因财力人力之缺乏,对于医药设施尚未普遍举办,值此全面抗战举国动员之际,前方抗战负伤之士兵,及后方瘟疫流行之区域,皆赖医药治疗或事先预防。"②

卫生经费的短缺,让医疗卫生界人士巧妇难为无米之炊,只有痛苦坚持,如当时的陕西省卫生处在工作报告中就痛言:"本省卫生经费,以在抗战期间,

---

① 四川省医药卫生志编纂委员会:《四川省医药卫生志》,第4页。
② 《青海省政府民政卫生工作报告及青海卫生提案》(1939年5月),中国第二历史档案馆馆藏档案,档案号:十二(2)-1253。

省库异常竭蹶,因之只能就现有财力,穷干苦干。"①于是,卫生界纷纷提出建议,要求各级政府增加卫生经费的投入,有的甚至提出了具体办法,如云南全省卫生实验处处长姚寿源就在第三次全国内政会议上提出议案《请确定各省卫生经费以便救济贫民案》:"现各省卫生事业多因经费拮据,以致发展困难,所设医务机关多靠收入维持。贫民受惠不多,公共卫生事业因无收入更难推进,拟请转呈行政院通令各省,以每年全省岁入百分之五,为全省卫生医疗事业费,以之统筹办理,如系贫瘠省份,具有特殊疫疾情形,为一省能力所难及者,应请由中央协助,关于县卫生经费,应即查照县卫生行政实施办法纲要之规定,即以县地方岁出百分之五列入县地方年度预算内办理,如系边远贫瘠,或具有特殊情形之县区,应请由省政府补助,并列入省预算,以便筹计,而资补助,再日前各省政府虽属设有医院或卫生院,多因经费窘绌必须收费不能实惠贫民故,必须先确定及宽筹各省卫生经费方能救济多数贫民之初步。"②而江西全省卫生处处长颐积在送交第三次全国内政会议的提案中,也提出了采用总支出数与人口数按年渐进办法来解决卫生经费窘迫的问题。③

在卫生界的积极倡导下,许多地方政府也积极调整了卫生经费的投入标准。如 1939 年 6 月,广东省政府批准修正本省调整县卫生行政机构暂行办法,并确定卫生费占地方支出总额的 3% ~5% 的标准;到了 1943 年,为缓解各县卫生医疗机构困境,省政府又规定县卫生经费占县经费预算总额的 5% ~10% 。④ 而浙江省也要求各县新建卫生院后的第一个三年卫生经费应占地方岁出 5%,第二个三年需要提高到 10% 。

然而,遗憾的是,无论是卫生界的积极倡导,还是地方政府规定的出台,都没有发挥多大作用。处在战时的中央政府抑或是地方政府,都陷入了深深的财政危机,没有办法改变卫生事业投入严重不足的局面,从而使得医疗卫生资

① 《陕西省卫生处工作报告及杨鹤庆送交第三次全国内政会议提案》(1939 年 5 月),中国第二历史档案馆馆藏档案,档案号:十二(6)–850。

② 《云南全省卫生实验处处长姚寿源送交第三次全国内政会议提案》(1939 年 5 月),中国第二历史档案馆馆藏档案,档案号:十二(6)–849。

③ 《地方卫生经费应明定所占总支出数与人口数最低标准及其支配方式案》,《江西全省卫生处处长颐积送交第三次全国内政会议提案》(1939 年 5 月),中国第二历史档案馆馆藏档案,档案号:十二(6)–848。

④ 广东省地方志编纂委员会:《广东省志·卫生志》,第 26 页。

源得不到应有的基本建设,致使疫病的防控工作无法有效开展,从而助长了疫病的发生和流行。

四、地方行政管理的分割致使疫病防控效能减弱

抗战时期,我国的地方行政管理分割严重。从整个国家来看,被国民党的中央政府、共产党的特区政府和日本侵略者的殖民政府分开控制,分成了国民政府管辖区、中共领导的敌后抗日根据地和日伪控制的沦陷区三大区域。这三种政治势力控制的三大区域,行政管理及社会形态迥然不同。同时,被日伪侵占的沦陷区,又有多种行政控制机制,如在汪伪政权成立之前,日本侵略者先后在东北建立伪满洲国,在蒙疆地区(即察哈尔、晋北、绥远东部等地)成立伪蒙疆联合委员会,在南京成立伪中华民国维新政府和在北平成立名为"中央政府"的伪中华民国临时政府。1940年3月,汪伪政府在南京正式组建,北平的伪临时政府及南京的伪维新政府随即宣布解散。汪伪政权形式上统一了全国的伪政权,与伪满洲国遥相呼应,但汪伪政权的实控区域仅限于京沪两市及江浙皖等省部分地区。日本控制的沦陷区,还是可以分为伪满洲国、"蒙疆"、华北、华中四大地区,以及以武汉为中心的华中区和以广州、海南岛为中心的华南区两个军管区。日本在这些不同的控制区域,采取的管理方式也不尽相同。而在国统区,虽然国民政府在各省建立了军事与行政控制,但它却不能左右乡村政治和打破地方精英的权力结构,这也在一定程度上影响了其行政管理效能。①

从省域来看,处在军事冲突区域的主要省区,在一个省或者市内,也存在多种势力分割控制的局面,如浙江、福建、湖北、江西、广东等省都存在着国统区和沦陷区,而上海则存在着租界和沦陷区之分,陕西、甘肃、宁夏等省则存在着国统区和共产党特区之分,山东、山西等省则更为复杂,国统区、共产党领导的抗日根据地和沦陷区三种形态并存。

这样的地方割据现实,导致各种医疗卫生制度或者是措施不尽统一,不仅

---

① [美]张信著,岳谦厚、张玮译:《二十世纪初期中国社会之演变——国家与河南地方精英1900—1937》,中华书局2004年版,第279页。

不同步，而且还会出现相互矛盾的情况，导致疫病防控效能大为降低。在这种情况下，疫病的发生和流行自然较以往更为活跃。1939 年，上海法租界公共卫生处处长柏昌在一份报告中就说："城市卫生工作本就十分复杂，上海更是如此。这个大城市分成三个行政区域的情况和大量的流动人口，使复杂的局面更加复杂。"他还特别强调了"中日对立的形势"对防疫犹如"雪上加霜"。① 当时的上海，在被日本占领后，被分为三个区域管制，即公共租界、法租界和伪上海市政府。针对各自区域的卫生问题，三个管理机构也分别成立了工部局卫生处、公董局公共卫生救济处和伪上海特别市卫生局。在对上海城区的卫生管理过程中，两个租界的卫生机构联系还算比较紧密，工作协同性也比较高，但日伪控制的卫生局所进行的工作就相当不足，这也直接导致抗战时期的上海疫病防控问题难以取得有效成果，各种传染病相继流行。

当时的浙江省则是长期分成国统区和沦陷区。日军入侵后，浙江东北部、中部先后沦陷。日军在沦陷地区先后建立伪政权组织。1938 年 6 月，伪浙江省政府成立，并在沦陷区共建有 1 市 35 县伪政权，分别为杭州市、杭县、嘉兴、嘉善、海宁、海盐、平湖、吴兴、长兴、德清、余杭、桐乡、崇德、武康、富阳、绍兴、萧山、鄞县、慈溪、镇海、余姚、奉化、象山、上虞、定海、南田、金华、兰溪、武义、东阳、浦江、义乌、新昌、嵊县、诸暨、安吉。与此同时，国民政府在沦陷区的县级政权并未撤销，而是以"流亡政府"的形式坚持施政，但管理效果难有成效。其他区域则继续由已经西迁丽水的浙江省政府控制。在疫情暴发后，浙江省卫生处对国统区尚能积极采取措施应对，但沦陷区则多是听之任之，任由疫情发展，致使后果严重，"江浙沦陷区内，入秋以来，因天时不正，疟疾、伤寒等流行症，甚为猖獗，为历年所未有，又因交通阻碍，药材甚为缺乏，且医师多数避难来沪，以是该区患病者求医无门，死亡数甚多"②。对于沦陷区的疫情，国民党在当地的"流亡政府"也曾尝试展开必要工作，但收效甚微。在义乌县 1942年的鼠疫流行中，"流亡政府"曾对沦陷区的崇山村展开救援，但却异常艰难，"院长以职责所系，不避艰险，携带预防疫苗四瓶于十一月六日潜该地实地调

① 许洪新：《漫话上海疫情报告制度》，上海通志馆、上海滩杂志编辑部：《海纳百川：近代上海的中西碰撞与交融》，上海大学出版 2021 年版，第 133 页。
② 《江浙沦陷区内缺乏医药》，《新闻报》1938 年 9 月 15 日。

查,查其症状系肺鼠疫,于二周间死亡共计九十七人,在病中被敌寇烧杀者九人,民房被烧毁者计一百八十七户,当时寇兵守防甚严,无法实施工作,只有向其附近民众宣讲预防须知"①。

山东省境内有国民党的山东省政府、中共领导的抗日民主政府及日本控制的伪山东省公署。这种行政管理分割的局面,不仅对当地的疫情防控产生了消极影响,而且还因此滋生了疫情。1943 年发生的"鲁西霍乱"疫情,就是当时的日军为了打击鲁西区域的国共两党武装,制造混乱局面,而在当地实施的细菌战。这次霍乱流行造成多少人染疫死亡,至今众说纷纭,莫衷一是。不得而知的原因就在于该区域里面活动着日军、国民党武装、共产党武装几种军事力量,各自防疫体系彼此不通,且处于军事区的各个力量的防疫体系都不够健全,导致不论国民政府的有关文电,还是敌后抗日民主政府的有关文电,对于此次的疫情信息记录都非常少。

从上海、浙江、山东等地的情况可以看出,地方行政管理的分割对于当时的疫情防控来说不仅是一个严重的消极因素,而且在一定程度上还会促使疫病的产生和流行。尤其是在沦陷区,虽然也有一定的卫生机构和医院,但主要为日本侵华人员服务,对于疫病的防控则重视不够,导致疫情发生后又随着难民或者军队传播到国统区或者抗日民主根据地,使得疫情扩散。面对如此情况,当时卫生界人士还积极提出建议,要求政府在沦陷区积极开展卫生工作,尤其是加强疫病防控工作,如江西全省卫生处处长方颐积送交第三次全国内政会议提案中就有一份《各省卫生处在抗战期内应转变工作方针刷新阵容以赴事机案》,提出"各省卫生处,在抗战期内,应设医疗防疫大队,各游击县区,在全县沦陷时,原有卫生院应即改组为医疗防疫分队直隶大队,仍归原县府指挥,并即以原有经费划充,于必要时,得予统筹支配及酌予调动,以期灵活;各省如因战事关系,卫生处随同省府退出省境时,即以原有卫生组织,改编为医疗防疫大队,直隶于卫生署,仍归省府指挥,其经费除原有者外,应由中央酌予

---

① 《义乌县卫生院关于崇山鼠疫复发及调查给县政府的呈文》(1942 年 11 月 29 日),义乌市档案馆藏档案,档号:M334－001－0349,转引自义乌市档案馆编:《侵华日军义乌细菌战民国档案汇编》,第 164—165 页。

补助,于必要时得予统筹支配及酌予调动,以期适合现况"①。然而,限于当时的各种因素制约,这些想法并没有得到很好的实施,而沦陷区的卫生建设也没有得到有效发展,使得疫病的防控工作也没有什么作为。

---

① 《各省卫生处在抗战期内应转变工作方针刷新阵容以赴事机案》,《江西全省卫生处处长方颐积送交第三次全国内政会议提案》(1939 年 5 月),中国第二历史档案馆馆藏档案,档案号:十二(6)- 848。

第三章 全面抗战时期
国民政府疫病防控组织体系的构建

对于抗战期间的疫病流行,国民政府也采取了许多措施,其中首要工作就是积极构建疫病的防控组织体系。抗战时期正值中国卫生事业现代化过程的关键时期,而疫病防控组织体系构建又是卫生现代化的核心内容。因此,面对抗战时期的疫病流行,国民政府推进了卫生行政体系、防疫组织体系和医疗组织体系的建设,同时,还针对战时特点,构建了战时防疫组织体系,为疫病的防控提供了一定的组织保障。

第一节 卫生行政体系的调整与完善

一、中央卫生行政的调整

中国在国家层面成立卫生行政机构始于 1904 年,是在警政部警保司内设卫生科。1912 年,中华民国成立,在内务部设卫生司,总理全国卫生行政事宜。1927 年 4 月,南京国民政府成立后,也在内政部设置了卫生司,其组织职掌与民国初年内务部卫生司大致相同。1928 年 10 月,五院制的国民政府成立时,决定在行政院中创设卫生部:"卫生行政之良否,不惟关系国民体质之强弱,抑且关系国家民族之盛衰。吾国对于卫生向多忽视。际兹时代,健全身体锻炼精神消除疫病,洵属要图。着即设置卫生部以便悉心规划,除特任部长组织成立外,着内政部即将关于卫生行政一切事宜,移交卫生部办理,藉专责成而重卫生。"①是年 11 月 1 日,卫生部成立,成为全国最高卫生行政机关。依照当时的《卫生部组织法》和《全国卫生行政大纲》,卫生部内设总务、医政、保健、防

---

① 《中华民国国民政府令》(1928 年 10 月 30 日),《中华民国国民政府公报》1928 年第 7 号。

疫、统计五司,并设中央卫生委员会及中央卫生试验所。同时给予了卫生部监管地方卫生事务的权力,"卫生部对于各地方最高行政长官执行本部主管事务,有指示监督之责,"如其违法或越权,可"请由行政院院长提经国务会议议决后,停止或撤销之"。① 至此,中央卫生行政机关渐趋完备。

然而,卫生部存在的时间并不长。1931 年 4 月 15 日,按照行政院令,卫生部被降格为内政部所属的卫生署,同时颁布《内政部卫生署组织法》对卫生署的职能和内部机构设置进行了规定。卫生署虽然被降格,但相关业务机构却在进一步发展,其附属机构中央卫生试验所、中央医院等先后重建或者是建立,而专门从事传染病调查研究、讲习、治疗以及从事各种防疫生物制品生产供应的中央防疫处也移交卫生署管理。1931 年 5 月,在国联卫生部的援助下,全国经济委员会设立了中央卫生实验处,它成为全国最高的卫生技术机构,由防疫检验、化学药品、寄生虫学、环境卫生、卫生教育等科室组成。从那时起,内政部下属的卫生署和全国经济委员会下属的中央卫生实验处均为中央卫生机关,共同构成了国民政府卫生事业的两大支柱:"中央卫生机关有二:一为卫生署,隶属于内政部,办理卫生行政;二为卫生实验处,隶属于全国经济委员会,办理卫生实验技术。"②不过,从严格意义上讲,中央卫生试验处并非中央卫生行政机构,而是中央卫生防疫机构。但就是这个卫生防疫机构,却在 1934 年协助甘肃、青海、宁夏等省成立省级卫生行政机关,即卫生试验处。③

1935 年 7 月,卫生署又奉令直隶于行政院,④职责继续为"掌理全国卫生事务",卫生署设总务、医政、保健三科。⑤ 1936 年 12 月,修正后的《卫生署组织法》公布,强调卫生署直隶于行政院,掌理全国卫生事务,下设海港检疫处、总务科、医政科和保健科。⑥ 卫生署重新隶属于行政院,在行政上算是升格了,

① 《卫生部组织法》,《申报》1928 年 11 月 16 日。

② 刘瑞恒:《中央卫生机关——卫生署及卫生实验处》,《中央日报》1934 年 1 月 28 日,第 4 版。

③ 《青宁两省各设卫生实验处》,《益世报》1934 年 9 月 22 日,第 3 版。

④ 1938 年 9 月内政部编印《卫生统计》中称"二十五年十二月又奉令改隶于行政院",此说法当属错误。1935 年第 16 期《内政公报》有《奉令内政部卫生署改为国民政府行政院卫生署呈奉国民政府令准备案——训令卫生署》(1935 年 6 月 22 日)一文明确指出卫生署由该年 7 月 1 日改由行政院直属。

⑤ 《卫生署组织法》(1935 年 9 月 9 日公布),《广西省政府公布》1935 年第 101 期,第 1 页。

⑥ 《卫生署组织法》(1936 年 12 月 19 日修正公布),《审计部公报》1936 年第 70 期,第 3—4 页。

但是从内部职能部门设置来看,多了海港检疫处,但却少了防疫和统计两个部门,最关键的是,原《卫生部组织法》中的中央卫生部门对地方的监督权在《卫生署组织法》没有再体现出来,使得卫生署的职权在一定程度上有所削减。全面抗战发生时,卫生署便是在行政院的领导下进行各项疫病防控工作的。

然而,全面抗战刚过半年,卫生署的行政隶属再度发生变化,于1938年1月再次调整由内政部管理,"内政部卫生署承内政部部长之命,掌理全国卫生事务"①。内设机构继续为海港检疫处、总务科、医政科和保健科。不过此次的机构调整有个较大变化,即行政院下令"全国经济委员会之卫生部分,着并入卫生署"②。这不仅使得国民政府卫生事业机构在中央层面得到了统一,而且使得卫生署在全面抗战时期的疫病调查和防控能力得到了有力提升,这对于当时疫情频发的中国来说无疑是一个恰当举措。

然而,在全面抗战时期,各地疫情频发,令卫生署疲于应付,尤其是卫生署原有的几个处、科根本无法应对当时的卫生建设工作。而卫生署直属的机构则在不停的搬迁过程中损失惨重,难以发挥有效作用。如当时的中央防疫处,在全面抗战暴发后,因南京危机,奉令迁往长沙,借住于湖南省卫生试验所办公。武汉沦陷后,中央防疫处又从长沙迁往昆明。几经辗转,人员和设备损失极为严重,抵达昆明后,人员仅剩下20余人,面临着无人员、无设备、无办公场所的窘境。虽然防疫处人员竭尽所能,积极开展各种服务,但毕竟面临各种制约,效果受到影响。这些问题,使得卫生署不得不进行改革。

1940年1月,为了更好地应对战时的卫生工作,卫生署再度升格,改为行政院直属,内部组织也进行了调整,将原来的一处三科改为总务、医政、保健和防疫四处,"下设八科至十二科,必要时增聘顾问参事视察,此种扩大组织,盖应战时卫生工作之需要"③。同年4月,新修正的《卫生署组织法》发布,明确了卫生署新成立机构即防疫处的职能:"一、关于传染病之防止及处理事项;二、关于防治特殊地方病之指导协助事项;三、关于各种防疫设施之督促事项;

---

① 《内政部卫生署组织条例》(1938年2月11日公布),《云南省政府公报》第10卷第36期,1938年,第1页。

② 《行政院训令:渝字第二五二号》(1938年1月22日),《经济部公报》第1卷第1期,1938年,第54页。

③ 《卫生署改隶政院》,《中央日报(重庆)》1940年1月25日,第3版。

四、关于水陆检疫所之视察设置及指导改善事项；五、关于水陆港埠应施检疫之传染病及疫区之调查指导及通告事项；六、关于水陆港埠流行病之调查统计报告事项；七、关于国际检疫事项；八、关于生物制品之指导监督事项；九、关于其他防疫事项。"①显然，卫生署防疫处的设立，就是为了加强战时疫病流行的防控力度。以往，这些工作主要由卫生署下属的卫生实验处和中央防疫处承担，并非卫生署机关的直接职能，造成各种疫病防控工作受到的制约因素较多，难以有效开展工作，而将这些职能调整到署机关后，这些工作的开展更为便捷。

同时，在这次机构调整中，卫生署对地方卫生建设的指导监督权力又被重新确立。新修正的《卫生署组织法》中的第二条为"卫生署对于各级地方政府执行本署主管事务有指导扶助之责"，第三条为"卫生署就主管事务对于各级地方政府之命令或处分，认为违背法令或逾越权限者，得呈请行政院停止或撤销之"。② 此项指导监督权的确立对于当时卫生建设和疫病防控具有非常重要的意义，有力地推动了地方卫生事业的发展。

经过此次调整，卫生署在战时卫生建设的作用得到了更好的发挥，全国的卫生事业在极端困难的局面下也得到较好的发展，对于当时各地的疫情防控也起到了一定的作用。1944 年 5 月，媒体也对卫生署主管下的卫生事业概况进行了一定的总结："该署在后方已设立县卫生院者有九零三县，乡镇卫生所有一三五七所，主要工作为防疫、预防天花、注意环境卫生、促进妇婴卫生。公路卫生站已设置廿七站，边区各省均设卫生所，新疆方面，已去医生十余人，即成立卫生机构。药品方面，各种疫苗针药，国内均可供应无缺，输入药品分发一千二百十六单位，达四十吨。"③媒体的报道虽然有夸大表功的成分，但当时卫生署对于卫生事业的建设的确发挥了应有作用。

抗战时期，军事力量增多，调动频繁，且周遭环境恶劣，军队卫生建设问题非常突出，军队疫病防控不仅事关国家防疫的整体局面，而且事关国家的抗战

---

① 《行政院令发卫生署组织法》（1940 年 4 月 29 日），中国第二历史档案馆馆藏档案，档号：十二（6）－56。

② 《行政院令发卫生署组织法》（1940 年 4 月 29 日），中国第二历史档案馆馆藏档案，档号：十二（6）－56。

③ 《卫生署主管下卫生事宜概况》，《中央日报（重庆）》1944 年 5 月 7 日，第 3 版。

大业。军队的卫生建设不属于卫生署管理，而是属于军政部军医署的职责。但是，当时的军医署经常与卫生署合作，联合进行卫生人员培训，军医署也参与地方防疫等卫生建设工作。因此，军医署在一定程度上也可以说是中央卫生行政的重要组成部分。军医署成立于全面抗战前的 1935 年 8 月，当时，军医院遍布各地，而军队卫生也需积极改进，军政部之军医司业务日益繁重，因此决定合并军事委员会军医设计监理委员会与军政部军医司，成立军医署，直隶于军事委员会，署长由当时的卫生署署长刘瑞恒兼任，下设三处十二组。①1937 年全面抗战暴发后，为了更好协调，军医署改隶负责抗战具体军事业务的军政部，下设三处一室。② 1944 年 8 月，军医署曾短暂划归后方勤务部管理，不过在 1945 年初，又回隶军政部。军医署在抗战时期，组建了大量的医疗防疫队，对于战区的卫生建设尤其是疫病防治工作起了重要的作用，如在 1940 年浙赣铁路沿线和 1941 年湖南常德等地的鼠疫流行中，军医署下属的医疗防疫队都积极参与了防治工作。

二、地方卫生行政的完善

地方卫生事业包含了省、市、县乃至乡村社会等各个层级的卫生建设事宜。相对于中央卫生行政机构，我国地方卫生行政发展更晚，其最早出现在广东省广州市。1921 年，广州市政府成立广州市卫生局，这是全国第一个市级独立卫生行政机构，其建体制、立法规，开展卫生管理工作，对全国产生积极影响。此后虽然省县卫生行政机构的建设在 1928 年的《全国卫生行政系统大纲》中同时被提出，但在全面抗战前夕，这些地方卫生行政机构的建设都难如人意，直到全面抗战时期，由于战时卫生防疫压力加大，才逐渐得到进一步的完善。

1. 省级卫生行政的完善

1928 年之前，虽然卫生建设工作得到了一定的重视，但单独设置的省级卫生行政部门还是较少，地方卫生行政多是附在其他职能部门里面进行兼管。

---

① 《军事委员会军医署一日正式成立》，《国医新闻》1935 年第 25 期，第 1 版。
② 汤明：《抗战时期南京国民政府军政部研究（1937—1945）》，河南师范大学 2018 年硕士论文，第 55 页。

安徽省早期卫生行政变迁就具有一定的代表性。民国初年，安徽省卫生行政隶属于省都督府民政司。翌年，属内务局之第四科管理。1914 年，在省巡按使公署政务厅下设第二科之第二课，管理卫生事宜。到了 1915 年 12 月，卫生事宜又改由省警务处二科办理。到了 1927 年南京国民政府成立后，该省的卫生行政事宜又改由省民政厅第三科掌管。①

我国省级地方卫生行政独立开始于上海特别市。1927 年 7 月，上海特别市政府卫生局成立，不久改称上海特别市卫生局、上海市卫生局。由于上海特别市直属南京国民政府，相当于省一级政权，这可以看成是省一级卫生行政独立设置的开端。②

1928 年 12 月，《全国卫生行政系统大纲》颁布，第二条明确规定：各省设卫生处，隶属于民政厅兼受卫生部之直接指挥监督；第三条规定：各特别市设卫生局，隶属于特别市政府兼受卫生部之直接指挥监督。③ 在这个大纲的推动下，各个省和特别市开始推动省级卫生行政机关的建设。就在各省筹备建设卫生处的时候，卫生部被改组为卫生署，并由直属行政院转归内政部领导，同时对地方卫生的监督权也不再强调。而在 1934 年召开的中央卫生技术会议上制定的《省卫生行政实施法案》又决定在各省设立卫生实验处担任卫生行政工作。中央卫生机构的调整和实施方案的反复，导致省级卫生行政机构的建立也受到影响。整个国家直到 1934 年 6 月才建立第一个省卫生处，即江西全省卫生处。江西省卫生工作原来也由民政厅管理，在 1927 年 2 月江西省民政厅成立时，下设第二科，主管全省的卫生工作。1934 年初，江西省政府决定筹备成立专门主管全省卫生工作的行政机构。同年 6 月，正式成立全省卫生处，直隶于省政府，成为当时全国第一个省级卫生行政主管机构。④ 此后，甘肃、宁夏、湖南、浙江等省先后成立省级卫生机构。但这些省级卫生机构无论是名称还是权限均不统一，如江西称全省卫生处，陕西称省卫生委员会，湖南、甘肃、宁夏、青海称卫生实验处，江苏、广西称省立医院。同时，这些机构有的直属于

---

① 安徽省地方志编纂委员会：《安徽省志·卫生志》，第 539 页。
② 《上海市卫生志》编纂委员会：《上海市卫生志》，第 3 页。
③ 《全国卫生行政系统大纲》，《行政院公报》1928 年第 8 期，第 8 页。
④ 《江西省卫生志》编纂委员会：《江西省卫生志》，第 13 页。

省政府,有的隶属于民政厅。更为糟糕的是,除了上述这些省份外,多数省份连省级卫生机构也没有。① 这里特别需要说明的是,当时甘肃、宁夏、青海等省的卫生实验处并非像中央卫生实验处一样是一个单纯的卫生技术机构,而是一个统管全省卫生事业的行政机关。如 1936 年云南省筹设卫生实验处时就强调:"云南省卫生实验处,直属省政府,统筹省会及全省地方之卫生行政建设。"②而湖南省颁布的《湖南省卫生实验处暂行组织规程》中也明确"湖南省卫生实验处秉承湖南民政厅长之命掌理全省卫生行政及技术事宜"③。

进入全面抗战后,虽然战时疫病流行猖獗,卫生建设成为各地的重要工作,但是省卫生行政机构的建设仍然持续混乱,"现在各省行政主管机关,或由民政厅设科管理,或另设卫生处主持。卫生处依法应隶属于民政厅,但亦间有为行政便利计,直属于省政府者。此外如湖南、浙江等省,则又有卫生实验处之设置。名称组织,各省多不一致。此盖由于卫生工作,为一种新兴事业,各地多迁就本省实际环境而异其组织,以谋行政上之便利,尚待逐渐矫正。"④在1938 年 9 月,内政部对当时全国(主要是国统区)各省的卫生机构进行了梳理,将省级卫生机构分为"已设专管机关者"和"未设专管机关者"两种形态,其中已设专管机关的有江西、甘肃、宁夏、陕西、福建、广东、湖南、浙江、云南、贵州等省,除湖南、浙江两省卫生实验处隶属省民政厅外,其他均直隶于省政府;而未设专管机关者的则有江苏、安徽、山东、山西、河南、河北、湖北、广西、四川、绥远、察哈尔等,均由省民政厅下面的科兼管卫生事宜。⑤ 由此可见当时省级卫生行政机构建设的严重滞后。

就算是已经成立卫生专管机关的省份,其省级卫生机构的建设也常常发生变动,使得管理更加混乱。以浙江省为例,1929 年 7 月,该省民政厅设置了由防疫、保健两股组成的第五科,统领全省卫生建设事宜。1931 年,在中央卫生署成立的同时,浙江省民政厅第五科解体为民政厅第二科(警政科)的卫生行政股和民政厅技术室。1935 年 4 月,废除技术室,新设民政厅卫生实验处。

---

① 解学诗、[日]松村高夫:《战争与恶疫——日本对华细菌战》,第191—192 页。
② 《筹设云南省卫生实验处计划》,《公共卫生月刊》第 2 卷第 1 期,1936 年,第 37 页。
③ 《湖南省卫生实验处暂行组织规程》,《湖南卫生通讯》1940 年第 2 期,第 13 页。
④ 内政部编印:《卫生统计》(1938 年 9 月),中国第二历史档案馆藏档案,档号:十二 - 4570。
⑤ 内政部编印:《卫生统计》(1938 年 9 月),中国第二历史档案馆藏档案,档号:十二 - 4570。

1938 年,恢复技术室;同年 9 月,再次废除技术室,设置卫生处,继续隶属浙江省民政厅,掌理全省卫生事业建设。直到 1940 年 9 月,才成立由省政府直辖的卫生处。浙江省级卫生行政机构才和全国其他多数省份形成一致,进入了正规化。① 广东省的省卫生行政机构建设也是多次反复。1937 年 12 月,广东省政府卫生处成立,直隶省政府,下设一室三科,即事务室、救护科、防疫科。1938 年 10 月,日军侵占广州,省卫生处随省政府撤退,先到连县,后迁驻曲江。1939 年 2 月,省政府在调整省级机构时,将省卫生处划归省民政厅管辖。直到1940 年 9 月,在行政院发布《省卫生处组织大纲》后,广东省卫生处又改直隶省政府。②

　　面对各省卫生行政机关建设的混乱和滞后,卫生界强烈呼吁加强建设。1939 年 5 月,江西全省卫生处处长方颐积送交的第三次全国内政会议提案就有《厘定各省卫生行政系统以增强行政效率案》,称:"卫生事业为增进人民健康之要政,当兹全民从事抗战与建国之时,而卫生事业之普遍推行实刻不容缓者也,民国二十三年六月间,本省先成立全省卫生处,此后各省如甘肃、青海、湖南、云南、宁夏、安徽、福建、江苏等省,亦相继成立卫生处、卫生实验处、卫生委员会或卫生院,有隶属于省政府者,亦有隶属于民政厅者,组织各异,规模亦多不一致,同为省卫生行政机关,其名称组织如此分歧,诚为憾事,允宜订正共同组织法,以资遵循,且各省卫生处,虽有直属于省政府者,惟未列入省政府组织系统内,亦不能取得如民财建教各厅及秘保二处之地位,卫生处长亦不得列席省务会议,以致业务上之推行,不无困难……兹为纠正以上所述之缺点,并谋普及及增强卫生行政起见,对于各省卫生行政之整个系统,应予确切厘订,以利省地方卫生建设,实所企幸。"他明确提出"省组织法内列入卫生处与各厅处平行,各省卫生机关应一律改为省政府卫生处,纳入省行政系统内,以利卫生事业之推行"③。云南全省卫生实验处处长姚寿源在该次会议上也提出了《请通令全国各省尚未成立卫生处者,应从速成立,并划一名称案》,称:查卫生

---

　　① 《五年来省县卫生设施概况》(1945 年),浙江省档案馆馆藏档案,档号:36 - 16.
　　② 广东省地方史志编纂委员会:《广东省志·卫生志》,第 68 页。
　　③ 《厘定各省卫生行政系统以增强行政效率案》(1939 年 5 月),中国第二历史档案馆馆藏档案,档号:十二(6) - 848。

事业关于抗战及平时国民体魄精神之强健,及国家之盛衰至巨。故各省尚未成立卫生处者,应即从速成立,以期促成各省卫生事业,至于机关名称,仍观听所系,亦属重要,现在各省最高卫生机关,有名全省卫生实验处者,有名全省卫生处者,有名某某省卫生处者,殊嫌分歧,拟请统称为"某某省卫生处"以昭划一。①

而卫生署署长金宝善在中央训练团党政训练班第五期发表《战时地方卫生行政概要》讲演时,也强调了地方卫生行政机构建设的重要性:"兹抗战重要阶段,地方行政之最关重要者,莫如办理兵役,抽训壮丁,安插难民流亡诸事,而诸事之需要,卫生防疫实最殷切,如未能为适宜之措施,俱足以削弱抗战实力,影响地方安宁,彼以侵略为业之敌寇,尚有感于国民体格之衰退特设厚生省以司卫生。吾号称病夫之邦,讵可不急起直追,以谋自强乎……于战时地方卫生行政应有之机构及工作之实施。"在谈到省级卫生机构的设置时,金宝善强调省应该设立卫生处,"以隶属于省政府为原则",同时,省卫生处还需要设立所属机构,即省立医院、卫生试验所、卫生材料厂等,这些机构可由卫生处直接管理,但经费均独立。②

在各方的呼吁下,国民政府也意识到了省级卫生行政机构建设的重要性,同时也注意到了各省卫生行政机构建设的乱象,加上 1940 年 1 月卫生署再次直属于行政院,且卫生署指导监督地方卫生建设的功能再次被明确。于是,规范省卫生处建设便提上议事日程。1940 年 6 月,行政院发布训令,公布《省卫生处组织大纲》,规范省级卫生行政机关建设,要求"省设省卫生处,隶属于省政府掌理全省卫生事务",并对具体事务进行详细规定。③

自《省卫生处组织大纲》公布实施后,省级卫生行政机关的建设从名称、行政隶属到机构设置,逐渐由原来的混乱局面走向统一。原来名称不一的省级卫生机构纷纷调整统一为"省卫生处",如 1934 年就成立的"江西全省卫生处"于 1941 年 1 月正式更名为江西省卫生处,④"福建全省卫生处"也根据大

---

① 《云南全省卫生实验处处长姚寿源送交第三次全国内政会议提案》(1939 年 5 月),中国第二历史档案馆馆藏档案,档号:十二(6)-849。

② 《金宝善先生讲战时卫生卫生行政概要》,1939 年 12 月印。

③ 《行政院令发省卫生处组织大纲》,中国第二历史档案馆馆藏档案,档号:十二(6)-62。

④ 《江西省卫生志》编纂委员会:《江西省卫生志》,第 13 页。

纲改称福建省卫生处。① 而那些隶属于省民政厅的卫生处也纷纷改变隶属，调整为直属于省政府。如 1939 年成立的甘肃省卫生处，当时直隶于民政厅，在 1941 年春，正式改隶省政府，实现事权统一。② 而在抗战期间由直属省政府改隶民政厅的浙江省卫生处、广东省卫生处，也再度调整隶属关系，重新成为省政府的直属部门。《省卫生处组织大纲》的颁布，也促进了那些未设立专管机关的省份成立卫生处。如广西的省级卫生机构一直没有专管机构，长期由民政厅第四科掌管，到了 1940 年 8 月，根据大纲要求，民政厅卫生科改组为省卫生处，"省卫生处直属省府，其组织机构均按照中央编制"③。安徽也是如此，南京国民政府成立后的安徽全省卫生行政事宜一直由民政厅第三科兼管，在《省卫生处组织大纲》颁布后的 1940 年 12 月，安徽省民政厅第三科设专人卫生技士 1 人，负责卫生行政事宜。1941 年 5 月，省民政厅增设第四科，负责掌管全省卫生行政。1942 年，省政府修正了《安徽省战时施政纲领》，将民政厅第四科与省卫生总队合并，于当年 11 月成立省卫生处，直属省政府。④

对于那些所处边疆或者是战区的省份，由于各种因素限制，单纯依靠本省力量难以成立专管的省级卫生行政机构，也在卫生署的协助下成立卫生处。如新疆的疫情一直较为严重，但卫生机构却严重缺乏，长期需要卫生署直接参与当地的防疫工作。1936 年，国民政府接到有关在新疆设置医务机关和巡回医疗队的提案后，就令行政院在新疆设立医务机构，并要求卫生署详细拟定计划。⑤ 进入全面抗战后，新疆的卫生建设一直由民政厅保健科掌管，但大量医务工作开展都需要卫生署协助。1943 年，新疆省政府所办迪化、伊犁、塔城、阿山、哈密、喀什、和田等区省立医院急需大量各科医务人员，电请卫生署代为物色，而卫生署也协助聘请大量医务人员赴疆。同年，新疆省在卫生署的协助下，决定筹办省卫生处，统筹全省卫生事业建设。⑥ 1944 年 9 月，新疆省卫生处正式成立，处长由卫生署派来的著名卫生专家姚寻源担任。

① 福建省地方志编纂委员会：《福建省志·卫生志》，第 334 页。
② 《甘肃省志·医药卫生志·卫生》编纂委员会：《甘肃省志·医药卫生志·卫生》，第 6 页。
③ 《广西卫生处一日成立》，《大公报（香港）》1940 年 8 月 6 日，第 5 版。
④ 安徽省地方志编纂委员会：《安徽省志·卫生志》，第 539 页。
⑤ 《国府令行政院酌办新疆医务机关》，《西北导报》第 2 卷第 1 期，1936 年，第 11 页。
⑥ 《新疆将设卫生处》，《中华医学杂志》第 29 卷第 1 期，1943 年，第 99 页。

抗战期间,各省卫生处虽然建设前后不一,且存在这样那样的不足,但这些机构的建立对于当时的疫病防控等卫生事业还是做出了应有的贡献。如福建全省卫生处成立后,该省的卫生工作得到了进一步发展。针对当时福建全省此起彼伏的疫情,福建全省卫生处对疾病的流行做了一定的调查,初步掌握了全省疫病流行分布情况,并着手对危害严重的疫病如鼠疫、疟疾、血吸虫病等进行防治。同时,还根据当时防治疾病需要,福建全省卫生处又于1938年4月及1939年相继增设抗疟室及技术室,加强抗病及视导工作,并成立汽车巡回医疗队(4个队)进行全省巡回医疗。①同样,广东省卫生处成立后,也组建了多家省级医疗预防机构,制定了多项医疗卫生法规,并以组织战时救护、防治传染病及培训卫生人员为主要任务,开展了相关工作。② 哪怕是在1944年才成立的新疆省卫生处,成立后也当即推出了《新疆省卫生事业计划大纲》,积极推动疾病治疗、防治地方病流行和改善环境卫生等工作。③

省卫生处的建立,也促进了全省自上而下的卫生行政组织建设。如福建省就在省卫生处的领导下,省以下卫生机构得到完善,各县卫生院先后建立,为全省县一级卫生保健网的建设搭起初步架子。④ 广东省卫生处为便于组织开展卫生防疫及医疗救护等工作,在1938年2月将全省划分为中、东、西、北四区,各置战时卫生防疫区署一所,成为本省中级卫生行政和技术实施机关。⑤而广西省卫生处在成立后也宣布要"在各县设卫生院,各区设卫生分院,各乡设卫生所,各保设卫生员"⑥。

2. 省以下卫生行政体系的完善

省以下的卫生行政体系主要为市县及以下的卫生行政体系。在《全国卫生行政体系大纲》颁布之前,市县一级的卫生行政主要由同级公安局兼管,鲜有独立设置的部门。省以下的专门卫生行政体系建设最早在市一级展开。进

---

① 福建省地方志编纂委员会:《福建省志·卫生志》,第334页。
② 广东省地方史志编纂委员会:《广东省志·卫生志》,第68页。
③ 姚寻源:《新疆省卫生事业计划大纲(附表)》,《实验卫生季刊》第2卷第3期,1944年,第47—51页。
④ 福建省地方志编纂委员会:《福建省志·卫生志》,第2页。
⑤ 广东省地方史志编纂委员会:《广东省志·卫生志》,第69—70页。
⑥ 《广西卫生处一日成立》,《大公报(香港)》1940年8月6日,第5版。

入近代社会后,中国的城市进入了一个快速发展期,由此而引发了诸多的疫病流行、环境恶化等公共卫生问题,为了应对这些问题,有些城市开始设立专门的卫生行政机构,以加强卫生建设。1921 年,广州市卫生局的成立开始了省以下市县专门卫生行政机构设立的先河,对我国地方卫生行政体制的建设具有积极的意义。

1928 年,《全国卫生行政体系大纲》颁布,其中明确规定:"各市县设卫生局,隶属于市县政府兼受卫生处之直接指挥监督。县卫生局未成立以前之卫生事宜暂以县公安局兼理之,县公安局亦未成立时得于县政府设立卫生科。"①但是,该项工作进展却极为缓慢:"民国二十年以前,全国各县设有卫生局者,仅山西省有两县,其组织既简陋,经费亦复奇少,故其工作,实无足称,徒具虚名而已。至全国其他各县之卫生行政,依法应由公安局兼理,惟除少数较大县份,如江苏之吴县,浙江之鄞县等,略有相当之卫生设施外,其他县份,并无卫生行政可言。上焉者,略作施诊舍药工作,即认为已尽卫生行政之能事。下焉者,并此而无之。故彼时之县卫生行政,实无可陈述。"②

面对如此境况,在 1932 年 12 月召开的第二次全国内政会议上,通过了卫生署所提"依照地方经济情形设立卫生机关以为办理医药救济及县卫生事业之中心"一案,要求在各县设立县卫生院,作为县卫生行政的基础。同时,在1934 年 10 月召开的第一次全国卫生行政技术会议上,又通过了卫生署及全国经济委员会卫生实验处所拟定之整个"中央""市""县""乡"卫生行政计划大纲,其中《县卫生行政方案》对县级卫生行政机构的设置做了规定,决定设卫生院为县级卫生机关,"惟县立医院及卫生院之性质,与一般医院有别。其主要任务,除医疗防疫等工作外,并负有推进县卫生行政之责,盖一行政技术混合之组织也"③。同时也设计了县以下卫生机构的办理方式,"其组织内容,分四个阶级,即卫生院、卫生所、卫生分所及卫生员"④。此次会议后,各省开始推动县卫生行政的设置,如陕西省就提出"就陕西全省九十二县,每县应设县卫

---

① 《全国卫生行政系统大纲》,《行政院公报》1928 年第 8 期,第 8 页。
② 内政部编印:《卫生统计》(1938 年 9 月),中国第二历史档案馆馆藏档案,档号:十二 – 4570。
③ 内政部编印:《卫生统计》(1938 年 9 月),中国第二历史档案馆馆藏档案,档号:十二 – 4570。
④ 燕南:《谈谈全国卫生会议的县卫生行政方案》,《医事公论》1934 年第 18 期,第 18 页。

生院一所,其组织章程另定之,按一二三等县,分期创办,限六年完成。各县卫生院,应直隶于各该县政府,掌理各该县之诊疗防疫保健事宜"①。而在具体的实施过程中,江苏、江西两省的县卫生院建设取得的成效最大。其中江苏省在 1935 年时,63 个县中就已经有 27 个县设立了卫生院。② 而江西省自设立了全省卫生处后,县卫生院的设置比江苏省的成绩还更好。

1937 年 4 月,卫生署在《县卫生行政方案》的基础上,经行政院会议通过颁布了《县卫生行政实施办法纲要》,提出:"县政府所在地设卫生院,依人口之多寡,及地域之情形,全县分为若干区,区设卫生所,乡村设卫生分所及卫生员等,以期卫生工作之普遍。"其中卫生院为全县卫生行政及技术实施之中心机关,直接隶属于县政府,办理全县卫生事业,主要职责有拟具全县卫生事业计划、实施医疗预防保健等各项工作等。③

然而,《县卫生行政实施办法纲要》颁布不久,全面抗战暴发,国民政府试图建立从中央到地方的一元化卫生行政的计划受到严重冲击,作为县级卫生行政的核心县卫生院的设置更是受到明显影响。截止到 1938 年 9 月,设立县卫生院的工作只在 9 个省份展开,工作开展最好的当属江西省和福建省,其中江西省在 1937 年底就已有 83 个县设立了卫生院,而福建省在 1937 年只有龙岩县设立卫生院,但在 1938 年却先后有 61 个县成立了卫生院。而其他省份都难如人意,其中山东只有 2 个县设立了县卫生院,广西也只有 4 个县设立了卫生院。④ 县卫生院设置尚且如此,乡镇里的卫生所和卫生分所设置就更为不足了,据日本的调查报告《事变前中国的卫生概要》中提到,在全中国 2000 个县 10 万个村落中,卫生所只有 144 个。⑤

如此滞后的市县卫生行政体系建设,导致行政组织专家提出需要进一步推进地方卫生行政建设,不仅在省市县设立中央卫生机关的分机关,"秉承中央意旨,办理地方卫生事宜,其主管人员,悉由中央选择,以富有卫生行政经验者任命之",而且为了指导及考核省县卫生实施的成绩,还要求设立卫生视察员,"随时考查具报,使政府明了各地卫生之实际情形";同时要求"组织力求严密,实事求是,一扫以往点缀敷衍之陋习"。①

　　卫生界对于县级卫生行政的发展不力也有颇为着急,要求切实推进。云南全省卫生实验处处长姚寿源在第三次全国内政会议上就提出了议案《请通令全国切实施行二十六年行政院公布之〈县卫生行政实施办法纲要〉,并将县卫生工作成绩列为县长之考成案》:"查县卫生行政实施办法纲要,对于像卫生之工作实施办法规定甚详,并经明令列为二十六年度行政计划。惟迄今未能一律完成。值兹抗战紧张,敌机空袭之时期,对于卫生事业之发展,直接可以促进民众健康,救护负伤将士,或民众减少疫疠之流行,间接可以增加生产,加强抗战力量。诚属当务之急! 而县卫生工作之推进,为全国卫生事业发展之基础,关系极为重要。应即固定经费切实推进。并请将市县卫生行政之工作成绩列为主管市县长之考成,以资激励,而利推进。"②而江西全省卫生处处长方颐积在同次会议也对县级卫生行政事业发展问题感到担忧:"县政府及县以下自治组织之卫生机构,亦以无明确系统之规定,各级政府,对之难免漠视,如赣省各县卫生院,虽明定为直属县政府,但多数县长对卫生院业务多所隔阂,不相统属,致事业经费两受影响",因此提出需要进一步明确县级卫生行政机构的设置:"县政府应设卫生指导员,每县设卫生院,指导员以卫生院院长兼任之;县以下之自治组织,区设卫生所,乡镇设卫生分所,保设卫生员。"③

　　由于战时县域疫病流行加剧,环境卫生突出,有切实加强卫生建设的现实需要,加上卫生及其他各界的强烈呼吁,国民政府再次在国家层面推进县级卫生行政建设。1940 年 5 月,行政院公布《县各级卫生组织大纲》,对县卫生事业建设进行了详细规定,明确"为改善全县卫生、增进居民健康,依县各级组织区域,设置左(下)列卫生机关:一、县为卫生院。二、区为卫生分院。三、乡(镇)为卫生所。四、保为卫生员",并对各机关的职责、经费、人员等进行了详

---

① 施学仁:《从现在各县的卫生状况说到今后的县卫生行政》,《县政研究》第 2 卷第 10 期,1940年,第 29—30 页。

② 《云南全省卫生实验处处长姚寿源送交第三次全国内政会议提案》,中国第二历史档案馆馆藏档案,档号:十二(6)-849。

③ 《江西全省卫生处处长方颐积送交第三次全国内政会议提案》,中国第二历史档案馆馆藏档案,档号:十二(6)-848。

细的规定。①

　　《县各级卫生组织大纲》的颁布,使得抗战时期的地方政府不得不再次重视县级卫生行政体系的建设,而县级卫生院的建设的步伐也加快了。如在1940年底,浙江省在日本占领区以外的71个县中的40个县设立了卫生院,比1938年9月增长了不少。②

　　而安徽省的卫生院设置更具代表性。1937年,安徽省政府根据行政院颁发的《县卫生行政实施办法要》开始要求各县筹建县诊疗所,但到1938年10月,该省并没有一个县成立卫生院。到了1940年,只有合肥、宣城、望江、庐江、宿松等地相继设立县诊疗所。《县各级卫生组织大纲》颁布后,安徽省推进了县卫生院的建立,不仅明确了县卫生院统管县卫生行政、医疗和防疫事务的功能,而且将县卫生院的经费列入县财政预算,并按年度进行调整,其中1941年甲等卫生院全年经费为5820元(法币,下同),乙等4980元,丙等4620元;1942年,甲等10152元,乙等9192元,丙等8472元。在这种情况下,已经建立的县诊疗所全部改为县卫生院,而没有设立卫生院的县纷纷设立卫生院。根据1944年底的统计,安徽省政府当时所辖的42个县,均开设了县卫生院,其成立时间主要集中在1941年和1942年。③

　　同时,在县卫生行政机构建设的过程中,重新确立对地方卫生负有监督指导作用的卫生署也加强了对此的监督。1943年7月,卫生署发现行政院发布的陕西、江西、浙江三省县政府组织规程仅将卫生事务列入民政科职掌,而未将卫生院列入该规程之内,"按之县各级组织纲要第十三条第二项之规定'县政府组织规程所无之机关不得设置',各该省县政府组织规程均未将卫生院列入,则之后各该省不仅增设县卫生院无所依据,即已设之县卫生院亦有裁撤之可能"。于是,卫生署立即提出需要重视这个问题,"在此新县制正积极推行,各县卫生事业亦应配合推进之际,各省县政府组织规程似应将卫生院专条列入，以利设施用"①。

在县卫生院成立的同时，各省也积极推进县以下卫生行政机构的建设。1940 年 6 月，广东省政府就依据行政院颁布的《县卫生组织大纲》，公布本省县级卫生行政建设实施计划，规定县设卫生院，区设卫生分院，乡镇设卫生所，保设卫生员及保健药箱，要求分四期办理，在 3 年时间内完成，这些拟设机构均兼具卫生行政及医疗卫生业务职能。到了抗战结束后的 1946 年，广东全省已设县卫生院 100 间，区卫生分院 105 间，乡镇卫生所 348 间，保卫生员 1898 个。② 卫生分院、卫生所及卫生员设置虽然相对于全省来说，占比不是很高，但对于乡村社会的疫病防控和环境卫生整治还是起到了一定的作用。而湖南省在这个时间也抓紧推进了县以下卫生行政组织的建设。1940 年后，如今属于常德市域的常德、澧县、桃源、石门、汉寿、安乡、慈利、临澧 8 县的卫生院先后成立。随后，县属区、乡镇开始设卫生所，直属县卫生院领导，负责区、乡镇的卫生行政和医疗预防等卫生事宜。在 1941 年至 1944 年间，上述 8 县先后成立了 50 多个卫生所，其中澧县在 1941—1942 年间就成立了 11 个卫生所。③

为了加强地方卫生行政的衔接，有些省份还在省县之间设立行政区卫生行政机构，以便更好地督促县卫生事业的发展。江西全省卫生处处长方颐积在送交第三次全国内政会议提案《厘定各省卫生行政系统以增强行政效率案》就提到"行政区专员公署应设卫生科，每行政区设中心卫生院，卫生科长以中心卫生院院长兼任之"④。其实，这种架构在全面抗战前夕就有省份实施过。1933 年 10 月，广西省政府设卫生委员会，筹划全省卫生事业设计工作，拟在省以下分卫生区，最初将全省划为三大卫生区，每区设省立医院和卫生事务以指导全卫生区各县的卫生行政事务。到了 1940 年 8 月广西省卫生处成立时，广西用行政区取代了原来所设的卫生区，原省立医院、卫生事务所除桂林、柳州、南宁、梧州 4 地外，其余改组为中心卫生院，成为省县之间的卫生行政机构，该

---

① 《行政院核复卫生署拟将县卫生院列入县政府机构案》（1943 年 7 月），中国第二历史档案馆馆藏档案，档号：十二（6）－8385。

② 广东省地方史志编纂委员会：《广东省志·卫生志》，第 70 页。

③ 张维伦主编：《常德地区志·卫生志》，第 461 页。

④ 《厘定各省卫生行政系统以增强行政效率案》，中国第二历史档案馆馆藏档案，档号：十二（6）－848。

省卫生行政组织系统地呈现出"广西省政府—卫生处—中心卫生院（行政区）—卫生院（县）—卫生院（区）—卫生所（乡镇）—卫生员（村街）"的格局。① 广东省卫生处为便于组织开展卫生防疫及医疗救护等工作，于1938年2月将全省划分为中、东、西、北四区，各置战时卫生防疫区署一所，为该省中级卫生行政管理和技术实施机关，直接受省卫生处管辖。1938年7月，又将西区所辖海南岛各县划出，增设南区署一所。1939年，重新划分区署管辖县，并易名为第几战时卫生防疫区署。其中第一区署设在曲江，管辖18个县；第二区署设在高要，管辖24个县；第三区署设在茂名，管辖32个县；第四区署设在龙川老隆，管辖26个县。② 而江西省也采用了在行政区设立中心卫生院的方式来衔接省县之间的卫生行政体系。1940年11月，江西省政府发布《江西省各行政区中心卫生院组织规程》，其中第二条明确规定："本院直属于江西全省卫生处，受各该行政区督查专员公署之监督，办理所在县及督导本区各县之卫生事宜。"同时该规程对院长职责还进行了强调："本院设院长一人，荐任由卫生处遴选呈请省政府转请任命，秉承卫生处之命综理院务，并督导各该区卫生院、所卫生行政事宜。"③

第二节　战时防疫组织体系的构建

应对疫病流行的关键是防疫，因此防疫组织体系的构建至关重要。在卫生行政现代化的过程中，防疫组织体系也逐渐在中国建立。在清末的东北鼠疫流行中，建立了具有现代医学性质的奉天防疫总局，该局在此次疫情中组织实施了各种防疫措施；同时，为了防止东北鼠疫的扩散，在京城还设立了临时防疫总局，组织鼠疫预防工作。④ 此次鼠疫流行结束后，清政府于1911年在奉天府召开了多国参与的万国鼠疫研究会，与会专家建议中国成立专门的防疫机构以有效应对疫病流行。由于清朝很快灭亡，该机构并未成立。中华民国

---

① 广西壮族自治区地方编纂委员会：《广西通志·医疗卫生》，第13—14页。
② 广东省地方史志编纂委员会：《广东省志·卫生志》，第69页。
③ 《江西省各行政区中心卫生院组织规程》（1940年11月），江西省档案馆馆藏档案，档号：J016 -3-00677-0001。
④ 余新忠：《真实与构建：20世纪中国的疫病与公共卫生鸟瞰》，《安徽大学学报》2015年第5期。

成立后,在哈尔滨成立了直属外务部的东三省防疫事务总管理处(简称东北防疫处),这是中国政府设立的第一个常态化防疫事务部门。东北防疫处的成立,对于防疫问题的研究,以及之后华北和东北区的鼠疫防治工作都做了一定的贡献。[1] 1917 年至 1918 年绥远、山西鼠疫发生后,北洋政府内务部于 1919 年在北京成立中央防疫处,主要从事防疫的调查研究和疫苗的研制工作。[2] 南京国民政府成立后,疫病防治逐渐成为政府在公共卫生方面的重要职能。随着西方医学理念不断引进,各级政府也开始设置相关机构,以履行卫生防疫相关职能,但总体处在起步阶段。1937 年全面抗战的发生,中国的疫病流行加剧,迫使国民政府在防疫组织体系建设方面采取了新的对策,极大地推动了中国防疫组织体系的发展。

一、原有中央防疫组织的发展与转型

在全面抗战之前,为了应对各种疫情,中央层面已经先后组建了多个防疫组织,主要有中央防疫处、中央卫生实验处和西北防疫处等组织。这些组织在全面抗战发生后,面对战时的疫病流行情况,也进入一个发展和转型时期。

1919 年 3 月,面对国家层出不穷的重要疫情,北洋政府正式成立中央防疫处,隶属于内务部,设有秘书室和三个科,其中第一科设疫务和经理两股,负责防疫计划和行政管理;第二科设研究和检诊两股,负责对各种传染病进行细菌学免疫学研究和临床标本的检验诊断;第三科设血清、疫苗和痘苗三股,负责生物制品的制造、保管和实验动物的管理。中央防疫处是中国政府设立的第一个国家层面的防疫机构,对于推动全国的防疫工作有着积极的意义,"设立中央防疫处,旨在研究预防疾病的措施,从事对各种传染病的细菌学研究,制造各种血清和疫苗……以不负其保全国人性命之职责"[3]。

1928 年 6 月,中央防疫处被南京国民政府接管。次年,经行政院议决,改隶新成立的卫生部,"中央防疫处直隶于卫生部,掌理关于传染病之研究、讲习

---

① 邓铁涛:《中国防疫史》,广西科学技术出版社 2006 年版,第 307 页。

② 陈海峰:《中国卫生保健史》,上海科学技术出版社 1993 年版,第 17 页。

③ 《中央防疫处组织章程》,中国第二历史档案馆藏档案,转引自奚霞:《民国时期的国家防疫机构——中央防疫处》,《民国档案》2003 年第 4 期,第 136 页。

及生物学制品之制造、检查、鉴定事项"①。在卫生部改为内政部卫生署后,中央防疫处又成为卫生署的直属机构,继续针对传染病进行调查研究、讲习和治疗,并积极从事各种生物制品的生产,"以二十年度,与前一年比较,计霍乱、伤寒、副伤寒甲型、副伤寒乙型四种菌混合疫苗,增七十万公升,霍乱疫苗增一百二十余万公撮,②鼠疫疫苗增五十一万公撮,伤寒疫苗增六万公撮,赤痢疫苗增三万八千余公撮,脑膜炎疫苗增三万七千余公撮,余如淋菌疫苗、百日咳、葡萄状球菌等疫苗,亦均增一二倍或半倍之数,各种诊断菌液,并有相当之增加……"③到了1934年,中央防疫处已经能够生产各种治疗和防疫用血清、疫苗和诊断材料48种之多。同时,该处也十分注重疫病尤其是传染病的防控研究,"制造在本处为实验之工作,研究在本处为根本之工作,出品之所以增加,与夫效力之所以准确,皆有研究之结果而来,此本处与普通制造机关,仅有制造之职务,而无研究之职务者,有所不同也。本处研究,除传染病外,用以防治传染病之制品,及制造方法,皆在本处研究范围之内"④。而且,中央防疫处在疫苗生产与疫病研究之外,也开始积极参与具体的防疫救护活动,原来"处犹以为不于处外参加防疫救护工作,终觉有所缺憾",但在1931年全国水灾发生时,中央防疫处不仅首先捐送霍乱、伤寒混合疫苗20万公升,而且组织该处工作人员参与国民政府救济水灾委员会卫生防疫组赴全国各地开展防疫救护活动。

1935年,中央防疫处迁至南京,并划归全国经济委员会中央卫生实验处领导,主要职能还是生产各种生物制品和开展疫病防控研究,但该处在国家防疫体系中的作用越来越明显。在1936年的霍乱大流行中,防控过程中需要大批疫苗和药品,都仰赖于中央防疫处的供给:"中央防疫处鉴于今岁霍乱盛行,特制大量霍乱疫苗,分寄各省市作防苗注射及诊断之用,日来制造工作,至为紧张,所制之品,大宗威血清与疫苗等。"⑤

全面抗战暴发后,经卫生署呈请,国民政府决定将中央防疫处重归卫生署

---

① 《中央防疫处组织条例》,《内政公报》第3卷第4期,1930年,第44—46页。
② 公撮即为毫升。
③ 《中央防疫处报告》(民国二十一、二十二年),第27页。
④ 《中央防疫处报告》(民国二十一、二十二年),第45页。
⑤ 《中央防疫处分寄霍乱疫苗》,《新闻报》1936年6月18日,第6版。

管辖。日军进攻上海,南京危急,中央防疫处于1937年10月奉命迁往长沙,借湖南省卫生实验所的房子继续生产各种生物制品,并在汉口设立办事处,负责生物制品的运输和发送。武汉会战暴发后,"近数月来长沙迭遭敌机轰炸,该处为制造生物学及细菌学制品唯一机关,值此抗战时期自应大量制造以供前方、后方防疫应用,长沙逼近前方,工作时受阻碍,经即谕令迁往昆明择地办公,现据该处先后呈报于本年九月一日开始迁移,于同月十九日抵滇,暂借昆明市昆华医院房屋开始办公"①。几经辗转迁徙,人员和设备损失惨重,人员仅剩下20余人。抵达昆明后,中央防疫处先借用云南省昆华医院的部分场所生产防疫急需制品,以解燃眉之急,"现该处正集中全力为军队制造霍乱、伤寒等疫苗,以供前方需用"②。在颠沛流离中,面对着各种疫病的流行,中央防疫处虽然仍然抓紧生物制品的生产,但受各种因素的影响,其产量与之前存在着明显的差距,如在1938年7月—12月间,该处生产霍乱疫苗1075410公撮、霍乱伤寒混合疫苗759400公撮、霍乱伤寒及副型伤寒混合疫苗140480公撮、霍乱菌诊断血清27公撮、伤寒杆菌诊断血清40公撮等,均远远低于全面抗战前水平。③

中央防疫处在昆明也开展了自救活动,在当地购买田地,短时间内建造了生产楼等生产设施,同时为了补充技术力量,从医学院校招收了许多毕业生,并聘请了一些外国专家,各项工作也逐步步入正轨。1939年2月,修正后的《中央防疫处组织条例》发布,"中央防疫处直隶于内政部卫生署,掌理关于传染病之研究讲习,及生物学制品之制造检查鉴定事项"④。在生产各种疫苗的同时,中央防疫处也在云南积极开展疫病调查和防治工作。云南是疫病流行活跃地区,尤其是鼠疫流行猖獗,中央防疫处深入各个疫区和病人家中进行疫情调查,针对疫病起因、传播方式等研究和生产出大量鼠疫血清供当地使用,对于当地的疫情控制起到了一定的作用。并且,随着中央防疫处研究力量的

① 《内政部卫生署中央防疫处由长沙前往昆明办公的有关文书》,中国第二历史档案馆藏资料,档号:十二(6)-1248。
② 《中央防疫处赶造疫苗》,《前线日报》1939年3月27日,第2版。
③ 《中央防疫处制品产量》,《统计月报》1939年第39期,第7页。
④ 《中央防疫处组织条例》(1939年2月9日修正公布),《国民政府公报》1939年渝字126,第2—4页。

加强,其研究成果也不断涌现,尤其是在 1942 年第一次分离出了青霉素菌种,中央防疫处开始生产青霉素,对于疫病的防控有着极为重要的意义。而且,为了扩大规模,进一步发挥中央防疫处的效能,在 1942 年,中央防疫处还在贵阳设立了分处。

1945 年 1 月,随着卫生署的改组,中央防疫处也改名中央防疫实验处,"掌理关于生物学制品之制造及传染病之研究、实验等事项",仍归卫生署管辖。[①]

除了北洋政府时期成立中央防疫处,南京国民政府建立初期也成立了一个防疫机构,即中央卫生试验所,"直隶于国民政府卫生部,掌理检验、鉴定、制造、研究等事项"[②],职责与中央防疫处高度类似,不过在具体科室职能存在一些细微差别。[③] 该所建立初期就迁往上海办公,虽然在 1932 年的淞沪抗战中遭遇重创,但在之后的霍乱流行中仍然发挥重要作用。但是,由于其职责与已有的中央防疫处高度相似,加上之后全国经济委员会设立的中央卫生实验处也是同样性质机构,导致中央卫生试验所的职能发挥一般。在进入全面抗战之后,中央卫生试验所并没有因为疫病流行的加剧而得到重视且充分发挥其作用,反而因为职责与中央卫生实验处较为雷同被并入中央卫生实验处,于 1938 年 4 月"已饬结束"。[④]

作为在抗战前建立的中央防疫机构,中央卫生实验处在全面抗战时期也经历了发展和转型。1931 年 5 月,在国联卫生部的援助下,全国经济委员会设立了中央卫生实验处,其职责主要有:

一、关于社会医疗设施问题及其急需之一医疗救济事业之研究事项。

二、关于前项社会医疗救济机关之创办及其组织事项。

三、关于指定区内实地卫生工作之指导事项。

四、关于生命统计实施方法之系统的建设事项。

五、关于传染病防治方法之指导事项。

六、关于训练卫生行政人员、公共卫生、护士、助产士卫生、稽查员及其他

---

①　《中央防疫实验处组织条例》,《法令周刊》第 9 卷第 48 期,1946 年,第 9 页。
②　《修正中央卫生试验所组织条例》,《山西省政府公报》1929 年第 8 期,第 20 页。
③　《中央卫生试验所概要》,《申报年鉴》之《社会卫生》,1933 年,第 104 页。
④　《国民政府指令:渝字第三四六号》(1938 年 4 月),《国民政府公报》渝字第四十号,1938 年,第 14 页。

卫生佐助人员之指导及实施事项。

七、关于卫生教育之各种设施事项。

八、关于辅助中央及地方卫生机关各种卫生工作之实施事项。

…………①

成立后的中央卫生实验处由防疫及检验、寄生虫学、环境卫生、社会医疗救济、妇婴卫生、学校卫生、工业卫生、流行病学及生命统计、卫生教育等股组成，成为当时全国最高的卫生技术机构。在已有中央卫生试验所的背景下，又成立中央卫生实验处，此举引起当时医学界的不满，以至于发出了"中央卫生实验处果为研究技术而设耶"的疑问。② 不过，中央卫生实验处的成立，对于当时全国的防疫发展有重要的推进作用，如积极推进了西北地区的卫生事业建设，对镇江血吸虫病进行流行病学调查，开展江北黑热病的防治工作等，使得其成为当时最为重要的防疫机构。

全面抗战暴发后，疫病流行加剧，为了更好地开展防疫工作，行政院于1938 年 1 月下令"全国经济委员会之卫生部分，着并入卫生署"③。当年 2 月 1日，《内政部卫生署卫生实验处组织条例》公布，改组后的中央卫生试验处职责为"承内政部卫生署署长之命，掌理各项卫生技术设施及检验、鉴定、制造、研究等事项"，内部分设防疫检验系、化学药物系、寄生虫学系、环境卫生系、社会医事系、妇婴卫生系、工业卫生系、卫生教育系等机构。④ 此后不久，中央卫生试验所撤销，其职责也并入中央卫生实验处。中央卫生实验处是疫病防控的主要技术部门，对于全国各地疫情防控有着清晰的认识，对于环境卫生的建设也有着非常重要的作用。

在全面抗战进入到最严酷阶段后，为加强对后方的医药卫生状况和疾病的调查与控制，倡导公共卫生和民众健康宣传，国民政府卫生署于 1941 年 4

---

① 《全国经济委员会中央卫生设施实验处组织章程》，《中华医学杂志》第 18 卷第 5 期，1932 年，第 938—940 页。

② 《中央卫生实验处果为研究技术而设耶》，《社会医报》1931 年第 144 期，第 2040 页。

③ 《行政院训令：渝字第二五二号》(1938 年 1 月 22 日)，《经济部公报》第 1 卷第 1 期，1938 年，第 54 页。

④ 《法规：内政部卫生署卫生实验处组织条例》(1938 年 2 月 11 日公布)，《国民政府公报（南京1927）》，1938 年渝字 22 号，第 8 页。

月将卫生实验处和在贵阳图云关的公共卫生训练所合并,在重庆歌乐山组建了中央卫生实验院。"中央卫生实验院隶属于卫生署,掌理卫生技术之研究设计及检验鉴定等事项",内设流行病预防实验所、营养实验所、医事组织组、实验医理组、化学药物组、卫生工程组、妇婴卫生组、卫生教导组、护理组和卫生资料组等机构。其中流行病预防实验所的职责为:"一、关于传染病管理及流行病之调查研究设计事项;二、关于细菌于免疫之实验研究事项;三、关于寄生虫之实验研究事项;四、关于生物制品之鉴定事项;五、关于病理之检验与研究事项;六、关于各种地方病之调查与研究事项;七、关于各级卫生设施、生物检验标准及其设备之设计研究事项;八、关于其他流行病之检验与研究事项。"卫生工程组的职责为:"一、关于给水、污水工程之研究与设计事项;二、关于垃圾及粪便处置之研究与设计事项;三、关于抗疟工程之研究与设计事项;四、关于扑灭疾病传染媒介虫兽之研究事项;五、关于住宅与公共场所环境卫生志研究事项;六、关于其他卫生工程与环境卫生之研究设计事项。"而医事组织组的职责为:"一、关于卫生机构之研究事项;二、关于卫生行政效率之研究事项;三、关于卫生设施之设计事项;四、关于公医制度之研究事项;五、关于健康保险设施之调查与研究事项;六、关于卫生器材之研究与设计事项;七、关于其他医事组织之研究与设计事项。"①从这些科室的职责来看,中央卫生实验院已是一个集公共卫生、防疫技术、药物研制、医事研究等多功能为一体的卫生防疫机构。

在全面抗战之前已有的防疫机构还有西北防疫处。自 20 世纪 20 年代起,西北地区疫情不断,不仅民众生命深受其害,甚至当地牲畜也遭遇各种疫病侵扰。西北地区为我国最大的牧区,牲畜健康问题不仅关乎当地百姓的生活,也关乎国民经济的发展。20 世纪 30 年代初期,国民政府提出"建设西北、开发边疆"。在此种情况下,西北地区的人畜防疫问题成为一个重要问题。于是,1933 年国民政府开始筹办西北防疫处。1934 年 8 月,西北防疫处在兰州成立,隶属于内政部卫生署,"以调查及防治西北各省兽疫与制造防治急需之兽用制品为主要任务,并辅以协助民众防疫之任务"②。西北防疫处首任处长

---

① 《中央卫生实验院组织条例》(1940 年 9 月),《云南省政府公报》第 13 卷第 80 期,1941 年,第 3—8 页。

② 《西北防疫处暂行组织章程》,《浙江省政府公报》1934 年第 2216 期,第 1—2 页。

由当时的中央防疫处处长陈宗贤兼任,但主要工作由兽医出身的杨守绅代理,该处成立初期的工作重点包括三个方面的内容:一是筹备设立兽疫防治所门诊部;二是调查牲畜情况;三是试制炭疽疫苗供兰州附近与畜牧概念场附近之牛羊预防注射之用。[①] 应该说,西北防疫处从成立到全面抗战暴发期间,主要工作任务为兽疫防治,同时顺带进行一些民众防疫工作,即为相关卫生机构进行病理检验和进行一些天花、白喉的预防工作,如为甘肃一些学校学生注射白喉毒素或施种牛痘。

全面抗战发生后,中央防疫处因辗转迁徙,设备和人员损失严重,其生物制品产量急剧下降,而战时的生物制品需求又猛烈上升。为了弥补中央防疫处的不足,西北防疫处作为"全国中之能胜任生物学品制造者",开始肩负生产用于民众防疫的生物制品重任。[②] 西北防疫处工作重心开始由兽疫防治改为人疫防治,主要工作转为制造各种战时防疫所需疫苗、菌苗及血清等生物学制品。1940年4月,修正后的《西北防疫处组织条例》公布,西北防疫处"隶属于卫生署,掌理西北各省防疫事宜",设第一科、第二科、技术室和事务室,其中第一科的职责为:"一、关于传染病之调查防止及扑灭事项;二、关于传染病之病理学的实验及研究事项;三、关于地方病之调查研究及防止事项;四、关于职业病之调查研究及防止事项;五、关于细菌学之检查及研究事项;六、关于免疫学之检查及研究事项;七、关于环境卫生之改进事项;八、其他关于防疫事项。"技术室的职责为:"一、关于各种抗毒素及血清之制造事项;二、关于各种疫苗诊断液及抗原之制造事项;三、关于各种生物学制品之检查及鉴定事项;四、关于痘苗及狂犬疫苗之制造事项;五、关于兽疫血清及疫苗之制造事项;六、其他关于技术事项。"[③]从这些科室的职责可以看出,西北防疫处为了适应战时防疫需要,在制度和工作上都完成了从兽疫防治为主到人疫防治为主的转变。1941年2月,为了加强西北兽疫防治工作,西北防疫处的兽疫部分及分布在甘宁青三省的八个兽疫防治所与蒙绥防疫处合并组建成西北兽疫防治处,隶属农林部。从此,西北防疫处成为专门从事人疫防治及人用生物制品研究与制造的机构。

---

① 《卫生署西北防疫处杨守绅医师来函》,《卫生半月刊》1935年第1期,第39页。
② 武文忠:《西北卫生之回顾与展望》,《西南医学杂志》1937年第9期,第25—27页。
③ 《西北防疫处组织条例》(1940年4月),《国民政府公报》渝字250,1940年,第5—6页。

在全面抗战时期，西北防疫处的最大贡献就在于生物制品的研究和制造。1938 年后，西北防疫处的科研与生产能力不断增强，所生产生物制品的种类越来越丰富，能够生产疫苗、血清、类霉素、诊断用品等上百种生物制品。如在1940 年，该处生产疫苗 200 万人份，白喉血清 2500 万单位，破伤风血清 3000万单位，痘苗 500 万人份。[①] 1942 年底，为了满足长江流域防疫的需要，西北防疫处还在成都建立生物制品制造所。抗战期间，西北防疫处生产的生物制品供应陕西、甘肃、宁夏、青海、新疆、四川、西康、河南、山西、安徽、贵州等 10 余省，为战时防疫做出了重要贡献。

在全面抗战之前中央的防疫机构还有蒙绥防疫处。1935 年 2 月，为了加强绥远、内蒙古等地区的人、兽疫病防治问题，卫生署派西北防疫处处长陈宗贤兼任蒙绥防疫处筹备主任，赴绥远筹设蒙绥防疫处。同年 7 月，蒙绥防疫处筹备就绪，卫生署令陈宗贤暂行处长职务。7 月 26 日，蒙绥防疫处正式成立，直隶于内政部卫生署，内设第一科、第二科和事务室。其中第一科"掌理传染病之防治及生物学制品之事务"，第二科"掌理兽疫之调查及扑灭，兽疫血清、疫苗之制造事项"。[②] 蒙绥防疫处的成立，对于绥远、内蒙这些地方来说，"防疫问题当可渐次解决，同时对于牧畜事业亦必大有帮助"[③]。

七七事变后，蒙绥防疫处奉令撤离绥远，先后辗转陕西、湖南等地，并在长沙暂时协助中央防疫处办事。1938 年 3 月，奉卫生署令，由湖南移驻兰州，并于 4 月抵达兰州，借用西北防疫处房屋办公。6 月呈准组织兽疫防治队赴绥远伊盟各旗、宁夏阿拉善旗、陕西北部及甘肃东部各县进行兽疫防治工作。到了1939 年，蒙绥防疫处防疫职能进行了相关调整，由原来的人、兽疫情共防转而单纯进行兽疫防治，成为一个纯粹的兽疫防疫机构，其主要事业计划有"加强兽疫防治工作、建立兽疫防治之设施和训练各级兽疫实用人才"[④]。1941 年 2月，为了厘清同时驻扎在兰州的西北防疫处和蒙绥防疫处的职能，西北防疫处被调整为一个专门面向人疫的防疫机构，而蒙绥防疫处则与西北防疫处的兽

[①]　杨阳：《民国西北防疫处述论》，《新乡学院学报》2017 年第 1 期，第 55 页。

[②]　《蒙绥防疫处组织条例》，《中华医学杂志》第 21 卷第 9 期，第 1036 页。

[③]　《内蒙防疫问题，卫生署刻筹设蒙绥防疫处》，《大公报》1935 年 6 月 17 日，第 10 版。

[④]　刘行骥：《蒙绥防疫处七七事变后事业之推进》，《畜牧兽医季刊》第 4 卷第 4 期，1941 年，第 23页。

疫部分及分布在甘宁青三省的 8 个兽疫防治所合并组建成西北兽疫防治处,同时改隶农林部,完全成为一个兽疫防疫机构。

蒙绥防疫处防疫职能的转变,给内蒙古、绥远当地的防疫问题带来了一定的影响。1941 年 4 月,蒙旗地方疾病瘟疫严重,蒙藏委员会特给内政部发公函,要求"蒙古卫生院、绥蒙卫生院及绥蒙防疫处速去蒙地工作,勿任在城市敷衍,俾中央德政,能实惠于蒙氏",而卫生署在接到内政部的公函后,也立即予以回应:"本署所属蒙绥防疫处已于本年二月移归农林部接办,除由本署迳函蒙藏委员会请迳函农林部洽办外,兹已令蒙右卫生院、宁夏省卫生处对蒙旗地方卫生亟予注意办理。"[1]显然,蒙绥防疫处防疫职能的转变,使得蒙绥地区本已窘迫的防疫问题更为突出,以至于卫生署不得不要求宁夏省卫生处参与这些地区的卫生防疫工作。

二、战时中央防疫组织的增建

全面抗战发生后,疫病流行加剧,疫情成为日军侵袭外的另一项重大灾难,"此次抗战以来,军民迁调频繁,逃亡难民不可数计,政府为抚辑流亡,安定秩序起见,现正从事救济,诚为当前切要之举,惟春令已届,疫症易于发生,各地方卫生医药设备,素感缺乏,原在各地方之医事人员,亦多流散"[2]。面对如此情况,原有的防疫机构显然捉襟见肘,需要进一步组建新型防疫组织来应对战时的各种疫情,当时中央层面采取的办法主要是组建各种医疗防疫队赴各地进行防疫活动和成立战时防疫联合办事处作为防疫情报、指挥中心。

1. 医疗防疫队的组建

由于战时的混乱,医疗体制问题重重,为了执行难民及后方民众医事救济工作计划,经行政院会议通过,决定在中央层面设置医疗防疫队奔赴各地开展防疫工作,"中央应有普遍之医疗防疫组织,以应当前之需要。1. 由内政部卫生署设置医疗防疫队一百队,编为七大队,分配于各省区,协助地方卫生机关,联络合作,卫生署仍据事实上之必要,随时调动。2. 另于适宜地点设置防疫医院三所,

---

① 《蒙藏委员会为蒙地疾疫严重应令蒙古卫生院等至蒙地工作案》,(1941 年 4 月),中国第二历史档案馆藏档案,档号:十二(2)-2328。

② 《行政院通过设置医疗防疫队》,《广西健社医学月刊》第 3 卷第 11 期,1938 年,第 1 页。

隔离治疗传染病人,以防止疫症之蔓延"①。医疗防疫队的设置,就是为了在地方防疫体系遭遇破坏或原本尚未健全时,积极利用中央防疫力量参与地方防疫活动。为了加强医疗防疫队的建设,行政院快速通过《内政部卫生署组织医疗防疫队办法》,对医疗防疫队的组建进行了系统规划和说明:"内政部卫生署为办理各地方难民及一般民众之医疗防疫工作设置医疗防疫队,并依工作上之必要得设置细菌检验队、卫生工程队、汽车运输队、卫生材料站及防疫医院。"②

《内政部卫生署组织医疗防疫队办法》发布后,卫生署快速构建了医疗防疫队的组织体系,首先在重庆设立了医疗防疫队总队部,直接隶属于卫生署,总队部下辖材料组、大队部、医务组和总务组等机构,拟设立的医疗防疫队和防疫医院则由大队部负责管理,具体结构如图3-1所示。

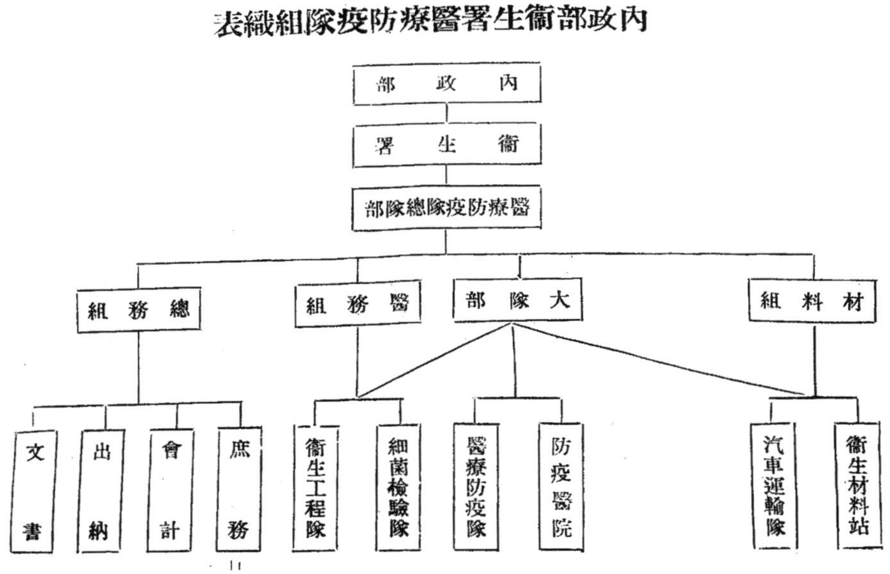

图3-1　内政部卫生署医疗防疫队组织表

资料来源:《内政部卫生署医疗防疫队组织表》,《医防通讯》1939年第1期,第2页。

在组织体系明确后,卫生署指定中央卫生实验处对即将参与医疗防疫队

① 《行政院通过设置医疗防疫队》,第1—2页。
② 《内政部卫生署组织医疗防疫队办法》,《医防通讯》1939年第1期,第5—6页。

的医师和护士进行训练工作,训练内容分为技术训练、精神训练和军事训练3种,在西安、长沙、南宁和重庆4地设立分区训练地点,等到训练工作完毕后,便立即组成医疗防疫队赴各地进行医疗防疫工作。

1938年6月,第一期医疗防疫队成员训练完毕,经卫生署的安排,成立了21支医疗防疫队和2所防疫医院奔赴湖南、贵州、广西等地工作:

> 查本队各医护人员第一期训练业已完毕,分别编队先后出发,总计已编派二十有一队又防疫医院二所,其分配经参酌各地需要情形,拟定谨陈如次:一、湖南方面共分派六队并设防疫医院病床三百只。查该省几为霍乱策源地,上年十二月间常德即首先发现真性霍乱,嗣沅陵、芷江、衡阳、岳阳、湘阴、醴陵、浏阳等地亦相继先后发现,按湖南地居后方冲要难民集聚及移动频繁疫症传播滋易故特分派第九、十、十一、十二、十三、十四各队暨第一、第二防疫医院于该省境内,俾作全力防治而杜蔓延……①

同年9月,医疗防疫队第二批人员受训期满,又组建了4支医疗防疫队。同时,卫生署医疗防疫总队对各队的工作区域也进行了一定的调整,"案查前据医疗防疫总队部呈报第二届受训人员受训期满,及编队分配情形,经核编队情形,尚无不合,至分配情形,稍欠妥当,当经拟定分配标准,指令另行分配"②。于是,各个医疗防疫队驻地的调整如表3-1所示。

表3-1　1938年9月卫生署医疗防疫队各队分布表

省别	驻扎地	队别	备考
湖南省	平江、岳阳	第十一队	
	衡阳、郴县、零陵	第十三队	
	益阳、桃源	第十四队	

① 《内政部卫生署医疗防疫队各队编配出发情形及编配表》,中国第二历史档案馆藏档案,档号:十二(6)-1242。

② 《内政部卫生署医疗防疫总队调整各队工作地域的有关文书》,中国第二历史档案馆藏档案,档号:十二(6)-12427。

续表

省别	驻扎地	队别	备考
湖北省	大冶、阳新、鄂城	第二队	
	武昌、宜昌、黄冈	第四队	
	宜昌	第九队	尚未到达
	羊楼洞	第十五队	
河南省	宜阳、伊川、临汝	第五队	
	郑州	第六队	
	南阳、泌阳、方城、济源	第七队	
	信阳	第八队	
	许昌、汝南、信阳、遂平	第二十三队	
山西省	垣曲	第二十四队	
四川省	重庆万县	第一队	
	重庆	第十二队	尚未到达
	贵州	贵阳镇远	第二十二队
广西省	桂林	第二十一队	
		第十队	尚未到达工作地点，由李建安大队长决定
广东省	潮安	第十九队	
	揭阳	第二十队	
福建省	福州	第十八队	
浙江省	江山、龙游	第十七队	
安徽省	屯溪	第三队	
江西省	南昌	第十六队	

注：第二十五队在总队部工作。

资料来源：《内政部卫生署医疗防疫总队调整各队工作地域的有关文书》，中国第二历

史档案馆藏档案,档号:十二(6) - 12427。

进入 1939 年 2 月,卫生署医疗防疫总队的各医疗队、防疫医院及卫生材料站也纷纷组建完毕,其中有些医疗防疫队的驻地又根据卫生署的安排进行了必要调整,如原在安徽屯溪的第三队调整到江西临川县,原在江西南昌的第十六队调整到江西吉水县,等等。①

医疗防疫队进入驻地后,立即开展各种防疫工作,主要工作有防疫注射、诊治病人、环境卫生事业建设和卫生宣传等。从表 3 - 2 中也可以看出,卫生署医疗防疫队工作内容较多,也取得了一定的成绩,对于抗战时期各地薄弱的防疫工作进行了一定的补充。同时,地方出现重大疫情时,卫生署医疗防疫队也被要求积极参与防疫工作。并且,医疗防疫总队还在一定程度上承担了全国防疫工作的技术协调工作。如 1942 年云南下关、昆明、曲靖,广西桂林、金城江及贵州贵阳等地先后发现霍乱,公路交通便捷加剧了此次霍乱的传播,致使疫情极其严重,而贵阳与重庆之间距离较短且交通极为方便,非常容易波及,卫生署医疗防疫总队"为防患未然,计兹特印发最近霍乱疫情表一份,预防霍乱须知一份及标语漫画各一套",发往各地,要求各地加强霍乱预防工作。②

表 3 - 2　卫生署医疗防疫队工作统计(1938 年 7 月至 12 月)

项目	各项共计	七月	八月	九月	十月	十一月	十二月
预防霍乱注射人数	798805	201771	310660	210772	64841	6507	4252
预防伤寒注射人数	56002	8579	19532	10489	1391	4939	11072
接种牛痘人数	29757	1414	409	—	4263	7861	15810
预防鼠疫注射人数	—	—	—	—	—	—	—
预防脑膜炎注射人数	—	—	—	—	—	—	—
健康检查人数	2530	579	112	—	—	516	1323

---

① 《内政部卫生署医疗防疫队总队部及各队院驻地表(二十八年二月)》,《医防通讯》1939 年第 1 期,第 4 页。

② 《预防霍乱须知、最近发现霍乱疫情表及有关文书》(1942 年 6 月至 1942 年 7 月),中国第二历史档案馆馆藏档案,档号:十二(6) - 17919。

续表

项目	各项共计	七月	八月	九月	十月	十一月	十二月
诊治疾病次数	242641	12427	26462	30250	40424	48303	84775
医治住院人数	2699	564	809	460	499	209	158
卫生演讲听讲人数	766381	157466	219586	192737	68619	52373	75600
环境视察及改良次数	10442	1335	2226	1901	1546	1223	2211
用水消毒次数	24589	1229	9593	7467	5467	511	322
厕所消毒次数	24151	779	7555	5797	8360	1452	208
灭虫人数	—	—	—	—	—	—	—
灭虫衣服件数	—	—	—	—	—	—	—

资料来源：《内政部卫生署医疗防疫队工作（民国二十七年七月至十二月）》，《统计月报》1939 年第 38 期，第 17 页。

在卫生署成立医疗防疫队的同时，军政部"为实施抗战期间各战区军阵防疫"，也设立了防疫大队。军政部防疫大队设定的主要职能有：一、关于协助战区部队，办理传染病之检验防治及消毒等事项；二、关于军阵卫生状况之调查及指导改进事项；三、关于军阵卫生宣传统计之实施事项；四、关于部队军医防疫技术之训练指导事项；五、关于其他军阵防疫事项。其设置的原则以每战区设置一队，"但依战区之广狭及情况之便利，得以一队兼办两个以上战区之防疫事务"①。到 1940 年 6 月，军政部共组建了 4 个大队另 3 个分队；到 1941 年 12 月，又扩充为 9 个大队另 1 个分队。其中每个大队设大队长 1 名，技正 2 人，技士 9 人，技佐 13 人，卫生稽查员若干人，同时配置军需、副官、特务员和雇员若干人。这些大队配署于各战区，大队下还设若干支队（后来改为中队），比其规模稍小的分队则由若干小队组成。与卫生署的医疗防疫队一样，这些中队和小队被分别部署在各地。由于军政部防疫大队所负责部队的数量庞大，如 1940 年，第一防疫大队要负责 25 个军、65 个师的防疫工作，因此调动频繁，多则几个月，少则 1 个月就得移动。1940 年至 1941 年间，第一防疫大队

---

① 《军政部防疫大队组织规程》，《西康省政府公报》1939 年第 2 期，第 34 页。

（1941 年 4 月改编为第七防疫大队）本部驻地先后为襄城、西安、洛阳等地，而其旗下的第一支队驻地则先后为洛阳、西安、洛阳、韩城，第二支队驻地先后为韩城、大荔、垣曲，第三支队驻地先后为南阳、西安、渑池。① 这些防疫大队在所驻地区从事医务环境卫生调查、环境卫生工程、饮水消毒、预防接种巡回诊疗等工作，特别是在发生霍乱和鼠疫等传染病时，无论患者是军队还是平民都得积极参与防疫活动。如在 1940 年鄞州、衢州及 1941 年常德的鼠疫流行中，军政部的防疫大队都成为当时防疫的主要力量。

此外，抗战期间成立的中国红十字会救护总队也是一支非常重要的防疫队伍。中国红十字会虽然是一个社会团体，但其在管理和工作中与政府机构有着千丝万缕的联系。1933 年，国民政府公布《中华民国红十字会管理条例》，规定红十字会受内政部主管，并受军政、海军、外交各部监督。1936 年 7 月，国民政府修正管理条例，红十字会改为卫生署主管。② 因此，中国红十字会救护总队性质与卫生署医疗防疫队和军政部防疫大队有着诸多相似之处。全面抗战暴发后，战地救护工作成为重中之重，卫生署署长刘瑞恒特别赴上海与中国红十字会总会及各界领袖筹商，认为"华北前线紧张状态之下，对于紧急救护之准备，实有迫切之需要，故各地应从速设法成立紧密救护团体，并与各地已成立之红十字与当地卫生机关保持密切之联络，以准备非常时期之来临"③。淞沪会战暴发后，因租界里面不能设立军政部的医院，中国红十字会总会与上海市救护委员会合作，"组织救护队十个，急救队十二队，救护医院二十四所，征集救护汽车九十八辆，另特约公私医院十六所及国际委员会所设之医院，分布淞沪前线及上海租界，协同一致，执行救护、输送、医疗等作业"④，为淞沪会战的伤兵救护做出了重要贡献。

1937 年 12 月，为了进一步加强战时救护工作，根据卫生署、中国红十字会总会及中央救护事业总管理处合议的《调整中国红十字会救护事业办法》，红十字会救护总队在武汉成立，为战时专负军事救护之机构，负责综理医疗救护

---

① 解学诗、［日］松村高夫：《战争与恶疫——日本对华细菌战》，第 210—213 页。

② 胡兰生：《中华民国红十字会理事与工作概述》，《红十字月刊》1947 年第 18 期，第 3 页。

③ 《刘瑞恒筹商非常时期紧急救助办法》，《时事新报》1937 年 7 月 25 日。

④ 中华民国红十字会：《中华民国红十字会战时工作概况》，内部编印 1942 年版。

事宜。① 1938 年初,随着各地疫情的发展,民众防疫问题日趋严重,行政院不仅推进卫生署设置医疗防疫队开展医疗防疫工作,而且要求中国红十字会救护总队在治疗伤兵的同时,也要致力于难民的防疫和治疗,"由内政部卫生署饬知中国红十字总会,除办理伤兵之救护工作外,并应注意难民之防疫及医疗"②。

到了 1938 年 8 月,红十字会救护总队下设的救护队、医疗队、医护队及医防队等组织在当时战事紧张的主要地区展开活动,从事伤兵救护、医疗及疫病防疫工作。如在武汉会战期间,该总队就在主要战区江西省布置了大量的工作队伍,其中马回岭有第 53 救护队,乌石门有第 54 救护队,杨家桥有第 55 救护队,南昌有第 26、38、40 医疗队和第 9 医护队,武宁有第 59 医疗队和第 60 医护队,新淦有第 20 医疗队和第 27 医护队,永丰有第 14 医疗队,吉安有第 6 医疗队和第 17 医护队,临川有第 48 医防队,玉山有第 2 医疗队,贵溪有第 4 医疗队。③

这些布置在各个战区的医疗队等众多救护总队下属各组织,不仅积极进行战地救护,救治战场伤病,同时也在驻地对军队及乡民展开医疗防疫工作。如 1938 年 9 月,救护总队第 52、56 两支救护队在湖北省阳新至武昌一线从事战地救护工作,第 57 救护队在大冶救治伤病。同一时期,当地疫病流行,军队及乡民很多患有疟疾、痢疾及其他肠胃病,其中疟疾发病率超过 40%,痢疾次之,占据 20% 比重,其他肠胃病占 10%。面对如此境况,救护总队积极展开治疗和预防工作,把大量奎宁丸及其注射剂发给各救护队,同时拨发药品给各医院、各师军医处,对前线患病官兵和民众进行医治,同时展开免疫工作。在 1938 年 8 月 11 日至 9 月 20 日间,第 52 救护队在阳新进行伤病治疗(手术及绷扎)9861 例,伤病治疗(疟疾及痢疾)3418 例,免疫工作(霍乱及伤寒)7339 例;9 月 21 日至 10 月 6 日间,该队转移至鄂城,又进行伤病治疗(手术及绷扎)13934 例,伤病治疗(疟疾及痢疾)1523 例,在武汉会战的战场防疫中取得了较

---

① 戴斌武:《抗战时期中国红十字会救护总队研究》,天津古籍出版社 2012 年版,第 117 页。
② 《行政院通过设置医疗防疫队》,《广西健社医学月刊》第 3 卷第 11 期,1938 年,第 1 页。
③ 《总会救护委员会第二次报告》,贵阳市档案馆馆藏档案,档号:40-3-60。

好的效果。①

　　中国红十字会救护总队的医疗防疫工作不仅仅在战区实施，而且在其他区域展开。1938 年，广东、湖南等省霍乱流行，疫情极为严重，并广泛传播。在此情景下，救护总队迅速组织卫生队赴疫区进行医疗防疫工作。当时在湖南有第 47 医防队，在广东有第 42、43 两医防队和第 34、46 两医疗队，第 39、41、44 三支医护队也在广东从事防疫工作。这些队伍，在各自驻地进行各种医疗防疫工作，除实行严密检疫及为当地及过境民众注射防疫针外，兼为患者治疗，同时参与当地公共卫生治理和防疫宣传工作，"其一切工作，每与卫生署医疗防疫队、国联防疫委员会及各省卫生机关取得联络"。到 1938 年底，救护总队破伤风注射 2017 人次，种痘 214052 人次，霍乱注射 20976 人次，伤寒霍乱混合注射 369551 人次，从防疫角度来看，救护总队的预防注射工作占全部工作量的 23.71%，加上其他的一些防疫工作，总计全部卫生防疫工作所占比重是31.8%。② 而到了抗战后期，防疫已经成为救护总队的经常性工作，如在救护总队 1944 年度工作计划中，有春、夏、秋、冬各个季节的防疫计划，其中春季防疫计划，"以预防天花为主，拟供给 100 万人用痘苗，辅助军队防疫，兼及地方民众"。对于春季流行的其他传染病，也随时密视情况协同军事机关、地方卫生机关进行防治。③ 在整个抗战期间，救护总队在防疫方面也取得了比较突出的成绩，成为当时卫生防疫的一支重要力量。

　　2. 战时防疫联合办事处的成立

　　全面抗战时期，随着中国疫情的加剧，防疫组织建设虽然日渐增多，但这些组织总体力量还是不足，而且由于隶属于不同部门，常常出现各自为政的局面。因此，一旦有疫情发生，鲜有互相帮助，也没有统合的协调机构，使得防疫效果事倍功半。为了进行有效的医疗防疫活动，这些来自不同机构的医疗防疫组织必须相互配合、相互合作，同时，全国各地的疫情信息也需要有一个权威的交流平台。基于这种考虑，在 1940 年 5 月召开的全国防疫会议上，决议建立战时防疫联合办事处，"卫生署、军医署、后方勤务部卫生处及中国红十字

　　①　《总会救护委员会第三次报告》，贵州省档案馆藏档案，档号：M116 - 14。
　　②　戴斌武：《抗战时期中国红十字会救护总队研究》，第 376—377 页。
　　③　戴斌武：《抗战时期中国红十字会救护总队研究》，第 379 页。

会总会救护总队为集中防疫力量,增进防疫效能,联合推行战时军民防疫工作起见,特组织战时防疫联合办事处"①。

战时防疫联合办事处于当年 5 月 7 日开始筹备,并于 6 月 1 日在卫生署正式成立。该处在运行过程中,由卫生署、军政部军医署、后方勤务部卫生处、红十字会总会救护总队 4 个部门提供人员、经费,同时受卫生署、军医署两署署长指导监督。战时防疫联合办事处设有总务组、设计组和疫情组三个职能部门。其中设计组的职责为:"一、关于传染病预防及管理之设计及指导事项;二、关于省内防疫之各种方案拟定事项;三、关于防疫器材及人员之调查分配及补充事项;四、关于检验工作之指导监督事项;五、关于防疫宣传之编纂事项;六、关于水陆港埠防疫之设计事项;七、关于其他有关防疫之设计事项。"疫情组的职责为:"一、关于疫情之搜集及统计事项;二、关于疫情之编纂及分发事项;三、关于各种传染病流行状况之研究事项;四、关于各种疫情表格之编制事项;五、关于其他有关疫情事项。"②由此可见,战时防疫联合办事处成立后,已然成为战时防疫的领导机构和传染病情报中心,而我国的疫情防控组织体系也基本上完成了从平时向战时体制的转换。

战时防疫联合办事处成立后,立即制定《疫情报告办法》,强调"报告疫病发现情形,为防治疫病之第一步,最属重要,但办理疫情报告,贵在迅速确实及普遍,故全国必须有完密之组织,俾在最短期间内,各地得互通情况,对于防治疫病,得收分工合作之效"③。于是,该处统一疫情报告格式,要求各合组机构的下属单位及地方卫生机构按旬报告疫情。同时,该处还建设了疫情报告的组织体系,将疫情报告的起点称之"初站",包括以下组织:县、市的卫生机关,私立和教会医院,卫生署直属之检疫所、公路卫生站、医疗防疫队、防疫医院及西北卫生队,红十字总会救护总队部所属医务队,各战区及后方区之军政部卫生机构及防疫队,各部队。然后在若干初站之上,设有"中站"以资联系,"中站"主要包括:各省卫生主管机关,为县市地方卫生机关及私立或教会医院之

①　《战时防疫联合办事处组织办法草案》(1941 年 12 月),《广东省政府公报》1942 年第 828 期,第 4 页。
②　《战时防疫联合办事处组织办法草案》(1941 年 12 月),第 4 页。
③　战时防疫联合办事处:《疫情报告办法》,《浙江省政府公报》1940 年第 3233 期,第 36 页。

中站;医疗防疫队大队部视察或督导员,为公路卫生站、医疗防疫队、防疫医院之中站;西北卫生专员办事处,为西北卫生队及驻西北各公路卫生站之中站;红十字会总会救护总队部各大队部,为各医务队之中站;卫生署直属之检疫所,行政院直辖市之卫生机关,各军政部卫生机关及防疫队,以及部队,不设中站。此外,将卫生署、军政部军医署、后方勤务部卫生处设定为基站,集中各初站及中站之疫情报告。最后将战时防疫联合办事处设为总站,集中全国各地之疫情报告。① 在战时防疫联合办事处的推动下,全国传染病情报网很快建立起来了。1940 年 7 月起,该处开始将各地汇集的疫情报表编为《疫情旬报汇报表》和《疫情旬报》,并向各地防疫机关定期下发,成为当时疫情通报的权威信息。后来,该处为了使得疫情通报快速便捷,在重大疫情发生后,又编制了《疫情日报表》及《鼠疫紧急报告》等资料不定期发布,如 1941 年 11 月湖南常德鼠疫暴发后,该处从 12 月 1 日起即开始编制《鼠疫疫情紧急报告》,分发各防疫机构。

同时,为了掌握全国的防疫整体形势,在已经掌握中央层面的防疫力量和防疫组织后,战时防疫联合办事处开始调查地方的防疫人员、机构及检验器材等情况。1940 年,战时防疫联合办事处对国民政府控制的云南、甘肃、贵州、陕西、湖南、湖北、江西、浙江、广东、广西、四川、河南、安徽、福建、山西 15 个省份进行了防疫人员调查和统计,共有防疫人员 1217 人,平均每个省份不到百人,其中最多为湖南省,有 252 名,最少的为甘肃省,只有 18 人,说明各省防疫人员都严重不足。② 在对防疫人员调查统计的同时,战时防疫联合办事处还对全国各地的防疫机构进行了调查,系统梳理了全国的防疫力量。

战时防疫联合办事处成立后,还承担了一项重要的任务,那就是编制各种防疫技术办法和制定全国的具体防疫计划。为了统一国内的各种具体疫病的防治技术标准,使得地方防疫人员技术得到有效提升,战时防疫联合办事处成立后,立即聘请专家编写一系列的疫病防疫标准和办法,具体有《霍乱防治实施办法》《天花防治实施办法》《鼠疫防治实施办法》《疟疾防治实施办法》等,

---

① 战时防疫联合办事处:《疫情报告办法》,第 36 页。

② 巫仁恕:《战争与疾疫:抗战时期的疫情与疫政（1940—1945）》(台湾)《中华军史学会会刊》1997 年第 3 期,第 346—347 页。

对于疫病知识的宣传和防疫方法的普及起到了较大的作用。在 1940 年浙江鄞州、衢州两地因日军播撒鼠疫杆菌造成鼠疫流行后,战时防疫联合办事处为了防范日军实施细菌战攻击引起大范围疫情,先后制定了《防制敌机散播鼠疫菌实施方案》《处置敌机掷下物品须知》《防制敌机散布鼠疫杆菌实施办法》及《补充防制敌机散布鼠疫杆菌实施办法》等各种办法,如《处置敌机掷下物品须知》对于日军飞机投掷的物品处理的操作流程进行了详细的说明,强调"所有掷下物品,均应认为有沾染毒菌或毒物之可能,务须避免用手直接接触该项物品,即用以扫除或集合该项物品之器具,用后亦应消毒"①。

这些规范经行政院颁布后,为各地应对日军利用飞机发动细菌战时提供了具体的指导。同时,战时防疫联合办事处还承担了全国性防疫计划的制定工作,如在 1940 年底,该处就制定了 1941 年的主要防疫计划,主要有以下六项:一、三十年度全国推行灭虱计划;二、三十年度军民种痘应注意准备实施办法;三、军队预防伤寒、霍乱及破伤风施行混合免疫注射须知;四、防止敌机散播鼠疫方案;五、浙江衢县鼠疫再流行防治办法;六、三十年度霍乱防治实施方案等。其中《三十年度霍乱防治实施方案》就明确:在霍乱为地方性病或曾经剧烈流行之区,应由省卫生处、红会医务队、军政部防疫大队、卫生署医疗防疫队等机关会组一防疫委员会或联席会议等组织,以便集中人员材料通力合作,以资防堵。② 并在方案里明确各省防治的组织、工作的范围(如预防注射、隔离治疗、检疫工作、检验诊断、环境卫生与防疫宣传等)以及器材准备等各项规定。这些防疫计划的推进,使得全国疫病防治有了统一规划,也使得防疫活动取得一定的成效。

三、地方防疫组织的完善与发展

我国地方防疫组织的最早发展要算牛痘局的设置。清代晚期,预防天花的牛痘技术传入天花疫情频繁暴发的中国,为了防范天花疫情开始大规模推广种痘。于是,一些地方医疗机构或个人开始设立接种牛痘的机构,这些被称

---

① 《行政院令发防制敌机散播鼠疫杆菌实施办法暨处理敌机掷下物品须知转饬遵照由》,江西省档案馆馆藏资料,档号:J022 – 1 – 00178 – 0120。

② 戴斌武:《抗战时期中国红十字会救护总队研究》,第 362—363 页。

为"牛痘局"或"保赤局"的接种机构就成为我国早期的地方防疫机构。如河南省最早的地方防疫机构，为清道光二十七年（1847）汝宁府设立的种牛痘机构，到了同治七年（1868），当时省会开封也开始出现施种牛痘局。① 而山西省最早的地方防疫机构，也是牛痘局，为清同治十三年（1874）成立的"省城牛痘局"。② 中华民国成立后，随着现代卫生知识的传入，加上地方政府对防疫工作的重视，地方防疫机构开始出现多元化发展，尤其是出现重大疫病流行时，为了协调防疫工作，通常会成立临时防疫机构。如湖南省在1914年夏天就在长沙设立疫病隔离所，对传染性病人进行隔离治疗；1920年夏天，长沙还组织了防疫处及防疫医院，专门收治传染病人。但是，这些防疫机构都是临时性的，夏季一过，立即撤消。③ 1919年，河南省霍乱流行，死亡惨重，政府于8月在开封成立河南防疫事务所，同时，河南省警察厅还另设防疫治疗所、防疫检察所各两处，不过这些机构也均为临时性质，疫过随之撤销。④ 而且，为了加强城市卫生环境建设，北洋政府曾于1919年命令各城市要建立临时防疫组织以推行防疫工作，当时四川的成都、重庆等地都成立了"临时防疫委员会"，专门负责当地的卫生防疫工作。⑤ 不过就整体而言，在全面抗战以前，地方的防疫机构都是碎片化的，要么是应对疫病流行而设立的临时机构，要么是针对某种疫病所成立的预防组织。这样的组织状态，显然无法应对全面抗战时期各种汹涌而来的疫情。于是，在进入全面抗战后，面对层出不穷的疫病流行，地方的防疫组织也在不断完善和发展，其主要表现为地方防疫委员会的设置和省卫生实验处及各种医疗防疫组织的建立。

1. 省、县防疫委员会的设置

防疫委员会作为疫情来临时期设立的协调指挥机构，在全面抗战之前就已经有过多次实践。当时的防疫委员会多为临时性质，即大规模疫病流行时，为了协调各方力量设立的临时机构。在1931年全国霍乱大流行时，湖南省长沙市公安局就联合有关部门组成了长沙防疫委员会开展防疫活动。而1932

① 河南省地方志编纂委员会：《河南省志·卫生志·医药志》，第35页。
② 山西省史志研究院：《山西通志·医药卫生志·卫生篇》，第333页。
③ 湖南省地方志编纂委员会：《湖南省志·医药卫生志》，第18页。
④ 河南省地方志编纂委员会：《河南省志·卫生志·医药志》，第35页。
⑤ 四川省医药卫生志编纂委员会：《四川省医药卫生志》，第108页。

年江西省南昌市霍乱流行,也设立临时防疫委员会,实行普遍注射疫苗和井水消毒活动。① 但是,这些因疫情成立的防疫委员会,仅为临时组织,且无法划定权限,致使工作开展较为艰难,如前面提到的长沙防疫委员会就因经费短缺,又无固定人员,在工作方面仅能组织各医院注射一点防疫针剂而已。②

全面抗战暴发后,各地疫情层出不穷,且日趋严重,加上当时中央层面的卫生署、军政部和中国红十字会都先后成立医疗防疫队赴各地进行防疫活动,因此在地方疫情暴发时,不仅如何配置中央和地方卫生力量成为一个重要的问题,而且地方政府如何协调各方事务也成了一个难题。为此,中央层面采取的策略便是在发生疫病流行的地方建立防疫组织,由卫生署领导,地方政府监督。1938 年 3 月,行政院公布了《各省防疫委员会组织通则》,规定各省政府的防疫委员会是由卫生署派出的防疫专家、各中央机构卫生防疫队的驻地领导、国联来华防疫团的医生、省卫生和警察人员、医师公会的代表担任正式委员。而地方商会和慈善团体的代表任赞助员的临时组织,主要负责传染病的调查、检疫、预防隔离、治疗等任务,防疫活动结束后解散。③

《各省防疫委员会组织通则》颁布后,一些疫情严重的省份快速筹设省级防疫委员会,如当时正值鼠疫流行的福建省,为了有效实施本省的防疫工作,福建全省卫生处就奉命组织福建省防疫委员会。1938 年 11 月,该省在福州召集红十字会闽侯分会、省救护委员会、卫生处、保安处、警察局、医师公会、卫生事务所、卫生署第九防疫医院等有关机构开会筹备,并形成了以下讨论结果:以上每一机关为一委员,主任委员由卫生处处长任之,秘书一人由卫生事务所所长任之,防疫委员会下设技术委员会,分预防、检验、检疫、环境卫生、治疗等股,各股设主任一人、干事若干人,并另聘请省党部、县党部、省新生活运动促进会、抗敌后援会、商会、红十字会、新药业公会、中药业公会、中医公会、儿童保育会、电气公司、永安堂、扶轮社、联青社、青年会、合作社、抗敌后援会妇女救护队,陈特派员及陈培锟、罗勉侯、恒约翰、孙世华、罗仪兆、郭咏荣、叶国瑞、

① 《江西省卫生志》编纂委员会:《江西省卫生志》,第 418 页。
② 湖南省地方志编纂委员会:《湖南省志·医药卫生志》,第 18 页。
③ 《各省防疫委员会组织通则》,《云南省政府公报》第 10 卷第 80 期,1938 年,第 1—2 页。

陈笑石等君，襄助筹集经费，并推展防疫工作。① 而广西也于 1939 年初成立了广西省防疫委员会，其拟定的组织规程和委员会名单在 1939 年 4 月获得了内政部卫生署的备案。② 需要注意的是，在行政院公布的《各省防疫委员会组织通则》中，强调防疫委员会是一个临时机构，"防疫工作完毕时应撤销"，但是在具体的实施过程中，很多省份为了更好地推进防疫工作的统筹，逐渐把它设置成了一个常设的防疫协调机构，1938 年成立的福建省防疫委员会就具有这种特点。

当省防疫委员会在省域防疫方面取得了积极效果后，这种模式很快得到延伸。在疫情发生时，县一级也被省政府要求采用这种模式建立防疫委员会或防疫处，以便组织防疫活动。1940 年底浙江鄞县、衢县发生鼠疫流行后，浙江省政府就推动了各县防疫委员会的设立，在该省发布的《浙江省政府指示各县办理防制鼠疫要点》中就明确："不论已未发生疫病，应即成立防疫委员会，由县长主持其事。"③对于疫区周边各县更是加强督促，如鄞县周边的象山县，就接到了浙江省政府的指令，要求呈报组织防疫委员会经过及组织章程、会议记录等。④

县防疫委员会的设立对于浙江县域防疫工作的推进有了明显作用，尤其是在出现疫病流行时期，其作为当地的防疫领导组织，作用不可替代。衢县的两次鼠疫流行中，防疫委员会都是领导防疫工作的核心。1940 年 11 月，衢县首次发生鼠疫流行后，浙江省第五区（衢州）行政督察专员兼保安司令鲁忠修立即主持召开衢县各县防治鼠疫紧急会议，决定成立"衢县防治鼠疫委员会"，下设总务、医务、掩埋、工程、运输、警卫、筹募、宣传、给养 9 个组及技术室，专门负责领导全县鼠疫防治工作计划的制订与组织实施。自 1940 年 11 月到

---

① 《组织防疫委员会》，《闽政月刊》第 3 卷第 3 期，1938 年，第 41 页。

② 《准函广西省防疫委员会组织规程及委员名单应予备案复请查照》（1939 令 4 月），《内政公报》第 12 卷第 4—6 期，1939 年，第 52 页。

③ 《浙江省政府指示各县办理防制鼠疫要点》（1940 年 12 月），义乌市档案馆馆藏资料，档号：M334 - 001 - 0353 - 004，转引自义乌市档案馆：《侵华日军义乌细菌战民国档案汇编》，第 6 页。

④ 《浙江省政府关于呈报组织防疫委员会经过及组织章程、会议记录的指令》（1941 年 1 月），象山县档案馆馆藏资料，档号：01 - 17 - 63，转引自中共浙江省委党史研究室、浙江省档案局编：《日军侵浙细菌战档案资料汇编》（第一册），第 88—89 页。

1941年5月间，衢县防治鼠疫委员会共召开2次紧急会议，18次全体委员会议。[1] 在整个防疫期间，各项防疫措施都是由衢县防治鼠疫委员会部署。1941年6月，根据浙江省政府指令，"衢县防治鼠疫委员会"改组为"衢县临时防疫处"，但该机构仍为防疫委员会性质，各科、队、组、室均来自于不同部门，承担的职责也与1940年浙江省政府发布的《浙江省各县防疫委员会暂行组织规程》规定的县防疫委员会职责一致。该临时防疫处自1941年6月至1942年4月间，共召开了40次工作会议，传达了上峰各县防疫指示，同时讨论通过了各项防疫规定，还开展了环境消毒、灭鼠灭蚤、病尸检验、疫鼠检测、鼠蚤检测、全民预防注射、民众防疫知识宣传等各种防疫活动。1942年5月，日军发动浙赣战役后，受战争影响，衢县临时防疫处解散。8月，日军撤离衢州，再度实施细菌战，导致衢州各县先后发生鼠疫、霍乱、伤寒、副伤寒、痢疾、疟疾、炭疽等传染病。为了防止疫病蔓延，衢县再度成立防疫委员会。自1942年12月至1943年11月，共召开6次会议，设立了临时防疫队，并先后开展了冬季清洁大扫除、检验检疫、灭鼠灭蚤、预防注射及环境清理和井水消毒等运动。[2]

此外，在有的省份，市县防疫委员会的设立并非由省级政府推动，而是由相关卫生防疫机构推动的。如1941年湖南各地霍乱流行时，中国红十字会救护总队下属的工作队就在当地积极推进防疫委员会的建立，"回归热在五月份长沙、湘潭等地，仍多有发现，因天气渐暖，衣渐少，虫子向外活动之机会较多之故，惟前方部队已无流行者，疟疾及痢疾，现渐猖獗，霍乱亦有发现，本月份各队以预防霍乱及胃肠系传染病为中心工作，长沙、湘潭、衡阳，均已由本会促动组织防疫委员会，本会各队均参加该会大部分之最重要工作，尤以努力推行霍乱预防注射为目标。"[3]

在面对各种疫情时，县防疫委员会展现的协调指挥功能得到很好的发挥。这也导致了更多省份加强了县防疫委员会的建设，没有县防疫委员会的要求设立，已有防疫委员会的则要求进一步加强，并逐渐出现专职人员。1942年6月，江西省政府制定公布了《江西省各县防疫委员会组织通则》，要求新成立的

---

① 邱明轩：《罪证——侵华日军衢州细菌战史实》，第17—18页。
② 邱明轩：《罪证——侵华日军衢州细菌战史实》，第20页。
③ 《本会在湘省各地促动组织防疫委员会》，《中国红十字会会务通讯》1941年第5期，第10页。

县防疫委员会委员、组长及组员均为实职工作人员，且在该委员会成立后，各县原设立的防疫委员会、夏令卫生运动委员会、灭蝇运动委员会等组织都被取消，其相关业务完全归并新成立的防疫委员会办理。① 由此可见，县防疫委员会已经完全由一个疫情发生时的临时机构转变成了一个经办县卫生防疫工作的常设机构了。

2. 地方医疗防疫组织的建设

在全面抗战时期，各省也加强了地方医疗防疫组织的建设，主要包括省卫生试验所、省医疗防疫队、防疫所（医院）和专门疫病防疫组织等。

省卫生试验所和中央卫生试验所性质一样，属于"掌理检验、鉴定、制造、研究事项"的卫生防疫技术部门。② 在中央卫生试验所成立之前的1925年，上海市公所就创办了上海卫生试验所。创办初期，上海卫生试验所规模虽然非常小，但工作却取得了一定的成效，其所设立的化学检验室、病原检验室、饮料细菌检验室所开展的各种工作对当时的公共卫生建设产生了良好的效果。如水质检验对预防霍乱贡献良多，而在病原检验方面的准确高效则令其获得了不少医疗机构的欢迎，至1928年年初，其每月接收、完成的病原检验数量已超百例。并且，从1928年起，上海卫生试验所还开始进行疫苗的研制和生产，先后研发出霍乱、伤寒、脑膜炎、狂犬病等疫苗及牛痘苗，不仅满足上海地区的防疫需要，还能供给全国各地，对防疫工作助力良多。③ 1928年，浙江省民政厅考虑到卫生试验工作是推进一切医药卫生事业的基础，便重金聘请德国人罗赛为该厅顾问，并指派民政厅第五科科长陈万里与罗赛一起筹建浙江省卫生试验所。1929年11月，浙江省卫生试验所正式成立，内设细菌、化学、总务三科，由罗赛主持该所工作。此后，在中央卫生试验所成立的背景下，很多省份也先后跟进，纷纷成立卫生试验所，如江西省民政厅在1930年也筹设江西省卫生试验所，陕西省在1932年设立了具有卫生试验所性质的陕西防疫处。

全面抗战前后，随着各省卫生行政建设的加快，卫生试验所的建设也得到

---

① 《江西省各县防疫委员会组织通则》，江西省档案馆藏档案，档号：J016 - 3 - 03871 - 0345。
② 《修正中央卫生实验所组织条例》，《山西省政公报》1929年第8期，第20页。
③ 《1925年创办的上海卫生试验所：沪上防疫推动者》，"澎湃新闻·澎湃号" 2020年3月19日，https://www.thepaper.cn/newsDetail_forward_6590958。

推进。1936 年 9 月,福建省立卫生试验所成立,直隶省政府领导,主要进行疫病调查和疫苗生产。1937 年,广西省卫生试验所建立,主要职责也为生产牛痘、霍乱、伤寒、流行性脑膜炎菌苗及部分诊断抗原和血清,以解决防疫工作及诊断的需要。浙江省卫生试验所在 1937 年 12 月因为战争原因撤退到兰溪,不久因设备和人员损失导致机构撤销,但在 1938 年 9 月,由于防疫形势的需要,该所又在丽水重建。1939 年 4 月,陕西防疫处也改名为陕西省卫生试验所,主要掌理生物制品、检查化验等事项。① 1939 年 10 月,广东省卫生试验所也宣告成立,"隶属于广东省卫生处,掌理卫生检验、鉴定、制造、研究等事项"②。

　　这些省卫生试验所是抗战时期各省防疫的核心组成部门,承担了防疫工作过程中的具体技术支撑。其首要任务就是开展病菌检验和卫生化验工作,对本省的疫病流行情况进行充分调查,同时在力所能及的范围内对这些疫病开展一些基础性的科研工作和防治工作。福建省卫生试验所成立后,就很快开启动了对本省疫病流行的调查工作。1937 年,该所陈国忠开始对福清县的血吸虫病疫情展开调查,证明了福清不仅是血吸虫病正型疫区,而且疫情相当严重,为此福建省卫生试验所还主持成立了福清县血吸虫病防疫队赴当地开展血吸虫病防控工作。1938 年 2 月,该所又对福建省 27 种重要地方病和传染病进行了调查,初步了解其分布及流行状况。同年 6 月,试验所又在福州郊区五里亭乡建立卫生试验区。1940 年,又在临时省会永安开展疟疾流行病学调查和防治试验,在莆田进行因归热现场调查防治。在加强对各种疫病流行情况进行调查的同时,福建省卫生试验所还持续进行各种疫病送检材料的病菌检验工作,1937 年对 242 人份送检血清进行梅毒血清反应检查,查出 151 人份阳性,阳性率达 62.4%;1938 年又检查 611 人份,有 214 人份阳性,阳性率为 35%。③ 而在全面抗战初期撤销后又马上重建的浙江省卫生试验所也进行了大量的疫病调查和检验工作。1940 年 11 月,宁波出现鼠疫疫情,浙江省卫生

　　① 陕西省地方志编纂委员会编:《陕西省志·卫生志》,陕西人民出版社 1996 年版,第 33 页。
　　② 《广东省卫生处卫生试验所暂行组织规程》(1939 年 10 月 6 日核准),《广东卫生》1939 年第 3—4 期,第 13 页。
　　③ 福建省地方志编纂委员会:《福建省志卫生志》,第 86—88 页。

试验所派员前往调查,最终弄清了此次鼠疫流行是日本飞机撒布含有鼠蚤的谷粒及棉絮所引起。同时,该所人员还在全省(不包括敌占区)开展了重要传染病及地方病的调查,并对一些疫病展开基础性研究和调查,如对疟蚊的调查和对疫苗免疫力的研究等。广东卫生试验所也跟其他卫生试验所一样,长期从事病原检查、公共卫生检查和化学检查等方面的工作,如在1940年7月至12月间,该所进行的病原检查中,就血液检验中就有疟原虫187件、畏氏反应135件、伤寒菌培养115件、梅毒康氏反应156件、魏氏反应105件、地中海热反应105件、白血球分类1件、赤血球数1件、血色数10件、赤□凝伤反应3件。①

省卫生试验所的另一项重要工作就是面对各种疫病流行,积极开展疫苗的研究和生产工作。如最早设立的上海市卫生试验所自1928年起就开始进行了疫苗的研制、生产工作,先后研发出霍乱、伤寒、脑膜炎、狂犬病等疫苗及牛痘苗。以霍乱疫苗为例,1929年全年产量为4820毫升,到1931年时,产量就已扩大到760000毫升。在1932年全国霍乱疫情大暴发时,上海卫生试验所霍乱疫苗产量也骤增至140900毫升,不仅满足上海地区的防疫需要,还能供给全国各地,对防疫工作助力良多。② 至20世纪30年代中期,疫苗销售已然成为上海卫生试验所重要的经费来源,该所甚至在疫情暴发时还在报纸上登载出售疫苗的广告,如1936年、1937年夏令来时,常有上海市卫生试验所出售预防霍乱伤寒混合、霍乱疫苗广告见诸上海各报:"时届夏令,欲免传染霍乱、伤寒,速注射预防疫苗,本所制有大量疫苗,以备各界采办注射,本所及各大药房皆有出售。"③在实现良好社会价值的同时,也为卫生试验所开展各项业务,奠定了一定的经济基础。

1938年9月,浙江省卫生试验所在被撤销后不久马上获得重建的关键因素就是需要在战时医疗物资极为紧缺的情况下研制和生产疫苗。为了迎战各种传染病,试验所在重建不久便在极其简陋的条件下开始研制各种疫苗、痘

---

① 《广东省卫生处试验所二十九年七月至十二月份检验工作统计表》,《广东卫生》1941年第19－20期,第21页。

② 《1925年创办的上海卫生试验所:沪上防疫推动者》,"澎湃新闻·澎湃号"2020年3月19日,https://www.thepaper.cn/newsDetail_forward_6590958。

③ 《上海市卫生试验所出售预防霍乱伤寒混合、霍乱疫苗广告》,《新闻报》1937年6月10日,第3版。

苗。而有关统计资料表明,1942 年,卫生试验所生产的霍乱疫苗为 980 瓶,牛痘苗 6500 打,伤寒疫苗 32 瓶。之后又研制成功了鼠疫疫苗,在 1944 年,该所研制和生产的鼠疫疫苗 100cc 的有 500 瓶、40cc 的 300 瓶。这些疫苗的生产,为当时浙江的疫病防治工作提供了一定的物质基础。福建省卫生试验所于 1938 年 4 月制造出省内首批牛痘苗,在 1940 年至 1945 年的 6 年间,该所共生产牛痘苗 72 万支,不但在全省使用,还供应周边的浙、赣、粤三省。① 广西省卫生试验所也于 1938 年生产活性鼠疫菌苗 95000 毫升,1940 年又生产 300 瓶,在疫区开展预防注射并采取灭鼠等措施。② 1940 年,江西省卫生试验所也开始生产痘苗和伤寒、霍乱混合菌苗,供全省预防接种用。

正是因为卫生试验所对地方防疫有着非常重要的技术支持作用,因此在 1940 年 6 月行政院颁发《省卫生处组织大纲》时,就明确各省卫生处必须设立卫生试验所作为必备机构。③ 随后,为了加强省卫生试验所的建设,中央卫生署又颁布《省卫生试验所组织通则》,明确"省卫生处依省卫生处组织大纲第六条规定得设省卫生试验所掌理卫生之检验、鉴定及研究事项",同时强调"试验所对于全省卫生医疗机关之检验工作有指导协助之责"。④ 根据《省卫生试验所组织通则》,各省试验所必须设立细菌病理课、化学药物课和总务室等机构,同时必要时由省卫生处呈准卫生署设置生物学制品室。在《省卫生试验所组织通则》颁布后,原来没有建设卫生试验所的省份也按照要求建立了该机构。如在 1942 年,河南省也成立了卫生试验所,并进行了牛痘、霍乱、伤寒等疫苗的生产工作。⑤

虽然各省卫生试验所设立时间先后不一,而且工作开展内容也不尽相同,实施效果也远未达到预期的目的。但是,在卫生资源紧缺的情况下,各省卫生试验所对于地方的防疫活动来说,尤其是在防疫技术支持方面,其作用还是非常明显的,有一定的可取之处。

同时,在内政部卫生署、军政部、军医署和中国红十字会总会先后设立医疗防疫队奔赴各地开展医疗防疫工作后,各个省份也先后成立医疗防疫队在

---

① 福建省地方志编纂委员会:《福建省志卫生志》,第 64 页。
② 广西壮族自治区地方志编纂委员会:《广西通志・医疗卫生》,第 129 页。
③ 《行政院令发省卫生处组织大纲》,中国第二历史档案馆馆藏档案,档号:十二(6)—62。
④ 《省卫生试验所组织通则》,《云南省政府公报》第 14 卷第 4 期,1942 年,第 2~3 页。
⑤ 河南省地方史志编纂委员会:《河南省志・卫生志・医药志》,第 5 页。

本省开展防疫工作。1938年4月，江西全省卫生处就把在全面抗战暴发时成立的伤兵换药队扩充改组为医疗防疫队，征用医生、护士及调用各县卫生人员共78人，办理伤兵、难民及各县临时医疗防疫事项。到了1939年，医疗防疫队呈准继续办理，并组织医疗防疫大队部，充实机构，以难民卫生为中心工作，并注重战时卫生常识宣传及协助各地方卫生机关办理医疗救护及防疫工作。①到了1941年，由于在应对各种疫情时设立的防疫机构过多，江西省卫生处为统一防疫机构，决定组设防疫总队，"成立总队部，内分设医疗、研究、工程三系及总务、会计两室，下辖医疗防疫、寄生虫防治及扫疟三大队及德兴县住血吸虫防治工作队……本年防疫队成立后，对于患者之治疗，健者之预防，均多便利，至于一般传染病之抑止，义民卫生巡回诊疗等工作，亦均可充分开展矣"②。

在全面抗战的初期，广东省也成立了医疗防疫队。1938年2月，为推行战时防疫等工作，广东省卫生处同国联防疫委员会第三组及卫生署华南防疫人员共商合作后，经省政府批准，将全省划分为中、东、西、北四区，各置战时卫生防疫区署一所，分驻曲江、高要、茂名和龙川老隆，同时成立10多支防疫队，赴各地开展卫生防疫工作。1939年6月至10月间，又先后成立5支医疗防疫队，派驻各区，主要任务是防疫、环境卫生、妇幼卫生、学校卫生、战时敦护巡回医疗和卫生宣传等。③

1938年5月，福建省政府及所属机关迁永安县后，福建省级防疫机构有了较大调整和发展。当年10月，福建全省卫生处为诊治各地民众疾病及救护事宜起见，拟利用受捐汽车四辆组织巡回医疗汽车队，随时分途出发医治各地民众疾病，及办理救护受伤军民一切事宜。随后，福建全省卫生处巡回医疗汽车队成立，设总队长一人，承全省卫生处长之命综理车队一切事宜并指挥监督所属负工。巡回医疗汽车队分设四队，各置队长一人（由卫生处调派医师充任），护士一人，承上官之命办理各该管理区段医疗技术事宜。④ 1939年初，将设在晋江专管鼠疫工作的防疫总所改组为全省防疫处，统筹各类疾病的防疫工作，

---

① 《抗战以来本省卫生事业之新建设》，《卫生通讯（江西）》第3卷第1期，1938年。
② 《增强防疫实力，组设防疫总队》，《卫生通讯（江西）》第4卷第1期，1941年。
③ 广东省地方史志编纂委员会：《广东省志·卫生志》，第146页。
④ 《福建全省卫生处巡回医疗汽车队规则》（1938年10月），福建省档案馆藏档案，档号：0001-001-000021。

并于 7 月对全省防疫机构工作进行了调整,组建防疫队 4 队及巡回防疫队 3 队,均直属省卫生处领导。① 到了 1941 年 8 月,福建省防疫机构进行调整,撤销所有的防疫队,改设福建全省卫生处防疫大队,并制订了《福建省政府卫生处防疫大队组织规程》,强调"福建省卫生处为推进各县防疫工作起见,特设防疫大队,受卫生处之指挥监督办理全省各项防疫实施事宜",防疫大队下设防疫队 3 队,为"掌理防疫之医疗检验及工程事项"。②

除以上省份外,其他省份也都设立了医疗防疫队,如广西在抗战期间也在各卫生区先后成立卫生事务所,下设 15 个巡回医疗防疫队,负责管理全省卫生防疫工作。③ 湖南省于 1938 年也在省卫生实验处设立医疗防疫大队,并在 1939 年成立了 9 个巡回卫生工作队。④ 在 1940 年战时防疫联合办事处成立后,曾经对国统区的卫生防疫机构进行了调查,具体情况如表 3 - 3 所示。

表 3 - 3　1940 年各省防疫机构一览表(1941 年 1 月制)

省别	主管防疫机关	各项防疫组织
浙江	浙江省卫生处	卫生院、巡回医疗队、防疫队等
广东	广东省卫生处	第一防疫区署:第一防疫队
		第二防疫区署:第一防疫队、第五防疫队
		第四防疫区署:第四防疫队
		南路办事处:第三防疫队
		卫生实验所
		防疫医院

① 福建省地方志编纂委员会:《福建省志卫生志》,第 340 页。
② 《福建省卫生处防疫大队暂行组织规程》(1941 年 9 月),福建省档案馆馆藏档案,档号:0001 - 004 - 000062。
③ 广西壮族自治区地方志编纂委员会:《广西通志·医疗卫生》,第 83 页。
④ 湖南省地方志编纂委员会:《湖南省志·医药卫生志》,第 18 页。

续表

省别	主管防疫机关	各项防疫组织
福建	福建卫生处 防疫募员处	第一防疫所
		第二防疫所
		第三防疫所
		第四防疫所：水吉防疫队、松溪防疫队
		第五防疫所
		第六防疫所：莆田防疫队
		第七防疫所：龙溪防疫队
		巡回防疫所：第一、二、三分队
甘肃	甘肃卫生处（防疫检验科）	省会卫生事务所、各县卫生院
		巡回医疗队
贵州	贵州省卫生委员会	防疫队第一队、临时防疫站
		省会卫生事务所、各县卫生院所
		省立医院、传染病院
陕西	陕西省卫生处	卫生实验所、西京市防疫委员会
		陕西卫生总队、陕西防疫专员
		陕东防疫专员、巡回医疗队
		各县卫生院所、临时检疫站
晋豫	西北卫生专员办事处	各地卫生队：十三个防疫组、各县卫生院所
云南	云南卫生实验处	昆明市防疫队，夏季防疫队十一队分配各地
		各县卫生院
湖南	湖南卫生实验处	临时隔离病院十五所、检疫所十四所
		各县卫生事务所及卫生院

续表

省别	主管防疫机关	各项防疫组织
四川		省会传染病院、各县卫生院所
		各县教会医院（委托）

资料来源：《战时防疫联合办事处二十九、三十年工作报告》，贵州省档案馆馆藏档案，档号：M116－289。转引自《抗战时期中国红十字会救护总队研究》，第360—361页。

应该说，战时防疫联合办事处对各省卫生防疫机构进行的调查并不完全，遗漏之处有不少。但从表中可以看出，为了应对各种疫情，在防疫人员严重不足的情况下，成立医疗防疫队成了很多省份的选择。而这些防疫队在具体的工作过程中，虽然也遭遇不少困境，如1939年湖南省成立的巡回卫生工作队，全省号称9个队，但实际上仅7名队员，有的队员兼管4个专区，导致工作队徒具形式。[①] 但有的省份的医疗防疫队在地方的防疫活动中也的确发挥了重要作用。如1939年11月，江西全省卫生处的医疗防疫队就实施了多起防疫活动，如派员继续协助第四区中心卫生院办理民工治疗，派第二队队长张镇华率全队工作人员携带大批药品前往修水、铜鼓、武宁、奉新一带办理难民卫生工作，加派人员前往铜鼓、修水、奉新等县办理难民卫生事宜。[②] 而在1941年的赣北战争过程中，江西省卫生处所属的医疗防疫队在整治战区卫生方面也发挥了重要作用："战地居民，因流离颠沛，困顿饥寒，患病甚重，且今后天气渐热，传染病每易流行，防疫工作尤为迫切，本处（江西省卫生处）于前线战局甫定，当即调派医疗防疫队第一、五、六、七各队，全体卫生人员六十余人，星夜驰赴战地之高安、新建、奉新、宜丰、上高、清江、丰城等处，办理难民之治疗防疫事宜，并协助清扫战场，整治街衢。"[③]

除了各种医疗防疫队外，各省卫生处及其县政府设立的医院也是地方防疫组织的重要组成部分。根据行政院颁发的《县各级卫生组织大纲》，各县卫

---

① 湖南省地方志编纂委员会：《湖南省志·医药卫生志》，第18页。
② 《本处医疗防疫队工作摘设（二十八年十一月份）》，《卫生通讯（江西）》第3卷第5、6合期，1939年。
③ 《督导战地卫生，派刘任涛前往》，《卫生通讯（江西）》第4卷第4期，1941年。

生院在"办理门诊治疗、住院治疗、巡回治疗等"工作外，还有"在传染病流行时得设传染病室，实行隔离治疗"的防疫工作要求。① 由于抗战时期抓紧了县卫生院的建设工作，且县卫生院在很多县成为唯一的医疗防疫机构，因此县卫生院在当时的地方防疫工作中发挥了非常重要的作用。如1939年间，江西省临川县卫生院开展的工作主要是防疫，包括难民医疗救济、防治疫病、普遍推行种痘等，其中难民医疗救济"于本年度开始筹设难民养病所，先后收容诊治患病难民八百余，凡临产之难妇及病重之难民皆予收容细心治疗"，防治疫病"本年夏季各处霍乱流行，本县难民麋众，人口激剧流动，传染蔓延，至为可虑，因于六月间，即开始城内外公井井水消毒，预防注射一万余人，并设立霍乱隔离病室，收容救治霍乱患者，组织病所消毒队，随时出发病人住所消毒，组织清洁检查队，实施饮食商店卫生管理，夏季疫疠，因得遏止"。②

同时，为了加强地方的防疫工作，很多省份还专门设立了防疫医院或者是防疫所，这些机构要么在疫情暴发时临时设立，要么长期设立于疫情频繁发生区域，对于疫病的防治工作起到了一定的作用。江西省在全面抗战发生不久后就着手进行此项工作。为了应对战争难民及本省生存环境恶化带来的各种疫情，江西省于1938年7月在南昌市设立第一临时防疫医院，在赣县设立第二临时防疫医院，同时在难民流亡主要通道上的玉山、吉安、萍乡、弋阳、清江等地相继设立临时防疫所。这些防疫医院和防疫所主要工作为收治各种疫病患者，"各院所原定办理六个月……已收治一千三百零九人，幸使疫氛逐渐扑灭"③。到1940年，由于已有的医疗院所难以承担全省日益严重的防疫任务，江西省卫生处又筹划设立临时防疫所进行防疫工作："抗战以来，夏秋之季，本省时有霍乱流行，亟应妥为防治，免致流行，且本省为东南重镇，军民过境，纷至沓来，每逢时疫流行，仅恃原有医疗院所，以供防治，实难负此重任，本处特计划筹设临时防疫所六所，此项防疫所暂行办法，及各所应行配备之药品器材标准等，各种工作报告表式，以及预算等件，业已拟订完毕，正在备文呈请核

---

① 《修正县各级卫生组织大纲及有关文书》（1940年5月），中国第二历史档案馆馆藏档案，档号：十二（6）—8790。
② 《临川县卫生院工作通讯》，《卫生通讯（江西）》第3卷第4期，1939年。
③ 《抗战以来本省卫生事业之新建设》，《卫生通讯（江西）》第3卷第1期，1939年。

定,俟奉令准后,即刻实施。"①

福建省在抗战期间也成立了防疫所进行抗疫工作。1939 年 7 月,该省进行防疫机构调整时,就在永安、沙县、南平、福州、建阳、晋江、龙岩等市县设置防疫所 7 所。② 1941 年 8 月,福建省防疫机构再度调整,虽然撤销了部分防疫所,但还是将防疫所作为一个重要的防疫组织形式保留下来,"福建省政府为防治法定传染病及地方性流行性病起见,特就本省择定适当地点设置防疫所,直隶于卫生处办理所在地及附近各县之防疫事宜",并修正了防疫所的组织章程,在各防疫所下设防疫组、医务组、检验组、事务组等机构。③ 防疫所承担的防疫功能比该省的防疫大队还更为全面。

防疫医院和防疫所的设立并非江西和福建两省所特有,而是当时各省开展防疫工作的重要依托,也是各地防疫组织体系建设一个不可或缺的部分。如 1940 年 1 月,广东省卫生处就在曲江县成立了防疫医院,主要收治传染病病人。④ 而各省设立的传染病医院和在疫情暴发时设立的隔离医院其实也属于这种形式的防疫组织。如 1939 年,湖南省就在长沙、衡阳、零陵、沅陵、岳阳、郴县、芷江、常德、邵阳、湘潭等地广泛设立隔离医院。虽然这些隔离医院均为当地医院或县卫生院兼办的临时机构,但其任务就是针对这些地方已有疫情的专门防疫机构。⑤

此外,在有些省份,某种疫病流行呈现常态化,或者说是已经构成了地方病性质,因此,为了加强对该疫病的研究和防治,地方政府就会独自设立或者是联合卫生署共同设立专门针对某种疫病的防疫机构,以此提升地方的整体防疫水平。抗战时期的福建省,鼠疫、疟疾、血吸虫病等流行猖獗,为了加强对这些疫病的应对,福建省不仅成立各种防疫队和防疫所在全省开展防疫工作,还成立了专门应对各种主要疫病的防疫机构,先是设立了专门应对鼠疫的福建省防疫总所和龙岩、闽北鼠疫防疫所,接着又成立了专门应对疟疾流行的抗

---

① 《筹设临时防疫所》,《卫生通讯(江西)》第 3 卷第 19、20 合刊,1940 年。
② 福建省地方志编纂委员会:《福建省志·卫生志》,第 340 页。
③ 《修正福建省卫生处防疫所暂行组织规程》(1941 年 9 月),福建省档案馆馆藏档案,档号:0001 - 004 - 000062。
④ 广东省地方史志编纂委员会:《广东省志·卫生志》,第 146 页。
⑤ 湖南省地方志编纂委员会:《湖南省志·医药卫生志》,第 18 页。

疟队和专门应对当地血吸虫病流行的福清血吸虫病防疫所等防疫机构。①

当时的江西省疟疾和血吸虫病疫情也非常严重,因此该省也专门成立了针对疟疾成立了扫疟队和血吸虫病防治研究组。1941 年 1 月,为了扑灭地方病加强防疫力量起见,江西省卫生处依照该年度行政计划规定组设防疫总队,下设医疗防疫、寄生虫防治及扫疟三大队,其中寄生虫防治大队就是由省卫生处直属的德兴住血虫病防治工作队改组而来,核心任务就是防治血吸虫病工作:"防疫总队已于一月□日组织成立,并将原有医疗防疫队及德兴县住血虫病防治工作队同时收并该队……查本省疟疾、住血虫等患者极众,经费损失,生命危害,难以统计。本年防疫队成立后,对于患者之治疗、健康之预防,均多便利。"②

云南省自古即以瘴气(恶性疟疾)著称,行人视为畏途。但是全面抗战暴发以后,该省顿时成为西南中心,国际交通要点。随着各种交通线的开辟,各种疫病也趁机侵入当地。1939 年,当地发生霍乱,流行极盛,形势颇为猖獗。而后滇缅公路西段的缅甸境内又发现鼠疫,大有延入中国国境的危险。在这种境况下,卫生署于 1940 年与云南省政府当局合作组织抗疫活动,主要工作内容就是针对当地的疟疾、霍乱和鼠疫,由此分别成立了抗疟委员会、霍乱防制委员会和鼠疫防制委员会等专门的防疫机构,从事这些主要疫病的防疫工作,其中各委员会的工作情形为:

一、抗疟委员会:该委员会对于全省疟疾之调查,蚊类之研究,除蚊方法,卫生工程,卫生教育,及金鸡纳霜之分发等,已拟具五年计划,并规定于云县、顺宁、洱宁、思茅等地,设立抗疟所,分别举办研究及防制疟疾办法云。

二、霍乱防制委员会:该委员会,除在昆明设立时疫医院,收容霍乱病人外,并得国立上海医学院之协助,组派防御队,分往各霍乱流行县镇,进行治疗,预防接种,卫生教育,水井消毒等工作,颇著成绩云。

三、鼠疫防制委员会:该会为防制鼠疫沿着滇缅公路侵入我国近起见,拟在边境各县,开始调查。其余如定制疫苗,设立情报处等工作,已在分头进

---

① 福建省地方志编纂委员会:《福建省志·卫生志》,第 57 页。

② 《组设防疫总队》,《卫生通讯(江西)》第 4 卷第 1 期,1941 年。

行中。①

其中抗疟委员会负责领导云南全省的抗疟事宜,由云南省政府委员、富滇新银行行长缪云台出任主任委员,委员有省民政厅厅长李培天、省财政厅厅长陆崇仁、中央卫生署寄生虫病主任姚永政、中央卫生署署长金宝善、中央防疫实验处处长汤飞凡、省建设厅厅长张邦翰、省卫生实验处处长缪安成等人。抗疟委员会下设云南疟疾防治研究所和云南抗疟总队 2 个机构。云南抗疟总队又辖 4 个抗疟所,即云县抗疟所、思茅抗疟所、普洱抗疟所和凤庆抗疟所,各所下设调研组、医务组、卫生工程组,编制 14 ~ 27 人。此外又设巡回抗疟和抗疟工程队各 1 队,协助各所进行调查防疟工作。② 这些抗疟防疫组织虽然最后都因为经费问题遭到停办或撤销,但在运行期间对云南省的疟疾防治工作还是取得了一定的成效。

甘肃省属于黑热病流行主要区域。1925 年,经调查发现,黑热病在甘肃流行已相当普遍。1943 年秋,何观清、马馥庭、杨英福等 9 名专家调查确定甘肃省永靖—临夏、通渭—天水、泾川—平凉 3 个流行区共 32 个县有黑热病发病,病死率高达 98.3% 。为了防治甘肃的黑热病,1944 年中央卫生实验院西北分院在兰州建立黑热病实验室,并在兰州、永靖等地分别建立专业防治站,有 10 余名专业人员开展黑热病的调查防治。此后又相继成立由县卫生院兼管的防治站 22 处,在 1944 年至 1946 年的 3 年间共治愈病人 1937 例,治愈率达 95% 以上。③ 1944 年,陕西省黑热病大流行,该省卫生处多次电请卫生署协助防治,后卫生署派员前往该省调查,认为亟须设立防治专所。④

第三节　医院网络的建设

对于疫病的流行,除了专门防疫机构体系需要加强外,医院网络的建设也十分重要,因为医院不仅是疫病发生后进行治疗工作的主要承接部门,同时也

①　《云南省的防疫工作》,《中华健康杂志》1940 年第 1 期,第 43 页。
②　《云南省志·卫生志》编纂委员会:《云南省志·卫生志》,第 236 页。
③　《甘肃省志·医药卫生志·卫生》编纂委员会:《甘肃省志·医药卫生志·卫生》,第 148 页。
④　《筹办建筑黑热病防治所》,《陕政》第 6 卷第 1—2 期,1944 年,第 61 页。

是日常防疫工作的开展机构。全面抗战时期，国家主导的医院网络建设也进一步加强，如卫生署直属医院虽然受到战争的破坏，但仍然坚持发展，省立医院在进入抗战阶段后不仅没有萎缩，而是得到了进一步发展，中心卫生院及县卫生院更是得到了快速发展，这些医院建设活动使得疫病防控的组织力量进一步提升，为当时的防疫抗疫工作做出了重要贡献。

一、中央直属医院的辗转生存

中央层面最早的直属现代医院为 1918 年在北京成立的中央医院，该院的创立源于防疫专家伍连德的倡议。1907 年，伍连德应清朝直隶总督袁世凯的邀请回国，先后任天津帝国陆军军医学堂副监督、外交部医官、总统特医等职，并作为"全权总医官"具体参与指挥了 1910 年东北鼠疫的防治工作，将"防疫""公共卫生"的概念首次引入中国。在此过程中，伍连德深感创设医院的重要性，"吾国医学迟滞无可讳言，全国之中稍觉完尽之医院均为外人所创设。北京首善之区，中外观瞻所注。求一美备之医院亦不可得"。辛亥革命后，他于上层进行游说，并且广泛奔走筹集善款，终于使得北洋政府内务部于 1915 年决定拨地建设中央医院。1918 年 1 月，北京中央医院正式开业，伍连德为首任院长。南京国民政府成立后，该院并未成为卫生部直属医院，但仍冠名"中央医院"。

南京国民政府成立后不久，开始筹办中央模范军医院，主要收治伤员兼顾市民就诊。1930 年 1 月，中央模范军医院改名为中央医院，划归卫生部直属，卫生部部长刘瑞恒亲自兼任院长。同年 3 月，中央医院正式组成，为民国时期南京规模最大、设备最完善的国立医院。设有内科、外科、耳鼻喉科，并附设牙科、电疗、X 光及皮肤花柳等科，两年收治门诊病人 93396 人次，住院病人 5111 人次，手术病人 2217 人次。此后，医院进一步扩建，业务也随之发展，到 1935 年，门诊病人达 120210 人次，住院病人达 7342 人次，手术病人达 4682 人次。[①]

全面抗战发生后，南京的中央医院于 1937 年 11 月随政府机关内迁，"一

---

① 周士彦：《我院前身——中央医院的创建与发展》，《金陵医院院刊》1989 年第 2 期，第 84 页。

部分职员,旅行至渝,于一九三八年正月开办伤病医院"①。后又于 1938 年 7 月辗转迁徙到贵阳,并在此重新营业,设床位 250 张,主要收治伤病官兵。1939 年,又成立门诊部,日诊量也逐渐增加。国民政府正式迁到重庆后,中央医院为适应环境之需要,"决将该院迁至重庆,并经卫生署核准,已在某地勘定院址,自行建筑院屋,业已动工,本年十月底即可完成,原在贵阳之该院,并不撤销,改为分院"②。重庆中央医院建成后,正式以重庆新建医院为总院,留驻贵阳部分为分院,其中重庆部分设有病床 27 张,贵阳部分有病床 227 张。③1942 年,医院进行改组,分设为重庆中央医院和贵阳中央医院,内部行政经费各自独立。重庆中央医院于 1944 年与红十字会重庆医院合并,仍叫重庆中央医院。贵阳中央医院则于 1945 年 9 月抗战胜利后,部分人员去广州筹建广州中央医院,其余大部分人尽回南京,组成南京中央医院。

抗战期间的中央医院既是医疗机构,也是我国医学教育的重要机构,贵阳中央医院和重庆中央医院分别作为湘雅医学院、贵阳医学院和上海医学院的临床教学医院,"贵阳湘雅医学院,与由滇迁渝之上海医学院,为求学生获得临床学习起见,特与歌乐山中央医院及贵阳中央医院商定合作办法"④。当时的医院院长沈克非身兼三个医学院的名誉教授,湘雅医学院院长张孝骞则兼中央医院内科主任。医院和医学院之间互相协作,共渡难关,为抗战的中国培养了十分珍贵的医学人才。

同时,抗战期间,由于难民大量涌入,西北人口剧增,疫情也较以往急剧增加,而当地医疗设备又相对缺乏。卫生署为了推进西北地区的卫生事业发展,拟在甘陕设立卫生处,并在陕西境内设立西北医院,派龙毓莹任西北卫生专员赴甘陕筹备,"兹悉业经筹备就绪,所有应用器材药品及医务技术人员,均已抵达,甘陕两卫生处及西北医院,于短期内即可成立矣"⑤。1941 年,为了进一步加强西北卫生事业发展,卫生署拟在兰州筹设国立西北医院,"规模之大,将为

---

① 《国府拨款建造新中央医院》,《中央日报》1939 年 8 月 27 日,第 3 版。
② 《中央医院即将迁渝》,《新闻报》1939 年 7 月 30 日,第 7 版。
③ 《湘雅上海两医学院将与中央医院合作》,《益世报》1940 年 11 月 21 日,第 2 版。
④ 《湘雅上海两医学院将与中央医院合作》,《益世报》1940 年 11 月 21 日,第 2 版。
⑤ 《卫生署推进西北卫生设施》,《中央日报》1939 年 8 月 22 日,第 3 版。

西北各省前所未有"①。当年 4 月，卫生署将西北卫生队、西安西北医院、甘肃省立兰州医院合并，在兰州正式成立国立西北医院，"西北医院隶属于卫生署，掌理疾病之治疗及医务人员之实施训练事项"②。国立西北医院于 4 月刚成立时开设门诊部，同年 6 月成立临时住院部，设病床 45 张。1943 年迁入小西湖新院部，病床增加为 75 张。1945 年 8 月，病床扩充至 150 张。抗战胜利后的 1946 年 4 月，西北医院奉命改为兰州中央医院。③ 该院的成立，改善了西北落后的卫生事业局面，不仅增加必要的医疗资源，也为当地培养了一定的医疗人才。

二、省立医院的发展

省立医院是直接隶属于省级卫生行政机关的综合性医院。省立医院作为最早的地方公立医院，于民国初年开始设立。1912 年，江苏公立医学专门学校成立，它的临床实习基地江苏省公立医学专门学校附属医院暨江苏省立医院于 1914 年 9 月挂牌成立，这不仅成为苏州市第一家公立的西医院，也是我国最早成立的省立医院之一，不过当时的省立医院并非严格意义上隶属于省级卫生行政机关。

南京国民政府成立后，省立医院的发展进入了快车道，各个省份先后设立直属于本省卫生行政机构的综合性医院。江苏省政府于 1929 年 4 月颁布《江苏省立医院组织大纲》，筹设全新的江苏省立医院，明确"江苏省立医院隶属于江苏省民政厅，办理医疗及任发交医化学检验事项"④，并说明该院设立的目的是"以谋全省卫生行政之建设及改进，非仅为省会病家添一医疗机关已也"，强调"本院除诊治贫病研究医学外，兼负有改造本省医药状况、指导社会卫生之使命，兼供本省政府咨询及其他委任工作。备有各科化验室，兼理检查、化验、鉴定、制造、研究、统计、编译及宣传教育诸事项"。⑤ 因此在一定程度上，江苏省立医院已经成为该省卫生行政之中枢。

① 《卫生署在兰设西北医院》，《前线日报》1941 年 1 月 26 日，第 1 版。

② 《西北医院组织规程》，《行政院公报》第 7 卷第 6 期，1944 年，第 27 页。

③ 《甘肃省志·医药卫生志·卫生》编纂委员会：《甘肃省志·医药卫生志·卫生》，第 210 页。

④ 《江苏省立医院组织大纲》，《江苏省政府公报》1929 年第 110 期，第 3 页；"任发交医"表述费解，原文如此。

⑤ 汪元臣：《江苏省立医院改进计划》，《医药学》第 11 卷第 2 期，1934 年，第 45—56 页。

江苏省立医院成立后,浙江省也于 1930 年开始筹设省立医院,"浙江拱卫首都,邻接沪渎,舟车辐辏,士女骈阗;流传之病,速于置邮,时地之疫,郁而难理;顾无一二设备完善医院,为之防御,为之治疗,则岂唯人民之不幸?抑亦政府之隐忧。省府诸公,顾虑及此,欲树之风声,俾观厥成,使疾病痛苦者有所寄托,而专门人才,亦有所培养;进而谋卫生事业之发展,地方疾病之研究,以负现世医院之责任"。浙江省立医院的成立,在功能上绝非诊疗疾病这么简单,在卫生防疫方面也充分发挥了作用,"医院之天职,不仅尽治疗之责任而止,又贵能预防疫病,阐精治疗与夫研究学理诸责任合一炉而治之,斯为完备。故此院设备之计划,亦本此旨而预定。分科诊治,以重科学系统,一也。酌量施诊,以济贫病,二也。训练卫生人才,推行全省卫生事业,三也。设所试验,制作血清疫苗,杜绝疫症流行,四也。研究本省特殊疾病,贡献于世界学术之林,五也。凡此五者,皆欲同时兼顾,使其实现,庶收事半功倍之效"①。

此后,河南、江西、宁夏、福建、广西等省纷纷建立省立医院。1934 年,河南省立医院成立,"直隶于河南省民政厅,办理全省保健医疗及省会戒烟事宜"②。江西省在 1934 年 6 月成立全省卫生处后,也"积极筹备建筑大规模之省立医院"③。宁夏省政府也于 1934 年 6 月请卫生署协助,筹设省立医院,"由梁敬錞赴卫生署,与刘瑞恒面商,经决定由卫生署介绍医师田文彬任该医院院长,并代购各种药品机械,即偕往宁省,筹备成立"④。福建省则在 1935 年在福州吉祥山开始建设福建省立医院。和多数省设置一所省立医院作为省级医疗机构的情况不同,广西在 1933 年成立卫生委员会后就将全省划为三个卫生区,并在每区设省立医院,到 1935 年,该省又将全省卫生区域改划为八个区,每区设一省立医院,"从事医治,并负责卫生行政责任"⑤。

进入全面抗战后,各省省立医院作为承担本省医疗卫生建设的主要力量,其承担的任务更为繁重,因此其建设也得到了进一步加强。对于处于战事频发的省份来说,保证省立医院的存在和发展成为当地卫生建设的一项重要工

---

① 毛咸:《筹设浙江省立医院之计划》,《浙江省民政旬刊》1930 年第 17 期,第 43—49 页。
② 《河南省立医院章程》,《河南省政府公报》1934 年第 1054 期,第 1 页。
③ 《江西省卫生事业汇志》,《卫生半月刊》第 1 卷第 8 期,1934 年,第 44 页。
④ 《宁夏设省立医院》,《新闻报》1934 年 6 月 2 日,第 4 版。
⑤ 《广西省府改划本省八大卫生区》,《广西卫生旬刊》第 3 卷第 5 期,1935 年,第 20—21 页。

作。于是,省会沦陷的省份纷纷将省立医院跟随行政中心进行迁移,如福建省政府于 1938 年迁往永安县后,省立医院也奉命北迁至该区域的沙县,"自九月一日起,暂定接受住院病人,所有医药器材等项部署停当,即可开始搬运"①。而江西省立医院也因"抗战军兴,京沪相继沦陷,南昌吃紧",于 1939 年春奉命撤退,随省府迁往泰和。②

这些省立医院在迁移过程中,人员和设备都遭受损失,加上迁入地各种条件的限制,其功能发挥大受影响。如江西省立医院,"原设南昌,建有形式建筑,容有病床二百五十余张,一般医疗设备配置,均求其合理化,当时博得社会人士称誉",但迁往泰和后,"因时间与地址、经费各方所限,只得暂借用民房,又因房舍狭小,只容的病床一百六十张"③。面对如此情况,为了更好地应对各种疫病,为伤病民众提供更好的治疗,很多省份开始寻求改革,即像全面抗战之前的广西一样,在全省各个区域合理布点设置省立医院,扩大省立医院的数量规模。浙江省在修正省立医院组织规程中明确了这一点:"浙江省立医院直隶于浙江省卫生处……省立医院冠以番号称为浙江省立第 X 医院。"④福建省政府在战时也先后创办省立第一、第二医院、福建省立医学院附属医院和省立第三医院。⑤ 广东省卫生处在 1938 年 10 月迁往韶关后,在持续建设原有省立医院外,又先后建立了 3 个省立医院,形成了全省拥有 4 个省立医院的局面,这些省立医院配置在广东省的重要区域,开展疫病治疗和卫生建设活动。⑥安徽省在抗战期间也先后建立了省立六安医院、省立屯溪医院等 5 所省立医院。⑦ 省立医院不再局限于省会,而是在全省重要区域进行配置,对于全省的医疗防疫卫生建设来说,无疑是积极的举措。根据 1946 年安徽省卫生处编印的《安徽卫生一览》载,1943 年,安徽省立立煌医院年诊疗 50027 人次,省立桐城医院 26627 人次,省立阜阳医院 32830 人次,省立六安医院 107348 人次,省

---

① 《省立医院准备迁移》,《闽政月刊》第 3 卷第 1 期,1938 年,第 46 页。
② 《省立医院建立新病室暨传染病室》,《卫生通讯》第 4 卷第 11—12 期,1941 年,第 252 页。
③ 《省立医院建立新病室暨传染病室》,《卫生通讯》第 4 卷第 11—12 期,1941 年,第 252 页。
④ 《修正浙江省立医院组织规程》(1945 年 1 月),《浙江省政府公报》1945 年第 3382—3383 期,第 11 页。
⑤ 福建省地方志编纂委员会:《福建省志·卫生志》,第 171 页。
⑥ 广东省地方史志编纂委员会:《广东省志·卫生志》,第 85 页。
⑦ 安徽省地方志编纂委员会:《安徽省志·卫生志》,第 3 页。

立屯溪医院 27727 人次。[1]

　　抗战期间省立医院的发展,不仅对于民众的日常疾病治疗有着积极的意义,而且对于疫情的防控同样有着必不可少的作用,因为省立医院的一项重要功能就是进行防疫工作,且其在疫病日常治疗过程中也面临大量流行性疫病。如江西省立医院迁往泰和后,"该院为应社会需要,故另建合理病室,暨添设传染病室"[2]。而广西省各省立医院暨卫生事务所在 1938 年至 1940 年间的门诊病人按病类统计中,其流行性疫病诊疗数也占据了总治疗人数的相当比重,具体从表 3 - 4 中就可以看出。

表 3 - 4　广西省立医院暨卫生事务所门诊病人病类统计(部分)(1938—1940 年)

院所	年别	总计	法定传染病	其他传染病	花柳病	结核病	皮肤病
共计	1938	118873	6187	11048	3392	1580	24329
	1939	239491	3170	39176	5840	3558	35051
	1940	188756	4258	59353	6833	3541	43306
桂林	1938	45040	909	2646	2007	378	9617
	1939	54402	1019	8834	1912	820	6835
	1940	46881	1100	3021	3594	2076	10734
平乐	1938	—					
	1939	11989	96	2961	46	93	1469
	1940	13191	535	2864	705	206	3414
梧州	1938	23961	2524	3067	421	167	3610
	1939	29339	0	1588	326	603	4121
	1940	44009	318	25936	409	250	6181

---

[1]　安徽省地方志编纂委员会:《安徽省志·卫生志》,第 5 页。
[2]　《省立医院建立新病室暨传染病室》,《卫生通讯》第 4 卷第 11—12 期,1941 年,第 252 页。

续表

院所	年别	总计	法定传染病	其他传染病	花柳病	结核病	皮肤病
柳州	1938	—	—	—	—	—	—
	1939	14520	315	3126	364	43	1698
	1940	9921	687	2693	576	57	2203
浔州	1938	7360	341	524	194	105	1884
	1939	19727	164	4269	508	334	2555
	1940	12821	447	2534	555	408	3515
玉林	1938	11555	217	467	201	213	3144
	1939	10769	88	589	310	104	2082
	1940	5728	94	498	313	51	2555
庆远	1938	11371	700	1355	298	167	2115
	1939	17969	334	3851	481	208	2598
	1940	9417	524	3079	303	164	1547
武鸣	1938	—	—	—	—	—	—
	1939	7200	285	1602	74	51	1806
	1940	4021	49	759	63	62	1244
南宁	1938	—	—	—	—	—	—
	1939	46411	308	5765	440	611	8257
	1940	17784	140	7809	44	82	5691
百色	1938	6908	686	1282	96	61	1276
	1939	5744	45	1944	73	81	604
	1940	10223	185	4319	115	69	1699

续表

院所	年别	总计	法定传染病	其他传染病	花柳病	结核病	皮肤病
天保	1938	5946	421	876	63	366	1287
	1939	12679	313	3085	139	488	1537
	1940	9759	55	3858	71	86	2853
龙州	1938	6782	389	881	112	123	1396
	1939	8742	203	1612	777	127	1438
	1940	5051	124	1933	85	30	1670

注:表格仅选取原始数据部分内容,病类展现并不完全,眼病、耳鼻喉病、牙病、消化病、呼吸系统病等其他类型疾病数据并未展现,故总计项和其他已经展现分项统计之和并不一致。

资料来源:《三年来各卫生事务所暨省立医院门诊人数按病类统计》(二十七年至二十九年),《广西统计月刊》第2卷第7—8页,1942年。

三、中心卫生院的创设

中心卫生院的创设也是全面抗战时期各省应对疫情发展的一项重要举措。中心卫生院性质类似于省立医院,也是直隶于各省卫生行政机关,承担了一定区域的卫生行政和医疗防疫任务。中心卫生院建设的想法在全面抗战发生之前就已经有了。1933年广西省卫生委员会筹划全省卫生工作时,将全省划为三个卫生区,就曾经提议在每区设立省立医院或者是中心卫生院以指导全卫生区各县的卫生行政事务。[1] 1937年2月,为了推动地方卫生事业发展,江西全省卫生处决定在各行政区创设中心卫生院,"直属于江西全省卫生处,受各该行政区督查专员公署之监督,办理所在县及督导本区各县之卫生事

---

[1]　广西壮族自治区地方志编纂委员会:《广西通志·医疗卫生》,第13页。

宜"，同时"设置门诊部及病房诊治各科病人"。①

全面抗战暴发后，随着各县卫生事业的发展，省卫生行政机关的管理和服务任务逐渐加重，为了缓解省卫生行政机构的压力，同时调节各县卫生发展不平衡的局面，中心卫生院的设置越来越普遍。福建省在 1938 年 2 月时，各县卫生院均告成立，但因为人力物力关系，有些县的卫生院设备、人员尚有不充实之处，对于应对疫病流行和民众的求医问题存在诸多不足。1940 年，福建省在借鉴其他省份的卫生建设经验基础上，决定成立中心卫生院，"为谋补救起见，对于现在经费较裕、设备比较完备、地点适中之县卫生院，其内容力量实有充实之必要，如此非但该县卫生院为他县之楷模，且可协助推行附近各县之卫生院所技术事项，是乃本省设立中心卫生院之主旨"②。而时任福建省卫生处处长的陆涤寰也强调："本省先卫生院虽已普遍设立，惟因人力、财力、物力之不足，距离理想地步尚远，须改进之处甚多，但若普遍均有充足设备，良好人员，在此卫生人员极度缺乏之时，非但不可能，亦无必要，为改进计，先从设立中心卫生院入手。"③在这种背景下，福建省于 1940 年 5 月决定将建瓯、沙县、长汀、南安、龙溪等地的县卫生院改建为中心卫生院，对这些医院增加人员、机构和设备，并赋予这些医院新的职能，使得这些中心卫生院不仅仅是诊疗疾病的医疗机构，也是实施本县卫生行政及指导邻近各县卫生建设的重要行政机构。

为了有序推进中心卫生院的建设，在 1940 年至 1942 年间，各省纷纷制定中心卫生院的组织规程。江西省政府在 1940 年 11 月 1 日召开的第 1315 次省务会议上就通过了《江西省各行政区中心卫生院组织规程》，浙江省政府于 1941 年 6 月 20 日公布了《浙江省卫生处中心卫生院组织通则》，广西省政府也在 1942 年 1 月 28 日召开的第 580 次省府会议上通过了《广西省各行政区中心卫生院组织规程》。这些组织规程对中心卫生院的隶属、名称、主要职能及机构设置进行了详细规定。如浙江省就明确："浙江省卫生处为实施及辅导各

---

① 《江西省各行政区中心卫生院组织规程》（1940 年 11 月），江西省档案馆馆藏档案，档号：J016 - 3 - 00677 - 0001。

② 《第一期试办中心卫生院行政计划纲要》，《闽政月刊》第 7 卷第 1 期，第 37 页。

③ 陆涤寰：《最近本省卫生工作》，《闽政月刊》第 6 卷第 4 期，1940 年，第 53 页。

县卫生工作之进展起见,就行政督察区之适中地点,设置中心卫生院,以设置所在的行政督察区之次序,定名为浙江省卫生处第 X 区中心卫生院。"①广西省也明确:"广西省为推进卫生行政发展之民保健事业起见,特于各行政区各设立中心卫生院一所,暂定名为某行政区中心卫生院。本院直属于广西省政府,受各该行政区督查专员公署之家督,以理所在县及督导本区各县之卫生事宜。"②在机构设置方面,浙江省中心卫生院主要设置了两个课,其中第一课掌理医政、总务及不属于他课事项,第二课掌理医疗、保健、防疫、统计事项。而江西省的中心卫生院则设置了卫生行政课、医务课、总务课和会计室等课室。除了这些卫生防疫建设及行政事务机构外,各中心卫生院还设置了开展疫病救治的门诊和住院部门,江西省中心卫生院就被要求"设置门诊部及病房诊治各科病人"③,广西省的中心卫生院也有"本院设置门诊部及五十至八十病床之病室办理门诊治疗及住院治疗等事宜"④。

　　中心卫生院的设立,无论是对于地方卫生事业的发展,还是对于疫病的防治,都有非常重要的作用。1940 年浙赣铁路鼠疫流行时,位于上饶的江西六区中心卫生院就奉命设立鼠疫防治队在当地开展防疫工作,"先设赣东鼠疫防治队及上饶防疫所,并另设灭鼠组,在玉山、广丰两县各设检疫所……有此紧密预防,赣东或可免鼠疫之患"⑤。而在 1940 年至 1942 年的疫病大规模流行过程中,浙江省也抓紧了中心卫生院的建设。1942 年初,浙江省卫生处决定在短期内添设中心卫生院 5 所,"计第一区设于潜县,第三、六、七区设嵊县,第四区设金华,第五区设衢县,第八区设永嘉"⑥。

　　中心卫生院的建设也得到了中央层面的积极支持。在福建省中心卫生院设立过程中,中央就对每个中心卫生院给予了每月 1200 元的补助。⑦ 而且,为了推进各省的中心卫生院建设,中央层面还制定了《中心卫生院组织通则》,要

　　①　《浙江省卫生处中心卫生院组织通则》,《浙江省政府公报》1941 年第 3302 期,第 17 页。
　　②　《广西省各行政区中心卫生院组织规程》,《广西卫生通讯》第 3 卷第 2 期,1942 年,第 38 页。
　　③　《江西省各行政区中心卫生院组织规程》(1940 年 11 月),江西省档案馆馆藏档案,档号:J016 - 3 - 00677 - 0001。
　　④　《广西省各行政区中心卫生院组织规程》,《广西卫生通讯》第 3 卷第 2 期,1942 年,第 38 页。
　　⑤　《饶六区中心卫生院奉令设鼠疫防治队》,《前线日报》1940 年 12 月 18 日,第 4 版。
　　⑥　《浙省医院定于三月一日成立,卫生院添设五所》,《大公报》1942 年 2 月 17 日,第 4 版。
　　⑦　陆涤寰:《最近本省卫生工作》,《闽政月刊》第 6 卷第 4 期,1940 年,第 53 页。

求"省卫生处为指导并协助各县卫生院办理技术工作起见,得就适宜地点,设置中心卫生院。中心卫生院之管辖区域,由省卫生处视当地实际情况酌定,并呈报卫生署备案"①。在该通则中,卫生署对中心卫生院的隶属、职责及机构设置在全国层面进行了统一的规划,进一步推动了各省中心卫生院的设立。安徽省1941年成立卫生总队时,下设3个分队,一分队驻立煌县,二分队驻桐城县,三分队驻阜阳县,分别在驻地开展医疗防疫等工作,在《中心卫生院组织通则》颁布后的1942年底,安徽省就将三个分队分别改建为六安中心卫生院、桐城中心卫生院和阜阳中心卫生院,同时还在屯溪增设了屯溪中心卫生院,以"负责所在地医疗卫生业务,指导及协助县卫生院的技术工作"②。

到了1943年,中央层面对于各省的卫生行政的发展政策进行了调整,宣布撤销中心卫生院制度的建设。③ 对于已经建成的中心卫生院,实行改组。于是,不少省份便将中心卫生院改建为省立医院。

四、县卫生院建设的强势推进

在1932年12月召开的第二次全国内政会议上,卫生署提议案"依照地方经济情形设立卫生机关以为办理医药救济及县卫生事业之中心"获得通过,该议案要求在各县设立县卫生院作为县卫生行政的基础。1934年全国卫生行政技术会议上通过的《县卫生行政方案》对县级卫生行政机构的设置做了规定,对县卫生院进行了定性:"惟县立医院及卫生院之性质,与一般医院有别。其主要任务,除医疗防疫等工作外,并负有推进县卫生行政之责,盖一行政技术混合之组织也。"④此后,县卫生院建设开始成为各省医疗卫生事业建设的重点工作。陕西省在1935年就明确提出:"陕西全省九十二县,每县应设县卫生院一所,其组织章程另定之,按一二三等县,分期创办,限六年完成。"⑤1937年4月,卫生署在《县卫生行政方案》的基础上,经行政院会议通过颁布了《县卫生行政实施办法纲要》,再次强调:卫生院为全县卫生行政及技术实施之中心

---

① 《中心卫生院组织通则》,《广东省政府公报》1942年第823期,第7页。
② 安徽省地方志编纂委员会:《安徽省志·卫生志》,第3页。
③ 《中心卫生院将撤销》,《西南医学杂志》第3卷第2期,1943年,第37页。
④ 内政部编印:《卫生统计》(1938年9月),中国第二历史档案馆藏档案,档号:十二－4570。
⑤ 叔吉:《陕西省地方卫生行政之计划》,《陕西卫生月刊》第1卷第2期,1935年,第1页。

机关,直接隶属于县政府,办理全县卫生事业。①

《县卫生行政实施办法纲要》颁布不久,全面抗战暴发,受到全国大范围战事活动的影响,各省县卫生院的建设工作进展各不一样。有些省份因为疫情猖獗且省级政府重视,县卫生院建设相对完备。如江西省政府在《县卫生行政实施办法纲要》颁布不久就制定了《江西省各县卫生行政组织规程》,将该省县立医院或诊疗所一律改为县卫生院,并将其编制分为甲、乙、丙、丁四种。到1937年底,江西全省83个县全部设立了县卫生院。② 福建省的县卫生院建设也较为积极,该省于1937年4月把原先组建派往基层的15个省政府巡回医疗队先后改组为县卫生院,随后又在一些县新建了县卫生院,接着,该省又将全省37个县戒烟院(所)全部改为县卫生院、特种区卫生所及区卫生所。到1939年,福建全省共有县卫生院62所,除沦陷区外,几乎所有县都成立了县卫生院。③ 然而,有些省份或因战事冲击,或因重视不足,县卫生院的建设相对滞后。如浙江省,截至1938年9月,该省建立的县卫生院只有14所。1939年,浙江省提出三年施政计划纲要,督促各市、县抓紧成立卫生院。但在具体实施过程中,却遇到一定的阻力,"本年度原定先行成立县卫生院三十县,至本月中已成立者固不少,其因循观望者亦多,以此当经继续令催遵办中"④。同样,云南省的县卫生院建设工作也较为滞后。截止到1939年,全省才有20余县设立了县卫生院,"本省自卫生实验处成立后,对各县卫生事业,积极推进,并因环境之需要,在经济可能范围内,设置各县卫生院……截止目前为止,计已设立者,有宜良、建水、保山、元江、玉溪、景谷、云县、景东、宁洱、沪西、新平、楚雄、澜沧、思茅、河口、蒙自、个旧、蒙化、镇康、大理等二十院……此外尚有区境等三十余县,正在积极筹备"⑤。

各省县卫生院建设参差不齐的境况,给各地的卫生防疫和疫病治疗造成了严重的影响,各界纷纷要求切实推进县卫生院建设。在1939年召开的第三次全国内政会议上,来自各省的卫生界人士纷纷就县卫生院的建设问题提出

---

① 《县卫生行政实施办法纲要》,《云南省政府公报》第9卷第37期,1937年,第1—7页。
② 《江西省卫生志》编纂委员会:《江西省卫生志》,第225页。
③ 福建省地方志编纂委员会:《福建省志·卫生志》,第176页。
④ 《省政府各厅处施政概况》,《浙江政治》1940年第5期,第76页。
⑤ 《全省卫生院已设二十余县》,《益世报》1939年3月21日,第1版。

议案,云南省卫生实验处处长姚寿源就提出了"请通令全国切实施行二十六年行政院公布之'县卫生行政实施办法纲要',并将县卫生工作成绩列为县长之考成案"的议案:"查县卫生行政实施办法纲要,对于像卫生之工作实施办法规定甚详,并经明令列为二十六年度行政计划。惟迄今未能一律完成。值兹抗战紧张,敌机空袭之时期,对于卫生事业之发展,直接可以促进民众健康,救护负伤将士,或民众减少疫疠之流行,间接可以增加生产,加强抗战力量。诚属当务之急! 而县卫生工作之推进,为全国卫生事业发展之基础,关系极为重要。应即固定经费切实推进。并请将市县卫生行政之工作成绩列为主管市县长之考成,以资激励,而利推进。"①1940 年,由于战时县域疫病流行加剧,环境卫生突出,加上各界的强烈呼吁,国民政府在推进卫生事业改革时再次强调各省需要加强县卫生院的建设,并由行政院颁布《县各级卫生组织大纲》,对县卫生事业建设进行了详细规定。

《县各级卫生组织大纲》的颁布,使得各省不得不重视县卫生院建设。如到 1940 年底,浙江省在日本占领区以外的 71 个县中的 40 个县设立了卫生院,比 1938 年 9 月增长了不少。②而安徽省也按国民政府中央规定,在当年将各县诊疗所一律改为综合性的县卫生院。当年,安徽省的县卫生院从无到有,并很快成立了 36 所,且陆续增设。③甘肃省县卫生院建设开始于 1939 年,该年有 4 县成立了县卫生院。《县各级卫生组织大纲》颁布的 1940 年,该省又有 7县成立了县卫生院,1941 年又有 5 个县成立,此后持续进行。④湖北省也是从1941 年起抓紧推进县卫生院的建设。该年 2 月,湖北省政府公布了《湖北省立各县卫生院组织暂行通则》,说明各县未能自筹卫生经费以前,暂由省拨款设立卫生院分驻后方各县办理卫生事宜,这些卫生院隶属于省卫生处,受驻在县政府督导,分甲、乙、丙三等,并对县卫生院的卫技人员编制、规模、职掌、病床数量、上下隶属关系等方面都做了明确规定,这使得湖北省的县卫生院建设得到快速推进,当年就有 17 县成立了县卫生院。

---

① 《云南全省卫生实验处处长姚寿源送交第三次全国内政会议提案》,中国第二历史档案馆馆藏档案,档号:十二(6)–849。
② 《五年来省县卫生设施概况》,浙江省档案馆馆藏档案,档号:36–16。
③ 安徽省地方志编纂委员会:《安徽省志·卫生志》,第 540 页。
④ 《甘肃省志·医药卫生志·卫生》编纂委员会:《甘肃省志·医药卫生志·卫生》,第 211 页。

在县卫生院建设的推进过程中,国家层面还想让各县在县卫生院的基础上筹设县医院。1943 年底,兼任行政院院长的蒋介石就表示:"自明年起,全国各县于五年内均须设立一规模完备之县医院。现各县多已设有卫生实验院及卫生院所等组织,卫生主管机关将予加强,使成为一县医院。未设有医药组织者,则均□限筹设。"①蒋的表态,使得各县对县卫生院的建设进一步加强。然而,由于战时医疗设备紧缺,医务人员匮乏,强势推进县卫生院建设呈现出大跃进的态势,很多徒有虚名,对当地医疗卫生事业的贡献并不如预期的好。如 1939 年,四川省卫生实验处颁发《四川省各县卫生院组织计划》,规定各县成立卫生院、所,按人口比例等情况分特、甲、乙、丙、丁五级。接着,各县纷纷将原有的戒烟所、空袭救护队或公路卫生站等改换名称,即宣告"县卫生院"成立。该省先后成立县卫生院 132 所,其中特级院 7 所,甲级院 40 所,乙级院 37 所,丙级院 34 所,丁级院 14 所。但有些卫生院,由于经费无着,成立不久便被迫停办。而幸存的县卫生院,境况也不尽如人意。1945 年,《西南医学》杂志社记者考察四川省 12 所县卫生院之后报告:根据各县呈报的数据共有病床 174 张,而实际只有 100 张,其中污旧损毁者几居其半,绝大部分被褥破旧不堪。绵阳卫生院普通房的"病床",只是在地上撒了一些干草。还有不少卫生院根本无床位设置,其数目之多,达 40 余所。而人员不足和滥竽充数的现象更是极为普遍。南市卫生院只有工作人员 2 人,秀山、巫山、西充、苍溪、昭化、通江、平武等院只有 1 人,医生多由开业医生挂名兼任。据川东 12 个县卫生院统计,合格医生只有 6 人。而据 1943 年四川省卫生处的统计,在 98 名院长中,"不合标准"的占 33 名。② 而湖北省政府在 1945 年 7 月抄送该省 1945 年行政会议提案第 1 号第 10 项"关于每县设卫生院一所"时,也强调"本省各县卫生建设,三年以来虽经本府积极推动设置各级卫生机构,但大多内容空虚,设备简陋,工作人员素质过低,卫生经费数量尤少,平时难胜任公医之任务,一旦疫病发生,尤多一筹莫展,既不能配合地方自治促进宪政之实施,复不能保证人民健康,适应抗战建国之需要,自非从速扩充,切实调整不可"。③

---

① 《各县设县医院》,《大公报》1943 年 12 月 15 日,第 3 版。
② 湖北省地方志编纂委员会:《湖北省志·卫生志》,第 270—271 页。
③ 湖北省地方志编纂委员会:《湖北省志·卫生志》,第 33 页。

县卫生院建设在各省推进过程中，虽然存在着这样那样的问题，但是，该组织的建设，对于当时的医疗防疫工作来说还是具有一定意义的，尤其是该组织的存在对于地方疫情的防控作用明显，同时对各县的疾病治疗来说也具有积极意义。在1940年至1943年间，安徽省各县卫生院就对当地的病患展开了积极的救治活动，并取得了一定的效果，具体从表3－5中就可以看出。

表3－5　1940—1943年安徽省各县卫生院医疗人数统计表

县别	医疗人数（人次）				县别	医疗人数（人次）			
	合计	1940年	1941年	1942年	1943年		合计	1940年	1941年	1942年	1943年
桐城	8693	2116	2468	2990	1119	凤台	5063	2688	688	642	1045
怀宁	9548	2044	2631	1635	3238	蒙城	6181	2406	1581	1401	1393
六安	22578	—	18907	3671	—	涡阳	2826	1924	753	149	—
合肥	65064	7118	14131	4491	39274	太和	8802	2322	656	2851	2973
舒城	11687	1451	2185	4014	4037	泾县	3479	114	2184	1231	—
寿县	7475	5119	600	876	880	郎溪	802	802	—	—	—
霍邱	701	—	—	585	116	贵池	9767	2019	1969	4681	1098
立煌	10432	502	1827	3140	5303	太平	123098	92033	26301	4767	—
阜阳	6471	2343	1231	1195	1702	至德	5161	—	—	3270	1891
临泉	4723	2303	1910	520	—	望江	3985	1170	1076	957	782
宣城	490	284	—	—	206	无为	2386	991	1395		
广德	2139	—	2016	123	—	怀远	1495				1495
休宁	5287	—	—	695	4592	亳县	20995	3968	—	6250	10777
歙县	2227	941	1286	—	—	全椒	5592	1470	4112	—	—
太湖	8866	732	3737	4052	345	祁门	13770	2696	4187	3469	3418
宿松	1786	1554	—	232	—	寿县	5762	320	—	2140	3302

续表

县别	医疗人数（人次）					县别	医疗人数（人次）				
	合计	1940 年	1941 年	1942 年	1943 年		合计	1940 年	1941 年	1942 年	1943 年
潜山	14995	2882	5009	3695	3369	绩溪	1114	254	—	184	676
庐江	14631	3462	6970	251	3948	青阳	2941	772	—	1574	595
岳西	1220	734	—	486	—	铜陵	6464	—	—	4572	2092
颍上	5503	—	2564	1374	1565	石埭	4788	737	2628	869	584

资料来源：安徽省卫生处编：《安徽卫生一览》，1946 年版。

五、其他形式医院的建设

除了中央医院、省立医院、中心卫生院和县卫生院，抗战期间的各级政府还视当时各种疫情成立了其他各种形式的医院，其中主要有防疫医院和专科医院等。

前文讨论防疫组织时就已经提到，为了应对各种疫情，从中央卫生署到省卫生处，在疫病流行时，为了防范疫情的扩散，同时为了加强对疫病的治疗，都会设立防疫医院。1938 年，卫生署在设立、派遣医疗防疫队赴全国各地开展疫病防治工作时，就强调了设置防疫医院的必要性，"于适宜地点设置防疫医院三所，隔离治疗传染病人，以防止疫症之蔓延"[1]。最后卫生署医疗防疫队在各地开展工作时，设置的防疫医院远远不止三所。如在 1938 年 11 月，驻江西省浮梁县的卫生署医疗防疫队在与江西省政府商洽后，于浮梁设立第八防疫医院，并于当月 16 日开始接诊，"该院工作人员共有九人，主治流行病疟疾痢疾霍乱脑膜炎等症，住院床现有五十余张，不受一切费用，号金亦免，此诚景镇病民之福音"[2]。除了由卫生署医疗防疫队在各地设立防疫医院外，在疫病流行的重要区域，中央卫生署也会应地方政府的要求在当地设立防疫医院。1942 年，为了防范常德地区的鼠疫流行，当时由中央和地方共同组建的常德防

---

① 《行政院通过设置医疗防疫队》，《广西健社医学月刊》，第 3 卷第 11 期，1938 年，第 1—2 页。

② 《驻浮梁防疫队设立医院》，《前线日报》1938 年 11 月 18 日，第 3 版。

疫处就设立了具有防疫医院性质的隔离医院,并设有病床 50 张。① 1944 年,福建省政府还"为历年闽省疫情严重,特电中央在本省设立防疫医院以应需要,并已在龙溪择定相当地点"②。中央卫生署在各地设立的这些防疫医院在发展过程中,对于地方的防疫起到了较为重要的作用。

对于防疫医院的设置,地方也颇为重视。全面抗战发生后,江西省为了应对战争难民及本省生存环境恶化带来的各种疫情,于 1938 年 7 月在南昌市设立第一临时防疫医院,在南部的赣县设立第二临时防疫医院。除了省卫生处自己设立防疫医院外,有些省份也经常接管卫生署医疗防疫队成立的防疫医院,使之成为本省防疫医院。如 1940 年 1 月,广东省卫生处就在曲江接收了卫生署医疗防疫队的第五防疫医院,并将其改组为广东省防疫医院,主要收治传染病病人。1942 年,卫生署医疗防疫总队第一路大队所办之第二防疫医院,"于传染病流行时,广收贫病,成绩斐然",但由于医疗防疫队奉命缩小编制,打算将该院撤销。广西省卫生处得知消息后,决定"为便利本市平民罹疫得有隔离留医计,在省立医院传染病宿舍建造未完成前,暂由本处拨款、接收,并改名为广西临时防疫医院,专事免费收容法定传染病人"③。

省立防疫医院的设立,对于地方传染病的防治工作同样取得了一定成效。如江西第一防疫医院在 1938 年 10 月的主要工作概况为:"上月留院四三人,本月入院一〇七人,出院一四二人（治愈一一〇人,减轻一三,未愈二,死亡一七）,留院八人,住院总日数六四二日。出院患者一四二人按疾病分类,有痢疾、霍乱、流行性脑膜炎等三种法定传染病及其他疾病,以霍乱患者一〇三例为最多。出院患者一四二人中死亡一七人,死亡率为百分之十二。又霍乱患者一〇三例中死亡一五例,死亡率为百分之一四. 六。"④从此可以看出,该院对于流行疫病的防治还是有着一定效果的。又如 1945 年初,湖北恩施暴发脑膜炎疫情,极为严重,"恩施脑膜炎应时兴起,成人儿童患此病死亡者,卫生当局尚无确切统计,是以街头巷尾,传说纷纭……大有谈虎色变之概。因而学校

---

① 容启荣:《防治湘西鼠疫报告书》(1942 年 9 月),湖南省档案馆藏档案,档号:74 - 3 - 6。

② 《筹设防疫医院及东南血清厂》,《闽政简报》1944 年第 20 期,第 5 页。

③ 《卫生署第二防疫医院,该隶省府免费收容病人》,《广西卫生通讯》第 2 卷第 11、12 期,1942 年,第 185 页。

④ 《第一防疫医院工作统计(十月份)》,《卫生通讯(江西)》,第二卷第三期,1938 年。

停课,弦歌中辍,机关放假,职员星散,是以惶惶不可终日"。当时省立医院将病床全部腾出,收治脑膜炎病人,仍嫌不够,又在恩施设了 3 所临时防疫医院。到 4 月底,疫情才开始逐渐平息。①

除了防疫医院外,有些省份还会根据本省的实际卫生建设情况设立类似于防疫医院性质的临时医院。如 1938 年底至翌年初,广东省政府就拨出补助费委托万国红十字会服务团组办临时医院 3 所、卫生诊疗所 5 所,分驻连山、连县、乳源、翁源一带,开展卫生医疗救护工作。② 整体而言,无论是防疫医院还是临时医院,其设置都具有临时性质,多因疫情兴而兴,又因疫情停而停。因此,有些省份为了保持传染病防治的常态化,纷纷在防疫医院的基础上成立常设的传染病医院。1939 年,四川省卫生实验处成立,当即成立四川省立传染病医院;当年 10 月,又将重庆市霍乱医院改组为传染病医院,"本市霍乱病人虽较减少,而法定传染病迭有发现,拟自本年十月一日起,将霍乱医院结束,改为传染病医院,以利收治"③。1940 年,江西省卫生处也将吉安第一时疫医院改组,成立了省立传染病医院。

同时,有些省份针对本省一些主要流行疫病,还专门成立了专科医院开展防治工作。如当时的湖南省成立了结核病防治院,广东省成立了海南热带病防治院等。其中最有典型意义的是江西省专门针对矿区成立了性病防治医院。抗战时期的江西省大庾县矿区的性病传播甚烈。1940 年,江西全省卫生处"以大庾洪水寨钨锡矿区,矿工众多,卫生工程,亦有急待建设之必要,经派技正刘丙卢,医疗防疫队卫生稽查员欧阳夑,前赴大庾矿区调查,拟具洪水寨矿工福利卫生工程设施计划"④。之后,为了应对大庾县各矿区的性病泛滥,江西省卫生处在当地先后成立大庾性病防治医院及洪水寨分所、新城镇分所和西华山分所,这些医疗机构在当地诊治病人、检查妓女,同时进行环境卫生整治工作,为控制当地的性病疫情发展进行了卓有成效的工作。

---

① 湖北省地方志编纂委员会:《湖北省志·卫生志》,第 9 页
② 广东省地方史志编纂委员会:《广东省志·卫生志》,第 23 页。
③ 《改组霍乱医院为传染病医院案》,《重庆市政府公报》1939 年第 1 期,第 55 页。
④ 《筹备赣县环境卫生实验区及大庾矿工卫生工程》,《卫生通讯》第三卷第 13、14 合刊,1940 年 4 月。

第四章　疫病流行的国家及社会应对

　　为了应对抗战时期的各种疫病,国民政府在积极构建疫病防控组织体系的同时,还采取了多种具体措施进行应对。在疫情发生时,能够较为快速地开展各种防疫手段,控制疫情的发展,使得疫情得以消灭或缓解。同时,在没有疫情时,也加强了预防接种、疫情报告、难民防疫等各项常态化防疫工作,尽量做到防患于未然。而且,在这一时期,公共卫生制度建设也得到了长足发展,这对疫病防控也有积极的意义。应该说,这些疫病防治措施,对于缓解抗战时期的疫病流行起到了非常重要的作用,也初步构建了国家防疫的策略体系,有力地推动了我国的医疗卫生现代化建设。

第一节　疫情发生后多策略应对

　　面对各种疫情,接到报告的各级政府都能采取一定的措施进行应对,不仅对已有疫病展开治疗,而且在疫情发生区域积极开展防疫活动。如 1937 年江西脑膜炎大范围流行,使得江西全省卫生处颇为紧张,并积极开展各种预防注射活动,同时组织三组临时巡回防疫队赴各地进行治疗工作,“第一组医师曹有琨等出发上高、宜春、宜丰、萍乡等县,第二组出发鄱阳、都昌及赣东北一带,第三组出发修水及赣西北一带,从事防治,以遏疫势”①。在采取这些措施后,疫情最终得到控制。而面对重大疫情时,应对的卫生力量和防治策略也都更为完备,不仅组建由各级防疫机构参与的防疫组织体系,还采取各种封锁、隔离措施,阻断疫病的扩散,同时对病人展开积极治疗,消灭传染源,而且在疫区展开了全方位的防疫活动,使得疫情能够尽快平息。

---

① 《江西省脑膜炎蔓延南昌等十六县》,《中医科学》第 1 卷第 12 期,1937 年,第 838 页。

一、组建疫情应对领导协调机构

疫情发生后,单纯依靠地方卫生部门是无法消灭疫病流行的,需要多个部门的通力合作甚至是上级政府的参与。当各种力量参与到疫病防控活动中来时,就需要组建一个临时的专门机构来协调指挥,使防疫活动能够有序进行。在全面抗战之前的重大疫情防控中,为了更好地应对疫情,协调各方力量,经常会成立防疫委员会作为临时协调机构。

全面抗战以后,各地出现疫情后,中央、地方及社会力量都会参与防疫活动,因此协调更为重要。为此,中央政府要求疫情发生后,地方需要建立防疫协调领导机构即防疫委员会。1938 年 3 月,行政院公布了《各省防疫委员会组织通则》,规定各省防疫委员会由中央、地方各界力量组成,主要负责传染病的调查、检疫、预防隔离、治疗等任务,"防疫工作完毕时,应撤销"[1]。该通则发布后,疫情频发的省份快速筹设省级防疫委员会。如鼠疫常年流行的福建省,为了有效实施本省的防疫工作,于 1938 年 11 月组建了福建省防疫委员会,而广西省也于 1939 年初成立了广西省防疫委员会。

中央政府的策略很快在地方上得到了实行,各地一旦出现重要疫情,地方政府都会快速成立名为"防疫委员会"或"防疫处"来推动疫病防控活动的开展,如果地方行动不够积极,上级政府也会加以督促。1940 年 10 月底,浙江鄞县鼠疫流行时,浙江省政府为了有效控制鼠疫蔓延,紧急发出指示,要求各县"不论已未发生疫病,应即成立防疫委员会,由县长主持其事"[2]。正是基于这种政策的影响,在抗战期间,一旦有重要疫情发生,成立防疫委员会或其他名称的防疫协调机构就成为疫病防治的第一项措施,也是关键措施。如 1942 年绥远肺鼠疫暴发后,蔓延极快,在短短时间内,就造成了大范围的流行,并造成了民众大量死亡,"蔓延疫区已达二十余处,先后疫死 230 余人,凡染疫者皆全家死亡,无一幸免"[3]。整个西北前哨顿呈严重局面。面对来势汹汹的疫情,

---

[1] 《各省防疫委员会组织通则》,《云南省政府公报》第 10 卷第 80 期,1938 年,第 1—2 页。

[2] 《浙江省政府指示各县办理防制鼠疫要点》(1940 年 12 月),义乌市档案馆馆藏资料,档号:M334 - 001 - 0353 - 004。

[3] 《鼠疫疫情紧急报告》第 24 号,1942 年 3 月。

绥远省除了实施各种紧急措施外，也于第一时间自上而下在疫区成立了防疫委员会，"由本府集结此间党政军机关、团体、学校等33个单位，在陕坝组设绥远省防疫委员会，负责计划并指导全般防疫事宜。各县成立县防疫委员会，执行各种防疫措施"①。

在疫病防控的过程中，防疫协调机构也会随着疫情的发展而进行相应调整。抗战期间，浙江衢县多次发生鼠疫流行，为了应对疫情，当地成立了防疫委员会性质的指挥协调机构，该机构一直都是领导当地防疫工作的核心组织。1940年11月，衢县首次发生鼠疫流行，浙江省第五区（衢州）行政督察专员立即主持召开紧急会议，组建由军政部第二防疫大队第四队、空军第十三总站、衢县政府、县卫生院、县救济院、中央银行县支行等20余家机构参与的"衢县防治鼠疫委员会"，专门负责领导全县鼠疫防治工作计划的制订与组织实施。1941年6月，"衢县防治鼠疫委员会"改组为"衢县临时防疫处"，委员增加了卫生署医疗防疫第二路大队、中国红十字会312医疗防疫分队、浙江省卫生处、浙江省防疫大队、卫生署防疫专员及福建省防疫专员等机构人员，以更好应对疫情的变化。1942年5月，受战争影响，衢县临时防疫处解散。8月，衢州各县先后发生鼠疫、霍乱、伤寒、副伤寒、痢疾、疟疾、炭疽等传染病，衢县再度成立防疫委员会总理疫情应时工作，等疫情平息之后防疫委员会解散。1944年2月，衢县城乡再次发生鼠疫流行，衢县县政府召开紧急防疫座谈会，并再次组建临时防疫委员会组织防疫工作。

二、多方式阻断疫病传播、消灭疫源

对于传染病来说，为了防止疫情的扩大，最有效的手段就是阻断疫病传播路线和消灭疫源。

1. 阻断疫病传播

阻断疫病传播路线的最主要方式就是阻止病人流动，将带病菌者控制在一定区域实行隔离。在传染病暴发时实施隔离的措施我国古代早已用之。秦

---

① 绥远省政府：《为将此次办理防治鼠疫经过、杜绝方法及善后措施暨需要中央指示迅予阻力各情电请查照见复由》（1942年4月），中国第二历史档案馆馆藏档案，档号：一二(6)-17917。

汉时,我国就开始运用这种方法来避免疫情蔓延,《秦律》就规定凡是麻风病病人都要送往"疠迁所"隔离起来。西汉元始二年(2)夏天,青州发生疫病流行,皇帝下诏:"民疾疫者,舍空邸第,为置医药。"即在疫情发生、民众患疫时,政府需要空出一些住宅作为疫病的隔离医院,集中病人进行施救,并切断疫病传染源,防止疫病扩散。① 从此,每当疫情发生时,隔离就成为疫情防控的最主要手段之一。明朝崇祯十四年(1641)就有"七月丁亥时,北京甚疫,患者就近而离间,于寺院、于空室,不与人近,以避染之"的历史记载。在抗战时期,当传染病疫情发生时,为了控制疫情发展,采取隔离手段阻断疫病传播仍旧是一项重要的防疫手段。当时,进行隔离的方法主要有两种:一是设立隔离医院或在医院设立隔离病室,专门收治染疫病人;另一是封锁疫区,阻断疫区民众流动。

在抗战初期,卫生界就非常重视隔离医院的建设,"曩者医家只知诊疗疾病而不注重传染病之预防以及发生后之隔离,故一经流行,势颇猖獗而致死亡者大有其人。晚近医者深明斯旨,于是极重视传染病之隔离以杜绝其流行之机会。隔离医院之设立遂相继成立也。隔离医院者,专事收容急性传染病人"②。1935 年,广州市成立了市立隔离医院,"隶属于广州市卫生局,收容室内急性传染病人,隔离治疗,以杜传染"③。进入全面抗战后,疫情流行加剧发生,隔离医院逐渐增多,其设立也呈现出临时性的特征。同时,由于医院设置手续过于复杂,有时疫情发生后也会在已有医院中设立隔离病室,发挥防控疫情的作用。1937 年淞沪会战发生后,霍乱疫情突起,严重冲击上海两租界,公共租界工部局就不得不在原有隔离医院的基础上增设临时隔离医院,"格致公学之用作临时华人隔离医院,自九月二十五日起,其中共有病床二百架"④。1940 年 11 月衢县鼠疫发生,在衢县防治鼠疫委员会第一次会议上,也决议"设置隔离室,令患者迁入疫区内之药王庙及宁绍会馆隔离治疗"⑤。而在 1941 年的常德鼠疫流行中,在第二次防疫会议上就提议成立隔离病院以安置病人,"由警察局在东门外觅借空屋一所,以作临时隔离医院,请由卫生院、广德医

①　张剑光:《三千年疫情》,第 38 页。
②　钟志和:《隔离医院护病须知》,《广济医刊》第 11 卷第 3 期,1934 年,第 1 页。
③　《广州市市立隔离医院章程》,《广州市政府市政公报》1935 年第 506 期,第 5 页。
④　《添临时隔离医院》,《上海公共租界工部局公报》第 8 卷第 43 期,1937 年,第 439 页。
⑤　《衢县防治鼠疫紧急会议记录摘要》,邱明轩:《罪证——侵华日军衢州细菌战史实》,第 53 页。

院、红十字会负责治疗"①。之后,当地很快就成立了设有病床 50 张的隔离医院,医院四周掘有防疫沟,沟内灌水,人员进出须经木板吊桥,医务人员进入隔离医院必须穿防蚤衣,佩戴口罩,以防传染。

为了防止疫病传播,主管机构对于隔离医院或者是医院隔离室的管理一直非常严格。1935 年广州市政府颁布的《广州市市立隔离医院章程》就对隔离医院的医护和病人的管理做了详尽的规定,宗旨就是防止疫情扩大。为了防止疫情期间的染疫病人随意出入医院,防疫委员会通常要求派警察前往隔离医院执勤。如 1942 年江西吉安出现严重的霍乱疫情,当地在市立医院设立了隔离病室,但有些染疫病人经常私自外出,造成疫情防控出现漏洞,于是防疫的领导协调机构江西省会临时防疫委员会就做出决议:"据调查现在市立医院就诊霍乱病人有不受医师指挥,不能入院治疗者,殊与防疫□程不符,为严格隔离起见,拟请省会公安局派警日夜监守,凡入院病人未经医师许可者,不准出院,以免传染。"②

对于鼠疫、天花等烈性传染病来说,疫情发生时,单靠设立隔离病院进行染疫病人救治远不能阻断疫病的传播,因为有处在疫病潜伏期尚未有症状发作的病菌携带者仍在外流动,他们随时会传播疫病。因此,为了防范疫病的扩散,还需要将疫病的发生地列为疫区,将这些疫区严密封锁起来,阻止疫区人员随意流动,严格控制潜在的传染源。1940 年 11 月鄞县鼠疫发生时,当地首先就划定并封锁了疫区,在疫区修筑围墙,实行严密隔离措施。同时间发生鼠疫流行的衢县也是如此,在该县发现鼠疫后的防治鼠疫紧急会议上,确定了两项核心工作,其中一个便是划定疫区,实施封锁,"将已发现鼠疫病人之柴家巷、罗汉井、水亭街、县西街、进士巷、宁绍巷、美俗坊、上营街等 8 条街巷严密封锁,除防治鼠疫委员会及下属工作人员外,禁止一切人员自由进出,其封锁任务由警卫组担任"③。

在 1942 年的绥远鼠疫流行中,为了阻断疫情的传播,绥远省防疫委员会

---

① 《常德县防疫会议记录》,转引自陈致远:《纪实:侵华日军常德细菌战》,第 49 页。
② 江西省会临时防疫委员会:《函请派警监守市立医院入院霍乱病人未经医师许可不准出院由》(1942 年 7 月),江西省档案馆藏档案,档号:J044 - 1 - 01729 - 0113。
③ 《衢县防治鼠疫委员会第一次会议记录摘要》,邱明轩:《罪证——侵华日军衢州细菌战史实》,第 53 页。

实施了严格的封锁政策:"(1)动员各地军民对疫区紧密封锁,不准一人外出,并在户籍实行隔离,每日点名 3 次。(2)无疫村庄一律与疫区断绝交通,无疫区不准有一人出来,非疫区不准有一人进入,以杜蔓延。(3)封锁区之扩大缩小,得以疫势为转移,在距疫区 30 华里的境内驻军一律撤出,并在封锁线严密监视行人来往,黄河两岸布置严密封锁网,河西与套内之间绝对不准通过一人。(4)在各封锁线外设置隔离所,凡到过封锁线附近之军民以及乞丐、散兵游勇等,均强迫入所隔离,供给饮食,予以一周之检验,以杜流传。(5)疫区未染疫者须与患者确实隔离,并不准出村……"同时,为了配合各项封锁措施,当地还在疫区施行了严格的检查制度:"(1)为辅助封锁力量之不足,特划区实行检查办法,由担任检查之部队遴派检查人员编成若干组,分区巡回检查。(2)每村每日至少检查一次,对偏僻村落及狼山各口内之蒙古居民,尤须特别注意检查。(3)检查人员在检查时,须戴防疫口罩,手执长竿,与民众谈话时最低隔开 7 步,如遇民妇产房不让进入者,须用长竿支开查视。(4)检查时须将鼠疫传染之迅速、医疗罔效,及防止方法如隔离、烧埋、封锁等对民众详加说明,并告以不准容留他村之来人,以免传染。(5)如查有鼠疫时,一面实行封锁,一面速行报告以便派队消除。(6)每日检查情形,有无患者,须报告一次……"①应该说,正是有这种严密的疫区隔离政策,才使得这些重大疫情能够较为快速地得以控制,没有造成更大范围的暴发。

2. 消灭疫源

消灭疫源也是传染病疫情发生后进行防治工作的重点。疫情发生后,如果疫源没有得到有效消灭,那疫病就有可能演变成地方病,成为长期肆虐当地的疫灾。消灭疫源需要从两个方面入手:一是消灭疫病传播的宿主和媒介,如鼠疫中的老鼠和蚤,疟疾中的疟蚊,血吸虫病中的钉螺;另一个是科学处理带病菌的各类物质,如鼠疫流行中染疫死亡的患者遗体,疫区中存有病菌的各类器物等。

抗战期间每次疫情发生后,都会将消灭疫病传播的宿主和媒介这项工作

---

① 绥远省政府:《为将此次办理防治鼠疫经过、杜绝方法及善后措施暨需要中央指示迅予阻力各情电请查照见复由》(1942 年 4 月),中国第二历史档案馆馆藏档案,档号:一二(6)–17917。

作为重点任务，尤其是鼠疫疫情发生后，灭鼠、蚤工作都是防疫工作的核心内容。鉴于福建省常年流行鼠疫，且 1937 年再度出现严重鼠疫疫情，当年卫生署署长刘瑞恒亲临福建指导鼠疫防治工作，他认为福建鼠疫常年不灭的原因在于灭鼠很难，"本年鼠疫，以近海边一带较烈。该地多系沙地，居民均种山芋，故鼠类即不在家宅中，而在田地中，亦尽能生活繁殖"。于是跟福建省主席商定五年扑灭计划，即在各地设立防疫机构加强灭鼠工作，"在闽南闽北闽西各设一防疫所为防治中心，疫区各县设分所，办理灭鼠及预防隔离医院等工作，照此办理，鼠疫当可扑灭"①。1940 年 11 月，浙江鄞县、衢县先后出现鼠疫流行，浙江省政府紧急颁布《关于鼠疫防范要点的电》，强调各县必须抓好五项工作，其中两项与灭鼠有关，即第三项"定期举行大扫除及按户清洁检查，尤须督促堵塞墙壁空穴"和第五条"奖励捕鼠"。② 而在浙江省政府发电之前，出现鼠疫流行的鄞县和衢县都已经开始了灭鼠工作。如衢县防治鼠疫委员会就组织防疫人员使用鼠笼、鼠夹在疫区进行捕鼠、灭鼠活动，同时，还使用来苏儿、石炭酸等药物及生石灰稀释液进行喷洒灭蚤。接着又召开防疫运动大会，动员城区民众集体进行灭鼠工作，让他们用生石灰拌碎玻璃或碎瓦片封闭鼠穴，以及捣毁鼠穴与断绝鼠粮等防鼠活动。当《浙江省政府关于鼠疫防范要点的电》传达到县后，衢县政府再次动员全县民众开展灭鼠工作，并对捕鼠成绩显著者予以表彰和奖励。不到一个月，衢县已消毒灭蚤 216 户，封闭鼠穴 1031 个，捣毁鼠穴 973 个，捕杀家鼠 5287 只。③

常德鼠疫发生后，灭鼠、蚤也成为当地防疫工作的重要内容。在该县首次召开的防疫会议上，就通过了"推定县政府、卫生院、县商会首先筹制捕鼠器壹仟俱，款由商会筹垫，三镇公所负责推销""依照县政府捕鼠竞赛办法，定于本月三十日起，举行捕鼠竞赛，按成绩优劣，分别奖惩"等议案。④ 疫情发生一个

---

① 《福建之鼠疫》，《中华医学杂志》第 23 卷第 7 期，1937 年，第 1032 页。

② 《浙江省政府关于鼠疫防范要点的电》（1940 年 12 月），象山县档案馆馆藏档案，档号：01 - 17 - 63，转引自中共浙江省委党史研究室、浙江省档案局编：《日军侵浙细菌战档案资料汇编》（第一册），第 33—34 页。

③ 邱明轩：《罪证——侵华日军衢州细菌战史实》，第 32—33 页。

④ 《常德县防疫会议记录》（1941 年 11 月 8 日），常德市档案馆馆藏档案，档号：100 - 5 - 168；转引自陈致远：《纪实：侵华日军常德细菌战》，第 49—50 页。

月后,卫生署外籍专家伯力士先后解剖了 24 只老鼠,结果发现有 5 只染疫,染疫率高达 20.8% ,预示着鼠疫将更为严重。① 在此情况下,常德防疫处再次强调灭鼠工作需要加强,"利用各种方法灭鼠,技术方面认为有效时,拟不顾一切实行焚烧房屋""军队须离城十里以上方可驻扎,时刻注意灭鼠,运来军米切实防备有鼠类潜匿"②。1942 年 8 月,湘西防疫处成立后,灭鼠工作再次作为重点议案被提出,并通过了"现届秋天,亟应加紧检验老鼠以明疫源潜伏之情形,应如何加紧捕鼠以资严防案",强调:(1)由常德县政府严令各镇镇长督饬保、甲按照原定每镇应捕缴鼠最少十只之办法,切实办理。如保、甲长不能遵□,由县政府惩办。(2)举行捕鼠运动。发动全城捕鼠运动,实行一甲一日最少捕送□只,送由镇公所收转,如甲长办理不力,惩办甲长。关于□□□不遵捕缴□□□管甲长报由镇公所严办。③

对于其他传染病,疫情出现后,也会将消灭疫病流行的中间宿主和媒介作为防疫的重要工作。1942 年,广西宾阳县发现血吸虫病疫情,为了防治该病蔓延,广西省卫生处成立了血吸虫病防治所,专门在宾阳办理该病症之调查研究及防治一切事宜,其中就有"扑灭感染区住血吸虫之中间宿主事项"④。而江西省作为抗战时期的主要血吸虫疫区,也于 1937 年 6 月在主要疫区德兴县设立疫病防治组,灭螺成为主要内容之一。1940 年,江西省防疫总队寄生虫大队第一队专门驻德兴县防治血吸虫病,不仅用酒石酸锑钠治疗血吸虫病患者,而且用硫酸铜溶液、石灰溶液灭钉螺。1941 年 4 月,该队"用硫酸铜扑灭畈大至中州田沟内钉螺蛳二次,面积计一〇四四方市尺,并割除沟旁之杂草,网捞钉螺蛳一〇九五〇个""于中州村产钉螺蛳最盛之田沟一段按四十万分之一比例加入硫酸铜作扑灭钉螺蛳之试验,二十四小时后钉螺蛳三七八二个中死者达

① 王诗恒著,张华译:《常德鼠疫及其控制方案的报告》,《湖南文理学院学报》2006 年第 6 期,第 21 页。

② 《常德防疫处三十一年度第三次会议记录》(1942 年 4 月),常德市武陵区档案馆藏档案,档号:100 - 3 - 171,转引自张华:《罪证:侵华日军常德细菌战史料集成》,第 16 页。

③ 《湖南省湘西防疫处第一次防疫会议记录》(1942 年 8 月),常德市武陵区档案馆藏档案,档号:100 - 3 - 171,转引自张华:《罪证:侵华日军常德细菌战史料集成》,第 18 页。

④ 《广西省宾阳县住血吸虫病防治所暂行组织规程》(1942 年 2 月),《广西卫生通讯》第 3 卷第 2 期,1942 年,第 37 页。

一六二〇个，约占百分之四二"，等等。①

　　疫情期间科学处理带病菌的各类物质也是消灭疫源的一项重要工作，尤其是烈性传染病中的染疫死亡病人的遗体处理、生前使用物品的处理都关系到疫情的防控效果。在鼠疫流行中，防疫委员会通常都会要求病人遗体火化处理或者是深埋处理，对于病人生前使用物品或者是疫区房屋都采取焚烧处理等办法，以彻底消灭病菌。如在福建省鼠疫流行过程中，旅居上海的闽南同乡于1937年看到福建闽南鼠疫"今年疫疠猖獗，如惠安、晋江、莆田各县全家死亡者，到处皆是，及今传播正烈，已蔓延至十余县之广，死亡枕藉，实人生最惨之浩劫"，于是组织闽南鼠疫防救委员会，向卫生署和福建省政府提出了《防救闽南鼠疫建议书》，里面就提到"染疫死亡者须即刻出葬深埋或实行火葬，除棺夫及土工外禁止送殡""染疫死亡者之被褥及一切用具，一概予以消毒或焚毁"。② 1940年鄞县鼠疫流行扑灭后，当地为了彻底消除后患，鄞县疫区善后委员会决定将疫区东后街、开明街的所有房屋全部用火焚毁，"事前均分别布置妥当，消防警务人员全体出动，当焚烧时，火光烛天，历二小时许，将疫区内房屋焚烧无遗，总计焚去住户一一五户，房屋一三七间"，焚毁过程中浙江省政府及卫生处都派员莅临监视。③而在常德鼠疫流行过程中，最初当地按照国际防疫条例，对染疫身亡者进行火葬处理，初期设有一座，后增加到三座，但在处理过程中因方式不当引起疫区民众恐慌，"因布置未周，据闻曾有并非染疫尸体亦予火葬，并有时数具尸体一同焚毁，甚或用同一火葬炉焚毁疫鼠，遂引起死者家属之怨恨及一般民众之反感，由是染病者乃隐匿不报，或分向四乡逃避"。于是，在1942年4月间，经伯力士建议，防疫处决定停止火葬，改设鼠疫公墓于郊外，按严格的尸体消毒办法处理后进行土葬。④ 在1942年的绥远鼠疫流行中，也对疫区染疫身亡的病人遗体和其他物品执行了严格的烧埋措施。当时共成立烧埋队6队，每队10人，携带防疫衣、烧埋钩子、喷雾器等物品，并携带足够多的石炭酸、升汞等防疫药品，该组的主要工作有："对罹疫死亡之

　　① 《防疫总队工作简报》，《卫生通讯》，1941年第4期。
　　② 闽南鼠疫防救委员会：《防救闽南鼠疫建议书》，《中国红十字会月刊》1937年第25期，第26—29页。
　　③ 施则青：《敌机在浙散布鼠疫菌扑灭经过》，《西南医学杂志》第1卷第1期，1941年，第49页。
　　④ 陈致远：《纪实·侵华日军常德细菌战》，第71—72页。

人,置于堆厚柴草中,将其全尸焚毁,所余之残骸,掘大深坑标埋之,埋后撒布石灰数层""执行烧房,在屋内满铺 3 尺厚柴草及牛马类,盖土燃之。屋内各种什物难保不附疫菌,绝不可稍存爱惜之心,必须全部与房俱毁"。同时,防疫委员会还做出以下要求:"通知居民捕杀鼠类并焚化之""疫区牲畜分别圈起,不准牧放,死者焚后深埋""疫区鸡、犬、猫、猪等一概击毙烧埋,绝对不准剥皮食肉,自招其危"。① 应该说,正是采取如此看似激进的疫源消灭措施,使得绥远的鼠疫疫情能够在较短的时间里得到控制,并最终扑灭。

三、在疫区实施预防注射等其他防疫活动

面对重要传染病疫情,除了采取多种方式阻断疫情传播和消除疫源外,还需要同时采取其他多种方式的防疫活动,如预防注射、防疫宣传、环境整治等活动。

1. 预防注射

预防注射本是日常防疫的重要内容,即在无疫情期间,为了加强民众的抗疫能力,采取预防注射疫苗或痘苗的方式,使之在疫情侵袭时免受疫病传染的威胁。但是在抗战时期,由于疫苗和痘苗的匮乏,导致平时的预防注射难以全面施行。而疫情发生后,为了阻止疫情的发展和传播,对未染疫者进行预防注射就成了防疫的一个必要手段。因此,每次出现重要传染病疫情,几乎都会进行预防注射活动。1937 年上海霍乱流行之前,为了防范霍乱流行,上海市政府和两租界都进行了一定的预防注射活动,但注射工作并非强制性的,而是"希望市民能通力合作""除个人受预防注射外,并须劝告家族戚友及仆役一律注射"。② 但淞沪会战导致霍乱疫情暴发后,预防注射一改非强制性,变成了民众必须履行的义务了。如上海公共租界工部局为根绝霍乱,特在汉口路设立卫生分处,为居民注射抗霍乱预防针,要求未注射者都要参加注射。③ 1940 年六七月间,广东省发生霍乱大流行,省卫生处也立马通令各县普遍施行预防注

① 绥远省政府:《为将此次办理防治鼠疫经过、杜绝方法及善后措施暨需要中央指示迅予阻力各情电请查照见复由》(1942 年 4 月),中国第二历史档案馆馆藏档案,档号:一二(6)–17917。

② 《上海防止霍乱事务所预防霍乱公告》,《医药评论》1937 年第 151 期,第 31 页。

③ 《工部局继续为居民注射抗霍乱预防针》,《时报》1937 年 10 月 24 日,第 4 版。

射。① 1942 年,江西省吉安县也出现霍乱流行,当地立即采取各种防疫措施,其中重要的一项就是对未染疫病者进行预防注射。根据档案资料记载,当时吉安县共分三次为 17338 名居民注射了霍乱伤寒混合疫苗,其中第一次注射 10152 人,第二次 4354 人,第三次 2732 人,另外为 1470 名居民注射了单纯的霍乱疫苗。②

霍乱如此,鼠疫也一样。在衢县鼠疫和常德鼠疫流行过程中,对未染疫者进行预防注射都是防疫过程中的核心工作。衢县鼠疫疫情发生后,衢县防治鼠疫委员会第一次会议提出的 10 项应急措施中就提出实施鼠疫苗预防注射的任务。随后,驻衢军政部第四防疫分队及县卫生院就派出预防注射小组在衢县鼠疫流行区对居民进行鼠疫苗预防注射。由于注射过程中有接种者表现出发热、畏寒、局部肿痛等现象,导致出现逃避和拒接预防注射的情况。不久,浙江省医疗防疫大队来衢后,一面宣传注射鼠疫预防针的目的和意义,一面动员机关团体公职人员和驻衢军队官兵率先注射,使居民提高认识。不到一个月,衢县城区接受注射的人口已达 9562 人,疫区人口的受注率从 40% 迅速提高到 70% 以上。1942 年衢县再度发生鼠疫流行时,中央卫生署给衢县调拨鼠疫苗 12 箱,衢县卫生院及驻衢省医疗防疫大队共同组成预防注射队在城乡鼠疫流行区进行鼠疫苗预防注射,由于拒注与因故漏注情况比较普遍,为此,衢县防疫委员会决定对疫区居民施行强迫预防注射,对逃避注射与漏注者由当地保甲长负责追回补注,使得衢县在 1943 年接受鼠疫苗预防注射者达 31574 人。③

而常德鼠疫发生后,在首次召开的防疫会议上,也提出了"俟省府疫苗发下,定期举行防疫注射"的决议,并于 1942 年 3 月召开的年度第二次防疫会议上通过了"普通防疫注射应如何推进案",强调"本城居民,除孕妇、婴儿及重病者外,一律予以鼠疫疫苗注射""以挨户实施为原则,由保、甲长领导,军警协助,按户籍名册——举行注射后登记姓名,发给注射证""注射后,由县府指派

① 广东省地方史志编纂委员会:《广东省志·卫生志》,第 25 页。

② 吉安县卫生院:《吉安县卫生院三十一防治霍乱工作报告》,江西省档案馆藏档案,档号:J032 -1-00065-0294。

③ 邱明轩:《罪证——侵华日军衢州细菌战史实》,第 28—29 页。

干员按户籍册查验注射证,无证者押解附近之医务机关,补行注射,并查明原因分别惩处"。① 同年 8 月,湘西防疫处成立后的第一次防疫会议上,预防注射工作再次作为重点议案被强调,会议通过了"关于预防注射应采取何种方式始能达到普遍注射之目的案",决议"普遍注射时派武装兵若干管制交通,封锁要道,然后由甲长劝导民众循环注射""因重病及孕妇、婴儿、老弱不能即行注射者,由注射人员斟酌情形办理之"。② 到 1943 年,为了进一步加强常德疫区的预防注射问题,常德警备司令部发出了"防疫如作战"的口号,强调"防疫工作应以军事上之非常办法处置之,故预防注射亦须严格执行",为此,该司令部还提出了"未经注射民众不发给购盐证"的动议。③

2. 防疫宣传

在发生疫病流行后,开展积极的防疫宣传也是非常重要的举措。抗战时期,现代卫生观念并未深入人心,多数民众对于疾病的认知还十分缺乏,虽然在未发生疫情时,卫生机构和社会组织也会开展一些防疫宣传活动,但民众中主动了解者甚少。到疫情发生,由于缺少必要的防疫知识,民众对于防疫过程中的各项工作不甚理解,甚至出现不配合的现象。因此,疫情发生后,有针对性地加强防疫宣传就十分必要。每当出现重大疫情时,无论是国家层面还是地方层面,都会强调防疫宣传工作的重要性,并展开积极宣传。1942 年,西南地区多地先后发现霍乱,为了防患于未然,卫生署启动了大规模的防疫宣传活动,"特印发最近霍乱疫情表一份,预防霍乱须知一份及标语漫画各一套,相应随函传达,即请查照并祈转饬所属密切注意防范为荷"。其中宣传标语有"霍乱病危险赶快预防""要防霍乱伤寒赤痢快灭苍蝇""厕所离厨房不宜太近""真性霍乱病半天就送命""不要喝生水快打预防针""有病快就医不可信鬼神""生了霍乱快送医院""生水不可入口""苍蝇叮过的饮食物品不可入口""饮用的水要消毒""不可吃摊担上的生食物""要防霍乱快打预防针""霍乱病

① 《常德防疫处三十一年度第二次会议记录》(1942 年 3 月),常德市武陵区档案馆藏档案,档号:100 - 3 - 171,转引自张华:《罪证:侵华日军常德细菌战史料集成》,第 9 页。
② 《湖南省湘西防疫处第一次防疫会议记录》(1942 年 8 月),常德市武陵区档案馆藏档案,档号:100 - 3 - 171,转引自张华:《罪证:侵华日军常德细菌战史料集成》,第 18—19 页。
③ 《湖南省湘西防疫处座谈会记录》(1943 年 3 月),常德市武陵区档案馆藏档案,档号:100 - 3 - 171,转引自张华:《罪证:侵华日军常德细菌战史料集成》,第 25 页。

流行减少抗战力量""有人发现吐泄赶快报卫生机关""当厨夫饮前便后定要洗手""勿接触霍乱病人""取消离水井太近的厕所""霍乱病人的吐泄物要加石灰掩埋""空袭可怕　霍乱病更可怕""霍乱病人的食具要煮过消毒"等二十余条。而《预防须知》的主要内容分为集团方面和个人方面，集团方面主要就饮水消毒、厕所卫生、厨房卫生、同桌分筷及疫情报告作了详细规定，而个人方面则要求"不喝生水、不吃生冷食物、不吃苍蝇叮过的食物、不和吐泻的接触或共食具便具及赶快注射霍乱预防针"①。

疫情发生后，地方政府和卫生机构也会积极开展防疫宣传活动。如常德在确认日军飞机散播鼠疫杆菌但还未发生疫情时，就开始了鼠疫的防疫宣传活动，"举行防疫宣传大会，由县府严令各镇公所，饬每户派一人参加，并由卫生院及广德医院派人出席讲演"及"由县卫生院及广德医院编拟防疫特刊，请《民报》《新潮日报》义务刊登，并拟制标语分发各机关团体缮贴"。② 在疫情发生后，防疫宣传持续进行，常德防疫处还通过了《应采何种有效方式以加强防疫宣传案》，提出：采用墙壁防疫漫画、壁报、街头剧、传单及不定期特刊等方法，由宣传股设计进行，费用由防疫处拨发。③ 而在 1942 年江西省吉安县的霍乱流行中，为了防止疫病蔓延，当地也进行了防疫宣传活动，如进行了公开演讲 10 次，听讲人数 3990 人，各别谈话 352 次，谈话人数 727 人，文字宣传 2 次。④

3. 环境整治

疫病的滋生和传播与环境卫生情况息息相关。如在上海的霍乱流行过程中，南市的疫情一直比其他区域更为严重，每次都成为上海霍乱疫情的重灾区，根本原因就在于该地的环境卫生问题非常糟糕。当时，南市的沟渠淤塞、污水蔓延、垃圾成堆。如此环境卫生，疫情一旦发生，其传播势必更快，疫情自

---

① 《预防霍乱须知、最近发现霍乱疫情表及有关文书》（1942 年 6 月），中国第二历史档案馆藏档案，档号：十二（6）-17919。

② 《常德县防疫会议记录》（1941 年 11 月），常德市武陵区档案馆藏档案，档号：100-3-171，转引自张华：《罪证：侵华日军常德细菌战史料集成》，第 5 页。

③ 《常德防疫处三十一年度第二次会议记录》（1942 年 3 月），常德市武陵区档案馆藏档案，档号：100-3-171，转引自张华：《罪证：侵华日军常德细菌战史料集成》，第 9 页。

④ 吉安县卫生院：《吉安县卫生院三十一防治霍乱工作报告》，江西省档案馆藏档案，档号：J032-1-00065-0294。

然也更为剧烈。因此,在抗战时期,一旦有疫情发生,整治环境卫生都会成为防疫过程中的一项重要措施。

1940 年衢县鼠疫发生后,浙江第五区(衢州)行政督察署专员公署就对下属各县下达了"开展清洁卫生运动,防止鼠疫流行"指示。而衢县也立即召开了以环境卫生整治为主要内容的城区防疫动员大会,将 12 月 5 日定为清洁大扫除日,并颁布了《衢县城区防疫运动清洁大扫除办法》,要求城区全体民众人人动手,清除各户内外所有垃圾杂物,不得有一屑一片留存;各家各户将清扫出的一切垃圾污物堆于门头,由警察局清道队统一运至城外指定的 5 处垃圾堆放场,进行焚毁与消毒处理;各家各户在清扫结束后,用生石灰粉撒播于地面,尤以地穴、湿地等撒播宜应周密,以利用环境消毒。此后,衢县开展了大规模的环境卫生整治工作,鼠疫防治委员会还组织人员对该项工作进行了检查,共抽查 202 户,其中被认为清洁户 83 户,不清洁户 119 户。对此,县政府令警察局专门派员协同各保、甲长督促不清洁户予以立即改正,对违抗者予以拘役。在这次环境卫生整治工作之后,该县还建立了每周一次的定期卫生大扫除制度。随着衢县鼠疫疫情的长时间流行,当地的环境卫生整治工作也一直持续。如在 1941 年 11 月,第五区行署颁布了《第五区暨衢县环境卫生纲要》,将环境清洁卫生工作纳入衢州各县的政府工作任务之一,并予以实施。1942年 2 月,衢县防疫委员会颁布《衢县城区防疫清洁运动规定》,继续深入持久地动员民众开展清洁卫生运动,以改善环境卫生面貌。该县县长还亲自编写了环境卫生整治的口号:"照得防治鼠疫,首要地方清洁;各户屋内门前,随时扫除垃圾;移置制定处所,不得任意堆积……逐日挨户检查,决不徇情姑息;如有故意违反,罚锾服役不恤;城区住店各户,其各凛凛切切。"[1]在环境卫生整治过程中,衢县鼠疫防治委员会还特别注重对疫区的消毒工作。1940 年 12 月,在衢县全城开展卫生大扫除的同时,专业防疫队伍也开始对疫区内所有街、巷、里弄的墙壁、地面等外环境及疫户住宅内的卧室、客厅和厨房等内环境进行消毒药物喷洒和烟熏消毒。这种消毒工作也一直伴随着衢县疫情发展而持

---

① 邱明轩:《罪证——侵华日军衢州细菌战史实》,第 37 页。

续,如在 1942 年 3 月 11 日至 24 日间,该县就消毒 955 户共 2990 间房屋。①

在 1942 年江西省吉安县的霍乱流行中,当地也进行了大规模的环境卫生整治工作。由于霍乱疫情与各种水源及病人密切接触物密切相关,因此防疫机构组织人员对各种水源、房屋、衣具及病人排泄物进行了系统的消毒。自当年 7 月 1 日至 10 月底,当地共消毒河水 416 次,井泉 534 次,缸水 120 次,厕所 445 次,患者房屋 153 次,衣具 166 次,病人排泄物 742 次。② 同时,在疫情发作期间,防疫机构还进行了严密的卫生检查活动,对与霍乱流行有着重要影响的饮水、食物、公共场所、户外清洁、户内清洁等问题进行了各种检查,具体如表 4 - 1 所示。这些检查活动有效地提升了疫区的环境卫生情况,缓解了疫情的传播和扩散,对于疫情的消灭起到了非常重要的作用。

表 4 - 1　1942 年江西吉安霍乱疫情暴发期间的卫生检查情况统计

类别\事项		饮水	饮食物	公共场所	户外清洁	户内清洁	其他	共计
视察		192	1291	1176	662	751	72	4144
调查或复查		111	855	478	212	147	—	1803
指导或警戒		568	181	59	184	124	—	1356
取缔	具结	1	81	59	—	—	—	141
	处罚	—	5	3	—	—	—	8
	没收物品	—	—	25	—	—	—	25
总计		871	2314	2010	1058	1022	72	7447

资料来源:吉安县卫生院:《吉安县卫生院三十一防治霍乱工作报告》,江西省档案馆藏档案,档号:J032 - 1 - 00065 - 0294。

四、严格施行检疫制度

检疫是"对可能与传染病接触过的人或其他生物的活动加以限制,直到确

---

① 邱明轩:《罪证——侵华日军衢州细菌战史实》,第 27 页。
② 吉安县卫生院:《吉安县卫生院三十一防治霍乱工作报告》,江西省档案馆藏档案,档号:J032 - 1 - 00065 - 0294。

认他们未曾受到感染为止的一种措施,其目的是防止传染病,主要是检疫传染病的传播"①。检疫作为现代公共卫生制度的主要内容之一,伴随着卫生制度的近代化过程从西方引入我国,主要是应对疫病流行而启动的临时性措施。在我国,检疫最早应用在海港方面,"自交通日繁,病种亦随地随人而转移焉。故欲保一国之健康,更必除外来之疾病。此客民检病之所以为要也"②。当时的检疫是"依指施行检查、隔离及其他防检疫病之必要方法手段,以及船只、人员、兽类、货物等项之消毒而言,其目的在防止人与动物等各种疫病之传入及散布"③。在我国,最早实施检疫制度的城市为上海和厦门。清同治十二年(1873),为了预防新加坡、暹罗和马来半岛等地霍乱疫情的传入,厦门海关税务司于是年 8 月 21 日拟定了"厦门口岸保护传染瘟疫"三条检疫章程,由海关监管,实施港口检疫。④ 清宣统二年(1910),中国东北三省出现鼠疫流行,外地来广州的船舶大部分停泊在白鹅潭,居住沙面的外国领事馆人员受到鼠疫威胁,因此驻广州领事团要求粤海关筹办检疫,次年 2 月 14 日广州正式施行海港检疫。⑤ 也正是在清末东北鼠疫的流行过程中,检疫由边境扩展到内陆。在疫情发生时,疫区各地开始大范围地实施检疫制度,如奉天就颁布了《奉天省城防疫事务所修改八关检疫分所暂行规则》,实行办理检疫事务,检查出入行人及车辆应否准其通行及禁止等事。⑥ 而河北省城保定为了防止鼠疫传染至当地,也在西关火车站设立了临时检疫所开展检疫工作,"凡火车搭客在保定下车者,无论何人均须一律受检查明,无疫者即刻放行……凡检有身染鼠疫者即时送往临时病院医治,其携带行李衣物等件一并送往消毒"⑦。

南京国民政府成立后,卫生检疫工作进一步加强。1930 年,我国全面收回长期被西方国家把持的海港检疫权,卫生署为此专门成立了海港检疫管理处,并颁布了《海港检疫章程》,领导各海港进行检疫工作,同时在各海港成立检疫

① 黄宝璜:《中国医学百科全书·流行病学》,上海科技出版社 1984 年版,第 42 页。
② 普澄:《卫生学概论》,《江苏》1903 年第 4 期,第 79 页。
③ 《海港检疫章程》(1930 年 6 月),《军事汇刊》1930 年第 5 期,第 1 页。
④ 福建省地方志编纂委员会:《福建省卫生志》,第 104 页。
⑤ 广州市地方编纂委员会:《广州市志(卷十五):体育卫生志》,第 354 页。
⑥ 焦润明:《清末东北三省鼠疫灾难及防疫措施研究》,北京师范大学出版社 2011 年版,第 95 页。
⑦ 《保定省城临时检疫所章程》,《北洋官报》1911 年第 2718 期,第 10 页。

所加强防疫工作,各检疫所"直隶于卫生部,掌理检验船只、预防疫症传染事项"①。广州海港检疫所被中国政府收回后,立刻制定了全新的《广州检疫条例》,规定检疫传染病为霍乱、天花、鼠疫、斑疹伤寒、黄热病。同时,检疫业务工作也进一步拓展,除了查验船舶、检查旅客外,还进行熏蒸消毒、杀虫、灭鼠和疫情收集,传染病调查,病人收容、隔离和门诊以及入出境人员的接种牛痘等工作。② 在加强海港检疫的同时,内陆的检疫工作也得到进一步强化。当疫情发生时,防疫机构都会成立检疫所、站,推进民众检疫工作。1931 年,湖北省洪水成灾,武汉市区及天门、沔阳的灾民 50 余万人集聚武汉市区铁路埂上和黑山、洪山的山坡荒地上,导致疫病蔓延。为了防止疫病扩散,国民政府水灾委员会卫生防疫组就在武汉关设车船检疫所,执行车船检疫。③ 1932 年,在全国霍乱大流行过程中,济南市政府为了预防霍乱蔓延至当地,决定外地旅客进入济南的主要车站"特设临时检疫所,专司检验旅客,认有疑似传染病者施行隔离及预防治疗"④。1935 年,闽北南平、顺昌,闽南龙岩等县发生鼠疫,为了防范鼠疫蔓延传播,福建省政府"特令省会公安局暨水警总队会组检疫队,在入省要道严格检查,并筹备隔离治疗"⑤。当时,检疫工作主要围绕疫情的发展来进行,疫情发生后,检疫工作立即就开展,一旦疫情结束,检疫工作也随之结束。如 1936 年香港因天花流行被宣布为天花疫港时,广州海港检疫所就在大沙头设立广九铁路检疫站,对来自香港和铁路沿线的旅客进行检疫及预防接种。到了 1937 年,香港天花疫情结束,宣布撤销天花疫区,广九铁路检疫站随之撤销。⑥

进入全面抗战后,随着疫情的加剧,防疫过程中的检疫工作进一步加强。在海港检疫方面,只要有地方发生疫情成为疫港后,其他海港对疫区来船就会实施严格的检疫措施。在 1937 年 8 月,华南地区出现霍乱流行,上海海港检

---

① 《海港检疫所组织章程》,《卫生公报》第 2 卷第 9 期,1930 年,第 57 页。
② 广州市地方编纂委员会:《广州市志(卷十五):体育卫生志》,第 354 页。
③ 湖北省地方志编纂委员会:《湖北省志·卫生志》,第 50 页。
④ 《济南市政府临时检疫所组织章程》(1932 年 7 月),《济南市市政月刊》第 5 卷第 4 期,1932 年,第 16—17 页。
⑤ 《闽省府令组检疫队》,《时报》1935 年 5 月 8 日,第 5 版。
⑥ 广州市地方志编纂委员会:《广州市志(卷十五):体育卫生志》,第 356 页。

疫处就决定"对海口、广州来沪的船只,实施检疫限制"①。在1940年宁波鼠疫发生后,上海的江海关为了避免鼠疫传染至上海,"特在吴淞口外设立检疫处,并规定检查疫疠办法,凡来自浙省海岸之轮只客货,均须经过检疫消毒手续,方可进口"。检疫工作一直持续到1941年1月下旬,"海关方面以现在浙省鼠疫已告扑灭,无再检查之必要,故对于航行浙海之轮只,将定二月一日起,实行停止"②。面对各地层出不穷的疫情,当时的广州海港检疫所也持续加强检疫工作,对进入广州的船只和旅客进行检疫,工作一直持续到广州沦陷,其当时的检疫工作如表4-2所示。

表4-2 全面抗战早期阶段广州海港检疫所检验入口船只、旅客统计表

年份	入口船只(只)	吨数(吨)	旅客数(人)
1937	1192	1352987	54729
1938	1442	1449180	63271
1939	1006	1079822	41905

资料来源:《广州市志(卷十五):体育卫生志》,第356页。

除了海港检疫,陆路检疫在抗战时期也特别受重视。只要有疫情发生,防疫机构都会强调疫区检疫及周边交通陆路检疫的重要性,要求在疫区周边甚至外围的交通要道上设立检疫所或者检疫站,严格实施检疫工作。如当时《安徽省省会夏令卫生运动委员会防疫组工作实施办法》就明确规定:"邻近省县如有疫情发现,择相当地点设置检疫站就近积极施行检疫办法。"③1938年,湖南省常德、澧县、津市等地霍乱广泛流行,湖南省政府派卫生巡回工作队到疫区防治,并携带大批霍乱疫苗在车站、码头设置检疫站开展预防注射,注射后发给注射证,过往旅客无证者,则强行注射,方许入境。④ 同时,卫生署也以湖南省发现霍乱流行致函各省在交通码头设站检疫。接到指令后,福建省"即由

① 《华南霍乱流行,广州海口来船今日实施检疫》,《时报》1937年8月13日,第6版。
② 《江海关检疫工作下月一日停止》,《中国商报》1941年1月22日,第3版。
③ 《安徽省省会夏令卫生运动委员会组织大纲宣传组工作实施办法等及有关文书》(1941年6月),中国第二历史档案馆馆藏档案,档号:十一-7578。
④ 常德市编纂委员会:《常德市志》,中国科学技术出版社1993年版,第89—90页。

卫生处制就检疫臂章及注射证，由府令邵武、崇安、浦城、长汀等县府，福州卫生事务所择适宜地点认真办理检疫工作，并分请军警尽量予以协助"①。而广西省政府也在全州、梧州、龙州、六寨等口岸和交通要道，设立卫生检疫站，对霍乱等疫病进行严格检查。② 1939 年夏，在全国霍乱疫情初发时，为了保持陪都重庆免受霍乱疫情侵袭，卫生署医疗防疫总队部就拟订了防止霍乱实施办法，强调"际此霍乱初发现之时，首要工作率先为检疫隔离，以免传播猖獗"，除了发函请四川省卫生实验处在贵阳至重庆、成都至重庆等公路办理检疫外，还令防疫总队下属各队在各地开展检疫工作。③

为了加强疫情发生后的检疫工作，有些省份甚至会根据本地主要疫病流行特点，预先制定检疫细则或者规则。1938 年，贵州省为了加强防疫中的检疫工作，出台了《贵州省临时防疫处检疫队检疫细则》，要求在疫情发生时，"本省各公路线出境或入境公路车辆、机关或私人汽车及步行旅客到达检疫站后，应令其停止，听候检疫"④。而广东省则在 1939 年专门通过了《广东省流行性脑脊髓膜炎检疫暂行规则》，强调"发现有脑膜炎或脑膜炎有流行之处地方得由卫生处宣布为脑膜炎疫区"，同时"在脑膜炎疫区得就其交通要道设置若干检疫站，凡由疫区往各处之任何人等均应受检疫站检疫，不得违抗"。⑤

而在重大疫情发生后，检疫工作更是防疫过程的重要举措，不仅在疫区实行严格的交通管制和车站检疫，而且在疫区的外围地区设立专门的检疫站开展检疫工作。1940 年夏，四川省北部的剑阁、南部先后发生霍乱流行，并迅速蔓延到阆中、梓潼、苍溪、三台、广元、乐山等地，为阻止疫情扩散，中央卫生署及四川卫生实验处于重庆、成都等地始设检疫站，展开各县霍乱检疫工作。⑥ 同年衢州鼠疫发生后，为了防止鼠疫疫区居民任意外出，以及非疫区居民任意进入疫区，造成疫情扩散，当地也施行了严格的检疫措施，"疫区虽已执行严密

---

① 《办理霍乱检疫工作》，《闽政月刊》第 3 卷第 1 期，1938 年，第 47 页。
② 广西壮族自治区地方志编纂委员会：《广西通志·医疗卫生》，第 83 页。
③ 《据医疗防疫队总队呈拟订防止霍乱实施办法仰遵照办理》，《内政公报》第 12 卷第 4—6 期，1939 年，第 53 页。
④ 《贵州省临时防疫处检疫队检疫细则》，《贵州省政府公报》1938 年第 34 期，第 11 页。
⑤ 《广东省流行性脑脊髓膜炎检疫暂行规则》，《广东卫生》1939 年创刊号，第 8 页。
⑥ 《四川省医药卫生志》，第 140 页。

封锁,疫区居民难免仍有部分乘隙逃出,为防止疫病蔓延起见,决定实行交通管制,凡乘火车、汽车的旅客,应经车站检疫处检疫,或持有专署、县政府、县卫生院以及本会签发的证明书者,始许搭乘。交通证明书统一由本会印发"①。接着,浙江省第五区行署下令,在衢县火车站与汽车站设立检疫站,除县防治鼠疫委员会工作人员及车辆外,所有居民及车辆都禁止出入封锁区,而且疫区居民也不能进入非疫区,所有外出的旅客都要凭借防疫委员会开具的预防注射证明,并在车站接受检疫。1941 年 3 月,衢县鼠疫流行日趋严重,并波及农村,为了防止鼠疫通过铁路运输扩散蔓延各地,浙赣铁路局即时下令封闭衢州火车站,不许旅客与行旅、货物在衢州车站上下,火车过境时,紧闭车窗车门,疾驰而过;过往衢县的汽车及船只,在车站、码头停靠时只准下客、卸货,不准上客、上货。同时,其周边区域也实行了严格的检疫措施,如江西省在衢县鼠疫发生后不久就出台了《江西全省卫生处预防鼠疫暂行办法》,决定在浙赣边境开展检疫工作:"玉山、广丰两县均暂设检疫所各一所,所主任由当地卫生院院长兼任。又,玉山县属之下镇另设检疫所一所,商调卫生署医疗防疫第三队担任""其他赣东各县视事实之需要,得酌设检疫所或防疫队""凡入境之行旅,无论军民及执役人等,均须接受检疫人员之检查,遇有鼠疫及疑似患者,均应留所分别治疗或施以七日之隔离。地方发现鼠疫,经检疫及防疫机关断定属实时,得请地方行政长官隔绝市、街、村落之全部或一部分之交通"②。

在 1942 年的绥西鼠疫流行中,检疫工作也是作为主要防疫手段在疫区广泛使用。在疫情发生后不久,疫区涉及主要省份宁夏省卫生处就联合十七集团军军医及西北防疫第六大队等机构在今宁夏的陶乐、吴忠之沙葱沟及今内蒙古自治区的阿左旗(时名定远营)、鄂克旗、东蒙旗、磴口等处设检疫站,对进出疫区的人货施行严格检疫。这次鼠疫的流行还直接推动了疫区所在省份的检疫制度发展。如宁夏就在当时颁布了《宁夏省防疫委员会检疫站暂行办法》,对该省应对疫情的检疫制度进行了详细规定,强调"为防止鼠疫之传入,

---

① 四川省医药工生态编纂委员会:《衢县防治鼠疫委员会第三次会议记录》,邱明轩:《罪证——侵华日军衢州细菌战史实》,第 54 页。

② 《江西省政府关于卫生处宸具预防鼠疫办法的代电＋原办法一份》(1940 年 12 月),江西省档案馆藏档案,档号:J016－3－01752－0052。

特依据传染病预防条例第四条之规定，暂在磴口、陶乐、石嘴山、定远营及沙葱沟设立检疫站（以下简称本站），必要时得随时增设之""凡由绥远、蒙古地及认为有来自疫区可疑之旅客（包括军政学商工男女老幼），均需受本站检查，并不得拒绝""凡受检查之旅客及行李或货物，经过七日后，认为无疫症可疑者，由本站签发'检疫通行证'准予通行，如在检疫期间发生疫症，得再延长其检疫期"。[1]

第二节　开展常态化的疫病预防工作

疫病应对的最好方式，并不是疫情发生后的治疗和防控，而是疫病发生前的预防。抗战时期，由于疫情频繁，使得国民政府自上而下都体会到了战时疫病流行带来的严重灾难，于是更为强调疫病发生前的预防工作。当时卫生署防疫处处长容启荣就直言："防疫工作，为卫生事业中之重要部门，此人人所共喻，其目的在事先预防疫疠之发生。"[2]

一、积极防范日军细菌战

对于日本长时间进行细菌战研究的各项活动，中国政府其实一直都非常警惕。全面抗战发生后，随着两国军队在战场上大规模厮杀，日军处于战事不利时，经常实施细菌战和毒气战，导致中国军民遭受严重伤害。1938 年 3 月，日军决定以百架飞机向陕北数十县军民施放剧性伤寒病菌。得知这一消息后，国民革命军第八路军总司令朱德和副总司令彭德怀立即发出通电，呼吁各界抗议和制止日本拟订的实施细菌战的计划，同时请各界给予八路军、陕北和晋冀鲁区域民众以防毒防疫的物资帮助。[3] 在八路军通电发出后，日军不顾各界谴责，在各个战场实施了细菌战，"于各重要村镇饮水井内大量散放霍乱、伤寒等病菌，故华北月来，疫病流行，势颇猖獗，我民众染疫而亡者在八月份之一

① 《宁夏省防疫委员会检疫站暂行办法》，《宁夏省政府公报》1942 年第 141 期，第 19—20 页。
② 容启荣：《战时防疫工作之基本要则》，《实验卫生季刊》第 1 卷第 1 期，1943 年，第 7 页。
③ 《敌将放毒菌杀我民众，朱德总司令通呼吁全国、全世界人民抗议敌暴行》，《新华日报》1938 年 3 月 29 日。

个月中已达四五万人"①"豫北敌以迭遭我袭击,伤亡惨重,乃在道路两侧地区,滥施霍乱及疟疾病菌,民众罹毒者甚众,内黄、博爱等县尤剧,每村均由百数十人,惨绝寰宇,无复人性"②。自此,我国政府和军民开始制定各项防范日军细菌战的措施,并随着日军细菌战方式的改变而不停调整。

日军细菌战最早采用的是人为投放方式,因此国民政府要求各地加强防范,尤其是注意日军派汉奸冒充难民进行投毒。1939 年,中国军队接到有关日军实施细菌战的情报:"敌利用夏初气候,派汉奸冒充难民,携带热水瓶,内藏霍乱、鼠疫、赤痢、伤寒等传染病菌,潜入粤、桂、滇、蜀,设计散发于我军阵地水质中,并兼探我陆、空军情况。其派往重庆、桂林、西安、金华、韶关等处者,已于四月十六日分由海南岛、厦门、汕头、温州、汉口出发;第二批现在潜伏虹口福民医院内实习,不久由南通、长江赴各处工作。"③随后,国民政府分别致电各地要求传达并加强防范,如浙江省就先后发出了《浙江省政府关于防范敌派汉奸冒充难民携带霍乱、赤痢、伤寒等传染病菌潜入散发的电》《浙江全省防空司令部关于严密侦防敌派汉奸冒充难民携带病菌设计散于我军阵地水中以图毒死我民众的训令》电文,要求各地"严密侦防为要"④。1939 年 8 月,日军运送大批毒性药精到浙东岱山,分发海匪、汉奸投放到浙东各地的水井和河内,驻扎在江西上饶的第三战区副司令长官顾祝同急电蒋介石,提请注意防范。

1940 年 10 月,日军先后在浙江省多地播散鼠疫杆菌实施细菌战,并导致鄞县、衢县等地鼠疫流行。在初步确认两地鼠疫为日军飞机散播病菌所致后,浙江省政府立即发布了《关于遇有敌机散布传单或任何物品应立即焚毁以资防范的密电》,称:"查甬衢先后发生鼠疫,据报病菌由敌机传播,虽未经切实证明,但事有可能,嗣后遇有敌机散布传单或任何物品应立即焚毁,以资防范,并

① 《华北敌寇施放病菌》,《新华日报》1938 年 9 月 22 日。
② 《朱德、彭德怀报告日寇在豫北地区滥施霍乱及疟疾病菌之罪行电》(1938 年 10 月),转引自中央档案馆、中国第二历史档案馆、吉林省社会科学院合编:《日本帝国主义侵华档案资料选编——细菌战与毒气战》,第 357 页。
③ 《国民政府军事委员会致重庆卫戍总司令部电》,中国第二历史档案馆馆藏档案,档案号:801 -391。
④ 《浙江全省防空司令部关于严密侦防敌派汉奸冒充难民携带病菌设计散于我军阵地水中以图毒死我民众的训令》(1939 年 7 月),浙江省遂昌县档案馆藏档案,档号:M9-1-41,转引自中共浙江省委党史研究室、浙江省档案局编《日军侵浙细菌战档案资料汇编》(第一册),第 4 页。

饬属遵照等因。奉此,以后各县如发现传单及其他物品除妥慎保存样品一份以待检查及化验外,应即予焚毁。"①接着,浙江省政府又特地制定《各县办理防制鼠疫要点》《浙江省鼠疫疫情报告办法》《浙江省防制鼠疫紧急处置办法》《浙江省敌机空掷物品紧急处置办法》各一种发往各县,要求各地"切实遵照办理,随时具报,不得怠忽为要"②。其中《浙江省敌机空掷物品紧急处置办法》就是为防范敌机散播病菌而特别制定的,要求"如有空掷物品落下,须就当时空掷情况落下地点紧急报告县政府,并分电省防空司令部",所有空掷物品"应由县卫生机关加封保存,由县政府派员专送省卫生处检定""空掷物品之紧急处置经过,须由县政府及县卫生机关于十二小时内分别详报省卫生处,不得延误"。③

1941年1月,卫生署最终确认浙江两地鼠疫的确为日军飞机播散病菌所致,立即会同军政部军医署并邀请国联防疫专家伯力士举行紧急会议,拟具《防制敌机散播鼠疫菌实施方案(卫生技术部分)》,并下发全国各地卫生机关切实执行,"查案内第四、五、六、十各项有关地方准备防疫工作至为重要,除分电外用特随电抄发该方案一份即希查照切实准备办理报署为要"④。

这些防范日军实施细菌战的各种通告和技术方案很快传达到了各地,各地也对此高度重视。如湖南省常德县警察局在1941年2月召开的第十五次局务会议上就特别传达了《常德县政府通令为敌机在金华散放鼠疫杆菌仰注意防范》的报告,要求警察密切注意。也正是因为有过这种防止日军细菌战的宣传,使得1941年11月日军飞机在常德上空投下大量谷麦颗粒等物后,民众能够对此高度警觉,紧急收集部分空投物资送往广德医院化验,很快确认了空投物中有

---

① 《浙江省政府关于遇有敌机散布传单或任何物品应立即焚毁以资防范的密电》(1940年12月),浙江省遂昌县档案馆馆藏档案,档号:2-3-4,转引自中共浙江省委党史研究室、浙江省档案局编《日军侵浙细菌战档案资料汇编》(第一册),第35页。

② 《浙江省政府关于订发防治鼠疫各种办法及要点的电》(1940年12月),浙江省象山县档案馆馆藏档案,档号:01-17-63,转引自中共浙江省委党史研究室、浙江省档案局编:《日军侵浙细菌战档案资料汇编》(第一册),第33页。

③ 《浙江省卫生处关于分发〈浙江省敌机空掷物品紧急处置办法〉电》(1940年12月),浙江省义乌市档案馆馆藏档案,档号:M334-001-0353-005。转引自义乌市档案馆编:《侵华日军义乌细菌战民国档案汇编》,第1页。

④ 《卫生署关于印发〈防制敌机散播鼠疫菌实施方案(卫生技术部分)〉的电》(1941年2月),浙江省档案馆馆藏档案,档号:L036-000-058。

疑似鼠疫杆菌成分。使得常德县能够在疫情尚未发生前快速召开防疫会议,并快速组建防疫委员会,同时急电湖南省政府及卫生处请求各种援助。①

在日军对常德发动细菌战后,防范敌机散播细菌成了防止疫病的重要任务,也成了当时的核心工作。重庆卫成总司令部还发出密令:

案奉军事委员会十一月令一享伟字第二〇五六八号虞代电开:"根据支卯敌机一架在常德附近投掷布、帛、豆、麦等物,乡民有拾者当即中毒,等情。除分电各战区、绥署外,仰即转饬军民注意防范为要。"等因。奉此。除分令外,合行仰该司令饬属注意防范。有此类事件发生,应即将毒物呈缴卫生机关予以代验,免受□□为要,此令。②

同时,行政院于1941年12月向全国颁发了《处理敌机掷下物品须知》和《防制敌机散播鼠疫杆菌实施办法》。其中《处理敌机掷下物品须知》强调"所有掷下物品,均应认为有沾染毒菌或毒物之可能务须避免用手直接接触该项物品即用以扫除或集合该项物品之器具用后亦应消毒"③。而《防制敌机散播鼠疫杆菌实施办法》也明确要求"军政部、卫生署分别令饬各军旅、省市卫生机关设法训练各该地支担任防空人员灌输防疫及消毒常识俾能于必要时防范"④。

1944年,处于败退中的日军再次大规模实施细菌战,各地接到指令后纷纷加强防范,江西省政府就向省府各部门和下属各县发电:案准第九战区司令长官司令部三十三年(1944)一月坤字第0574号代电开:奉委座子马电,敌人大本营于亥□起,以运输机陆续载伤寒、白喉、鼠疫各细菌炸弹三万枚来华准备投用等因,请转饬所属注意防范等由。准此,除分电外,仰饬所属注意防范为要。⑤

① 《常德县防疫会议记录》(1941年11月8日),常德市武陵区档案馆藏档案,档案号:100-5-168,转引自张华:《罪证:侵华日军常德细菌战史料集成》,第5—6页。
② 《重庆卫成总司令密令》(1941年11月),中国第二历史档案馆藏档案,档案号:802-319。
③ 交通部:《行政院令发防制敌机散播鼠疫杆菌实施办法暨处理敌机掷下物品须知转饬遵照由》(1941年12月),江西省档案馆藏档案,档号:J022-1-00178-0120。
④ 交通部:《行政院令发防制敌机散播鼠疫杆菌实施办法暨处理敌机掷下物品须知转饬遵照由》(1941年12月),江西省档案馆藏档案,档号:J022-1-00178-0120。
⑤ 江西省政府建设厅:《奉省府电准第九战区代电以敌机陆续运载伤寒白喉鼠疫各细菌弹来华投用仰饬属防范等因电请注意防范由》(1944年3月),江西省档案馆藏档案,档号:J023-1-01900-0098。

二、持续展开人工免疫工作

人工免疫工作即为预防注射和接种工作。其实，预防注射、接种工作并非疫情发生时才实施的防疫手段，而是日常防疫中的一项重要内容，即在无疫情期间，为了加强民众的抗疫能力，采取预防注射疫苗或接种痘苗等人工免疫的方式，使之在疫情侵袭时免受疫病传染的威胁。在西方医学技术未传入中国之前，人痘法为我国人工免疫的主要方法。据清乾隆四十四年（1779）《揭阳县志》记载："顺治十四年酉春正月，痘疫。是时，民家延医种痘，择痘之稀而平安者，取其痂贮之，临用以痂塞小儿鼻孔，吸其气而痘发，此后无夭折者。"①进入近代社会后，西方现代疫病预防技术传入我国，痘苗和疫苗纷纷进入中国，人工免疫无论在疫病范围还是技术手段乃至于安全方面都得到了极大提升，最典型的就是人痘法逐渐被取缔，转而施种牛痘预防天花。同治九年（1870），上海道发布告示禁止旧法种痘，要求全面施种牛痘。②

此后，随着各种疫苗技术的发展，人工免疫在日常防疫工作中得到有力的推进。南京政府成立后，积极开展人工免疫工作，提高民众抵抗疫病的能力。为了推进婴幼儿种痘工作，还于1928年颁布了《种痘条例》，规定："每年3月至5月、9月至11月为种痘时期"，逾期不种者应补种；"种痘局及医师应备种痘记录簿，详细记载种痘情形，以便查考"，并在规定时间内向上级主管卫生行政机关报告。③1929年12月，国民政府卫生部在上海召开防疫工作会议，商讨华界、租界联合预防霍乱和接种牛痘等办法。翌年6月，上海全面推广免费注射霍乱预防针，嗣后每年联合开展此项活动。④1933年起，广西城镇每年春秋两季施种牛痘预防天花，痘苗由省政府购发，当年全省除富川等14个县未报外，种痘人数为95900人次，1934年全省90个县种痘33.69万人次。⑤安徽省也分别在1927年和1932年开始在省城安庆推行接种牛痘和注射霍乱、伤寒

---

① 广东地方史志编纂委员会：《广东省志·卫生志》，第163页。
② 《上海市卫生志》编纂委员会：《上海市卫生志》，第187页。
③ 《种痘条例》，《内政公报》第1卷第5期，1928年，第137－139页。
④ 《上海市卫生志》编纂委员会：《上海市卫生志》，第187页。
⑤ 广西壮族自治区地方志编纂委员会：《广西通志·医疗卫生》，第124页。

防疫针,1934 年全省 47 个县预防接种计 270032 人。①

进入全面抗战后,为了防范各种疫情的发生,各级防疫机构加强了人工免疫活动的宣传和推进,尤其是在一些疫情高发地区,施行人工免疫已经成为日常防疫的一项重要内容。当时有卫生界人士在谈到战时防疫问题时就强调第一要务是"普施接种预防":"不论前方后方,士兵民众,甚至正在流徙中的难民,均应一律施以一种或数种防疫注射,以资抵抗病菌,防患未然。"②

实施人工免疫的第一种类型主要是针对某种特定疫病进行大规模预防注射或接种工作。这主要是某种传染性疫病经过长年流行,已经演化成为地方病,为了防范疫病暴发,常常在疫情尚未发生时开展大规模的预防注射活动。如上海的霍乱预防注射、福建的鼠疫预防注射都属于此类。

在近现代的霍乱流行中,上海由于各类人口云集于此,成为了我国霍乱发生的主要疫区,所以防疫机构对霍乱的预防一直非常重视。1936 年刚入夏,上海防止霍乱临时事务所就向市民发布公告《预防霍乱法》,称"本年似为霍乱年,因根据已往之经验,每隔三年或四年即由定期性之暴发",提出各界必须严防霍乱的发生。③ 而在制定的防治霍乱发生的应急机制中,就明确提到需要进行大范围的预防接种工作,"关于预防接种,法租界于四月十五日起,公共租界于五月一日起,上海市于五月十五日起,开始布种……望此大都市之居民,以后无论流行发现与否,每年均可接种一次。巡行接种车与卫生分所,散布于市内各处,俾居民均得就近接种,此项接种,完全免费施给"④。由于 1936 年并无霍乱发生,1937 年刚刚入夏,为了防患于未然,上海就于 5 月 7 日召开霍乱预防联席会议,会议确定了一系列的霍乱预防办法,其中就有预防注射的内容,"本年度上海市及租界卫生当局所制备预防疫苗甚丰,颇希望注射人数加增"⑤。

上海沦陷后,两租界继续在每年夏天来临之时进行预防霍乱活动,其中最为关键的就是开展预防接种工作。1938 年夏,上海市两租界卫生处、上海国际红十字会,以及各医院与医事机关,自开始预防霍乱运动以来,截至 7 月底,接

①　安徽省地方志编纂委员会:《安徽省志·卫生志》,第 283 页。
②　黄香山:《展开战时防疫运动》,《民意》1940 年第 138 期,第 2 页。
③　《上海防止霍乱临时事务所公告预防霍乱法》,《新闻报》1936 年 6 月 5 日,第 13 版。
④　《上海防止霍乱临时事务所第一号公告》,《医药评论》第 8 卷第 7 期,1936 年,第 24 页。
⑤　《上海防止霍乱事务所预防霍乱公告》,《医药评论》第 9 卷第 7 期,1937 年,第 31 页。

受预防注射者不下 200 万人，有效地缓解了上海的霍乱疫情。据统计，当年"曾受预防注射者之中，仅有 2% 传染霍乱"。由此，媒体直言："可知霍乱菌液之预防功效。"①1939 年 3 月底，法租界卫生处就拟定了实施集团注射的防疫方法，"如居民能通力合作，其目的定能达到，故欲预防霍乱，须受注射"②。4 月中旬，公共租界工部局卫生处正式以"时届春夏之交，对于预防霍乱，应早为绸缪，以策安全"，于 17 日起开始注射霍乱预防针，由各区卫生分处担任免费注射工作，"所有外侨华人，均可向指定地点在规定时期内请求注射"③。1941 年，法租界卫生处总结了上一年度预防霍乱取得的成绩时也强调："法租界自实行防疫注射后，上年成绩颇佳，均能安然渡过，其发现患有霍乱者不及五十人，此皆及早预防之效果。"为使得当年霍乱预防同样取得更好效果，在 3 月下旬起，法租界卫生处就派员至各处为居民流动注射防疫针，并在 4 月起每日派出注射队，在各要道劝导路人注射，同时强调"本年为使防疫运动发生效力起见，已将注射扩大组织，增加十组，为租界一切市民免费注射"④。

鼠疫作为福建省长期以来的地方疫源病，在全面抗战初期几乎年年出现大流行局面。为了控制鼠疫的流行，福建省于 1938 年 3 月颁布了《福建省鼠疫预防注射暂行规则》，强调"每年三月至九月为各县市区施行鼠疫预防注射期间，遇必要时，得于上述时间外，随时行之"，要求"凡年龄在六岁以上，六十岁以下之男女，均应施行鼠疫预防注射"。⑤ 此规则发布后，福建省加大了鼠疫疫苗的预防注射力度，尤其在一些鼠疫的疫源地，不管是否有疫情发生，鼠疫疫苗的预防注射都成为一项重要的防疫工作。而在全省各县区的日常的人工免疫活动中，鼠疫疫苗的注射量也是最大的，如 1942 年各县区预防接种的人数统计中就可以发现，全省鼠疫苗注射 203577 人次，超过了其他各类疫苗施种情况，其中鼠疫高发区连江县 25824 人次、晋江县 52004 人次、莆田县

---

① 《上海霍乱之预防及其流行情形》，《上海医事周刊》1938 年第 4 卷第 36 期，第 2 页。
② 《预防霍乱发生，法租界拟实施集团注射》，《导报》1939 年 4 月 1 日，第 3 版。
③ 《注射防疫针预防霍乱》，《时报》1939 年 4 月 18 日，第 5 版。
④ 《法租界预防霍乱扩充注射队》，《中国商报》1941 年 4 月 15 日，第 3 版。
⑤ 《福建省鼠疫防疫注射暂行规则》（1938 年 3 月），福建省档案馆藏档案，档号：0001－001－000472。

47880 人次、仙游县 29820 人次。①

广东省在全面抗战时期也频发霍乱、鼠疫等疫情，造成了各种危害。为了加强对霍乱流行的应对，1939 年 7 月，广东省政府批准颁布《广东省强迫霍乱预防注射暂行办法》，强调"凡施行霍乱预防这是区域军民人等，一律应受霍乱预防注射，由广东省卫生处派出防疫队会同警备司令部及当地警察派出军警按日到施行霍乱预防注射区域各街道逐户免费施行，不得藉故抗阻"，并且"由外地迁入施行霍乱预防注射区域之旅客及民众均应自动到省卫生处指定或委托之霍乱预防注射处请求注射"。② 同时，为了加强对鼠疫流行的防范，广东省政府也于同年颁布了《广东省鼠疫预防注射暂行规则》，要求"举行鼠疫预防之区域，凡年龄在六岁以上六十岁以下之男女均应施行鼠疫预防注射"。③

抗战期间实施人工免疫的第二种类型主要是为了防范各种疫病流行而进行的日常预防注射或接种工作。抗战期间，由于军兴，各地难民丛集，疫病流行加剧，尤其是疫病高发季节，疫病流行更是严重。因此，各地为了防范疫情的发生，医疗机关分季节不间断进行免疫活动。这种日常人工免疫工作几乎常年进行，在疫病流行的高发季节则更为活跃，整体而言，这种情况应该是抗战时期人工免疫活动的最主要内容。

在每年的夏令时节，多种时疫尤其是霍乱容易发生，各地为了防范疫病流行，都会强调预防注射的重要性，同时积极开展各种预防注射和接种活动。1938 年初夏，国联防疫委员会西南组暨中央卫生署防疫专员驻邕办事处及南宁卫生区卫生事务所就以"夏季已届，霍乱病疫至易发生，为预防该项疾病传染流行，以维民众健康起见"，于 5 月 1 日起在全区注射霍乱疫苗，"现各该处所已着手筹备"④。而江西省在每年夏秋之间，为了预防霍乱等疫病的流行，也常常大规模地进行预防注射活动。在 1939 年，该省特意颁布《江西全省卫生处二十八年夏季推行全省预防霍乱注射办法》，提出"本年举行夏令预防霍乱注射，规定以三个月为期，自六月一日起至八月三十一日止"，要求"各县卫

① 《福建省第三回统计年鉴（卫生类）》，福建省档案馆藏档案，档号：0003 - 001 - 000017。

② 《广东省强迫霍乱预防注射暂行办法》，《广东卫生》1939 年第 2 期，第 9 页。

③ 《广东省鼠疫预防注射暂行守则》，《广东卫生》1939 年创刊号，第 8—9 页。

④ 《防疫组及邕卫生事务所等定期注射预防霍乱疫苗》，《广西健社医学月刊》第 3 卷第 11 期，1938 年，第 1 页。

生院办理此项注射工作,应按旬于此自第三日前造具报告表(表式另附)一份,将注射日期、人数、性别、消耗疫苗数量及负责医师或护士姓名等项逐一填明,连同乡区巡回到达表(不必备文)一并送寄本处第二科查核以资统计。于工作全部结束时,并应检同注射纪录簿呈送考核备案"。① 在全省卫生处的积极推动下,江西省每年夏季进行的霍乱预防注射取得了一定的成绩。如在1940年5月至9月间,江西省的防疫机构共实施霍乱预防注射35万多例。②

除了夏令,在其他各个疫病易发季,预防注射和接种工作都是防疫的重要工作。据《桂政纪实》记载:广西在民国时期就推行霍乱、伤寒、赤痢、鼠疫等疫苗预防注射,各医疗机关依照季节,负责办理,在疫症流行区域,采取强行注射措施,县、市政府及警察局派遣警士,协助卫生人员沿户注射,违者处罚,历年注射成绩甚佳。其中1941年的统计数据显示,广西全省注射疫苗人数为417339人。③ 湖南省为了防止疫情蔓延,在全面抗战时期也采用牛痘预防天花和使用疫苗预防霍乱、伤寒、鼠疫等传染病。1938年起,常德、桃源、澧县、汉寿、安乡等县卫生院先后建立,种痘由卫生院实施,收费较低,种痘者日益增多。1938年,常德、澧县、津市等地霍乱广泛流行,湖南省政府派卫生巡回工作队到疫区防治,携带大批霍乱疫苗在车站、码头设置检疫站开展预防注射,注射后发给注射证,过往旅客无证者,则强行注射,方许入境。次年,常德各公私医疗机构为了防止霍乱再次发生,继续设霍乱疫苗免费注射处,对居民进行预防注射。1941年,湖南省政府通过《湖南省种痘暂行办法》,在全省范围内大范围实施种痘。在1943年的湖南省卫生考核工作中,仅仅常德、桃源、澧县、临澧、安乡、石门、慈利七县就种痘8万多人,对预防天花等痘疹起了较为重要的作用。④ 1939年起,甘肃省会兰州卫生事务所、甘肃省妇婴保健所等卫生单位也在兰州市开展免费种痘,同时培训种痘人员,连续三年共训练种痘员3639人,在全省各地开展种痘工作。各地的预防接种工作由当地县卫生院组织实

---

① 江西省政府:《江西省政府关于推行全省预防霍乱办法的训令》(1939年7月),江西省档案馆馆藏档案,档号:J016-3-01752-0011。

② 《江西全省卫生处二十九年度霍乱预防注射统计表》,《卫生通讯》第3卷第25、26合刊,1940年,第194页。

③ 广西壮族自治区地方志编纂委员会:《广西通志·医疗卫生》,第123页。

④ 张维伦主编:《常德地区志·卫生志》,第89—90页。

施,对于尚未成立县卫生院的则由卫生处指定分配给附近卫生院或巡回医疗队完成。在 1939 年至 1948 年的 10 年时间里,甘肃全省共接种牛痘 1225447 人。① 而浙江省慈溪县在 1940 年建立县卫生院后,也刻时施行统一的预防接种工作,每年定期安排人员进行预防接种,接种的疫苗由原来的霍乱菌苗,增加了牛痘疫苗和霍乱、伤寒混合菌苗。仅仅在 1940 年,上述疫苗预防注射人次分别为 7284 人次、135263 人次和 16261 人次。②

抗战期间实施人工免疫的第三种类型主要为当其他区域出现疫情时,为了防范疫情扩散到本地而采取的预防注射活动,以提升当地民众的疫病抵抗力。1944 年 9 月,福建省福州等地出现霍乱流行,位于永安的福建省康乐新村理事会急电福建省卫生处防疫大队,要求派员前来接种霍乱、伤寒疫苗:"查迩来报载,榕延各地时有霍乱丛生,而永安又为来来往必经之地,交通便利,传染蔓延似极可能。本会员工系集体生活,□宜及早注射预防,本室因尚在筹备中,一切设备尚未就绪,可否商请省防疫大队派员前来本会,为村民及本会全体员工施行注射,以资预防,是否有当。伏新。"③

这种类型的人工免疫,往往和检疫工作结合在一起,即民众接受预防注射或接种后,往往会得到预防注射证或者防疫证书一份,在流动时,需要持证才能成功,对于无证者,则需要补充预防注射才能流动。1938 年,常德、澧县、津市等地霍乱广泛流行,湖南省政府派卫生巡回工作队到疫区防治,携带大批霍乱疫苗在车站、码头设置检疫站开展预防注射活动,注射后发给注射证,过往旅客无证者,则强行注射,方许入境。④ 而上海每年霍乱流行时,也都会发放防疫证书给参与预防注射的民众,没有相关证书者,几乎寸步难行。如 1942 年 8 月,公共租界工部局情报处就发布公告称,上海疫疠流行,当务之急要求每一市民必须注射防疫针,并领取防疫证书,且防疫正式之有效期以三个月为限,"因此目前凡执有失效之证书者,应立即就近前往本局所设注射防疫针办事处请求重新注射,并领取新证,毋得延迟。自本月六日起,凡未执有正式防疫证

---

① 《甘肃省志·医药卫生志·卫生》编纂委员会:《甘肃省志·医药卫生志·卫生》,第 119 页。
② 《慈溪卫生志》编纂小组:《慈溪卫生志》,第 204 页。
③ 《福建省康乐新村理事会疫情预防措施》(1944 年 9 月),福建省档案馆藏档案,档号:0015－001－000071。
④ 张维伦主编:《常德地区志·卫生志》,第 89—90 页。

书者，一概不准进入公共租界"①。

在整个抗战时期，只要疫情出现，就会要求进行预防注射活动，而注射完毕后，都会发给防疫证书以资证明。图4-1就是1940年江西省施行霍乱疫苗注射后的"预防霍乱注射证"，证书正面有姓名、性别、年龄、填发日期等信息，反面则有相关预防霍乱的知识。民众外出凭证购买车船票等，在相关检疫站所也凭借此证通行。如没有相关证件，就必须进行补充预防注射活动。如1942年起，湖南省长沙市为了预防霍乱流行，便采用了强制注射手段，每年夏秋，由各检疫站及卫生医疗单位在交通要道、街头设置注射站，配合军警对未持防疫证书者进行强制注射。这种预防注射加检疫的方式，并非某些地方所特有，而是全国都在实施。卫生署在各地设立的卫生站所、检疫所及医疗防疫队都承担了预防注射任务。表4-3就反映卫生署各卫生站所、检疫所及医疗防疫队在1941年进行各种疫苗预防注射与接种的人数统计情况。

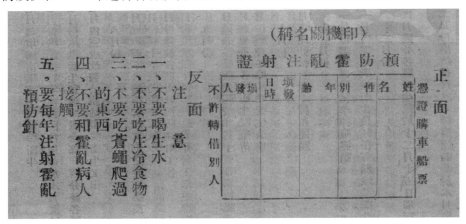

图4-1　1940年江西省预防霍乱注射证

资料来源：《我们应该要预防霍乱》，《卫生通讯》第3卷15、16合刊，第108页。

---

① 《无防疫证书者，禁入租界》，《新闻报》1942年8月5日，第5版。

表4-3 卫生署各卫生站所、检疫所及医疗防疫队预防注射与接种人数(1941年度)

机关	牛痘	霍乱	伤寒	伤寒霍乱混合	赤痢	白喉	鼠疫	流行脑膜炎
共计	453141	552759	13779	26367	17	724	39789	7172
老鹰岩卫生所	16767	13642	46	—	—	—	—	—
三圣庙卫生所	2992	6194	—	555	—	—	—	—
金刚坡卫生所	667	654	—	849	—	—	—	—
歇马场卫生所	3711	5598	—	456	—	—	—	—
永兴场卫生所	4097	3983	317	—	—	—	—	—
宁水关卫生所	5083	4716	—	305	—	—	—	—
南泉卫生所	3528	5125	—	1006	—	—	—	—
平凉公路卫生站	9054	10775	—	950	—	—	—	—
定西公路卫生站	27101	33396	—	3832	—	—	—	—
汉中公路卫生站	10571	7971	—	—	—	—	—	—
绵阳公路卫生站	9391	15429	—	18	—	—	—	—
内江公路卫生站	5427	13256	—	5199	—	—	—	—
毕节公路卫生站	4596	12639	—	366	—	—	—	—
桐梓公路卫生站	11777	19038	—	1342	—	—	—	—
安顺公路卫生站	11889	18155	—	—	—	—	—	—
马场坪公路卫生站	18525	19889	—	4696	—	—	—	—
曲靖公路卫生站	9042	12566	—	496	—	—	—	—
晃县公路卫生站	10700	12231	—	—	—	—	—	—
黔江公路卫生站	14446	19231	—	—	—	—	—	—
河池公路卫生站	7364	4446	—	5188	—	—	—	—

续表

机关	牛痘	霍乱	伤寒	伤寒霍乱混合	赤痢	白喉	鼠疫	流行脑膜炎
冕宁公路卫生站	1267	344	—	42	—	—	—	—
峨眉公路卫生站	12	1178	—	—	—	—	—	—
富林公路卫生站	—	1270	—	—	—	—	—	—
汉宜渝检疫所	3907	55251	—	—	—	—	—	—
腾越检疫所	5324	2942	—	389	17	446	625	335
腾越检疫所蛮允分所	1677	517	—	—	—	—	5	—
畹町检疫所	1504	157	—	—	—	—	477	—
直属各医疗防疫队	2522782	252166	13416	678	—	278	38682	837

资料来源:《卫生署各卫生站所检疫所及医疗防疫队预防注射与接种人数（三十年度)》,《统计月报》1942年第71—72期,第21页。

三、完善疫情报告制度

疫情报告,是指传染病发生或流行后,卫生防疫机构逐级向上所做的口头或书面的正式陈述,以使得各级卫生防疫机构能够快速掌握疫情,这是传染病管理的一项重要措施。疫情报告制度在清朝末年就已经开始实施,清宣统三年（1911),在东北鼠疫流行期间,清朝政府发布疫情报告律令:各管地有无疫患（疫情),必须五日一报,市、州、县以上,有疫毙人数,应报呈。[1] 1916年3月,北洋政府公布《传染病预防条例》,首次规定霍乱、天花、痢疾、白喉、猩红热、伤寒、百日咳、麻疹为法定传染病,要求各地发生这些疫病流行时,需要向上级有关机构报告。1928年,南京国民政府颁布新的《传染病防治条例》,将法定传染病调整为伤寒或类伤寒、斑疹伤寒、赤痢、天花、鼠疫、霍乱、白喉、流

---

[1] 北京市地方志编纂委员会:《北京志·卫生卷·卫生志》,第142页。

行性脑脊髓膜炎、猩红热 9 种,并规定:"患传染病即疑似传染病或因此等病症致死者之家宅及其他处所,应即延聘医士诊断或检查,并须于二十四小时以内报告于其所在地之管辖官署。"①同年颁布的《传染病预防条例施行细则》对于疫情报告又补充规定:"地方行政长官于所辖区域内,认为有传染病发生之虞或遇有传染病预防条例所定九种病症以外之传染病发生,认为必须依照该预防条例施行预防方法时,应将其病症之性状及适用之条款与区域呈报卫生部查核;传染病预防条例第七条、第八条所定之报告,报告义务人得以言词或文书为之,该管官署接受前项报告应即呈报于地方最高行政长官。"②

在《传染病防治条例》和《传染病预防条例施行细则》的要求下,地方开始逐渐构建传染病疫情报告体系。1928 年和 1930 年,广州市卫生局先后公布《广州市传染病预防条例》和《条例实施细则》,明确要求对伤寒或类伤寒、斑疹伤寒、赤痢、天花、鼠疫、白喉、流行性脑脊髓膜炎和猩红热等传染病的发生和流行进行报告。③ 1931 年,上海租界工部局卫生处也开始实施传染病报告办法,并规定每报告 1 例霍乱,酬白银 1 两。④ 同年 8 月,云南省也开始疫情报告制度,民政厅将疫情月报表发给各县卫生专员,令饬按月填报,应填报的传染病为霍乱、天花、伤寒、赤痢、白喉、斑疹伤寒、猩红热、回归热、流行性脑髓膜炎 9 种。⑤ 但是,由于基层卫生防疫机构的缺乏,还有很多地区并未实施疫情报告制度。而已经实施疫情报告制度的地区,也因为防疫机构的不足及民众认识的缺乏,导致实施并没有达到预期效果。

全面抗战发生后,各种疫情加剧,地方难以应付,往往需要向上级医疗防疫机构求助,这在某种程度上推动了疫情报告制度的发展和完善。1937 年,江西省开始对伤寒、斑疹伤寒、赤痢、霍乱、天花、鼠疫、白喉、流脑、猩红热等几种传染病疫情进行统计。⑥ 1938 年,广东省卫生处制作了法定传染病报告表式,令各行政区署转饬各县卫生事务所或当地医事机关按周报告,是为该省疫情

---

① 《传染病预防条例》,内政卫生署:《卫生法规》,1937 年。
② 《传染病预防条例施行细则》,内政卫生署:《卫生法规》,1937 年。
③ 广州市地方志编纂委员会:《广州市志(卷十五):体育卫生志》,第 342 页。
④ 《上海市卫生志》编纂委员会:《上海市卫生志》,第 182 页。
⑤ 《云南省志·卫生志》编纂委员会:《云南省志·卫生志》,第 245 页。
⑥ 《江西省卫生志》编纂委员会:《江西省卫生志》,第 164 页。

报告办理之开始。① 1939 年,为了简化报告程序,广东省卫生处将各种传染病编译成英文字母,改为以电报形式上报,大大缩短了周转时间。

随着战争的深入,各地疫情更趋严重,尤其是日军频频发动的细菌战导致烈性传染病在没有任何征兆情况下暴发,战时防疫问题成为当时急需解决的问题。于是,战时防疫联合办事处成立后,首先就强调疫情报告的重要性:"报告疫病发现情形,为防治疫病之第一步,最属重要。②为此,该处立即制定《疫情报告办法》,统一疫情报告格式,要求各合组机构的下属单位及地方卫生机构按旬报告疫情。同时,为了将疫情报告落到实处,战时防疫联合办事处还建设了包含初站、中站、基站、总站的疫情报告组织体系。

在报告方式方面,《疫情报告办法》确定按疫情严重情形分为电告与旬报两种方式,"电告于发现霍乱第一例或者疫病流行剧烈时适用之,旬报报告当地是一种急性传染病之患者人数及死亡人数",其具体报告方法如下:

甲、电告:

1. 程序:各初站首次发现霍乱时,无论患者为军人或民众,应通知当地之部队,军医机关及卫生机关,并用电报将疫情报告该管中站及基站,其不设中站者,则只向基站报告,中站接到所属各初站电告后,应即电知霍乱发现地附近各初站,如在原电文中并无载有已电告基站等字样者更应于当日电告该管基站,基站接到电报后,应将所得之电报当日抄送战时防疫联合办事处,同时并电知霍乱发现地及其邻近之有关中站或初站,防联处汇集各地报告,整理编制疫情日报及旬报,缮送各有关机构参考。

各初站初次报告霍乱未经证实者,一律检验证实,应即再行电告,又不论何种疫病,如流行剧烈时,各初站亦应电告,办法同前。

……

乙、旬报:

(一)填报日期,每月一日、十一日、二十一日将上旬患病人数及死亡人数,填列寄发。

---

① 广东省地方史志编纂委员会:《广东省志·卫生志》,第 23 页。
② 战时防疫联合办事处:《疫情报告办法》,《浙江省政府公报》1940 年第 3233 期,第 36 页。

（二）旬报内容,包括霍乱、伤寒、赤痢、斑疹伤寒、回归热、疟疾、天花、白喉、猩红热、流行性脑脊髓膜炎、鼠疫等十一种传染病之患病人数及死亡人数。

（三）填写份数及送递程序:各初站应填写旬报四份,一份自存,一份送该管中站,两份迳寄该管基站存转(转防联处),其不设中站者,只须填写三份,一份自存,两份迳寄该管基站存转(转防联处),至于部队,则仍按旧例办理。①

其中《疫情旬报表》格式如图4-2所示。

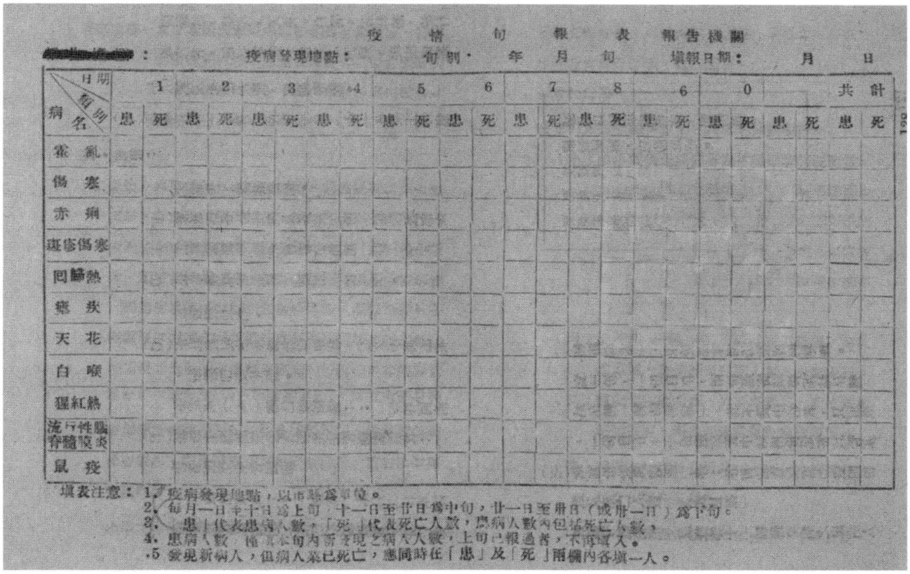

图4-2　疫情旬报表

图片来源:战时防疫联合办事处:《疫情报告办法》,《卫生通讯》第3卷第17、18期合刊,1940年,第128页。

在战时防疫联合办事处的推动下,全国疫情报告网络很快便建立起来了。而且,在《疫情报告办法》颁布后,疫情报告还有一个重大的转变,在以前,是发生疫情后才进行报告活动,但是有了疫情旬报制度后,各地不管有无疫病发生,都要填表上报,这使得疫情报告成为一项常态化的工作,疫情管理明显

---

① 战时防疫联合办事处:《疫情报告办法》,《卫生通讯》第3卷第17、18期合刊,1940年,第127页。

加强。

地方政府和防疫机构为了执行《疫情报告办法》，也纷纷改革或者建设疫情报告制度。1940 年，在战时防疫联合办事处颁布《疫情报告办法》后不久，广东省也相应制定了《广东省省县各级卫生医事机关人员报告传染病办法》，对前期所确立的疫情报告制度进行了调整。江西省也在 1941 年 1 月颁布了《江西省疫情报告暂行办法》，根据要求对疫情报告办法进行了完善。而前期未有完整的疫情报告制度的省份，也开始纷纷借此机会构建疫情报告体系。如湖南省在抗战前期，霍乱、天花流行常见于报章，但官方尚无疫情报告制度，《疫情报告办法》发布不久，湖南省卫生处制订的《湖南省十年卫生建设计划纲要》就提出要"加强防疫工作，健全全省防疫情报"①。1942 年 2 月，湖北省卫生处也制定了《湖北省各市县卫生机构疫情报告须知》，要求报告 11 种疫情，并做出分类：第一类鼠疫、霍乱、流行性脑脊髓膜炎，患、死人数要当日用电报报告省卫生处；第二类为伤寒或类伤寒、斑疹伤寒、赤痢、天花、白喉、猩红热、回归热、疟疾等，患、死人数一般每旬上报一次，如遇大流行，亦须用电报呈报。② 而安徽省也根据《疫情报告办法》和《传染病防治条例》建立了疫情报告制度：传染病人（或疑似病人，或因传染病致死）之亲属及接触人为义务报告人，需在发现病人的 24 小时内报告所在地卫生主管机关；医生护士发现传染病人（或传染病人尸体）应在发现后的 48 小时内，保甲长及警察则应在发现后的 24 小时内向卫生主管机关报告。③

在具体疫情报告实施过程中，各地还会根据本省疫病流行的特点，在及时报告法定传染病的同时，将本省流行的主要疫病纳入疫情报告的疾病种类中。如云南省疫情报告最初包括的疫病为霍乱、天花、伤寒、赤痢、白喉、斑疹伤寒、猩红热、回归热、流行性脑脊髓膜炎 9 种法定传染病。后来因云南疟疾严重，又增加疟疾及恶性疟疾，共要求报 11 种。到了全面抗战期间，由于云南疫病流行加剧，云南省疫情报告中需要报告的疫病种类达 15 种之多，包括霍乱、伤寒、赤痢、斑疹伤寒、回归热、疟疾、天花、白喉、猩红热、流行性脑脊髓膜炎、鼠

①　张维伦主编：《常德地区志·卫生志》，第 82 页。
②　湖北省地方志编纂委员会：《湖北省志·卫生》，第 49 页。
③　安徽省地方志编纂委员会：《安徽省志·卫生志》，第 280 页。

疫、麻疹、百日咳、梅毒、肺结核。① 处于沦陷区的伪防疫机构华北防疫委员会也是如此,在要求各地进行疫情报告时,除了要求报告伪政权所规定的法定传染病外,还要求报告华北地区广泛流行的地方病——黑热病和疟疾。②

完善了疫情报告制度后,卫生防疫机构对全国的整体疫病流行情况有了一定的把握。《桂政纪实》就记载:在 1934 年至 1941 年间,广西的疫情报告逐年增多,疫情报告日趋周密,偏僻小县疫情流行,亦可即时获得报告,遗漏较少;民众对于政府办理疫情增加信心,故有疫必报。③ 湖南省政府秘书处编印的《县市行政考核简报》也对各县的疫情报告给予了较高评价,如评价桃源县"防疫情报尚能迅捷",澧县"防疫工作已建立情报网,有疫病即由保甲报告乡镇,以电话通知卫生机关防治,尚能迅捷"。④

同时,还需要看到的是,由于基层卫生组织的缺乏,特别是一度建立的乡镇卫生所由于战乱和经费限制多被撤销裁减,使得疫情报告的基层网络受到冲击,导致县卫生院每年虽有正报统计之数,但也存在着严重的"挂一漏万,极不准确"的现象,如甘肃省的疫情报告实施过程中,就由于卫生人员少和管理力量弱,大量传染病得不到及时报告和有效防治。⑤

四、重点加强难民和战地防疫

战争期间,难民是最容易罹患疫病的群体,而战地又是最容易发生疫病流行的区域。因此,在抗战期间,为了防范疫病流行,特别加强了对难民和战地的防疫工作。

中央政府的难民防疫工作主要通过赈济委员会来实施。1937 年 9 月,面对战争引起的难民潮,国民政府通过了《非常时期救济难民办法大纲》,成立非常时期难民救济委员会,办理难民救济事宜。1938 年初,行政院颁布《赈济委员会组织法》,取消非常时期难民救济委员会,成立赈济委员会,作为难民救济

---

① 《云南省志·卫生志》编纂委员会:《云南省志·卫生志》,第 245 页。

② 《为函请逐月填报法定传染病及黑热病疟疾调查表由》,《(伪)华北防疫委员会工作季刊》1942 年第 13 期,第 13 页。

③ 广西壮族自治区地方志编纂委员会:《广西通志·医疗卫生》,第 122 页。

④ 张维伦主编:《常德地区志·卫生志》,第 82 页。

⑤ 《甘肃省志·医药卫生志·卫生》编纂委员会:《甘肃省志·医药卫生志·卫生》,第 103 页。

的最高领导机构。《赈济委员会组织法》规定难民须向当地赈济机构登记，由赈济机构发给白布印制的难民证，并根据难民的情况，予以饮食、住宿、医药等方面的救济。由此可见，防疫救助是赈济委员会难民救助的核心内容。赈济委员会对难民的医疗救济，包括发放药品、临时疾病治疗、设立难民诊所、组织巡回医疗队等措施。1939 年以后，为了进一步加强难民的医疗防疫，赈济委员会专门成立卫生组，负责办理医疗救济。其主要方式有建立医院和难民施诊所、组建巡回医疗队、委托资助各地方医疗机构为难民治病等几种方式。

国民政府迁都重庆后，大批难民、难童经过长途跋涉抵达重庆，因路上受到惊吓、衣物缺乏、食物不敷、水土不服等原因，滋生疾病，急需医药卫生用品。于是，赈济委员会成立救济医院，设立病床，为难民提供门诊及住院服务；并在疫病容易滋生季节设立临时施诊所，方便难民就诊。如在 1939 年 9 月到 1940 年 2 月的半年中，设在重庆的直属赈济委员会的临时施诊所共医治难民 12.6 万余人次；到 1940 年底，赈济委员会共设立难民施诊所 14 处，委托办理施诊所 15 处。[1] 另外，赈济委员会还向重庆市民医院、宽仁医院、仁济医院、红十字会医院、仁爱堂医院提供一定的经费补助，在这些医院设立一定数量的免费病床和免费门诊，为难民、难童等提供诊疗。如 1939 年春，运送至重庆的难民、难童逐渐增多，赈济委员会每月补助宽仁医院 1000 元，特约每日门诊 40 名、病床 20 位，为难民、难童提供治疗。[2]除了赈济委员会外，内政部卫生署设在各地的医疗防疫机构也积极从事难民医疗救济、疾病预防工作，为当地的难民提供了有限的医疗保障。如 1938 年 7 月 1 日成立后驻广西柳州的卫生署医疗防疫队第二十队，器械药品在当时尚称完备，每日可医治难民 200 多人次。[3]

对于地方来说，难民防疫的工作同样非常重要。自抗战全面暴发后，江西省就非常重视难民的卫生工作，当时的医疗防疫机构如防疫所、医疗防疫队及卫生院的主要任务便是进行难民防疫工作。如 1939 年 11 月，医疗防疫队的主要工作就是"派第二队队长张镇华率全队工作人员携带大批药品前往修水、

---

① 孙艳魁：《试论抗战时期国民政府的难民救济工作》，《抗日战争研究》1993 年第 1 期，第 135 页。

② 阚玉香：《抗战时期重庆难民救济研究》，华中师范大学 2012 年博士论文，第 112—113 页。

③ 孙艳魁：《试论抗战时期国民政府的难民救济工作》，《抗日战争研究》1993 年第 1 期，第 135 页。

铜鼓、武宁、奉新一带办理难民卫生工作"和"加派人前往铜鼓、修水、奉新等县办理难民卫生事宜"。① 而当难民过境时,难民卫生也成为各县卫生院的主要任务,1939 年临川县卫生院的一项中心工作就是加紧对难民的医疗救济:"本县过境难民数逾万人,颠沛流离之余,疾病丛生,政府即负收容遣返之责,更于解衣推食之余,悯其病苦,妥为治疗。本县卫生院于本年度开始筹设难民养病所,先后收容诊治患病难民八百余,凡临产之难妇及病重之难民皆予收容细心治疗,并公营伙食,使养病者得适当之营养。"②同时,在难民逃亡过程中,有些地方民众排斥难民,甚至对患病难民予以驱离,政府发现后,也及时进行纠正。如前文提到江西有难民因疫病无法报告而上书省政府一事,省政府在得到呈件后立即作出指示:"难民患病,除传染病应由当地救济机关或卫生院所收容医治外,普通疾病自可在寓所调治,其所房屋无论为借住祠堂或租赁民房,均不得勒令迁移,违者严行制止,并依法惩罚,由县布告一体周知。"③而省卫生处也进一步通知各县卫生院:"如发现患传染病难民,应予收容医治为要!"④由于难民的流动性较大,为了防止难民流动促使疫情传播,江西省还在疫病预防注射时特别强调对难民群体进行实施。1939 年,为了杜绝当时霍乱疫情的扩大,江西省出台《各县难民霍乱预防注射办法》,对所有难民进行霍乱疫苗注射,并强调"各县所有难民,一律注射,其不受注射者停止给养"⑤。1940 年,为了防范天花疫情的进一步扩散,江西省卫生处也要求所有难民一律接受种痘,其不受种者,同样停止给养及收容:"本处为实施难民种痘,业已与省赈济会会商结果,仍照上年成案办理,由省赈济会通饬各难民收容所暨各收配所,转知所有难民一律接受种痘,其不受种者,停止给养及收容,一面复由本处通令各县卫生院、医疗防疫队,迅将各地所有难民普遍施种牛痘,并限于五月底办理完成"⑥。

---

① 《本处医疗防疫队工作摘设(二十八年十一月份)》,《卫生通讯》第三卷第 5、6 期合刊,1939 年 12 月。

② 《临川县卫生院工作通讯》,《卫生通讯》第 3 卷第 4 期,1939 年 12 月。

③ 《抄发瑞昌难民潘世富等原呈》,《卫生通讯》第 3 卷第 2 期,1939 年 10 月。

④ 《难民患传染病应由当地卫生院所收治》,《卫生通讯》第 3 卷第 1 期,1939 年 10 月。

⑤ 《各县难民霍乱预防注射办法》,江西省档案馆藏档案,档号:J016 - 3 - 01752 - 0011。

⑥ 《实施难民种痘》,《卫生通讯》第 3 卷 15、16 期合刊,1940 年。

　　其他各省的难民防疫也主要由本省卫生防疫机构和地方赈济委员会来完成。1939 年,福建省就发出告示,要求省内各地免费施诊患病难民:"抗战军兴,难民流离失所,偶染疾病,情有可悯,省府有鉴及此,特通饬全省各卫生机关,凡持有难民证之难民,如向全省各卫生医疗机关就医者,除膳费仍应照章缴纳外,所有挂号费、住院费及普通医药费,均予豁免,各医师并应慎重诊治,以资救济。"①而福建省赈济会则常年组织各种难民疫病防治活动。1943 年 1 月,福建省赈济会"配发各医疗队药械计七千四百二十四元七角六分五厘,奎宁丸四千粒,牛痘苗四打,以资治疗。并为预防天花计,接种难童人数五百六十余人,至本月份治疗人数,初诊者二百五十六人,复诊者一千零七百三十九人,内科以疟疾、感冒、咳嗽为多,外科以疥疮、湿疹、溃疡为多"②。广东省也是如此。1939 年,广东省政府颁布《广东省赈济会救济难民计划纲要》,明确要求境内各难民输送站要准备简单药物,难民发生疫病可以及时得到治疗,同时"又派遣医科人员,协备大宗药物,分赴各地收容所,以为有病难民施治及通讯救护之用"。同时,广东省政府还大量购买各种医疗药品,分发到各难民救济区再转发所属各县赈济会,或直接发给各县赈济会备用。③

　　湖南省的难民卫生救济工作则多由湖南省赈济会施行。湖南省是难民迁徙的主要中转站,湖南省赈济会通过各种方式、途径来保障难民医疗救助。1939 年,湖南省赈济会将在沅陵筹设的第一防护临时医院改组为难民巡回医院,后转移到湘乡。后来,湘乡县难民疏散至衡山、衡阳、耒阳等县,该院又迁至耒阳,在医院尚未建成时,便在耒阳县城设门诊部,免费为难民治疗。1940 年 9 月,难民巡回医院院房落成,在院内设 50 张病床以便于病重难民住院治疗。同时,因为难民遍布全省各个县市,为更便捷地为难民服务,湖南省赈济会于 1940 年特设医疗队,分驻湘西、湘中、湘南,以协助巡回医院外勤工作。每队由队长、护士、助产士、助理员、担架夫等组成,为难民施行免费医疗。此外,黔阳、沅陵、辰溪、乾城、泸溪、麻阳、会同、慈利、湘乡等县也都设有卫生室,

① 《一月来省政要闻》,《闽政月刊》第 5 卷第 4 期,1939 年,第 66 页。
② 《一月省政报导》,《新福建》第 3 卷第 1 期,1943 年,第 79 页。
③ 王灵:《全面抗战时期的广东难民救济研究》,湖南师范大学 2018 年硕士论文,第 36 页。

免费为难民进行救治。① 1941 年 7 月,因为经费支出缩减,湖南省赈济会便委托难民集中地的当地医院义务治疗难民。"凡属难民前往门诊者,由省赈济会拨发医药津贴,每人每次 1 角,住院者伙食费津贴每日每人 3 角。其它各县市,省赈济会专门拟定了裁撤卫生室的补救办法 3 项:(1)难民较多县份,其医药卫生事项,商请省卫生处,委托各县卫生院代办;(2)未设卫生院县份,即省赈济会聘请当地中医常驻会为难民治疗疾病,由本会按月酌发津贴 40 至 60元,其普通丸散亦由本会酌发;(3)所需费用由救济费项下开支,当提由本会常务委员会决议通过分别实施,并呈请赈济委员会及湖南省政府备案。"②由于难民疫病滋生多由于环境卫生差引起,湖南省赈济会还为此专门制定了《卫生实施办法》及《卫生检查记录表式》,并令难民巡回医院医务队及各县卫生室,每月以一半时间举办卫生检查,注意预防工作,如种痘及霍乱预防打针等。"1940 年,据难民医院、医务队及各县卫生室报告,共计种痘者 9492 人,注射防疫针者 35191 人,这是公共卫生预防疾病的有效办法。"③

除了难民卫生,战区卫生防疫也是一个突出问题。战争发生期间和结束后,由于当地生活环境遭遇严重破坏,加上战争中的死伤情况也容易引发疫病,所以战区发生疫情的情况非常突出。因此,战区卫生防疫工作就显得十分重要。1939 年,湖南北部被收复后出现大规模疫情,但当地防疫队"惟缺乏药械",只好求助于卫生署。卫生署接到求助后,赶紧下拨了相关物资,"业已由本署医疗防疫队总队部拨发霍乱疫苗五千瓶,牛痘苗二千打,奎宁丸三十万粒,吐根素五千支,及漂白粉葡萄糖注射器等,交该处转发应用,另由本署于补助各教会及私立医院收治伤病军民费项下,拨发医药费五千元,以供医疗伤病军民之用"④。1941 年 3 月,在江西省上高会战中,中国军队获得大捷,但战争也导致整个战区损失惨重,卫生情况不容乐观,"战斗激烈,伤亡载道,战地居民,亦因流离颠沛,困顿饥寒,患病甚重,且今后天气渐热,传染病每易流行,防

---

① 茹佳楠:《抗战时期湖南的难民及难民救济》,湘潭大学 2015 年硕士论文。

② 仇鳌:《三年来之湖南赈济》,《湘政三年》,湖南省政府秘书处编译室 1941 年版,第 8 页。

③ 仇鳌:《两年来的湖南赈济》,《湘政二年》,湖南省政府秘书处公报室 1941 年版,第 279 页

④ 《卫生署向内部呈转报湘北收复区发生疫情已拨发药械和医药费的有关文书》(1939 年 11 月7 日),中国第二历史档案馆藏档案,档号:十二(6)-5629。

疫工作尤为迫切"①。于是，战争刚一结束，江西省卫生处就立即调派医疗防疫队第一、五、六、七各队，全体卫生人员六十余人，星夜驰赴战地之高安、新建、奉新、宜丰、上高、清江、丰城等处，办理难民之治疗防疫事宜，并协助清扫战场，整治街衢。接着，又派卫生技术人员班主任老师兼泰和卫生院院长刘任涛前往战地视察督导。同时，由于战争原因，战区卫生院就诊者均为劫后贫苦难民，为了有效减轻就诊者看病负担，防范民众看不起病导致疫情扩散的情况发生，江西省卫生处还特别下令，所有战区卫生院的一切医疗均免费实施。②1942 年，浙江省境内战争结束后，"收复地区痢疟流行，既极猖獗，而人民流离颠沛，体气亏弱，颓垣残烬，井塞河污，冬春之间，疫疬交滋"。于是，卫生署和浙江省政府要求："省县卫生机关应速组织防疫队、消毒队，调派卫生技术人员驰赴各地，实行注射疫苗或消毒，俾早扑灭，免致蔓延，并应不分畛域，同时集合国医研究医治流行病症之验方与土产药物，以期普遍利济，尤其灾后人民经济能力，殊无法希冀价格奇昂之西药救治其疾病也。"③

　　战区防疫还有一项重要任务，就是为军队开展防疫工作。当时，军事力量增多，军队调动频繁，且周遭环境恶劣，因此军队卫生防疫工作至关重要，不仅事关国家防疫的整体局面，而且事关抗战大业。当时的《西南医学杂志》就认为军队防疫的重要性胜于其他一切军事工作，并强调："军医业务，如仅注意于伤兵治疗，而不设法防患疫病于未然，结果，事倍而功半，甚至徒劳无功。"④为了加强对军队的防疫工作，在全面抗战暴发后，军医署改隶负责抗战具体军事业务的军政部，并组建了大量的医疗防疫队，在各个战区开展卫生建设尤其是疫病预防工作。1940 年，各战区防疫队为了防疫，就在各地广泛设立灭虫站："我国军事当局，为欲减少士兵疫病痛苦，保持军健起见，对于部队各项卫生设施，莫不日夜求进，近来各战区防疫队，设立灭虫站，并附有沐浴治疥等之设

　　① 《督导战地卫生派刘任涛前往》，《卫生通讯》第 4 卷第 4 期，1941 年 3 月。
　　② 《为游击区卫生院一切医疗均免收费令抑遵照由》，《卫生通讯》第 4 卷第 2 期，1941 年 2 月。
　　③ 《浙江省收复地区抚慰团第二团工作报告》（1942 年），浙江省档案馆馆藏档案，档号：29 - 1102。
　　④ 编者：《巴丹半岛失守之教训：军队防疫重于一切》，《西南医学杂志》第 2 卷第 2 期，1942 年，第 2 页。

备,专为过往部队及受伤将士服务。"①

五、推进环境卫生建设

《墨子·非攻》曾说:"与其居处之不安,食饮之不时,饥饱之不节,百姓蹈疾病而死者不可胜数。"意思就是如果不注意环境卫生和饮食卫生,会引起各种疫病甚而导致死亡。② 进入全面抗战后,受战争影响,全国各地的环境卫生更加恶化,在一定程度上也致使疫病的发生和流行较以往更甚,如饮水问题就常常导致霍乱的发生和蔓延:"苦力与兵士,特别患泻肚与霍乱等病,十九是因饮水不讲究的缘故。"③因此,为了防范疫病的发生和流行,环境卫生建设就尤其重要,而各地政府也积极推进环境卫生的建设。如福建省就明确提出:"查环境卫生系公共卫生最重要工作之一,平时因应注意,战时尤应注意,以期减少兵民疾病,加强抗战力量,经令各县切实举办,如井水消毒、厕所管理、粪便处理等均应严加注意,优先办理等,余如妇婴卫生、卫生教育即传染病管理与报告等事项同时推进。"④

1. 环境卫生管理制度的构建

环境卫生管理制度建设是防疫制度构建的重要内容。我国传统社会时期就注重环境卫生管理,如《清律》就有相关条款:"在京内外街道,若有作践掘成坑坎,淤塞沟渠,盖房侵占,或傍城使车,撒放牲口,损坏城脚,及大清门前御道、基盘并护门栅栏、正阳门外御桥南北本门月城、将军楼、观音堂、关王庙等处,作践损坏者,俱问罪,枷号一个月发落。"⑤到了晚清,通商口岸的租界开始引入环境卫生管理制度,不仅管理街道等公共环境的卫生,也负责管理城市供水、菜场和食品,以保障饮食的清洁卫生。租界的做法对中国政府和社会产生了重要的影响。于是,各地官府与社会力量也开始借鉴租界的做法,对城市的

---

① 《战区防疫队设立灭虫站》,《前线日报》1940 年 4 月 9 日,第 4 版。

② 张剑光:《三千年疫情》,第 21 页。

③ 荣:《饮用水的卫生》,《战教月刊》1941 年第 5 – 7 期,第 16 页。

④ 《福建省动员委员会关于战时总动员民政部分卫生救济工作办理情形报告》(1939 年 11 月),福建省档案馆藏档案,档号:0017 – 001 – 000076.04。

⑤ 张荣铮等点校:《大清律例》卷 39《河防·侵占街道》,天津古籍出版社 1993 年版,第 665 页,转引自余新忠:《清代卫生防疫机制及其近代演变》,第 96 页。

清洁问题予以关注并采取措施。① 其中天津就于 1901 年颁布了关于环境卫生的规章《洁净地方章程》，开启了地方政府环境卫生管理制度建设的序幕。而疫病的发生和流行则进一步推进了环境卫生管理制度的建设。如在 1910 年东北鼠疫大流行时，长春防疫会就发布了一系列有关环境卫生的禁令："禁止住户、栈店用不洁净之水；禁止贩卖变色之果品；禁止街衢、胡同、住户墙根，堆积污物，倾倒积水……以上各项，商民均须恪守，勿得违悮，违者究罚。"②

中华民国成立后，北洋政府延续清末期间建立的警察管理环卫的体制，并出台了相关管理制度。清扫路面、疏通沟渠、清除市内垃圾等是清道夫役的任务，也是城市环境卫生的重要内容，警察除督催清道夫役认真工作外，还要进行卫生稽查。南京国民政府成立后，为了推进防疫体系现代化，中央政府高度重视环境卫生管理制度的建设。1928 年 5 月至 9 月间，卫生部先后公布《污物扫除条例》《污物扫除条例施行细则》《管理饮水井规则》《自来水规则》等公共环境卫生管理方面的制度。接着，又先后颁布了《屠宰场规则》《屠宰场规则施行细则》《饮食物及其用品取缔条例》《饮食物品器具取缔规则》《清洁饮料水营业者取缔规则》《牛乳营业取缔规则》等，对食品卫生进行了详细规定。1929 年 6 月，卫生部又颁布了《饮食品制造场所卫生管理规则》，对饮食品制造厂的卫生管理进行详细规定。③ 这些制度的颁布，为全国环境卫生建设提供了具体的指导方针。但是，由于当时卫生现代化事业建设刚刚起步，这些制度并未落到实处，各地的环境卫生还是处于一个比较糟糕的状态。

全面抗战暴发后，由于战争的缘故，各地环境卫生急剧恶化，不仅军事活动直接导致民众生存环境出现各种威胁，而且军民的流动也使得各地环境卫生雪上加霜。在这种情况下，一旦有疫情发生，就容易引起大规模的流行。因此，为了防范疫情的发生和流行，各个地方政府开始重视推进环境卫生管理制度建设。当时的环境卫生管理制度建设主要从两个层面出发，一是完善环境卫生的管理机构，二是构建环境卫生管理制度。

民国初年，环境卫生工作主要由警察局负责。后来随着卫生机构体系的

---

① 余新忠：《清代卫生防疫机制及其近代演变》，第 105 页。
② 《盛京时报》1910 年 12 月 10 日，第 5 版。
③ 内政部卫生署：《卫生法规》，1937 年。

逐步建设,环境卫生工作慢慢转向由卫生机关负责。卫生机构接管环境卫生工作后,开始设立专门部门来负责该项工作,并设置卫生警、卫生稽查和清道夫等人员,推动机关、团体、学校、居民开展清洁大扫除,取缔不良卫生条件的厕所,清洁道路、沟渠,搞好饮水卫生等工作。1936 年 12 月,江西全省卫生处就增设卫生工程室,专门负责全省环境卫生工作。1937 年以后,在疫病流行严重时,江西各县就会设置管理环境卫生的专门机构,负责疫情发生区域的环境卫生整治工作。福建省也于 1938 年在全省卫生处下设立环境卫生科,同时在各县卫生院配备卫生稽查员,并下设一支清道夫队伍,负责打扫街道、清运城市垃圾污物和管理公共厕所的卫生。①

在环境卫生机构设置方面较为全面的当属云南省。1939 年,隶属于云南省民政厅的昆明市环境卫生委员会成立,这是一个环境卫生建设设计机关,负责指导全省环境卫生事务所工作。委员会由民政厅、建设厅、市政府、省会警察局、西南联合大学、卫生实验处等单位派员组成。而委员会下属的昆明市环境卫生事务所则为一具体业务经办机构,专门负责昆明全市环境卫生工作,内设正副主任各 1 名,均由卫生工程师担任。事务所设卫生稽查股及事务股,具体负责食物检查,饮水改善,粪便垃圾管理,灭蚊、蝇、虱、鼠、野犬,污水处理,公共场所卫生等事宜。1941 年 10 月,云南省卫生实验处经省民政厅批准,通知全省各县成立环境卫生委员会,以负责规划各县环境卫生事务及卫生技术指导,规定各县由县长任主任委员,县建设科长、警察局长、卫生院院长为常务委员,聘请地方公私团体、乡镇公所、商会、学校、军队及地方绅士任委员。下设总务、保健、宣传、纠察 4 股。各股人员系聘请各机关、团体、学校人员兼任。所需经费由县政府拨给。②

同时,面对各种疫情的持续出现,有关环境卫生问题的整体制度建设越来越受到关注。1939 年 5 月 24 日,在福建省政府委员会第一七二次会议就通过了由卫生处提交的《福建省政府各县市区环境卫生暂行办法》,里面包含了各县、区环境卫生暂行规则 14 种,主要有《福建省各市县及特种区管理户外清洁

① 福建省地方志编纂委员会:《福建省志·卫生志》,第 28 页。
② 《云南省志·卫生志》编纂委员会:《云南省志·卫生志》,第 144 页。

规则》《福建省各市县及特种区管理饮食店铺规则》《福建省各市县及特种区取缔不良饮食物规则》《福建省各市县及特种区管理清凉饮食物营业规则》《福建省各市县及特种区取缔食品小贩规则》《福建省各市县及特种区取缔鱼肉类营业规则》《福建省各市县及特种区管理畜牧场及禽兽产品店厂卫生规则》《福建省各市县及特种区管理牛乳营业规则》《福建省各市县及特种区取缔理发业规则》《福建省各市县及特种区取缔浴堂营业规则》《福建省各市县及特种区管理旅馆客栈卫生暂行规则》《福建省各市县及特种区管理公共娱乐场所卫生规则》《福建省各市县及特种区管理公共游泳池卫生规则》《福建省各市县及特种区筹设及管理公共厕所暂行规则》。① 这些规则涉及地方环境卫生的方方面面，对于地方环境卫生的整治有着积极的意义。根据这些规则，各食品生产、经营单位都得向当地卫生院申报，经卫生稽查员调查审核发给卫生检验执照后始能营业。发证和卫生稽查员经常检查监督，随时提出指导改良，并以签发改良通知单的形式提出限期改进、书面警告或给予取缔等，以多种形式进行管理。

江西全省卫生处也于 1940 年 2 月下发《江西省各县初期环境卫生工作实施办法》，要求改良住宅、水井、水塘、河岸、厕所，修沟清渠，清除垃圾，并实行保长负责制，各保以月报制成统计表上报。在同步发布《各县初期环境卫生工作项目及方法说明》中，对县域环境卫生建设的工作项目做了详细的归类，主要涵盖改良住宅、改良水井、改良水塘、改良河岸、改良厕所、修浚沟渠、清除垃圾、扑灭蚊蝇、管理饮食物和管理户外清洁 10 个方面。② 1942 年 12 月，为了进一步推进环境卫生工作，江西省卫生处又先后制发了《江西省各县联合卫生稽查队通则》和《开展开窗运动及灭鼠运动实施办法》等规章制度。

青海省在推进各项环境卫生建设工作过程中也制定了多种制度。该省利用夏令卫生运动的机会，推进了关于卫生宣传、清洁检查、娼妓检查、水源改良、饮水消毒、设立公共厕所等多项决议，并于 1942 年 3 月制定《理发馆卫生规则》《娼妓检查规则》《饮食店卫生规则》等管理条规。1944 年，该省夏令卫

① 《福建省政府各县市区环境卫生暂行办法》（1939 年 5 月），福建省档案馆藏档案，档号：0001－002－000412。

② 《各县初期环境卫生工作项目及方法说明》，《卫生通讯》第 3 卷第 11、12 期合刊，1940 年。

生运动委员会又发布《青海省夏令卫生、捕蝇运动办法》,实行捕蝇报表制度及个人卫生、环境卫生及捕蝇检查制度。1945 年,该省政府又制定了《青海省屠宰场所暂行规定》,要求禁止屠宰病畜、禁止患传染病及皮肤病的人从事屠宰工作。①

同时,有些省份为了防疫,还专门出台了防范具体疫病的环境卫生管理制度。如 1941 年,广西省为了预防霍乱、赤痢和伤寒等疫病,就专门颁布了《预防霍乱、赤痢、伤寒之一般环境卫生实施办法》,对围绕防范这三种疫病产生的各种环境卫生建设进行了详细的规定。②

2. 积极推行卫生运动

中华民国初年,民众的卫生知识仍旧缺乏,卫生习惯依旧滞后,为了使得卫生建设能够顺利开展并取得实效,必须施行民众卫生教育。北洋政府时期,一些城市通过用白话写就的告示向民众传递卫生常识,但在当时教育不普及、文盲居多的情况下,此种宣传难免有较大局限性。南京国民政府建立后,开始以社会动员的方式开展卫生运动,在宣传的广度和力度上都有明显拓展。1928 年,南京政府通过《污物扫除条例》,规定各个城市于每年 5 月 15 日和 12 月 25 日各举行一次大扫除,同时出台的《卫生运动大会施行大纲》以这两日为各城市举办卫生运动大会之期。后者明令卫生运动应为期两日:第一日以陈列卫生标本和书画、邀请卫生专家演讲为主,目的在于引起民众对卫生运动的兴趣,宣传公共卫生知识;第二日为游行与大扫除。这两个卫生法规对卫生运动的时间、基本内容和方式都提出了明确要求,成为各地政府开展卫生运动的依据。

最早开展卫生运动大会的是上海。1928 年 4 月 28 日至 29 日,在上海特别市政府秘书处及公安、财政、工务、教育、土地、公用、农、工、商、卫生等各局的筹备下,上海市召开第一届卫生运动大会,市长张定璠发表《敬告市民书》,称:"卫生运动大会是联合人民与政府的力量,对于市的公共卫生是积极的提倡,普遍的宣传,是很有意义的一种运动,也是很有价值的一种集会。公共卫

---

① 青海省地方志编纂委员会:《青海省志·医药卫生志》,第 91—92 页。
② 《预防霍乱、赤痢、伤寒之一般环境卫生实施办法》,《广西卫生通讯》第 2 卷第 7—8 期,1941 年,第 136 页。

生是要每个市民都能够完成自己的卫生工作,以免妨害他人的卫生利益,务使全市人民都得到身体上的健康,精神上的愉悦。"①此后,各省市在中央政府的要求下也先后开展卫生运动。1930 年 11 月,江西省民政厅决定全省每年 5 月 15 日和 12 月 15 日举行卫生运动。② 1934 年,广西省也开始在全省推行清洁卫生运动,主要活动有举行大扫除运动、扑灭蚊蝇、推广公共厕所、改善饮用水、改良人畜同居、训练卫生人员、设置专业清洁队和整顿市容等。内容比之前的卫生运动更为丰富,对于环境卫生的改善也起到了更为重要的作用。如在大扫除方面,广西省政府于 1934 年和 1935 年先后颁布《广西公共机关清洁规则》《广西大扫除暂行办法》,规定每年 5 月 15 日、12 月 15 日举行夏冬两季大扫除,通饬各县政府公安局遵照执行。据记载,1935 年举行夏季大扫除的有 66 个县,举行冬季大扫除的有 58 个县,分别占当时全省 99 个县的 66.7%、58.6%。③

　　进入全面抗战后,霍乱流行成为当时困扰全国各地的主要疫情。由于霍乱疫情主要暴发在夏季,因此夏令卫生运动成为当时最主要的环境卫生运动。当时西安举行夏令卫生运动时就明确指出:"目前危害中华民族生存的有两大敌人,一个是日本强盗,一个是可怕的病魔。日本强盗的凶残荼毒,已经激起了中华民族整个的英勇抗战,使敌泥足愈深不能自拔,崩溃不远,但是病魔的危害,其危险性比日本强盗更凶,而国人尚不注意,若不早为预防,则将来之为患,真不可道里计……现在夏季来临,夏季是病魔活跃的季节,本会为谋市民幸福与健康计,特印制夏令卫生须知八种,大家要详细阅读,并依照内面所说的办法切实遵行,此外自五月十六日起,开始注射防疫针,大家要赶快前往注射,以免疾病传染。这样不但有益于己,而且有益于国家及人群。"④

　　由于疫病的频繁流行导致环境卫生建设极为重要,因此抗战时期的夏令卫生运动内容要比之前各地所进行的卫生运动内容丰富许多,其不再局限

---

① 甘慧:《民国时期上海卫生运动大会研究(1928—1937)》,温州大学 2015 年硕士论文,第 17—18 页。

② 《江西省卫生志》编纂委员会:《江西省卫生志》,第 418 页。

③ 广西壮族自治区地方志编纂委员会:《广西通志·医疗卫生》,第 66—67 页。

④ 《西安市夏令卫生运动委员会为推行夏令卫生运动告市民书》(1940 年),中国第二历史档案馆馆藏资料,档号:十一 –7572。

于大扫除或者卫生防疫宣传了,而是涉及家庭卫生、街道及商铺卫生及公共卫生的各项内容,且推行过程中也要求各方积极参与。

同时,夏令卫生运动开展时间也不再局限于两三天,而是有一个长期的过程,有的甚至长达几个月,如1943年福建省会暨永安县的夏令卫生运动就长达20周,具体如表4-4所示。

表4-4　福建省会暨永安县1943年度夏令卫生运动中心工作项目

周别	日期	工作项目	备注
一	六月一日至六月七日	筹备周及宣传大会	
二	六月八日至六月十四日	防疫注射工作	
三	六月十五日至六月二十一日	推行及指导家庭环境卫生	
四	六月二十二日至六月二十八日	大扫除及第一次清洁竞赛检查	
五	六月二十九日至七月五日	取缔随地涕唾便溺赤膊及露宿等不良习惯	
六	七月六日至七月十二日	不良食物饮料之取缔	
七	七月十三日至七月十九日	饮水消毒及管理	
八	七月二十日至七月二十六日	第二次清洁竞赛检查	
九	七月二十七日至八月二日	粪厕管理级消毒	
十	八月三日至八月九日	推行建厕运动	
十一	八月十日至八月十六日	灭蝇工作	
十二	八月十七日至八月二十三日	灭蚊工作	
十三	八月二十四日至八月三十日	大扫除及第三十次清洁竞赛检查	
十四	八月三十一日至九月六日	卫生店场员工健康检查	
十五	九月七日至九月十三日	卫生店场员工训练	
十六	九月十四日至九月二十日	卫生店场管理	
十七	九月二十一日至九月二十七日	清理沟渠及垃圾	

续表

周别	日期	工作项目	备注
十八	九月二十八日至十月四日	灭鼠运动	
十九	十月五日至十月十一日	乡村卫生巡回宣传及调查	
二十	十月十二日至十月十八日	同上	

资料来源:《福建省永泰县夏令卫生运动委员会组织大纲、经费预算的公函》,福建省档案馆馆藏档案,档号:0001 - 005 - 003135。

而且,夏令卫生运动在当时已经完全成为防疫活动中的常态化工作。每年夏天,社会部都会督促各地积极开展夏令卫生运动:"查夏令瞬至,疫疠随时有发生可能,兹为防治疫疠发生,以确保民众健康起见,经由本部署邀同各有关机关会商决定扩大本年度各地方夏令卫生运动并订定夏令卫生运动实施办法四条即希转饬所属主管机关联合各有关团体组织委员会发动民众积极进行。"①在社会部的要求下,加上防疫工作的需要,各地对夏令卫生运动自然也就比较重视。1941 年,安徽省成立省会夏令卫生运动委员会后呈报社会部时就称:"本会遵照钧部颁订夏令卫生运动实施办法,并依据安徽省政府三十年度夏季防疫实施办法第一条之规定,召集本省各有关机关于本月十二日上午八时假立社礼堂开会成立,当经大会决议,选定常务委员九人,并设总务、宣传、防疫、消毒、施诊、清洁检查六组,业已正式开始工作。"②在当年安徽省会夏令卫生运动中,先后颁布了《安徽省省会夏令卫生运动委员会宣传组工作实施办法》《安徽省省会夏令卫生运动委员会防疫组工作实施办法》《安徽省省会夏令卫生运动委员会消毒组工作实施办法》等多种夏令卫生运动的具体活动实施办法。安徽省该年度的夏令卫生运动从 6 月开始,一直持续到 10 月结束,取得的成就主要有:防疫组报告 6 月立煌霍乱疫苗注射 6154 人,7 月立煌霍乱疫苗注射 6591 人,又庐江霍乱疫苗注射 8860 人,罗山霍乱疫苗注射 9513

---

① 《社会部准广西省政府电发夏令卫生运动实施办法及江西省政府扩大各地夏令卫生运动实施办法等事项的有关文书》(1941 年 6 月),中国第二历史档案馆馆藏资料,档号:十一 –7574。

② 《安徽省省会夏令卫生运动委员会组织大纲宣传组工作实施办法等及有关文书》(1941 年 6 月),中国第二历史档案馆馆藏资料,档号:十一 –7578。

人,8 月六安霍乱伤寒混合疫苗注射 5365 人,9 月麻埠霍乱伤寒混合疫苗注射 441 人,先后霍乱及混合疫苗注射 39601 人,所用疫苗均由卫生总队部供给;消毒组报告 6 月井水消毒 3 次厕所消毒 3 次,7 月井水消毒 9 次,8 月井水厕所消毒各 3 次;清洁检查组报告 6 月饮水调查 2 次,厕所调查 53 处,普通检查先后共 16 次,总检查 6 次;宣传组报告印发夏令防疫须知 4000 份,防疫标语 3000 份,住户卫生须知 4000 份,饮食商店卫生须知 300 份。① 由此可见,在各地的努力下,夏令卫生运动对于环境卫生的建设还是能够起到一定作用的。

第三节 推进各项医疗资源建设

抗战暴发之前,我国现代医疗卫生体系建设才刚刚起步,在医疗资源方面,无论是人力还是物力都处在相对匮乏阶段。全面抗战发生后,处于起步阶段的医疗卫生体系建设备受打击,很多医疗卫生资源受到冲击甚至损毁。同时,战争的发生,使得有限的医疗卫生资源更是雪上加霜。医疗资源的不足不仅导致疫病流行的非常态发展,而且使得防疫工作受到严重限制。因此,为了应对疫情,从中央到地方都采取各种措施推进各项医疗资源建设,如多渠道培养医疗卫生人员,多方式生产医疗物资,同时积极开展国际防疫合作,寻求国外的医疗资源支持。

一、多渠道建设医疗卫生人才队伍

面对抗战期间医疗卫生人员严重缺乏的局面,中央和地方都有深切感受。在 1939 年 5 月召开的第三次全国内政会议上,江西全省卫生处处长方颐积就提出了相关议案,强调要重视医疗卫生人才的培养:"现在医疗卫生人才,甚感缺乏,且以各处待遇厚薄不一,或以强行罗致之故,致卫生人员往往不安于位,实为卫生事业推行之障碍,此点应请中央设法统制与调整,俾地方卫生事业得

---

① 《安徽省省会夏令卫生运动委员会结束会议及工作概况书》,中国第二历史档案馆馆藏资料,档号:十一-7578。

以发展。"①为了有效解决医疗卫生人才匮乏的问题，各级政府采取了多种方法应对，具体有加大培训、开展征调等工作，同时，为了稳定医疗卫生人才队伍，也积极提高医疗防疫人员待遇，并对做出重要贡献的医疗卫生人员实施嘉奖。

战时，军队和地方都缺乏医疗卫生人才，因此在全面抗战初期，内政部卫生署都积极筹办各种卫生人员训练班，开展战时卫生人员培训工作。1938 年6 月，"内政部卫生署为训练卫生署医疗防疫队、中国红十字会医疗队以及各省市县救护机关之工作人员，并为应其他军医卫生机关之委托训练起见，设立战时卫生人员训练班，指定卫生实验处及公共卫生人员训练所联络其他有关之卫生、军医及医事教育机关办理之。"战时卫生人员训练班开设的班次有卫生防疫班、外科班、卫生工程班、护士班和救护担架班，同时表示"其他班次视必要时得增设之"②。为了加强这项工作，卫生署还特别成立了战时卫生人员训练班训练委员会来具体实施，该会"设委员九人至十一人，由卫生署聘请与训练班有关之各卫生、军医、医学教育等机关代表充任之，内政部卫生署战时卫生人员训练班主任为当然委员并兼本会秘书"，主要职能有"关于训练方针之审订事项；关于训练课程之审核事项；关于训练事宜之改进事项"③。

连续的大规模会战，导致中国军队医疗卫生人才异常吃紧，军政部也需要培养医疗卫生人员。1939 年4 月，内政部卫生署会同军政部联合设立战时卫生人员联合训练所，原卫生署战时卫生人员训练班正式宣告结束，所有工作由战时卫生人员联合训练所接管。同时设立战时卫生人员训练委员会具体实施，"军政部及卫生署为谋技术合作，辅导战时卫生人员训练所办理训练事宜，设立战时卫生人员训练委员会"，委员会由军政部及卫生署分别派人组成，主要成员有卫生署署长、军政部军医署署长、后方勤务部卫生处处长、军政部军医学校教育长、卫生署公共卫生人员训练所所长、军政部军医署第三处处长、

---

① 《各省卫生处在抗战期内应转变工作方针刷新阵容以赴事机案》(1939 年5 月)，中国第二历史档案馆馆藏资料，档号：十二(6)－848。

② 《内政部卫生署战时卫生人员训练班组长章程》(1938 年6 月)，中国第二历史档案馆馆藏资料，档号：十二(6)－35。

③ 《内政部卫生署战时卫生人员训练班训练委员会组织章程》(1938 年6 月)，中国第二历史档案馆馆藏资料，档号：十二(6)－35。

中国红十字总会救护总队部总队长和战时卫生人员训练所主任等人,该会的主要职责有"一、关于训练计划之审订事项;二、关于训练课程之审核事项;三、关于与训练有关之一切兴□事项;四、关于受训人员之选调征集事项;五、关于各种训练设备之筹划事项"①。训练所以实习为主,讲授为辅,学员主要由各兵站医院和后方医院征调,训练期一般为 3 个月。

同时,为适应战时军队需要,并"酌应各省市县及其他医护机关之委托训练",军政部又单独设立了战时卫生人员训练所开展医疗卫生人员培训工作。该所设立的主要班级有:"一、甲班:训练医正级军医及一般医师人员;二、乙班:训练防疫及环境卫生人员;三、丙班:训练医佐及军医及一般医护人员;四、丁班:训练看护士及一般医护助理人员;五、戊班:训练看护兵及急救担架人员;六、其他(视需要情形得随时呈请增设)。"②为便于战区军医训练,战时卫生人员训练所于 1939 年秋奉命在陕西汉中成立分所,后又根据战地救护需要,陆续在江西弋阳、湖北老河口、四川黔江、湖南东安等地设立训练分所。

早期卫生署设立的战时卫生人员训练班和之后卫生署与军政部联合设立的战时卫生人员联合训练所为卫生署及军政部下属的医疗防疫队培养了大量的医务人员。如战时卫生人员训练班第一期于 1938 年暑期培训完毕后,卫生署就成立了 21 支医疗防疫队和两所防疫医院奔赴湖南、贵州、广西等地工作。③ 到了当年 9 月,第二批人员受训期满,原未组建的 4 个医疗防疫队也得以组建完毕。之后军政部组建的医疗防疫队人员也主要来自于这些机构的培训。据统计,战时卫生人员训练所组建初期训练医护人员 1432 名,至抗战胜利时,战时卫生人员训练所连同 5 个分所共训练医护人员达 2 万余人,近半服务于前线,为培养军中医护人员做出了贡献。④ 同时,这些中央培训机构也接受地方政府委托,为地方政府培训各种医疗卫生人员,如 1939 年 12 月,广东

①　《战时卫生人员训练委员会暂行组织章程》(1940 年 6 月),中国第二历史档案馆藏资料,档号:十二(6)-35。

②　《军政部战时卫生人员训练所组织章程》(1940 年 6 月),中国第二历史档案馆藏资料,档号:十二(6)-35。

③　《内政部卫生署医疗防疫队各队编配出发情形及编配表》,中国第二历史档案馆藏档案,档号:十二(6)-1242。

④　吴晶、肖泰景:《抗战时期中国红十字会救护总队:闪耀红十字光芒的图云关》,中华人民共和国国防部官网,http://www.mod.gov.cn/hist/2015-08/28/content_4616291.htm。

省卫生处就选送医务人员 43 名,赴贵阳的中央公共卫生人员训练所受训。①

在中央卫生机关组织培养医务人员的同时,地方政府为了缓解医疗卫生人员不足的窘境,也采用多种方法培养医务人员。其中一种办法就是建设医学院校进行系统培养,这种方式主要是用来培养医生。"七七事变"后,福建省立医学专科学校在经费和办学条件极端困难的情况下创立,并于 1937 年 9 月 29 日正式开学。第一班招生 40 名。1938 年春,又招收医师养成班学员 20 名,以后转为本科第二班。福州沦陷后,学校内迁沙县。从 1938 年到 1945 年秋,该校(1939 年秋改名为福建省立医学院)在沙县招收了第三班至第十班学生,每班招生约 50 名,学制 6 年,毕业后授予医学学士学位。1940 年秋,该校又招收医事职业班一班,学制三年,后延长学制,改为医学专科,人数 30 多人。1941 年春季,该院又在永安设分校,专门招收药学专科学生。同时,福建省政府还于 1940 年创办了省立南平高级护士职业学校,专门培养当时急需的护士人员,该校招收初中毕业生,学制三年,每年招收一班学生,人数 20 人。②

除了建设医学院校安排系统培养外,地方政府也组织各种培训班来培养护士、技术员、看护等医务人员。江西全省卫生处处长方颐积就提出各省需要设置各种培训班加强医疗卫生人员的培养以适应当时的防疫形势:"培养医师,既非短期所能成就,惟护士、助理员、技术员、药剂生等则可短期内作育成才,各省应酌量设短期训练班,课程内均应加入战时卫生勤务,使各能明了战时卫生勤务之重要与应用,以应日前环境所需。"③1937 年 9 月,广西各卫生区就训练男性看护 185 人,他们毕业后被派往各县政府警察局及县立卫生院当卫生员,任务是到各乡(镇)村(街)视察饮水、公厕、街道、理发店、剧场、游艺场、食物摊担及菜市等的卫生状况,并进行不卫生食品的处罚。而福建省在 1936 年至 1947 年间,也曾举办了 18 期训练班对卫生人员进行培训,其中在 1940 年颁布的《福建省政府卫生处五年实施办法之报告》中,福建省卫生处还制订了详细的公共卫生人员培训计划:第一年训练区卫生所主任 100 名,训练

---

① 广东省地方史志编纂委员会:《广东省志·卫生志》,第 24 页。
② 福建省地方志编纂委员会:《福建省志·卫生志》,第 272—278 页。
③ 《各省卫生处在抗战期内应转变工作方针刷新阵容以赴事机案》(1939 年 5 月),中国第二历史档案馆藏资料,档号:十二(6)－848。

区卫生所助理员 100 名；第二年继续训练区卫生所主任 100 名，继续训练区卫生所助理员 100 名；第三年训练乡镇医务所主任 300 人，训练乡镇医务所助理员 300 名；第四年继续训练乡镇医务所主任 600 名，训练乡镇医务所助理员 600 名；第五年继续训练乡镇医务所主任 600 名，训练乡镇医务所助理员 600 名。①

在地方医务人员的短期培训中，最重要的举措无疑是效仿中央办法，在地方成立卫生人员训练所开展各种训练活动。1939 年 9 月，四川公共卫生人员训练所正式开班，先后举办医师班、护士班和卫生员班等，学员培训完毕后，由省卫生实验处派往各县卫生院所服务。② 1940 年 11 月，广西省成立公共卫生人员训练所，先后训练了三届卫生稽查员，负责各县的卫生检查及监督。③ 1942 年 9 月，广东省卫生处也在曲江县成立了省公共卫生人员训练所，该所先后举办了公共卫生医师班 2 个，约 80 人；环境卫生班 3 个，约 80 人；公共护士、助产士班 1 个，约 20 人。④

同时，为了应对地方性疫病，卫生署与地方卫生机构也常常在疫区开展专项疫病防治人员培训。抗战期间闽浙赣粤的鼠疫疫情此起彼伏，十分严重。于是，卫生署驻闽第四区防疫队就会同福建省卫生处于 1943 年开办了鼠疫防治人员训练班，由卫生署外籍防疫专家伯力士博士担纲讲授，分期调训闽浙赣粤四省卫生人员进行培训，其中第一期于 11 月 1 日开课，学员 23 人，其中闽 14 人，浙 5 人，赣粤各 2 人，理论教学完毕后，所有学员被分派南平、福州、邵武及浙东龙泉、云和一带实习。⑤

在积极展开医疗卫生人员培训之外，为了弥补现役公立卫生机构医务人员的不足，当时还实行了战时卫生人员征调工作。由于国家医疗机构待遇菲薄，一些医疗卫生人员不愿意到公立卫生机构就职，"一般医药人员，为谋自给

---

①　《福建省政府卫生处五年实施办法之报告》，福建省档案馆馆藏资料，档号：0001 - 002 - 000084。

②　张玲：《抗战时期四川的公共卫生管理》，《重庆师范大学学报（哲学社会科学版）》2015 年第 3 期，第 31 页。

③　广西壮族自治区地方志编纂委员会：《广西通志·医疗卫生》，第 67 页。

④　广东省地方志编纂委员会：《广东省志·卫生志》，第 146 页。

⑤　叶骖：《鼠疫流行及防治经过》，《新福建》第 4 卷第 4、5 期，1943 年，第 104 页。

计,大多私人开诊行业,不愿为公家服务,以致卫生机关用人,至感困难"①。于是,全面抗战暴发后不久,国民政府教育部就颁发《医学教育救护队队员调遣服务办法》,规定向医学院调遣高年级学生,派往军医救护机关服务。1939年3月,军政部拟定《军政部战时卫生人员征调办法》报行政院备案。接着,军政部、内政部联合成立了战时卫生人员征调委员会,对"依照军政部战时卫生人员征调办法规定之人员、现在沦陷区域及国外之医师药师药剂生护士等人员、准应医师甄别人员"等进行征调。② 同年底,《动征沦陷区及国外之医师药师剂师护士应召服务办法》和《征调社会正式医师案》先后出台,并从"川闽浙三省按百分之十五数开始征调"。同时,从该年起,也要求暑期实习期满的医药学校的医科学生接受征调,一半为军事后方医院服务,一半为国家医疗卫生机关服务。到了1943年2月,行政院公布《卫生人员动员实施办法》,进一步完善卫生人员征调的相关规定,在该办法中,进一步确定了卫生人员征调范围:"(1)现行开业、改业或闲散之医师、药师、药剂生、护士、助产士;(2)公私立医、药、牙、护士、助产院校新毕业学生;(3)不属于一二款而曾从事修习有关卫生医事业务之人员"③。同时,该办法还增加了对逃避征调的卫生人员的处罚规定,不仅将按《妨害国家总动员惩罚暂行条例》惩处外,还将处以撤销执业执照、取消毕业资格、转送调服兵役等处罚。为了配合征调工作,卫生署还先后通过了《各级卫生人员应如何训练与两级保障案》《推行全国卫生人员服务登记案》等议案。而地方也出台了配套办法配合国家的医疗卫生人员征调工作。如1939年4月,广东省卫生处就公布了《广东省战时卫生人员登记暂行办法》,通饬各县遵照办理,并在香港分设办事处办理割让区内之本省籍卫生人员登记:"粤省府为寻求配合长期抗战需要,爰特举办战时卫生人员登记,印备表格,分发各县填报。并以此项人才,平时荟萃广州,又氛既播天南,则又转趋港澳,综之殆达全省医士之半数。是以港澳两地,亦同时举办。在港则假中青救护团办事处办理登记事宜,已于本月五日开始,护士、助产士等,悉须如期

---

① 陈志潜:《川省卫生业务》,《卫生通讯》1944年第41期。
② 《军政部、内政部战时卫生人员征调委员会章程》(1939年5月),中国第二历史档案馆馆藏资料,档号:十二(6)—41。
③ 《卫生人员动员实施办法》,转引自张玲:《抗战时期四川的公共卫生管理》,《重庆师范大学学报(哲学社会科学版)》2015年第3期,第32页。

申报,否则取消其牌照"①。

除了培养和征调外,各省为了弥补自己区域内卫生人员的短缺,还积极向其他区域招募卫生人才。广东省不仅向沦陷区发出邀请,还向港澳及其他海外地区发出了邀请,如 1939 年广东省政府就在香港登报招收医师 39 名,卫生工程师 1 名,护士 40 名,产士 5 名,卫生稽查员 15 名。② 而江西省卫生处也以"本省卫生人员缺乏,多须借才异地"而多次登报招用。③ 为了吸引外省卫生人才到本省服务,广东、江西等省还出台了各种有吸引力的政策,如江西省在1940 年就出台了政策,对于来赣服务的卫生人员给以一定的旅费津贴:"物价昂贵,旅费所需甚巨,故各地(卫生)人员来赣工作,多踟蹰不前,前经拟具办法呈请拨款津贴来赣卫生人员旅费,奉令发还修正,现经遵照修正呈请省府在县卫生院临时费项下动支一千元,专充此项人员来赣旅费。"④广东省在 1942 年也颁布了《广东省政府招致沦陷区及香港澳门广州湾等地卫生人员内迁服务办法及旅费补助办法》,对从各地招募而来的卫生人员提供各种服务和津贴。⑤

看到国内抗战医疗卫生人员紧缺,处在港澳及海外地区的华人华侨中的卫生人员也踊跃自愿回国参与抗战中的卫生建设。1939 年 4 月至 9 月间,香港琼侨回乡服务团先后分两批返琼参加抗战,其中医务人员 30 多名,先到文昌、琼山、琼东、乐会、万宁等县开办医务所,为群众提供健康服务,后来组成第一、第二支队随军医疗队,走上前沿阵地救护伤员。在 1939 年至 1941 年间,香港、安南、新加坡、泰国等地爱国华侨 240 名,组成"琼崖华侨回乡服务团",先后分期分批渡海到达海南,并带有大批药品和医疗器械,为抗战时期的海南卫生建设做出了重要贡献。⑥ 而在 1939 年 11 月,广东省中山县收复,战时逃离的乡民多归家安业,"惟在沦陷时流离辗转,露宿风餐,因而患病失医致死者

①　《卫生人员踊跃登记,准备回国服务》,《大公报(香港)》1939 年 6 月 9 日,第 6 版。

②　《广东省政府征募卫生人员》,《大公报(香港)》1939 年 11 月 18 日,第 6 版。

③　《来赣服务卫生人员准拨旅费津贴》,《卫生通讯(江西)》第 3 卷第 17、18 期合刊,第 118 页。

④　《来赣服务卫生人员准拨旅费津贴》,《卫生通讯(江西)》第 3 卷第 17、18 期合刊,第 118 页。

⑤　《令发广东省政府招致沦陷区及香港澳门广州湾等地卫生人员内迁服务办法及旅费补助办法》,《广东省政府公报》1942 年第 834 期,第 15 页。

⑥　海南省史志工作办公室:《海南省志·卫生志》,第 304 页。

日凡百数十人"，中山海外同乡济难总会，以乡民困于疾苦，亟须救援，特函托中国青年救护团物色西医 10 名回乡疗治病民，"该团以职在救扶，经即广为罗致，该会现已聘得李之芯、符灵侠、陈浩然、李文士等数人，现仍在征求中，并定于本月二十三日出发"①。

在积极培训、征调和招募医疗卫生人员的同时，为了稳定卫生人员队伍，当时还采取了保障待遇、实施奖惩等方法。想要把通过扩大培训和向各界征调而来的医疗卫生人员真正留在国家的医疗防疫体系里面，还需要保障其待遇，使得他们能够安心参与国家的卫生建设。在 1939 年全国大范围实施征调卫生人员后，内政部就颁发了《战时应征调卫生人员工作待遇暂行标准》，对各种征调人员给予了充分的待遇保障，如对于"国内外政府立案之医药学校毕业生"，其待遇如下："未曾任医药职务者，照一等佐待遇；曾任医药职务三年以上者，照三等正待遇；曾任医药职务五年以上者，照二等正待遇；学术技能确属优良者，比照专科军医暂行规则待遇"；对于"教育部未立案及非正式医药学校毕业生"，其待遇如下："未曾任何医药职务者，比照准佐或三等佐待遇；曾任医药职务二年以上者，比照二等佐待遇；曾任医药职务三年以上者，照一等佐待遇；曾任医药职务五年以上者，或学术技能确属优良者，比照三等正待遇"；对于"教育部备案之护士学校毕业生"，其待遇如下："初等毕业者，比照三等佐待遇；服务二年以上者，比照二等佐待遇"②。1941 年，为了提升基层卫生人员待遇，推进基层卫生组织建设，行政院又颁布《县卫生人员任用待遇暂行标准》，对县卫生人员的待遇做了明确规定，其中卫生院院长最低月薪为 160 元，最高月薪为 360 元，而且可以酌情给予特别办公费 20 至 40 元。③ 在中央及地方的积极推动下，卫生人员待遇得到了有效保障。1943 年，有医学杂志对国内主要省份的卫生人员待遇进行了系统调查，发现该群体的待遇相比其他群体来说还是比较高的。④

除了生活待遇较为优厚外，卫生人员的其他待遇也从优，如在江西省，卫

---

① 《广东省政府征募卫生人员》，《大公报（香港）》1939 年 11 月 18 日，第 6 版。

② 《战时应征调卫生人员工作待遇暂行标准》（1939 年 9 月），《浙江省政府公报》1939 年 3181 期，第 5 页。

③ 《县卫生人员任用待遇暂行标准》，《行政院公报》第 4 卷第 19 期，1941 年，第 49—50 页。

④ 《各省卫生人员待遇调查》，《西南医学杂志》第 3 卷第 3 期，1943 年，第 39 页。

生人员就明确为公务员身份,享受公务员的各项待遇。战时,经常有卫生人员因战伤亡,江西省就出台了卫生人员抗战伤亡从优抚恤的规定,强调按照公务员及雇员公役标准给予抚恤:"公务员因抗战伤亡,政府已定有从优抚恤标准,明令公布有案,至支薪不及委任职者,亦定有战时雇员公役因公伤亡给恤暂行标准,卫生人员系公务员之一,如有因公伤亡情事,自可按照上项标准呈请核恤。"①而浙江省慈溪县则出台了卫生人员免费医疗的规定,当地主要医院慈溪保黎医院和慈溪县卫生院及其分院的职工都可以享受免费医疗。②

在落实卫生人员待遇方面,防疫人员作为疫病预防的关键力量,又是疫病防控的一线人员,经常面临着防疫过程染疫身亡的风险,因此该群体的待遇在所有卫生人员中又得到了进一步的明确和提升,尤其是在因防疫而染疫身亡时的抚恤方面。在南京国民政府建立后不久,当时的卫生部就于 1929 年 2 月公布了《防疫人员恤金条例》,对防疫人员因防疫而染疫身亡的抚恤问题进行了详细规定。③

在抗战时期,防疫人员的抚恤除继续沿用此项规定执行外,又通过了《防疫人员染疫死亡特给补助金办法》,强调"防疫人员因执行防疫任务死亡者除依照恤法之规定给恤外,得依本办法特给补助金",进一步提高了防疫人员染疫身亡后的抚恤金待遇,该办法规定:"各项防疫人员染疫死亡得给遗族一次补助金自三千元至三万元,前项遗族一次性补助金应给之数目由卫生署按其职务、经验及防疫劳绩、染疫经过等情形核定之"④。1941 年底,义乌防疫处隔离医院鼠疫防治人员刘宗歆在防疫过程中染疫身亡,"刘君自参加防疫工作以来,甚为热心服务,尤□在不畏传染危险,事必躬亲,□□当地民众称道"。当时战区司令长官部闻讯后,立即"电呈委座予以从优议恤外,并通令褒扬"⑤。

为了稳定卫生人员在岗服务,除了保障待遇外,还积极施行奖惩措施,对有贡献者实施奖励,对有过者进行处罚。其实,在我国早期的卫生事业近代化

① 《卫生人员抗战伤亡从优抚恤》,《卫生通讯(江西)》第 3 卷第 2 期,1939 年,第 10 月。
② 《慈溪卫生志》编纂小组:《慈溪卫生志》,第 334 页。
③ 《防疫人员恤金条例》(1929 年 2 月),《新药月报》第 1 卷第 3 期,1936 年,第 21 页。
④ 《防疫人员染疫死亡特给补助金办法》(1944 年 12 月),《行政院公报》第 8 卷第 1 期,1945 年,第 23 页。
⑤ 《防疫染疫,刘宗歆殉职》,《前线日报》1942 年 1 月 8 日,第 4 版。

过程中，就已经开始了对防疫工作者实行奖励的措施，如1917年至1918年天津鼠疫结束后，当时的北洋防疫处处长刘国庆"以此次临时防疫人员即雇员、医士，业经造具出力事实，表册昨已汇齐呈请曹省长咨部核奖"①。1929年2月，南京政府卫生部颁发《防疫人员奖惩条例》，强调对防疫过程中防疫人员的作为进行评价和实施奖惩。②

抗战时期，防疫人员的奖惩仍旧依照该条例来实施。1940年，福建省出现严重的霍乱和鼠疫疫情，各地防疫人员尽心尽力，在防疫过程中恪尽职守，有效控制了疫情的蔓延。疫情结束后，多县政府向省卫生处申请嘉奖防疫人员，并获批准。如仙游县卫生院院长陈雪峰就向福建省卫生处请示："本县今年霍乱流行之烈，成前所空间，赖地方医界人士暨本院医师李玉勋、周理全、郑奋侯，助理医师王钞琛、陈光藻、邹平元，护士肖宾镕、邓美玉、薛玉平、黄新灵、杨雪瑛等，不辞艰危，协力防救，能于短促期间使之扑灭，拟请对于防治工作人员准予个别嘉奖。"福建省卫生处考核后，决定"本年度仙游霍乱殊为剧烈，各员亦确具努力精神，拟以嘉奖"，同时补充决定"院长陈雪峰亦因指挥得当，予以嘉奖"。同时，仙游县政府也致函福建省县政人员考绩委员会，要求对参与霍乱防控的防疫人员和指挥防疫的院长进行嘉奖："查本年度发生霍乱，殊为剧烈，各该县等努力防治，短时扑灭，所请嘉奖，拟予照准。该院院长陈雪峰指挥适当，亦拟予同例嘉奖，以示激励，当否仍乞"。福建省县政人员考绩委员会接函研究后，决定"拟予传令嘉奖"，并"并入二十九年年终考绩案办理"。③

随着战时疫情的加剧，防疫人员的工作压力持续加大，为了进一步表彰防疫人员的贡献，卫生署于1942年制定《发给疫区防疫工作人员奖励金暂行办法》，提高了对防疫人员的奖励，并电告各省政府执行。④ 该办法颁布后，很快就得到落实。1942年7月，广西省多地出现霍乱疫情，防疫人员开展了积极的工作，卫生署对表现突出者给予了奖励："内政部卫生署伪桂省各地防疫人员，努力扑灭桂省各地霍乱，居功至伟，依照规定，在疫势平息后，各级防治疫疠出

① 《奖励防疫人员》，《大公报（天津）》1918年4月21日，第10版。

② 《防疫人员奖惩条例》（1929年2月），《新药月报》第1卷第4期，1936年，第9—10页。

③ 《福建省卫生处关于嘉奖仙游、龙溪县、福州市卫生局防治霍乱、鼠疫人员的指令》（1940年11月），福建省档案馆藏档案，档号：0035-005-000400。

④ 《奖励防疫人员，卫生署特订奖金办法》，《西南医学杂志》第2卷第6期，1942年，第44页。

力人员,将依照防疫人员奖励金办法,分别予以奖励"①。

有奖就有罚。为了规范战时卫生服务秩序,在给予表现良好的卫生人员奖励的同时,对于违规的卫生人员,卫生机关也会给予一定的惩处。在施行卫生人员征调制度后,仍有在职卫生人员自行离职,导致卫生人员紧缺的局面更加严峻。于是,卫生机构便出台了限制卫生人员自由离职的规定,对擅自违反规定的卫生人员进行处罚。1940 年,浙江省卫生处为了防范在职卫生人员流失,出台了《限制卫生人员托故请假自由离职》:"本处前以省县卫生机关在职人员每有托故离职另就本省或邻省其他卫生机关工作情事,为整饬纪律起见,嗣后卫生人员非经呈准离职,不得擅离职守。凡省进人员,须先查明曾在何处□务,有无离职证件,再予派用,如未经核准离职或托故请假□□补请辞职在后人员,应由本处行文本省及□省不予录用。"②1942 年,卫生署也呈请行政院审议通过了《限制医事人员自由辞退办法》,称:

查我国医事人员平时原属不足,抗战以后,卫生事业发展,以及医疗救护工作需才愈多,尤感到处缺乏。益以年来,物价腾踊,生活程度日高,医事人员薪俸所入,远不如自由职业收入之丰厚,以是年率多藉故引退,转入他途,各机关亦以此项人才罗致匪易,复不惜以优厚之待遇,相互征聘,似此情形,若不加以限制,影响医疗卫生工作,至为严重,公务员自由去就,虽经迭颁明令禁止,而医事人员,可以从事社会自由职业,历次奉颁法令,未能概括,兹为补救计,拟定办法两项如下:(一)各机关任用之医师、药师、牙医师、药剂生、护士、助产士,如非年迈力衰,或患痼疾,不能继续任职,经原长官准许辞职,而擅自离职者,除依据其他法令之规定办理外,原任用机关,得声请卫生署核明适行各省市禁止其开业,或暂时吊销其职业证照,吊销证照时间,由卫生署核定。(二)应受征调之前项医事人员,及医药牙护产院校新毕业生,拒接征调者,除法令别有规定外,其已领有职业证照者,卫生署得吊销其证照,至履行应征服务期满为止,其未领有证照者,得不发给职业证照,并禁止其自由执行业务。③

①　《桂省防疫人员将予以分别奖励》,《大公报(桂林)》1942 年 7 月 19 日,第 3 版。
②　《限制卫生人员托故请假自由离职》,《浙卫通报》1941 年第 1 期,第 23 页。
③　《广东省政府快邮代电:电知限制医事人员自由辞退办法两项》,《广东省政府公报》1942 年第 856 期,第 10 页。

1943 年，贵州省健康教育委员会护士赵贞英未经呈准辞职，擅离职守。贵州省卫生处呈报卫生署请"按照医事人员自由辞退办法之规定将该员护士证书吊销，并通令全国各卫生机关不予录用，以儆效尤"。卫生署接到相关呈请后，立即应准照办，并通令各省"查该赵贞英曾领护字第五六二八号护士证书，如有查获，希即缴销"。而各省接令后又通令本省有关各卫生机关院站执行。① 如此惩处，可谓严厉。

二、加强医疗物资生产、储备和管理

疫病的防控，离不开医疗物资的支持。因此，在抗战期间，为了有效应对各种疫情，除多渠道建设医疗卫生人才队伍外，政府还加强医疗物资的生产、储备和管理。由于处于战时，医疗物资生产大受影响，但疫情的加剧，又急需大量医疗物资。在供不应求的局面下，为了扩大医疗物资的储备，政府机构不仅积极推进医疗物资的生产，还积极从海外引进各种急需的医疗药品。同时，为了使得有限的药品能够得到合理分配以发挥最大效益，政府层面还加强了对医疗物资的管理。

抗战时期，防疫过程中最需要的医药物资当属疫苗和痘苗等防疫生物制品。因此，当时不仅积极推进中央防疫处和西北防疫处扩大生物制品生产，而且还积极倡导各省成立卫生试验所生产本省所需要的疫苗和痘苗。全面抗战暴发前，中央防疫处就是当时疫苗、痘苗生产的主要机构。淞沪会战暴发后，中央防疫处辗转长沙、昆明等地，但一直没有放弃生产防疫急需制品。而西北防疫处也加大了各类生物制品的生产，有效弥补了中央防疫处生产能力的不足。

在中央防疫机构积极推进防疫生物制品生产的同时，地方也加强了防疫用品的生产。1939 年 5 月，江西全省卫生处处长方颐积在送交第三次全国内政会议的提案中就提出："抗战期间，所需疫苗痘苗，为数甚巨，现因运输不便，如向中央购发实有缓不济急之憾，为谋救济计，应由各省设法自行制造疫苗痘

---

① 《云南省政府训令：令民政厅：准卫生署代电据贵州省卫生处呈请将护士赵贞英证书吊销不予录用一案令仰知照》，《云南省政府公报》第 15 卷第 37 期，1943 年，第 21—22 页。

苗,人力财力容有未济,得请由中央酌予补助。"①地方生产防疫用品的机构主要是各省卫生试验所。各省卫生试验所在抗战期间生产了不少防疫用生物制品,为当时的疫病流行防控起到了一定作用。如浙江省卫生试验所在 1942 年共生产霍乱疫苗 980 瓶,牛痘苗 6500 打,伤寒疫苗 32 瓶,之后又成功研制和生产了鼠疫疫苗,为当时浙江的疫病防治工作提供了一定的物质基础。再如福建省卫生试验所在 1940 年至 1945 年的 6 年间生产牛痘苗 72 万支,不但在全省使用,还供应周边省份。②除了卫生试验所外,有些省份还根据本省疫病流行情况设置相应的防疫物品生产机构。如 1941 年,湖南省就打算成立药品器材制造厂及硫酸厂等,"兹经省府派定雷彦奎、任秉、李问磬为药品器材厂筹备委员,并拨五万元为硫酸厂资金,限期成立出货"③。再如甘肃省是地甲病的主要流行区域,为了防范地甲病,甘肃省于 1942 年在兰州建立卫生材料厂,其中主要生产"大颈锭"(即含碘食盐片)以供发放各病区县防治地甲病,于是当年甘肃省政府有"河西、陇南各县的病区有在水内、食盐内加入碘化钾防治地甲病"之记载。④

　　除去疫苗、痘苗等防疫生物制品外,其他用于疫病治疗的药品器械在抗战时期也紧缺,需要各方生产、储备和加强管理。在全面抗战发生时,限于技术、原料等各方面原因,医疗药品要实现自给还非常困难,因此急需从国外进口大量医药。为了有效解除药品进口的障碍,卫生署于 1937 年 10 月发布《救护药品免税暂行办法》,强调中央或地方政府及合法社团购办特定救护药品,"应免纳进口税",同时要求各省市政府在该办法实施后,应积极促令各该地药房从速购办特定救护药品,以应需要。⑤ 在该办法的推动下,1939 年 2 月,为适应战时需要,广东省卫生处就从香港等地购储药械 5 万元,到 7 月又购储 60 万元,分库保管配发。⑥

---

　　① 《江西全省卫生处处长方颐积送交第三次全国内政会议提案》(1939 年 5 月),中国第二历史档案馆藏档案,档号:十二(6)-848。

　　② 福建省地方志编纂委员会:《福建省志·卫生志》,第 64 页。

　　③ 《湘生产计划筹设药品器械厂》,《大公报(重庆)》1941 年 4 月 8 日,第 2 版。

　　④ 《甘肃省志·医药卫生志·卫生》编纂委员会:《甘肃省志·医药卫生·卫生》,第 435 页。

　　⑤ 《救护药品免税暂行办法》,《中央战时法规汇编》1939 年下,第 134—135 页。

　　⑥ 广东省地方史志编纂委员会:《广东省志·卫生志》,第 24 页。

　　而卫生署为了在战时更好地进口和管理当时急需的各种医疗药品,也在1938 年成立了一个专门机构即战时医疗药品经理委员会进行药品经营:"内政部卫生署以值此抗战期间,医疗药品进口不易,各地救护工作及民众医疗所需,均感缺乏,特呈准中央拨发专款,向国外大批订购应用药品,负责经理,以应非常时期需要。闻该署已成立战时医疗药品经理委员会,派定该署技正龙毓莹银为主任委员,科长颜浏、史悠明、郭承志等为委员,昨日召集本市药商一度谈话,讨论一切进行事宜。"①由于形势所迫,战时医疗药品经理委员会于1938 年 12 月 17 日呈报行政院核准,10 天后该委员会便获准备案,该组织章程明确设置背景为"内政部卫生署为经理战时医疗药品设置战时医疗药品经理委员会",人员设置为"委员会设委员 5 人,由内政部卫生署就所属职员派充之,内政部指派之经理专员为主任委员",其基本职责为"办理战医疗药品之购置、保管、运输、分装、发售、补充及领款缴款等事宜"。② 该组织的成立,主要是加强对当时医疗药品的储备和管理,并向社会各界统筹发售药品。因此,该委员会成立后,立即出台了《卫生署战时医疗药品经理委员会售药细则》,对医疗药品的发售进行了详细规定。③

　　1941 年 12 月 8 日,太平洋战争暴发,进口医疗药品的来源几乎断绝,而国内医疗药品的需求又不停增长,医疗药品的供应出现严重问题。于是,在当月28 日,中国药物自给研究会召开紧急会议,讨论太平洋战争暴发后的药品供应问题,卫生署署长金宝善亲自参会,同时参会的还有军医署、卫生署各部分主管人、各制药厂厂长、各药房经理,一共 40 余人,"先由各制药厂厂长报告各厂现时出产药物之种类与数量,今后准备制造之药物及已有本国原料可供制造之药物。次讨论在目前外国药品来源断绝之时,应如何增加药物之自产数量及政府应如何协助药物生产等问题,末并决定调查各药厂药房储存药物数量以便统筹药物之生产与分配,更决定劝告各药房尽量供应市场之需要而勿从

　　① 《内政部卫生署统筹战时医疗药品,以应各地救护及民众诊疗之用》,《中央日报》1939 年 1 月7 日,第 4 版。
　　② 《据呈拟组织战时医疗药品经理委员会指令照准》,《内政公报》第 12 卷第 1—3 期,1939 年,第 84—85 页。
　　③ 《修正卫生署战时医疗药品经济委员会售药细则》,《中华医学杂志》第 29 卷第 1 期,1943 年,第 104—105 页。

事囤积居奇之行为"。会议还认为目前各制药厂现所最感困难的问题:"一为原料一时感觉缺乏,惟将来可望在本国觅得代替品,如中国药品之大黄、白头、槟榔、青木香制炼药特灵(专治假性痢疾)之药品,又常山、草果、知母可制炼代金鸡霜(治疗疟疾)之药品……二为资金之缺乏,希望政府及金融界多方协助药厂之周转资金;三为人才缺乏,过去仅有杭州医院专校、华西大学、上海中法大学及军医学校附设药科,造就人才甚为有限,现教育部决定在明年设立药学院,以后当可谓人材逐渐增多。"① 在该次会议上,得出的主要结论就是在药品供应方面,需要增加生产及统制药商。

为了加强药品统制,以免囤积居奇,卫生署于 1942 年 2 月 14 日颁布《战时医疗药品售销登记管理办法》,要求各省市政府转饬办理,该办法对当时的医疗药品销售问题做了详细规定,严厉打击囤积居奇行为。② 为了使得该办法能够得到有效实施,卫生署于 1942 年 3 月 18 日在重庆召开座谈会,邀请重庆药商、医师、药师等一百余人参加,卫生署署长金宝善亲自到会进一步说明该办法,并希望所有医药界人士能够密切与政府合作,以解决医药上的许多困难问题。③ 在该办法发布后不久,各省也根据办法制定了实施细则,如广东省就出台了《广东省战时医疗药品售销登记管理办法实施办法》,强调"本省为加强管制战时医疗药品之售销,依据卫生署颁布战时医疗药品售销登记管理办法及补充规定特定本办法实施之"④。为了使得民众获得平价药品,卫生署还饬由战时医疗药品经理委员会会同中央制药厂在重庆设置平价配方部,以利病者。

在加强医疗药品管理的同时,卫生署还积极推动医疗药品的生产工作。1942 年 4 月 30 日,卫生署召开医疗药品生产会议,国民党中委陈果夫等人出席,在会议开幕当天,讨论了以下几个有关医疗药品生产的关键问题:一、研究药医之扩充联络;二、战时制造药品标准之商定;三、听取制药报告、困难与需

① 《药品供应问题》,《中央日报》1941 年 12 月 29 日,第 3 版。

② 《战时医疗药品售销登记管理办法》(1942 年 2 月),《广西卫生通讯》第 3 卷第 4 期,1942 年,第 30 页。

③ 《战时药品管理,卫生署邀医药界谈话》,《中央日报》1942 年 3 月 19 日,第 3 版。

④ 《广东省战时医疗药品售销登记管理办法实施办法》,《广东卫生》1942 年第 34—36 期,第 17 页。

要，予以适当之协助；四、奖励医药技术之研究发明；五、登记各厂出品情形，以利统筹供需。① 在接下来的两天提案讨论中，又先后通过了卫生署所提的加强医疗药品生产方案、调整生产药品种类案，以及各参会代表所提的组织全国医疗药品器材生产协会案、创办中央药用植物试植场案、建议卫生署翻印有价值之制药原文书籍杂志以供制药之研究案、请卫生署向四联总处洽定巨款转贷各制药厂以充裕资金而加强生产案等 20 余个提案。在会议闭幕式上，全体会议成员一致决议加强医疗药品生产。② 而卫生署署长金宝善在行政院召开的新闻发布会上也强调，在药品开源方面，"凡国内可以自制之药品器材（约五分之一可以自制），已督促麻醉药品经理处、卫生用具制造厂及中央制药厂尽量增产，并促进一般制药事业之发展，尤注意，利用国产原料，以求自给"③。

为了推动医疗药品的生产，卫生署还特别致电各省政府，要求切实提高药品生产技术人员的待遇问题："内政部卫生署以医疗药品，关系军人健康，至为重大，为要明了各省医疗药品常年所需要，特颁发调查表一种，函请省府转饬遵照。因太平洋战争发生以来，我国所需药品之来源，几告断绝，为适应目前之需要，不得不大量赶制，是以一般药品技术人员之生活，不能不予以改善，使其能安心工作，现卫生署，特电请省府对于此项技术人员之待遇，决予提高，以示优遇，而使药品生产量增加，以应急需。"④

由于处于战争时期，军队对医疗药品的需求量巨大。为了推动药品生产，军政部为促进药品生产以应军事需要起见，还特明确招商投资兴办药材工业办法，投资种类有完全由商人投资、军政部与商人合资、军政部出资交商人经营三种方式。⑤

1943 年后，抗战进入反攻阶段，各种战事更为紧张，医疗药品成为影响战局的重要战略物资，行政院又修正通过并令卫生署公布了《战时医疗药品管理规则》，并附录了医疗药品、血清、疫苗、化学药品及治疗器械等各种品种，进一

---

① 《药品生产会议在渝开幕》，《大公报（桂林）》1942 年 5 月 1 日，第 2 版。
② 《药品生产会议闭幕，一致决议加强生产》，《中央日报》1942 年 5 月 3 日，第 3 版。
③ 《战时医药设施概况》，《西南医学杂志》第 2 卷第 3 期，1942 年，第 31 页。
④ 《省府令增加药品生产》，《西康经济季刊》1943 年第 2、3、4 期合刊，第 169 页。
⑤ 《官商合办，促进药品生产》，《药报》第 1 卷第 2 期，1943 年，第 19—20 页。

步加强了对各种医疗药品的管理。① 该规则的实施,使得战时医疗药品的管控进一步加强,也有效地实现了医疗药品作用的最大化,为当时的疫病防控做出了一定贡献。

三、加强国际合作,充分利用国际医疗资源

在推进各项医疗资源建设的过程中,还积极加强国际合作,充分利用各种国际医疗资源来为抗战时期的疫病防控提供支持。在抗战期间,利用国际医疗资源的主要方式有引入国联防疫团参与疫病防控和积极获取国外的医药技术、物资援助等。

在我国的卫生现代化建设过程中,一直就有国联的身影。1930 年,世界著名公共卫生学家鲍谦熙作为国联卫生组织专职专家常驻南京,为当时国民政府的卫生建设提供技术支持。1931 年 5 月,全国经济委员会下属中央卫生实验处的设立,也是基于国联卫生部的援助和推动。1933 年,国民政府积极推动与国联的技术合作,其中卫生合作就是重要组成部分。

全面抗战初期,战争引起的大量伤亡和形成的难民逃亡使得疫病在各地暴发。面对来势汹汹的疫情,处于建设起步阶段的医疗防疫体系备感压力,不仅医疗卫生人员不足,而且各种医疗物资也严重匮乏。于是,南京国民政府便将目光投向国联,希望获得国联的防疫支持。1937 年 9 月 23 日,中国参与国联会议代表顾维钧致函国联,请求变更中国与国联的技术合作计划,建议主要帮助中国救济难民及防疫:"中国代表顾维钧今日致函国联秘书长爱文诺,请即召集国联与中国间之技术合作委员会,此一委员会,系日军占领满洲后所成立,曾派遣外国医药专家、工程师及技术人员,赴华襄助复兴事业,该委员会最近曾草拟一九三八年度合作计划,规定中国派遣留学生至各国研究工程、医药卫生及科学。顾氏函中称,此项计划在此局势实无从实行,但中国深信在目前环境之下,国联专家苟能援助中国防治疫疠及救济难民,则必大有俾于世道人心。顾氏并称,中国建议业已拟成,委员会开会时,即可提出讨论。"②而在接

---

① 《战时医疗药品管理守则》,《行政院公报》第 6 卷第 12 期,1943 年,第 33—34 页。

② 《顾维钧致函国联,请变更技术合作计划》,《新闻报》1937 年 9 月 25 日,第 4 版。

下来的国联大会上，中国代表郭泰祺进一步提出：中国目前迫切需要遏止传染病蔓延和对平民进行医疗救助，国联对华技术合作资源必须全部用于卫生防疫和医药救济。① 与此同时，中国卫生实验处也致函国联请求派遣应用流行病学专家来华襄助防疫工作。②

在中国政府的呼吁下，国联正式决定组织派遣防疫团来华参与防疫活动。1937 年 9 月 29 日，"国联今日准备派遣卫生团赴中国，防止霍乱、伤寒等疫，并要求美国资助经费，全部经费约需一百万元，计划现在草拟中，其性质与国联派往中欧者相类似，其人员为医师五名、公共卫生家五人，分赴五区工作"③。10 月 1 日，国联会行政院举行非公开会议，一致通过对华技术合作委员会提出的协助中国防疫报告书，其主要内容主张两点："一、立即动用国联会所有款项协助中国防疫事业；二、此项款项以目前而论，实属杯水车薪，因为主张要求国联会下届大会于规定下年度对华技术合作专款时，将数额予以提高。"该报告书虽然由国联行政院全体理事国一致予以通过，但中国代表团并不感觉满意，"缘于中国所要求者有二，（甲）国联会在医药上协助中国，不应限于救护患疫之人，同时对于因战事受伤之兵民，亦应加以救护；（乙）与中国最有关系各国务应设法促使国联会将对华技术合作专款，尤其是协助医药事业经费之数额，予以增加，中国代表原希望国联会能以五百万瑞士法郎以上之经费，协助中国医药救护事业，今兹按之技术合作委员会所提出之报告书，则国联会所可动用之款项，尚不足三十万瑞士法郎，相去固甚远也"④。虽然国民政府感觉国联对华技术合作委员会提出的协助防疫报告书有不尽如人意的地方，但还是希望国联能够尽快落实。当月，国联卫生小组正式通过协助中国防疫办法，"此项办法，系依照中国代表胡世泽所条陈之大纲拟定，胡氏主张委员会应特别注意晋、冀、苏、赣、鲁五省之卫生事宜，应立即派遣防疫人员赴各该省区，各队人员中，应有外籍防疫委员、微菌学家、一卫生工程师及一隔离医院，其中须有外

---

① 《关于国联对我医药救济与全国经济委员会等的来往文书》，中国第二历史档案馆藏档案，档号：十八 - 1293。
② 《关于国联对我医药救济与全国经济委员会等的来往文书》，中国第二历史档案馆藏档案，档号：十八 - 1294。
③ 《国联拟派员来华协助防疫事宜》，《新闻报》1937 年 9 月 30 日，第 6 版。
④ 《国联协助防疫事宜，我亦感觉不满》，《新闻报》1937 年 10 月 3 日，第 5 版。

籍医师一人车一辆、病人车一辆,及轻运输车十辆,其余汽车夫下级职员,可就地供给,惟每队之中,须有外籍师一名"①。接着,该办法又有所调整,"决定以二百万瑞士法郎组成流动医药队三队,往中国协助进行防疫事业"②。关于国联防疫团来华工作事宜,国内则由国民政府经济部负责,外交部、财政部、内政部卫生署机关协助。同时,为了推进国联的防疫活动,中国政府也决定给予国联防疫团一定的经费资助,"关于此次国联助我防疫一案,迭经将国联决议经过情形及国联卫生委员会通过之防疫计划与国联派遣防疫人员需款甚多,孔行政院副院长兼财政部长在欧时与国联卫生组组长拉西曼晤见允由我国政府拨给国币十六万元以示协助"③。

　　1937 年 11 月,来华协助防疫的国联防疫团正式组成,并于 12 月出发前来中国。1938 年 1 月,国联防疫团共 519 人携带药品和器具抵达香港,在中央卫生试验所前所长杨永年、技正张维和上海市卫生局长李廷安协助下,以西安、长沙、南宁为中心分 3 组赴西北、华中、华南开展防疫工作,其中第一组由瑞士穆塞博士指挥,第二组由英国罗伯逊医生指挥,第三组由法国拉斯内医生指挥。为了有效推动工作开展,特别成立了国联防疫委员会作为办理协助中国防疫之机关,由上述各组组长(兼防疫委员)、中国政府代表(卫生署署长刘瑞恒)及国联派驻中国公共卫生顾问波西克共同组成。在国联防疫委员会成立时,刘瑞恒致辞,表示中国当前受战事影响,受伤者之数目以十万计,无家可归身无一物之人以百万计,同时尚有数百万病人,亟待救治,同时,战事引起中国历史上空前之大移民,加上为充实军队卫生及救护工作起见,使许多地方的医药事务不能照常维持,"此种情形,自然引起许多种疫症之发生,无论士兵与平民,俱有受各种疫症传染之危险"。刘瑞恒同时表示,按照国联派遣来华医药队之计划,中国所有卫生人才及中国卫生行政机关,近年来所训练裁成之医药学家,将充分供给防疫委员会之用,中国政府已拨款为维持各防疫医药队之

　　① 《国联卫生小组通过协助我国防疫办法》,《新闻报》1937 年 10 月 17 日,第 2 版。
　　② 《来华协助防疫国联医药队组成》,《立报》1937 年 11 月 24 日,第 2 版。
　　③ 《卫生署 1937 年度补助国联防疫组经费支出概算、补助新加坡远东防疫局会费支出计算及有关文书》,中国第二历史档案馆藏档案,档号:十二(6)-5603。

需,希望防疫各委员明了中国政府对于防疫工作之努力,期待成功之热忱。[①]

2月7日,国联防疫团第一组抵达陕西,陕西各界举行了盛大的欢迎仪式,军政部军医署驻陕办事处主任作揖强调:"在我国抗战时期,国联派遣专家,协助我国设法防止并扑灭传染病,此种安定后方之工作,间接即系协助吾人抗战,全国同胞不胜感激,西北防疫设备简陋,对此尤为感谢。相信国联既能派防疫人员协助吾人、扑灭目前力所不能见之毒菌,当更能用各种方法扑灭有目共睹之大毒菌。"接着国联防疫团第一组组长穆塞教授也致辞称奉国联令派来华,"自当尽吾人所知所能,从事与防疫之工作"[②]。同月,国联防疫团第二组也抵达湖南,协助负责湖南、湖北、江西、浙江、安徽、福建等省的防疫工作,该组与卫生署华中区防疫专员暂设联合办事处及总试验所于长沙,并决定在其他各省"次第设置办事分处"[③]。而第三组也很快抵达广西南宁,与内政部卫生署华南区防疫专员联合组成办事处,活动区域涉及战时西南各省。这些防疫组在中国境内活动时都与内政部各区防疫专员和地方卫生机构紧密结合,"一方面与当地卫生事务机关合作,一方面每队有一个中国联络事务员,藉此随时与中央政府通声气",组成了一个较大的防疫组织体系。[④] 如当时驻广西的防疫第三组,在与中国内政部组成的联合办事处中,主要负责人为国联防疫团第三组指挥拉斯内和中国政府派驻分团办事处的代表李廷安医师,他俩共同负责办事处的工作,指导所辖区域内的防疫卫生事务。在拉斯内和李廷安共同负责的联合办事处之下,还有行政人员、卫生监察员以及各种医师、实验技术员、司机、工役等,其中属于国联防疫团编制的41人,属于中方编制的26人,另有分团管理人员9人,合计76人。在联合办事处之下,还有两个红十字队和一个反流行病分团。红十字队每队20人,其中护士15名,主要从事接种疫苗的工作,全部由中方人员承担。反流行病分团也是20人,其中3名医生,5名卫生检察员,7名护士。此外还有数十名临时派驻广西各个卫生区从事防

---

① 国联秘书厅:《国联与中国技术合作:防疫工作纪要》,《世界政治》第3卷第8期,第89—90页。

② 《国联防疫团第一组抵陕》,《新闻报》1938年2月9日,第6版。

③ 《国联防疫团第二团抵湘》,《新闻报》1938年2月12日,第4版。

④ 国联秘书厅:《国联与中国技术合作:防疫工作纪要》,《世界政治》第3卷第8期,第91页。

疫卫生的工作者,亦为固定编制人员。三者合计,总数超过 130 人。①

国联防疫团各组到达目的地后,立即协助各地积极开展防疫工作。第一组在抵达陕西后,就拟订了工作计划并确立了近期的工作纲领,主要有设立注射药剂实验室、建立西北市镇卫生事务所、实施卫生方法、推行群众免疫、隔离传染病人、赈济医药事业、防范榆林鼠疫、开展卫生教育与宣传、加强与万国红十字会合作、为当地医院提人员和设备开展诊断活动 10 项工作。② 国联防疫团在开展防疫工作过程中与中国卫生防疫机构密切结合,"一面与各省当局进行密切之合作,一面与卫生署保持切实之联系"③。如第三组在进驻广西后,"除拉斯内负责国联防疫第三分团总责,穆克瑞担任财务与调查联络工作外,罗马尼亚籍的犹太兽医专家居伯斯泰担任家畜保育所技正兼制药股股长,邬碧婷博士负责人用疫苗的生产,同时由他们通过各种渠道,从国外进口短缺的疫苗。而深入全省各地的防治工作,则由中方各有关部门医护人员负责。防治的原则是治标和治本结合,防治的执行是从各地区的中心城市向一般城镇推开,防治的重点是常见多发、为害严重的疟疾、霍乱、天花和血吸虫等传染性疾病,工作的方法则是宣传、防治、检查与奖罚并行。"④

毫无疑问,在应对重大疫情时,国联防疫团的作用十分明显,他们对于各地的疫情防控发挥了重要作用。1938 年 7 月,西安霍乱疫情暴发,疫势颇炽,"国联防疫委员团由穆塞教授领导,现正在此忙碌工作,以图遏止疫患"⑤。1939 年,国联流行病委员会委派的首席专家罗伯逊博士率领的国联访华团,也对滇缅公路沿线由昆明市直至芒市、遮放的疟疾流行情况进行调查,结果认为缅公路沿线疟疾流行程度可分为轻、中、高三度流行区域,即由昆明至澜沧江一段为轻度流行;澜沧江西岸至怒江东岸,因人烟稀少,疟疾呈点状流行,保山河谷稍严重;怒江以西至龙陵、芒市、畹町一段为高度流行区。⑥

① 钟文典:《抗战防疫进行时:国联防疫分团在广西(1938—1940)》,广西师范大学出版社 2014 年版,第 21—22 页。
② 国联秘书厅:《国联与中国技术合作:防疫工作纪要(续)》,《世界政治》第 3 卷第 9 期,第 56—57 页。
③ 国联秘书厅:《国联与中国技术合作:防疫工作纪要(续)》,第 57 页。
④ 钟文典:《抗战防疫进行时:国联防疫分团在广西(1938—1940)》,第 74 页。
⑤ 《国联防疫团在西安工作》,《社会日报》1938 年 7 月 13 日,第 1 版。
⑥ 《云南省志·卫生志》编纂委员会:《云南省志·卫生志》,第 285—286 页。

　　为了及时协调国联防疫团在中国的工作，商讨协助防疫计划，国联防疫委员会还定期召开防疫会议。1938 年 4 月 20 日，中国卫生署署长颜福庆，防疫委员暨国联防疫团三个组负责人穆塞、罗伯逊和拉斯内及中国卫生署下属三个区的防疫专员杨永年、张维及林可勘等人与会，会期三天，详细讨论了国联防疫团的工作进展及下步安排。①

　　鉴于国联防疫团在中国协助防疫取得的重要成绩，在 1938 年的国联大会上，中国代表郭泰祺于 9 月 14 日出席技术合作委员会的会议时，对于国联防疫委员在华工作表示了满意和感谢，并提出了下年度的合作计划要旨，其中第一条便是"扩充或继续防疫工作"。对于中国代表的提议，9 月 17 日，国联"行政院不公开会议，（顾维）钧出席。讨论技术合作委员会报告，关于继续防疫工作、续聘专家，均经原则上通过，送交大会核定经费"。9 月 27 日，国联正式通过对华技术合作经费共 175 万瑞士法郎，其中用于防疫部分约 150 万。② 同时，由于在防疫合作初期，国联援华防疫物资、经费和专家概由国联支配，中方均无权过问，卫生署署长颜福庆就表示："就本年经验，防疫各组之工作皆由国联专家主持，时常发生事故"③。于是，中国政府要求国联取消防疫队制度，允许中国参与监管财政和药品，并利用国联经费补贴中国防疫机关。1938 年 10 月，中国政府正式向国联提出：中国已建立全国性的防疫组织，防疫合作必须采用新办法，由中国全权负责防疫工作计划，援华专家由中国政府支配，国联派驻华代表一人，协助办理防疫事务。在中国政府的坚持下，国联决定于 1939 年取消原有的防疫制度，规定由中国卫生署长、国联首席专家 1 人、专家 3 人共同组成防疫委员会，团长由国联指定且报中国政府核准。中国政府对国联的防疫物资、经费和专家的调配有了一定的参与权，两者合作进入一个新阶段。1939 年 3 月，国联秘书处为了落实新的合作计划，派麦根齐博士飞往中国，商讨具体援助防疫办法，"俾参酌过去一年经验，决定下年度工作方针，暨

---

① 《国联防疫委员会定期在湘集会》，《大美晚报晨刊》1938 年 4 月 20 日，第 3 版。
② 中国第二历史档案馆：《抗战期间中国与国联防疫技术合作相关函电一组》，《民国档案》2015 年第 1 期，第 3—4 页。
③ 中国第二历史档案馆：《抗战期间中国与国联防疫技术合作相关函电一组》，《民国档案》2015 年第 1 期，第 5 页。

必要的改革办法"①。同月底,国联防疫委员会及该会主任技正马思、多罗尔、罗伯逊及叶墨等人也赴重庆与卫生署进行连日会议,讨论形成了 1939 年国联防疫团协助中国的防疫计划。②

1939 年 6 月,中国政府在拟定 1940 年度中国与国联技术合作方案时,强调各项技术合作仍继续办理,但在卫生方面提出了较大改动,"惟卫生方面,因得国联之合作协助,在卫生署下将设立永久性之防疫机构,原有国联防疫队即告撤销,此后应办各事,即按照前此经委会与国联审定之合作办法办理"。但对于国联派来的防疫专家罗伯逊、多罗尔、叶墨、伯力士、兰度雅等人,中国政府"仍希继续服务,如国联技术合作经费不足时,我国政府希望医药专家减至三人"。同时,"我国政府拟请国联拨助医药器械,如疫苗、血清、奎宁丸、实验室设备及卫生工程器材,以为协助防疫之用"③。然而,就在当年,二战在欧洲暴发,之后国联处境极为困难,技术合作大受影响。1940 年,国联与中国的技术合作仍在持续,但卫生合作方面只续派了叶墨和伯力士前来工作,当年卫生署还致电经济部申请国联再派拉斯内前来云南协助抗疟活动。然而,当年 7 月,由于国际局势出现重大变化,外交部宣布中国驻国联全权代表办事处停办,处内人员调部或他调,至于技术合作事宜,"亦不拟再提"。同年 11 月,国联秘书处通知中国政府:因国联财源枯竭,原定第二年技术合作经费无法支付,所有派赴中国的专家合同概于当年底止不再继续,如中国欲彼等服务,可自行雇佣,薪水或可由当事人直接交涉商减。之后国联又将在华专家合同延长一月,"至一月卅一日为止,俾得将应办事务从容结束"④。1941 年 1 月 31 日,国联驻华专家的合同全部终止,技术合作正式结束。卫生署则将在华防疫的国联专家伯力士和叶墨"继续商聘",即伯力士和叶墨以中国卫生署聘请专家的身份继续留在中国协助抗疫,并在之后的重大疫情防范中发挥了重要作用。

国联对中国的防疫援助虽然在 1941 年 1 月宣告结束,但它发挥的作用却是相当大的。最初的国联防疫团来到中国后,与中国中央及地方政府的联系极为

① 《国联代表来华协助防疫》,《导报》1939 年 3 月 3 日。
② 《国联防疫专员抵渝,商讨协助防疫计划》,《前线日报》1939 年 3 月 29 日,第 2 版。
③ 中国第二历史档案馆:《抗战期间中国与国联防疫技术合作相关函电一组》,第 21 页。
④ 中国第二历史档案馆:《抗战期间中国与国联防疫技术合作相关函电一组》,第 25 页。

密切："防疫医药队，一方面与当地卫生事务机关合作，一方面每队有一个中国联络事务员，藉此随时与中央政府通声气。此项合作之旨趣，一则为适应目前需要而努力，二则斟酌地方之需要，指导各地设立永久的卫生机关，特别是在农村区域，如果循此方式努力下去，则国联现时对于中国之医药协助，不是临时的性质，而是继续中日争端发生以前已开始的中国与国联技术合作，其目的在为中国之隆盛起见为永久的贡献，各次报告书，并指出自从防疫队到中国开始工作以来，中国中央及地方当局对于防疫事业益加重视。所以国联各防疫队在华之活动，对于中国政府已进行的防疫工作，自然是一种补充的力量。"①而中国在国联防疫专家的协助下，医疗防疫队、省卫生处、县卫生院等防疫卫生机构次第成立。而且，通过建立疫苗实验室，供应各种传染病疫苗，改善难民营卫生条件，对疟疾、霍乱、鼠疫等传染病进行防治等方式，使得防疫合作直接为抗日军民提供了医疗服务。如1938年，国联防疫团第二组在华中区域的活动，使得当地的卫生事业得到了一定的发展，"湖北、湖南、江西三省，政府极努力于防疫工作并允增拨经费，以充实各该省卫生行政级机能，湖北省原无卫生行政机关，现时已成立此项机关者，已有比较重要的九县，湖南除原日指定之经费外，已加拨九万元为防疫卫生经费（据最近消息湘省政府允拨廿五万元）积极推进卫生建设，民国廿七年至廿八年度之卫生工作计划，亦在研究之中，为此计划所进行筹划之经费，已征收'卫生附加税'，数目达一百万元，此种热心，实出意料之外，其所以致此者，一部分原因当由于国联专家到湘省工作之故"②。

　　除了派遣防疫团前往中国，国联还向中国提供了非常重要的抗疫物资。1938年，中国驻国联卫生处就申请国联秘书长在国联中合作遏制中国疫患计划下辅助中国，"尽速觅得预防虎烈拉注射液六百万剂，以便扑减中国人民日渐蔓延之疫患"，而国联秘书长也"已向最近之微菌学院订购一百万剂，嘱即交货，并请参加国联设于新加坡之东方局工作之各国学院，及在欧洲辅助一切者，对此事务，予以合作"。③ 同时，国联防疫团来到中国时，也带来了大量的

---

① 国联秘书厅：《国联与中国技术合作：防疫工作纪要》，《世界政治》1938年第3卷第8期，第91页。

② 国联秘书厅：《国联与中国技术合作：防疫工作纪要（续）》，《世界政治》1938年第3卷第9期，第58—59页。

③ 《各国依照国联计划辅助中国防疫》，《太安丰保险界》第4卷第16期，1938年，第6页。

医疗药品和其他用品。如前往广西的第三组,随组带来了共约 36 万法郎的各种实验用具、医疗器械、药品和其他用品,另有价值近 40 万法郎的 3 辆载重 1 吨的小型卡车,3 辆短途小汽车和 1 艘小艇,还有从第一组提供的药品、消毒剂和其他物品近 57 万法郎,三者合计逾 130 万法郎。① 应该说,这些从万里之外的欧洲及其他地区漂洋过海转来的物品,对抗战时期的中国防疫工作的顺利开展发挥了重要的作用。

在国联参与协助中国战时防疫的同时,也有其他国家和组织派遣人员参与到中国防疫工作来。如 1941 年底,在云南省正加紧修筑滇缅公路期间,美国曾派由斯蒂文森为团长包括有中国学者在内一行 18 人的美国抗疟团,协助中国在滇越铁路沿线进行抗疟。抗疟团于 1942 年 1 月到达云县后,主要负责抗疟所移交下来的抗疟排水沟的管理,对当地及铁路沿线疟疾流行情况进行调查,帮助云县卫生院检查疟疾病人血片工作。同年 4 月,因日寇侵入龙陵、腾冲等地,滇缅公路奉令停建,美国抗疟团撤离回国。②

此外,还有许多国家和组织对中国的战时抗疫捐助了大量款项和物资。1938 年 6 月,荷兰政府对于战时中国灾黎遍地、疫病丛生深表同情,"特慨捐荷兰币五万盾,约合国币十六万六千元交由国际联盟会,转交我国政府,专作防疫救治病民之用"。同时,由中西人士共同组织的荷兰中国难民筹赈会也努力募集药品,"今第一次集得之药物,约计二十五吨之多,交由荷兰东亚轮船公司之'美亚克'号由荷京免费启运,至于本月六日运抵香港,交荷国驻港领事转发我国内地"③。而在国联发出援助中国防疫物资的请求后,各国也积极为中国战时防疫捐助物资,"据东方局报告:现已收到澳洲与锡兰所助注射液各五十万剂,并河内巴斯德学院在前所助之五十万剂,罗京康太库齐恩学院拟助一百万剂,柴格里白卫生学校拟助五十万剂,土耳其卫生部拟助一百万剂,埃及卫生部已运出十八万剂,阿根廷京城微菌学院已通告东方局愿助二十万剂。美政府亦通告国联秘书长,谓美国红十字会现即将由美国运三百万及至中

①　钟文典:《抗战防疫进行时:国联防疫分团在广西(1938—1940)》,第 23 页。
②　《云南省志·卫生志》编纂委员会:《云南省志·卫生志》,第 285—286 页。
③　《捐助巨款防疫,荷政府同情我国灾黎》,《新闻报》1938 年 6 月 17 日,第 11 版。

国"①。接着,美国、菲律宾、越南、澳洲、南斯拉夫、土耳其、丹麦、罗马尼亚等国又纷纷捐助了大量疫苗到中国来。② 欧战暴发后,在国联和欧洲国家中断了中国的防疫援助后,本土免于战争的美国成为援助中国防疫的主要国家。中央卫生实验院于 1941 年成立时,该院的成立经费也有一大半来自于美国机构的捐款,"该院筹备费由美国医药援华会捐款九百余万元,政府方面四百余万元"③。而中国各医疗机构所接受的医药物资,也主要来自美国有关组织的捐助,如江西省广丰卫生院自 1941 年以来就先后 5 次接受美国红十字会捐赠的医药物资,共计奎宁丸 4000 粒、阿司匹林 4000 片、苏尔夫罗特 200 片、纱布 12磅、棉花 4 磅、硼酸 6 磅、重曹 4 磅、碘 2 唡、碘化钾 8 唡。④

第四节　疫病流行的社会应对

在传统社会时期,疫情发生后,除了官府的应对外,社会力量也会积极参与。正如有研究者指出的那样,在中国古代医疗方面起到最大作用的是那些默默无闻的民间医生,而不是来自政府的医生。⑤ 同时,中国古代的很多防疫、赈灾工作,在基层社会也主要是依靠地方乡绅来组织的。因此,古代中国的疫情应对,社会力量发挥了极为重要的作用。而这也延续到了抗战时期,面对当时的疫病流行,社会力量也采取了积极的应对方式,以期能够有效控制住疫情。当时,参与防疫的社会力量主要有慈善组织、宗教团体及其他组织等,当然,也有普通民众的努力。

一、慈善组织的积极介入

慈善组织一直是我国古代疫病防控的主要力量,如明代绍兴祁彪佳,在退

---

① 《各国协力助华防疫》,《导报》1938 年 7 月 24 日,第 2 版。
② 《防疫苗各国纷纷捐助》,《时报》1938 年 8 月 21 日,第 1 版。
③ 《卫生署主管下卫生事宜概况》,《中央日报(重庆)》1944 年 5 月 7 日,第 3 版。
④ 《江西省政府关于广丰、乐安、资溪等卫生院领用美红会捐赠药材清单的电》,江西省档案馆藏档案,档号:J016 - 3 - 01821 - 0428。
⑤ 于赓哲:《古代的防疫经验和社会力量》,搜狐网 2020 - 02 - 29,https://www.sohu.com/a/376681525_100055855。

官归乡的 8 年间,不止一次在当地组织药局,以应对当时的疫灾,他与当地 10 个有名的医生签下合同,在药局轮值,为病人免费诊断、施药,据说在 1636 年 的疫灾中,仅 6 月至 8 月,他组织的药局就有一万多人前来求医。[①] 到了近代 社会后,随着西方现代慈善观念的引入,我国的慈善组织得到了进一步的发 展,其在防疫过程中的作用也越来越重要。而政府在进行防疫活动时,也会有 意识地发挥慈善组织的作用。如 1936 年南京市在推进夏令防疫过程中,市社 会局就特别召集该市各慈善团体代表讨论组织慈善团体夏令防疫会,"本市夏 季防疫清洁联合办事处,为欲与各慈善团体取得联络俾防疫工作进行,兼臻便 利,故召集各慈善团体代表举行会议,以便商讨进行合作办法"。会后便组建 了南京慈善团体夏令防疫联合会,乐善堂、义兴堂、广利慈善会、崇善堂、体善 堂、仁育堂等成为理事,红卍字会、崇贤救济会、市慈善会等成为监事。[②] 进入 全面抗战后,随着战时疫情流行的常态化,为了救助民众,慈善组织更是积极 介入,成为当时疫病防控的一支重要力量。

在战时,最主要的慈善组织当属中国红十字会。在清朝晚期,我国多地先 后效仿国外建立多个红十字会组织。中华民国成立后,中国红十字会统一大 会召开,解决了领导多头、管理混乱的问题。南京国民政府建立后,加强了对 红十字会的监管。1933 年,国民政府公布《中华民国红十字会管理条例》,规 定红十字会受内政部主管,并受军政、海军、外交各部监督。1936 年 7 月,国民 政府修正管理条例,红十字会改卫生署主管。虽然中国红十字会在管理和工 作中与政府机构有着千丝万缕的联系,但其定位还是一个慈善团体。全面抗 战暴发后,中国红十字会也积极参与防疫活动,其中最主要的举措是如前文所 述创建救护总队,派遣救护队前往全国各地进行战地救护和防疫抗疫活动。 对于救护总队开展防疫的情况,前文已有讨论,这里不再赘述。

除组建救护总队积极参与各地防疫活动外,中国红十字总会及其分会也 在各地开展了各种形式的防疫活动。1938 年,中国红十字会南昌分会与中国 红十字会总会救护总队驻赣第九大队合作,举办了 5 期红十字会卫生急救训

① 梁其姿:《面对疾病——传统中国社会的医疗观念与组织》,第 148 页。
② 《各慈善团体组织夏令防疫会》,《中央日报》1936 年 6 月 2 日,第 7 版。

练班,吸收南昌、新建、丰城、安义、永修、德安、星子等县的青年医生 300 人参加学习,以他们为骨干向当地群众传授战地救护知识,组织民众救护队,参加了隘口、万家岭、万埠、高安、南昌城郊等战场的实地救护。同年 12 月,由于日军入侵,中国红十字会南昌分会迁到兴国县承担后方医疗服务,继续开办诊疗所和流动医疗站,对负伤将士及赤贫难胞来诊者一律免费,为难民免费发放防病药品和打预防针等。① 1938 年,红十字会因"大兵之后必有大疫",为防患于未然,积极施行预防注射活动,于 1938 年 6 月 24 日起在上海夏令卫生展览会时特派遣医师、护士前往为参观者注射防疫针,"前后自动请求施针者约数千余人"②。1945 年夏,重庆霍乱流行猖獗,红十字会也积极参与防疫工作,该会下属新运诊疗所、沙坪坝诊疗所于夏初就开始防疫工作,当疫势日益严重时,该会除令救护总队部将大批疫苗提早运输外,并令重庆市分会南岸医院特拨病床一张,留作收治霍乱病人,另在临江门诊分会诊疗所添设病床 30 张,"迄至六月底止,重庆霍乱疫势已见稍松,为求彻底扑灭起见,各卫生机构依然在积极进行防治工作中"③。

除了中国红十字会外,在抗战期间积极参与防疫工作的慈善组织还有中国红十字会上海国际委员会、世界红卍字会和慈联会等组织。1937 年淞沪会战暴发后,上海社会各界人士纷纷参与各种救护工作。为了有效协调各方力量开展救济工作,同时争取更多援助,1937 年 10 月,由旅沪中外慈善界人士共同发起创建了中国红十字会上海国际委员会,该会经中国红十字会总会授权许可,以红十字会名义独立从事慈善活动。上海国际红十字会成立后,在开展伤病救护的同时,还成立医务委员会积极推进面向难民群体的医疗及卫生服务。由于该会创立之初没有专门的医疗卫生人才,因此将中华医学会及其上海支会的力量整合进来,以增强技术支持。

在淞沪会战过程中,战争难民云集两租界,生存环境空前恶化,加上当时霍乱肆虐,疫情尤为严重,使得难民疫病丛生,形成了严重的人道危机。为了加强对难民的医疗救助,上海国际红十字会积极构建难民医疗救助体系,建设

---

① 《江西省卫生志》编纂委员会:《江西省卫生志》,第 348 页。
② 《中华民国红十字会工作概况报告》,《中国红十字会月刊》第 58 期,1940 年,第 35 页。
③ 《本会参与重庆防疫工作》,《中华民国红十字会会务通讯》1945 年第 34 期,第 8 页。

各种难民医院和难民收容所、诊疗所，同时还与其他医院合作，建设特约难民医院，免费为战时难民提供医疗服务。1937 年 10 月后，上海国际红十字会针对两租界各医院床位不能满足需求的现实情况，先后筹办了第一难民医院和第二难民医院，"专收各收容所患病难民免费住院治疗"①。在设立医院的同时，上海国际红十字会还积极开设难民诊疗所："凡收容所收容难民超过一千人者，得于所内设立诊病所；收容所收容难民不满一千人者，得排如巡回诊疗所巡回程序内，按时前往诊视。"②淞沪会战时，上海国际红十字会在难民收容所设固定诊疗所 6 处、流动诊疗所 8 处，为 70 多个难民收容所提供医药服务，覆盖难民 4 万余人。③ 上海国际红十字会不仅自身设立医疗防疫机构，还通过各种手段积极支持其他医疗防疫机构开展对难民的医疗防疫服务。上海国际红十字会医务委员会先后与广仁、同仁、宝隆、仁济、公济和时疫医院合作，特约治疗难民，分别在门诊、住院方面，按月给予一定的津贴，而其他慈善团体所办的难民医院，如救世军交通大学医院、广东难民医院等，也受到上海国际红十字会的补助。根据有关资料统计，包括上海国际红十字会自身 2 所难民医院在内，整个上海在淞沪会战后共有 25 所医院接受上海国际红十字会资助，为难民提供疫病救治，其中 12 所为一部分床位供应患病难民的平民医院，其余 13 所则是专门为难民设立的难民医院。④ 此外，工部局难民诊疗所、黄卍字会难民诊疗所、南市教会难民诊疗所等 20 余家接受了上海国际红十字会的资助，这些诊疗所均由该会免费供给医药用品，"其标准以每难民一千人为单位，每月给计值七〇元之药用品"⑤。

上海国际红十字会对难民实施的医疗救助取得了很好的效果，到 1938 年 10 月该会不得已停止直接救济工作时，其 2 所难民医院先后收治患病难民 2861 人，经治愈出院 2686 人，住院总日数达 69651 天。其中第一难民医院收

---

① 《本会第一难民医院报告》，《中国红十字会月刊》1940 年第 58 期，第 89 页。

② 《上海国际红十字会医事委员会报告》，《中华医学杂志》第 24 卷第 1 期，1938 年，第 47 页。

③ 崔龙健：《抗战时期中国红十字会上海国际委员会研究》，合肥工业大学出版社 2017 年版，第 139 页。

④ 崔龙健：《抗战时期中国红十字会上海国际委员会研究》，第 136 页。

⑤ 彭望荃：《上海国际红十字会报告（民国二十六年十月至二十八年三月卅一日）》，中国红十字会上海国际委员会 1939 年编印，第 6 页。

治 1523 人，出院 1413 人，住院日数为 35123 天；第二难民医院收治 1338 人，出院 1273 人，住院日数为 34528 天。同时，其主持的难民诊疗所及流动诊疗所共计施诊 486316 起，其中诊疗所施诊 123081 起，流动诊疗所 363235 起。① 而受上海国际红十字会补助的医院和诊疗所对难民的医疗救治工作也十分出色，合计门诊 730976 起，住院日数总计 600598 天，补助现款 174360.01 元，补助药物 66205.37 元。② 上海国际红十字会的这些工作，为维系上海难民的健康提供了重要保障，中国红十字会也对此给予了高度的评价："八一三沪战发生，本市难民麇集，以环境欠佳，致疾病丛生，当由中国红十字会上海国际委员会组织难民诊疗队，设法施治，工作推行颇见成效。"③

上海国际红十字会在积极开展难民疫病救治的同时，还努力进行难民防疫工作。淞沪会战暴发后，难民云集租界，疫病流行极烈，租界卫生组织不堪重负，导致防疫工作开展勉为其难。上海国际红十字会便积极介入，协助租界卫生机构开展各种防疫工作。1938 年初，为了防范疫情，上海国际红十字会就提出为全部难民进行预防伤寒霍乱注射，公共租界工部局卫生处给予了高度评价，并划定了一定工作范围（西以铁路线、南以法租界、北以愚园路和爱文义路、东以虞洽卿路为界）指定由该会负责实施预防注射，并要求该会每周三提交一份已注射登记表。从 4 月 18 日开始到 6 月底止，上海国际红十字会组织了 3 组注射队，将两租界当局指定的难民收容所和学校均注射完毕。7 月 1 日起，注射队减为 1 组继续服务，"该队将重往各收容所，为新入所之难民及其他未受注射者施行注射"④。当所有预防注射活动结束时，上海国际红十字会总计注射了 182214 人次霍乱伤寒疫苗。⑤ 在同一时间，该会还为难民施种牛痘6188 人次。⑥

作为国际救济组织，世界红卍字会在抗战时期也积极参与了疫病防控工

---

① 《上海国际红十字会报告》，《上海医事周刊》第 4 卷第 51 期，1938 年，第 4 页。
② 《上海国际红十字会医务委员会一年报告》，《上海医事周刊》第 5 卷第 1 期，1939 年，第 2－3 页。
③ 《本会医务委员会难民诊疗队报告（廿七年十一月至廿八年十月）》，《中国红十字会月刊》第 58 期，1940 年，第 96 页。
④ 《上海国际红十字会》，《上海医事周刊》第 4 卷第 28 期，1938 年，第 4 页。
⑤ 崔龙健：《抗战时期中国红十字会上海国际委员会研究》，第 239 页。
⑥ 彭望荃：《上海国际红十字会报告（民国二十六年十月至二十八年三月卅一日）》，第 7 页。

作。淞沪会战西移后,杭州、嘉兴、湖州先后沦陷,导致浙东各县难民麇集,产生了严重的人道危机。世界红卍字会在浙江嘉兴、吴兴、杭州、绍兴、萧山、上虞、奉化、宁波、镇海等地设有分会,并开始具体负责各地难民的救济事宜,并对难民的医疗救助尤为关注。嘉兴红卍字会自 1937 年 8 月 12 日成立后,先后在城郊组设收容所十余处,并设立临时医院一所,以便对患病难民展开及时救助。据《世界红卍字会救济工作报告表》记载,1937 年 8 月 12 日至 11 月 9 日,嘉兴红卍字会共收容难民 19897 人,资遣难民 98514 人,治疗 4571 人,掩埋尸体 253 具。① 同时,淞沪会战之际,大量难民逃往杭州,"日有一二千人之多,咸拥集于钱塘江岸"。他们大多为身无分文者,风餐露宿,生活状况极惨。杭州红卍字会面对如此境况,筹得款项二万余元,食米千余石,开始办理各项收容、遣送、治疗和救护工作,在江岸附近之江干设立收容所七所,同时在岳庙设立临时医院一所,"每日门诊平均百数,而常不断住院者,亦有七八十人之数"②。在全面抗战初期阶段浙江的难民救济活动中,世界红卍字会在浙江省各分会展开了积极的疫病防治工作,除前述的嘉兴分会治疗 4571 人外,吴兴分会治疗 5641 人,杭州分会治疗 9973 人,绍兴分会治疗 3383 人,上虞分会治疗 4518 人,四明分会治疗 5515 人,对于当地难民群体的疫病防控起到了一定的作用。③

在战时的上海,慈联会也是一个重要的慈善组织,该组织在上海的防疫活动中也贡献了自己的力量。在淞沪会战过程中,慈联会也一直积极参与救助染疫难民,对该群体开展治疗和防疫工作。1938 年后,经历事变后的上海混乱不堪,疫情随时暴发,为了防范疫情,慈联会也积极推动防疫工作,"慈联会国际救济会之卫生组,为唤起难民注意防疫,近且编印各种卫生图表,分发张贴,并派员赴各收容所演讲卫生常识,切实劝导"④。1939 年,上海国际红十字会停止活动后,慈联会等慈善团体仍旧活跃在上海进行各种防疫工作,"本市各

---

① 张根福:《抗战初期世界红卍字会在浙江的难民救济活动述略》,《浙江师范大学学报》2000 年第 5 期,第 24 页。

② 《杭州办理救济事宜简单报告》,上海市档案馆馆藏档案,档号:Q113－2－7。

③ 张根福:《抗战初期世界红卍字会在浙江的难民救济活动述略》,浙江师大学报(社会科学版)2000 年第 5 期,第 25—26 页。

④ 《各慈善团体推动防疫工作》,《太安丰保险界》第 4 卷第 9 期,1938 年,第 7—8 页。

慈善团体，以天时转暖，各收容所难民，筑群而居，疫疠堪虞，而与公众卫生尤有深切关系，上海国际救济会、慈联会等善团，均开始进行防疫，派遣医务人员分赴各收容所讲解防疫常识，改善盥洗设备，并征求夏令药品，至防疫注射仍如去年之严格办理"①。

其他的慈善组织也在疫病防控中积极开展工作。全面抗战暴发后，黄雯等粤、港人士于 1937 年共同发起组成"广州万国红十字会"，黄雯任广州万国红十字会服务团团长，率领医药卫生人员 141 人，奔赴粤、湘两地，坚持长达 7 年之久的战地服务和农村卫生工作。据不完全统计，该服务团门诊人数 60 余万人，留医者 1 万多人，接生婴儿 800 多人，预防接种 6 万余人，手术 2 万余人，其他保健 2.8 万余人。到 1944 年，该会又派出两队医务人员到香港附近为返国难民服务。② 在 1938 年新一轮霍乱流行季节来临之际，上海的各慈善卫生团体在 4 月就组建了防疫委员会，由中华医学会负责主持，"巡回治疗车施射防疫针"③。而江苏救济会在当年 4 月也筹组防疫委员会，"专赴战区各县施种牛痘等，同时掩埋殉难军民尸体"④。到了 7 月，该会又组建防疫团若干组，分赴内地开展防疫工作。⑤

二、宗教团体的参与

在中国传统社会时期的防疫中，宗教团体一直起着比较重要的作用。在唐代，民间的佛寺就开始组织社会救济机构即悲田养病坊，该机构有着医院的功效，平时可以治病，在传染病暴发之时，还具有隔离作用。在抗战时期，作为社会力量的重要组成部分，宗教团体也积极参与当时的防疫活动。宗教团体参与防疫的情况有两类：一类是各种教会医院和诊所，直接参与各种防疫工作；一类是各种教会救助组织，在各种救济活动中注重疫病防控。

教会医院作为教会医疗事业的核心内容，是基督教在华传教事业的重要组成部分。近代中国的教会医院开始于 1835 年在广州创办的眼科医局。此

---

① 《各善团开始防疫》，《新闻报》1939 年 4 月 12 日，第 17 版。
② 广州市地方志编纂委员会：《广州市志卷十五：体育卫生志》，第 534 页。
③ 《各慈善卫生团体组防疫委员会》，《晶报》1938 年 3 月 4 日，第 2 版。
④ 《江苏救济会筹组防疫委员会》，《晶报》1938 年 4 月 20 日，第 2 版。
⑤ 《江苏救济会组防疫团赴内地》，《力报》1938 年 7 月 21 日，第 4 版。

后,中国的沿海和内地先后设立了一系列的教会医院,并达到相当的规模。这些教会医院最初提供免费医疗服务,具有较强的慈善性质,但在后续的发展过程,逐渐开始收费,因此之后并不能完全被视为慈善事业。① 不过教会医院在发展过程中,一直积极参与各地的防疫活动。在 1911 年的东北鼠疫流行中,处在华北的医学传教士大多自愿参加了防疫活动,而东北的教会医院更是积极参与,盛京施医院的司督阁还被任命为政府医学顾问。全面抗战暴发后,教会医院虽然也遭遇到各种损失,根据中华医学教会医事委员会的不完全统计调查,在全面抗战发生后的一年时间内,教会医院被炸毁或毁坏者 11 所,损坏或被劫者 12 所,被占据者 7 所,停办者 4 所。② 但教会力量积极应对,推进教会医院建设。如在全面抗战暴发后不久,英国各重要教会团体干事就于 9 月 13 日在伦敦召开联席会议,讨论中国境内现有紧急情形,与会者认为需要对中国兵民予以较大的医药援助,"各教会应积极努力,不独维持原有医院工作,且当增多医院人员,并扩充其设备,庶对任何国家人民之因战受伤者,予以有效援助"③。同时,教会力量还在中国一些医疗卫生欠发达的地区,推进教会医院的建设,如甘肃省境内在抗战时期就增建了多家教会医疗组织:天水县于 1940 年设公教第二门诊部,于 1943 年成立天主堂仁爱医院;武威于 1942 年成立基督教天恩医院;等等。④ 这些举动,使得教会医院即使遭受战争冲击,在抗战时期仍然成为当时医疗机构体系的重要组成部分,其在战时救护、难民治疗与防疫方面还发挥了较大的作用。

在全面抗战发生后,各个教会医院积极参与各种治疗和防疫工作。如位于上海的俄国东正教会医院,1937 年门诊业务大幅增加,来院人数 2789 名,就诊次数达 12542 次,较 1936 年增加 87%,其主要原因便是淞沪会战发生后,该院与上海其他各医院采取一致步骤,对于伤兵及受伤平民展开极力救护。同时,该院还在 1937 年 9 月内,协助法租界公董局卫生局诊治霍乱病人,从 9 月

---

① 李传斌:《教会医院与近代中国的慈善救济事业》,《中国社会经济史研究》2006 年第 4 期,第 51—56 页。

② 《各地教会医院现状》,《上海医事周刊》第 4 卷第 40 期,1938 年,第 2—3 页。

③ 《英教会扩充在华教会医院》,《中央日报》1937 年 9 月 14 日,第 3 版。

④ 《甘肃省志·医药卫生志·卫生》编纂委员会:《甘肃省志·医药卫生志·卫生》,第 213 页。

10 日起到 9 月 26 日止，该院共诊治霍乱病人 653 名。[1] 而上海美国教会所属的三家医院也积极开展针对难民的医疗救助活动，使得其业务量较之前大为增加，尤其是针对难民开展的各种免费住院日数占据了医院业务的较大部分，这可以从 1938 年 4 月的数据中看出来，具体如表 5 - 16 所示。而后方的教会医院，也积极投入难民救治、防疫和伤兵救护当中去，1938 年底至 1939 年初，教会医事委员会临时办事处主任包让就对后方的教会医院进行了考察，发现"南昌、长沙、常德、衡阳、零陵及宜昌之（教会）医院均能容纳大批病人及受伤者，因中国红十字会医务组及军医署之主要工作在救护伤兵，教会医院及市立医院须负责照顾轰炸受伤之平民及患病或受伤难民，并在必要时协助救护伤兵"[2]，同时，教会医院还被要求与全国救济委员会各分处合作，对经过自己所在地的过境逃亡难民进行预防接种活动。

表 5 - 16　上海美国教会所属医院工作统计（1938 年 4 月）

医院	床位	门诊次数	住院日数	免费住院日数	门诊施诊次数
同仁医院第一医院	130	2584	3680	1688	4
同仁医院第二医院	243	3855	7171	7171	3855
广仁医院	350	5891	9705	2903	1000
合计	723	12330	20566	11762	4859

资料来源：《上海美国教会医院报告》，《上海医事周刊》第 4 卷第 21 期，1938 年第 2 月。

　　在抗战时期，各教会医院在疫情发生时，都积极参与病人救治和疫情防控工作。在 1938 年夏上海的霍乱流行过程中，为了控制疫情蔓延，教会医院广慈医院专门辟出一栋附楼用于收治霍乱病人，该病区拥有 80 张病床，由 1935 年毕业于震旦大学的葡萄牙医生德尼茨（Deniz）负责。随着疫情的加重，到了 7 月，院长万尔典神父又加派 2 名中国医生负责夜班。由于院方举措得当，大

---

[1]　《俄国正教教会医院一九三七年度报告》，《上海医事周刊》第 4 卷第 22 期，1938 年，第 2 页。
[2]　包让：《后方教会医院及救济工作参观记》，《中华医学杂志》第 25 卷第 4 期，1939 年，第 240 页。

量病人获得救治,挽回了生命。在 1938 年 7 月初至 8 月中旬这段时间内,该医院一共收治霍乱病患 1115 例,其中只有 106 例死亡,病人获救率高达 90.5%。① 1940 年 4 月,福建发生严重的鼠疫、霍乱流行,福州基督教协和医院药学技术人员,为解决临床用药的需要,于同年 7 月在防空洞内,在设备十分简陋的条件下,开始研制 0.9% 氯化钠输液(原料用粗盐经精制后而得)、10% 葡萄糖输液(原料用淀粉直接水解后中和,精制成葡萄糖后配液),用于抢救患疫病人。②

正是因为教会医院在疫病防控方面具有重要的作用,1940 年召开的卫生行政技术会议就通过了"教会医院及私立医院应如何联系及合作案",建议卫生署对各省市教会医院及私立医院进行经费补助,同时要求公立卫生医疗机关与教会医院、私立医院在技术上互相协助,并强调"地方主管卫生机关于疫病流行或水灾、地震等紧急事变时,可征用当地教会或私立医院之一部或全部","关于防疫工作,教会医院或私立医院应受当地卫生主管机关之指挥,予以充分之合作"。③

需要特别指出的是,抗战时期开展各种治疗和防疫的教会医院并不仅仅局限在基督教和天主教领域,佛教也积极参与了这项事业。1938 年 7 月,中国佛教会就创设了佛教时疫医院:"中国佛教会,鉴于上海时疫流行,特于牛庄路七六四号设立佛教时疫医院,救济贫病,即日起开始诊疗,每日上午八时至十二时,下午一时至六时施诊给药,重病者随到随诊,视病状之程度若何,得医生许可,并可住院,供给饮食,一概免费,不取分文。"④1942 年,广西省佛教分会也积极筹办平民医院,军委会桂林办公厅主任李济深还举行茶会招待各界,为广西省佛教会站台。⑤

除了教会医院,其他各种教会救助组织在抗战期间进行各种救济活动时

---

① 任轶:《浅析两次淞沪抗战时期法租界当局与天主教会对难民的救助》,《民国档案》2015 年第 1 期,第 66 页。

② 福建省地方志编纂委员会:《福建省志·卫生志》,第 201 页。

③ 《卫生行政技术会议纪要:第十二案:教会医院及私立医院应如何联系及合作》,《公共卫生月刊》第 3 卷第 1 期,1941 年,第 13—14 页。

④ 《中国佛教会创设佛教时疫医院》,《新闻报》1938 年 7 月 11 日,第 12 版。

⑤ 《省佛教会募集平民医院等基金》,《大公报(桂林)》1942 年 10 月 26 日,第 3 版。

也注重疫病的防控工作。其中最有影响的当属淞沪会战时成立的"饶家驹安全区"。饶家驹，1878 年出生于法国，1913 年来华传教，先后任上海虹口圣心堂教区牧师、公共租界万国商团随军牧师、上海震旦大学教授。1932 年"一·二八"淞沪抗战时曾任华洋义赈会会长，出入战区救护伤兵难民。1937 年"八一三"淞沪会战暴发后，他发起组织上海国际救济会，并担任国际救济基金会委员会委员、上海国际红十字会副主席等职务，积极从事各种慈善救济事业。1937 年 11 月初，战火燃烧到上海南市地区。饶家驹认为中日战争将长期进行，要应付长期的战局，非常需要设立难民安全区域。他的想法得到上海各慈善团体及英法美各国驻沪领事的赞同和支持，经过他的多方努力，南市难民区于 1937 年 11 月 9 日正式成立。南市难民区设监察委员会，饶家驹任主席，总管区里诸事，由此，南市难民区又被称作"饶家驹安全区"。根据相关研究，"饶家驹安全区"在战时上海至少保护了 30 万逃难的中国人。[1] 在安全区内，为了防疫，特别重视清洁和卫生工作。安全区成立各种小队来处理卫生工作，清扫队对难民睡觉的地方进行清扫和消毒，并把所有的被褥拿到户外暴晒，每月还要滚煮被褥消灭臭虫和虱子。所有的成年人和年龄大一些的孩子都接受了安全区行政部门关于健康和卫生方面的培训。同时，安全区还积极提供各种医疗和防疫服务。中华医学会在安全区新设了两所医院，一所是综合医院，一所是妇产科医院，并且还积极筹办儿童医院。在安全区内，难民疾病的治疗和诊断都是免费的。同时，安全区内还设有一家诊所执行强制性地接种疫苗的计划，预防霍乱、伤寒和天花。为了鼓励难民参与并帮助他们克服对接种疫苗的恐惧，安全区当局出台了奖励措施，规定只有接种了疫苗的人才能得到珍贵的定量供应卡。奖励措施出台后，这家繁忙的诊所每天要为 300 人接种疫苗。难民的医疗工作困难重重，但在安全区各种力量的努力下，疫病防控取得了积极的成效。1938 年 6 月，一个来访的视察团给安全区开出合格证，上面特别提到，虽然安全区阴冷拥挤，但那里一直没有出现传染病。[2]

在内地，也有教会救助组织在开展难民救济的过程中积极开展疫病防控

---

① ［美］阮玛霞著，白华山译：《饶家驹安全区：战时上海的难民》，江苏人民出版社 2011 年版，第81 页。

② ［美］阮玛霞著，白华山译：《饶家驹安全区：战时上海的难民》，第 148 – 149 页。

工作。在战时难民的救济过程中,长沙基督教青年会就本着"非以役人,乃役于人"的会训,做了大量工作。成立于 1912 年的长沙基督教青年会,属于基督教新教的社会服务机构。在抗战期间,湖南省社会各界积极参与政府主导的难民救济,长沙基督教青年会也贡献了自己的力量,并表现突出。该会在救济难民时,特别关注难民健康。难民辗转流离,餐风沐雨,食物和卫生条件根本谈不上,身体的极度疲惫也使他们对疾病的抵抗力大大降低,患病的可能性很大,而且也为流行病的滋生提供了温床。尤其天气炎热时期,难民因居住拥挤、卫生条件差,不少染上疥疮和回归热等疾病。1939 年 6 月,长沙基督教青年会沅陵分会在沅陵喜神巷建立难民免费浴室,由专人负责管理。浴室分为淋浴室、盆浴室、消毒淋浴室,免费提供肥皂、茶水、消毒药品,并派医生帮助难民医治疥疮和其他皮肤病,每周一、三、五下午二至九时开放。浴室从开办至10 月底,短短 4 个月内,入浴难民达 82982 人次;1940 年免费入浴者 244600人;1943 年有 56350 人。另外,长沙基督教青年会还从其倡导设立的湖南病兵医院拿出 10% 的病床专门收治难民,提供免费治疗。该医院从 1939 年 3 月到10 月,收治难民计百数十人;1940 年收治难民高达 2000 余人。①

三、其他组织的应对

抗战时期的疫情防控,除了前述的慈善组织和宗教团体积极参与外,还有其他组织也热心参与,如同乡会、同业会等组织。

同乡会是在外同乡人在客地设立的一种社会组织,是我国社会政治、经济、文化变迁的特定产物,不仅与商品经济的蓬勃发展相联系,而且与人口流动相伴随。同乡会具有强烈的"聚乡人、联旧谊"功能,故大多同乡会都以联络乡谊、协谋公益为宗旨,因此当同乡人在客地遇到问题时或者是故乡遇到了灾害时,同乡会都会站出来施以援手,以帮助同乡或者是故乡渡过难关。在抗战时期,面对各种疫灾,同乡会也发挥了积极的作用。

同乡会组织参与防疫工作的第一种形式是在客居地出现疫病流行时,积极对在当地沦为难民的同乡展开救治。淞沪会战暴发后,上海附近聚集的难

---

① 李陵:《长沙基督教青年会抗战时期的难民救济工作》,《船山学刊》2005 年第 3 期,第 92 页。

民大约有 130 多万人，其中约 70 万人涌入上海市各租界，仅 8 月 13 日当天涌入租界的难民就有 6 万人之多。① 这些难民的安排需要各界参与，其中同乡会组织也是一支重要力量。根据有关统计，各地旅沪同乡会就解决了近 10 万难民的收容和遣返工作。如淞沪会战暴发的第二天，广东旅沪同乡会、广肇公所以及粤侨商业联合会等广东旅沪同乡会组织就立即召开紧急会议，牵头成立了临时难民救助机构"广东旅沪同乡救济难民委员会"，并设立了 4 处收容所，共收容难民近 2.2 万人，对所收容的罹疫难民展开积极救治。为了应对难民疫病，"广东旅沪同乡救济难民委员会"设立了医务组，并配备由医生、药剂师、护士及助理组成的紧急医疗所。据报告，淞沪会战后近一年间，该委员会医务组共救治难民 20306 人次，难民医院应诊 12752 人，住院 3075 人。②

同乡会组织参与防疫工作的第二种形式是积极为家乡防疫提供支持。通过前文可知，抗战时期福建省鼠疫肆虐多年，给当地造成了严重的伤害，这不仅让福建省地方政府和民众颇为紧张，也让在外的福建同乡备感焦虑。1937年 4 月，当闽南区域的鼠疫疫情再度活跃时，旅居上海的闽南同乡会组织发起成立了闽南鼠疫防救会：

> 闽南各县自发生鼠疫以来，死亡人数已达千余，本埠晋惠会馆、兴安会馆、漳泉会馆鉴于疫疠之猖獗，认为苟非迅速予以扑灭，则前途诚属不堪设想。爰于四月二十三日晚七时，假座大东门肇嘉路兴安会馆，召开紧急会议，讨论防救鼠疫办法，当机成立闽南鼠疫防救委员会，推举陈澄、肖碧川、吴祖贤、王屏南、陈抱一、杨同会等为委员。除由陈澄草拟《预防鼠疫根本清除鼠疫意见书》，分发各界，以作防救鼠疫之参考外，并当即电请国民政府、军事委员会、行政院、卫生署、福建省政府，迅派治疫专员，飞往闽南各县疫区，实行施救。③

该会成立后，便积极采取各种方式筹办防疫物资，尤其是发动在沪各慈善组织募捐物资并得到积极响应，"本市慈善团体联合救灾会，鉴于闽南鼠疫猖獗，死亡甚众，昨特函闽南鼠疫防救会，谓已捐募药品，请转往施救，函云：敬启者，接准大函为闽南鼠疫猖獗，死亡日众，请敝会代为劝募药品，前往施救等

---

① 王春英：《抗战时期难民收容所的设立及其特点》，《抗日战争研究》2004 年第 3 期，第 123 页。
② 宋钻友：《广东人在上海（1843—1949 年）》，上海人民出版社 2007 版，第 133 页。
③ 《闽南鼠疫防救会成立》，《光华医药杂志》第 4 卷第 7 期，1937 年，第 45 页。

情,当由敝会转函各界劝募,计收到中国道德学会捐助雷击散五百瓶,雷允上诵堂六神丸五十盒,理应转请贵会代放,按上项药品,对医救鼠疫病很著功效,务希贵会迅即汇往施救为荷"①。同时,防救会还积极派员前往南京,到卫生署请求帮助。5 月 16 日,该会在晋惠会馆举行第五次委员会议,委员会的主要成员肖碧川、丁子尧、任长勋、李伟光、郭振嘉、上官树芬、陈澄、卢德涛、陈永南、陈式三、陈楚鸣等悉数到场,并邀请了中国红十字会代表列席,委员会主席肖碧川报告晋京请愿经过,接着便讨论了如何运送药品入闽、编撰防救鼠疫常识小册和召集医师讨论防疫办法等主要问题。②

该次会议结束后,该委员会鉴于疫势蔓延日烈,又于 6 月 5 日特发快邮代电,向福建省政府及各县政府恳切呼吁,请求防救。6 月 20 日,趁卫生署署长刘瑞恒视察福建鼠疫疫情后中转上海时,又在八仙桥青年会九楼召集闽省旅沪各团体及同乡代表开茶话会,"开会后由临时主席宋渊源起立致辞,继请刘瑞恒报告视察福建鼠疫经过情形,旋由该会委员长肖碧川,说明编制防救鼠疫具体计划,后有王屏南、李石安等,相继演说,对于防救福建鼠疫发挥积极为详尽"③。

接着,该会将与中国红十字会共同拟定的《防救闽南鼠疫建议书》发往福建省,强调:"鼠疫为一种死亡率最高之疫症,病者一二日即死,无一幸免。闽南发生以来,已数十年,故人口锐减,庐舍为墟,今年疫疠猖獗,如惠安、晋江、莆田各县全家死亡者,到处皆是,及今传播正烈,已蔓延至十余县之广,死亡枕藉,实人生最惨之浩劫,爰特由本会拟具防救办法。"该办法包括《关于各乡村发生鼠疫之后之施救办法》《关于各乡村未发生鼠疫之预防办法》《关于各县区平时防疫工作》等多项内容,对于鼠疫防治有着十分重要的技术指导作用。同时,为了落实这些方法,该委员会还提出建议:"以上所拟办法,非藉政治力量无以实现,应令闽南各县政府严令各区署督率联保主任及保甲长切实执行,并应由政府制定防疫规则,以资遵行,医院、收容所之建筑经费,由地方公正人士向当地殷户及海内外同乡募集之,不足之数则由政府拨款赞助,常年经费则

---

① 《本市慈善团募药品救济闽南鼠疫》,《中医科学》第 1 卷第 12 期,1937 年,第 839 页。
② 《闽南鼠疫防救会昨日集议救济》,《中国红十字会月刊》1937 年第 25 期,第 61—62 页。
③ 《福建鼠疫防救会积极防疫》,《北平医刊》第 5 卷第 7 期,第 61 页。

由政府列入卫生行政之预算,或由中央令饬福建盐务署,于闽南盐税征收附加专供防疫经费之支出。"①

　　在全面抗战期间,各地疫情频发,处于城市中的同乡会组织由于具备相对丰富的医疗物资,且能团结技术相对较高的医务人员,也常常参与家乡的疫情防控工作。1938 年 4 月,已经沦陷的江苏常州在经历兵灾之后,"疫疠堪虞",急需医疗援助,常州旅沪同乡会便召开了第 39 次执监联席会议,"拟回乡办理免费注射防疫伐克辛及施种牛痘苗案,决议另组防疫运动委员会"②。5 月 10 日,常州旅沪同乡会召开防疫会议,出席委员五十余人,决定组织医疗队伍返乡防疫,"即席推定薛牟□返常筹备兼主交际事宜,袁伯□主事务,屠长春主财务。关于捐款方面,虽经各委员努力奔走,或慨自捐助,或征募药品,但仅足供短时间之应用,况天气渐热,事实上万难再事延缓,当决定即日出发,并函请各委员继续努力劝募"③。1939 年,日军飞机频频飞抵宁波进行轰炸,造成了严重的损伤,宁波旅沪同乡会为救济被炸同乡起见,不仅捐助了大量药品,而且派遣了医疗防疫人员回乡救援,"经执监委员会议决,募集救济费五万元,充作甬地救济之用,并派意商中意公司德平仑装载药品等物及派医生看护驶甬救护,该德平轮已昨日下午四时由沪直放宁波,看护二十名、医生十名由医师赵志芳率领,会方并派穆子湘为慰问专员,实地调查灾情"④。1940 年,宁波鼠疫暴发,宁波旅沪同乡会又组织了大型的"劝募鼠疫捐"活动,呼吁各同乡踊跃捐输:"鄞县城区发生鼠疫,死亡相继,若不设法扑灭,势必蔓延,现正封锁疫区,隔离医治,并拟焚毁不能消毒之房屋器物,以期彻底扑灭,惟救济被灾各户需款颇巨,桑梓奇灾谊难漠视,不得不仰赖旅沪同乡慷慨解囊,以拯乡难,尚祈乐善士女,踊跃输将,共襄义举。"⑤

　　同乡会是因地缘而建立的社会组织,同业公会则是由业缘而形成的组织。同业公会是近代中国工商业者的新型社团组织,它的产生也是中国行业组织

---

①　闽南鼠疫防救委员会:《防救闽南鼠疫建议书》,《中国红十字会月刊》1937 年第 25 期,第 26—29 页。

②　《常州同乡会举办同乡总登记,筹备免费防疫种痘》,《新闻报》1938 年 4 月 1 日,第 14 版。

③　《常州同乡会实施防疫工作》,《新闻报》1938 年 5 月 11 日,第 13 版。

④　《甬同乡会派轮装医药,驶甬救护被炸同胞》,《新闻报》1939 年 5 月 2 日,第 12 版。

⑤　《宁波旅沪同乡会劝募鼠疫捐》,《中国商报》1940 年 11 月 27 日,第 3 版。

从传统的行会向现代工业同业组织转变的重要标志。①虽然同业公会较以前的行会组织有了较大改变,但仍然继承了行会开展慈善活动的功能。因此,在抗战时期的防疫活动中,也常常有同业公会的身影。同业公会参与防疫的情形有两类:一类是医师同业公会对社会开展的防疫救治活动,另一类是同业公会对本行业开展的防疫活动。

医师公会是民国时期非常重要的同业公会组织。上海医师公会于1925年1月由余云岫等人组织成立。之后,各地纷纷成立医师公会。1930年1月,中华民国医师公会全国联合会在上海成立。抗战时期,医师公会结合自身的优势,积极开展各种疫病防控活动。1939年5月,上海医师公会为了救济贫病,特别设立施行给药诊所200余处,"规定每号酌收号金二角,复诊一角,统治内外各科,一律免费给药"②。1941年初夏,为了防范霍乱等疫情,上海医师公会决定在6月开展为期一个月的防疫运动,"其目的在协助租界卫生当局,劝导市民,普遍感知预防接种之利益,一方面在施行合理之注射,需注射三次后,始行发给证书,当注射之前,先施以慎审之诊疗,其注射办法,由该会会员医师,一律为市民注射外,并联合各医院,一直推行,两租界指定为市民注射防疫之医师,其总数共达百余处,市民均可就近前往注射"③。自6月1日起,为了便利市民普遍注射,医师公会各会员在两租界分设防疫注射处160余处,协助租界卫生当局为市民义务注射防疫针,"须经三次注射,始给防疫证书,倘经诊察后认为不能注射者得发禁忌证书,其所发证书,两租界内均可通用"。施行20天后,经注射处注射的民众即有一万余人,"兹闻该会防疫运动将于本月底结束,凡市民尚未注射者,应从速向附近注射处请求注射"④。到6月底防疫运动结束时,"市民经该会各注射处注射者已达五万余人"。医师公会的义举,也得到医药机构的大力支持,它们赞助了此次活动的疫苗,"闻该会防疫运动期内各注射所处所用疫苗,均承新亚、信谊、大汉、中法、九星五大药厂免费供给"⑤。而1943年,福州市医师公会为了应对当地的疫情,还集资筹办了福

---

① 朱英:《近代中国同业公会的传统特色》,《华中师范大学学报》2004年第3期,第6页。
② 《医师公会施诊给药》,《新闻报》1939年5月2日,第12版。
③ 《医师公会发起防疫运动》,《中国商报》1941年6月2日,第3版。
④ 《医师公会防疫运动注射已逾万人》,《新闻报》1941年6月24日,第8版。
⑤ 《医师公会防疫运动结束》,《新闻报》1941年7月3日,第9版。

州时疫医院,积极开展病人救治和卫生防疫工作。①

对于一些非医药行业的同业公会,它们的防疫工作则主要针对行业内部成员展开的。为了预防会员受到疫病侵袭,这些同业公会积极采取各种防疫手段,开展疫病防控工作。1941 年,上海人力车夫互助会为维护会员健康,在入春后,便积极施行播种牛痘活动,以预防天花。将届夏令时,因租界内开始出现传染流行性疾病,"特通告全市入会人员,并由该会诊疗所内,开始注射防疫针,凡各会员个人,或其家庭妻子女弟等均可请求前往注射,不取任何费用"②。1942 年初,该会又以"时届仲春,天气渐热,疫疠又将发动,为维护各会员身体康健"为由,在会员中分别开展注射预防针及施种牛痘活动,以防传染流行性疾病及天花等,"昨日起在该会诊疗所内,仍照常施种牛痘,并开始注射防疫针,凡会员个人或其家庭妻女子弟等,均可免费注射"③。

四、普通民众的应对

疫情发生与普通民众有着紧密关联。因此,疫病防控过程中,也需要普通民众的积极参与。1938 年 7 月,上海召开的夏令卫生运动宣传大会上,就明确提出"人人均负有防疫责任""卫生须从个人家庭做起"等口号。④ 普通民众对疫病流行的应对,主要有积极应对和消极应对两种状态。

抗战时期,为了提高民众对卫生防疫的重视,特别重视战时的民众卫生宣传工作:"战时的民众卫生教育,就是灌输民众战时的卫生知识,训练民众的战时卫生技能。中国大多数民众知识极感缺乏,对于战时的卫生常识,更是茫无头绪。譬如谈及毒气的危险,有的视若儿戏,不加防备;有的则认为必死,束手待毙。此种现象殊足影响抗战的前途,减弱抗战的力量,我们当教育之力去唤醒才是。因之,战时的民众卫生宣传,便成为刻不容缓的工作。"⑤而在经历疫病流行的严重冲击后,很多民众也逐渐能够接受新的医学知识,对疫病有了科学认识,便会采取积极措施应对。在这种积极应对的民众中,既有熟悉卫生知

---

① 福建省地方志编纂委员会:《福建省志·卫生志》,第 383 页。
② 《人力车夫互助会注射防疫针》,《中国商报》1941 年 5 月 24 日,第 3 版。
③ 《人力车夫互助会开始注射防疫》,《中国商报》1942 年 4 月 2 日,第 3 版。
④ 《人人均负有防疫责任》,《时报》1938 年 7 月 23 日,第 3 版。
⑤ 魏而立:《战时的民众卫生宣传》,《闽政月刊》1938 年第 1 卷第 6—7 期,第 31 页。

识的有识之士,也有乐善好施的仁义之人。

熟悉卫生知识的有识之士,往往自觉参与各科防疫活动。1937 年,江西省宜春县流行性脑脊髓膜炎蔓延,由城东彬江一带,延至城厢内外,死人甚众,有重症幸而治愈者,多遗瘫痪聋哑等症,当地的县立卫生医院为预防疫病,为民众注射预防疫苗,每人收国币一元,这样的高收费导致贫困民众多无力注射,该地兼精中西医学的中医士黄国材先生看到如此状况,积极投入疫病防治中去,一面拟定中药方,救治多人,一面购办预防疫苗,与人注射,每人仅收回药本一角,以资救济。① 而面对云南的疟疾流行,当地一些医学界人士也积极投入防疟事业当中去。如原毕业于上海的思茅籍侯晋修医师从 1934 年起就向县长、省主席乃至中央陈述思茅疟疾流行的严重情况及防治办法。他在向当时云南省主席龙云的陈述中说:"现在思茅人口死亡太多,市场没落,田地荒芜,民不聊生,云南疟疾严重地威胁着农村,请龙主席注意这个严重的问题。"并于 1934 年筹组了思茅医院理事会,创办思茅医院作为抗疟基地,又自费到当时法属安南(现越南)的法国巴斯德学院学习,专攻疟疾防治。抗战期间,他在思茅开展疫情调查,治疗病人,捕捉解剖蚊虫,疟原虫的研究,宣传灭蚊、抗疟,以及培训医务人员等一系列抗疟复兴思茅的计划,为当地的抗疟做出了重要贡献。②

那些非医学专业出身但对疫情防控有重要认识的民众,对当时的防疫工作也十分重视,积极主动参与各项防治工作。1938 年,上海南京路抛球场集成大药房,为了支援各地防疫,举行防疫大廉价大赠品活动,"门市顾客,甚形拥挤,并闻各地战区咸往该药房购办大批时疫药品,以救济被难同胞"。其中有一个专门由宜兴绕道来上海的徐姓民众,"因感该地之难民,无防疫设备,且不忍目睹彼等罹时疫之危",因特赴集成大药房购置了大量防疫需要的"保安水",以携往宜兴救济难民,药房看到这种情形后,大为感动,并给予了一定的优惠,"感徐君为善举性质,除另给有效防疫药品甚众外,并将时疫保安水成本售与"③。1943 年夏,浙江省慈溪县逍林、观城、浒山等地霍乱流行,地方热心

---

① 《宜春县脑脊髓膜炎蔓延死者甚众》,《中医科学》第 1 卷第 12 期,1937 年,第 838 页。
② 《云南省志·卫生志》编纂委员会:《云南省志·卫生志》,第 286 页。
③ 《宜兴难胞购防疫品》,《导报》1938 年 5 月 5 日,第 3 版。

人士组织群众借助传统迎太平礼拜（迎会）活动宣传霍乱防治方法，使得民众对防治霍乱有了更深刻的认识。①

  然而，对于不少普通民众来说，由于缺乏疫病防范知识，尤其是对防疫重要性的不理解，导致他们对疫病防控的应对较为消极，这尤其体现在一些底层群体上，甚至是一些基层工作人员也如此。在抗战时期，虽然建立了较为完整的疫情报告制度，但基层组织在实施过程中却并未有效贯彻，如当时湖南省暴发霍乱疫情时，长沙市夏令防疫联合办事处在谈及霍乱疫情防控时就感慨："各保甲长知识太低，视霍乱病人无关重要，懒为报告"②。而一旦发生疫情，疫区民众一方面由于医学知识的缺乏无法了解自己是怎样染病的、染了什么病，另一方面疫区民众因不断染病甚至因病死亡，这种紧张便构成一种焦虑性的恐惧，使他们丧失理性，转而迷信，要么求助神灵，要么迷恋巫术游医。

  普通民众作为天灾人祸的主要受害者，在灾害来临时，他们并不是自甘堕落，其实也无时无刻不在寻求救助，当他们通过劳动与斗争能满足一部分需求时，他们便尽量依靠自己的人力，一旦遭遇到人力不可及或不可抗拒的天灾、人祸时，他们便不顾一切地烧香叩头，供祭神鬼，向各路神仙鬼怪等求救，向助己之神灵献礼，向异己之神灵献媚，恳请神异力量赐福禳灾，祛病降吉。③ 在抗战时期，面对各种疫灾，普通民众感到束手无策时，便常常求助于各路神仙。在1937年福建省鼠疫流行时，惠安县疫情最为惨烈，"溯自三月初旬发现，迄五月三日，统计惠北死五百八十人，惠南死二百人，辋川死三十余人，共死八百余人"。当地人看到如此惨境，很快便陷入迷信，认为疫情是瘟神过境，"死者乃为'王爷船'带去，禳之无效，中西医治，又均无灵活，遂益惶恐，惠北疫区，每近黄昏，即无行人，惧为'王爷船'带去，同时各乡庙宇，香火乃陡盛，为王爷船带去"④。同在福建省的莆田县，长期流行天花，在抗战时期历年皆有，全县各角落普遍发生，尤以沿海区最严重，普通群众由于生活窘苦，往往三四人合睡一床，合用一被，虽有天花病人也无法隔离，故流行期间，全家儿童无一幸免。

① 《慈溪卫生志》编纂小组：《慈溪卫生志》，第210页。
② 《长沙市夏令防疫联合办事处工作情况》，《湖南卫生》1946年第7期，第5页。
③ 王小军：《景德镇制瓷业风火仙师崇拜》，江西师范大学2001年硕士论文，第8页。
④ 《闽南鼠疫猖獗，惠安疫死达八百人》，《光华医药杂志》第4卷第8期，1937年，第66—67页。

天花的危害性严重,由于得不到有效救治,群众便受迷信影响,唯有祈"瘟神"庇佑,当时该县城厢小西湖和涵江保尾的"瘟神姨妈"庙香火不绝。而当地的麻疹也是每隔两三年必大流行一次,传染迅速,蔓延面广,往往遍及全家全村。麻疹如注意卫生,护理得宜,死亡率不高。但因当时卫生条件恶劣,死亡率极高。群众在长时期内对麻疹存在迷信看法,认为所有儿童都不可避免的要得麻疹一次,得了麻疹只需向"神"祈求保佑,赐给符丹内服就可痊愈,以致死亡甚多。① 江西省余江县是血吸虫病流行的主要疫区,当地民众认为"得了大肚子病是吃了狮子岩的水",于是当地在血吸虫病肆虐的冲击下,只好建庙向神忏悔,因此在狮子岩附近区域先后建了赵家庙、安山庙、下张庙、马岗庙、龙岗庙、胡家洲庙、万民安庙等,几乎一个村一个庙,并且,当地民众还在狮子岩岩顶上建了一座保安寺,人一旦生了大肚子病就要到各个庙宇里去烧香拜菩萨。② 乡村民众如此,城市平民也不例外。在上海的天花流行过程中,很多民众也常常会求助于神灵,到娘娘庙祈求保护。1945 年底,上海再度发生天花疫情,报纸就出现相关报道:"由于天花越流行,人们越怕,而娘娘庙的红布条子生意又跟着香火好起来了,这一些时,娘娘庙座下,又有许多人拜倒菩萨名下,过寄准备送命或做麻皮的儿女,因此市卫生局除了唤起市民对卫生的注意外,同时制造许多新鲜牛痘苗。"③正是因为这种面对疫情求神拜佛的事情太多,在江西省卫生工作会议上,还专门通过了"禁设神坛以保卫民众健康案",要求各地对酬神防病进行劝阻和打击。④

除了求助于庙宇神灵之外,普通民众在疫情期间还常常求助于各种巫医和游医。抗战时期,由于现代医学技术人才紧缺,乡村社会缺乏必要的现代医疗保障,使得各种游医和巫医极盛,当时就有这样的记载:"乡村间旧医势力大:中国内地的乡村,十九都有旧医存在,因为他们的产生太容易了,读了一篇药情赋,或知道一二样药名,居然就挂起时代儒医的招牌,在那里拿人命作儿戏……乡村间江湖医士多:近年来因百业凋敝,生活困难。有许多缺乏道德观

---

① 莆田县县志编纂委员会:《莆田县志:莆田医药卫生史》(草稿),第 8—10 页。
② 《狮子岩》,《江西省文史资料》第 43 辑,第 74 页。
③ 《谨防天花,娘娘庙香烟鼎盛》,《铁报》1946 年 1 月 22 日,第 1 版。
④ 《禁设神坛以保卫民众健康案》,江西省档案馆藏档案,档号:J48 - 2 - 8。

念的奸猾人们,大施其江湖骗术,尤其在内地的乡村,常见有洋其装、皮其鞋,口含茄立克,手拿斯的克,鼻架托力克,冒充医士,到处向人售药治病。"①而民众一旦感染疫病,在没有医疗机构或者是难以承担医疗机构费用的情况下,很多人会前往游医和巫医处寻求治疗,其结果往往是破财又丧命。

---

① 蠢人:《一个乡村医师的自述》,《新医药》1935 年第 2 期,第 275 页。

第五章　抗日民主政权辖区的疫病防控

　　抗日民主政权,是指抗日战争时期中国共产党在抗日根据地建立的抗日民族统一战线政权。第二次国共合作后,中国共产党将中华苏维埃共和国临时中央政府西北办事处改称陕甘宁边区政府,辖 23 个县,人口约 150 万,标志着中国共产党领导的抗日民主政权建立。1937 年 8 月 25 日、10 月 2 日,根据国共两党达成的协议和国民政府军事委员会的命令,红军主力和南方红军游击队相继改编为八路军、新四军,分别在华北、华中等地的农村和山区展开游击战,积极进行敌后抗日根据地的建设,在国民政府地方行政体系崩溃的地区建立起抗日民主政权。至 1944 年,除陕甘宁边区外,中共领导的敌后抗日根据地共 19 块,总面积85. 8 万平方公里,占整个沦陷区面积的31% ;人口约 1亿,占沦陷区人口的 36. 6% 。陕甘宁边区和这些抗日根据地构成了中国共产党领导的抗日民主政权控制区域,成为抗战时期中国境内三种政权中的重要一种。由于中国共产党领导抗日民主政权辖区的行政管理及社会形态与国民党控制的国民政府管辖区迥然不同,故其对疫病的应对策略也与国民政府有着明显区别,因此有必要单独对此展开探讨。

　　在探讨抗日民主政权辖区的疫病的流行与应对之前,需要交代一个基本背景。那就是在全面抗战时期,在国共合作和承认国民政府领导的情况下,中国共产党除了中共中央、中央军委以外,并没有成立中央一级的行政机构。因此,中共中央对敌后抗日根据地的政务,主要负政策指导之责,敌后抗日根据地具有较多的自主性。[①] 即对于当时各敌后抗日根据地的疫病流行,中央层面并未像中央苏区时期那样出台各根据地普遍适用的政策和措施,而是在总体上进行把控,至于疫病防控的政策和具体措施,则主要由各敌后抗日根据地的民主政权具体负责,因此各根据地防控策略和措施也不尽相同。如陕甘宁边

---

　　① 　李金铮:《抗日根据地的"关系"史研究》,《抗日战争研究》2016 年第 2 期,第 11 页。

区由于处于后方,其采用的应对模式跟国民政府相当,自上而下建立了卫生防疫体系;而晋察冀等抗日根据地由于地处敌后,抗日民主政权与军队结合紧密,因此在疫病防控方面主要由军队主导。本章基于比较的视野,将主要集中于陕甘宁边区和晋察冀抗日根据地来展开分析。

第一节　抗日民主政权辖区的疫病流行

抗战时期我国疫病流行严重,各地频繁发生各种疫情,抗日民主政权辖区也不例外。在中共中央、中共中央军委所在的陕甘宁边区,伤寒、天花、猩红热、赤痢、流行性感冒、疟疾、柳拐子病、花柳病、吐黄水、大脖子病等各种传染病和常见病经常出现,并形成广泛流行,边区许多军民受到这些疫病的侵袭,导致身体受损,甚至出现不少染疫死亡现象。据有关资料统计,陕甘宁边区总人口约 150 万人,每年死亡成人与婴儿达八九万人,占总人口的6%,而边区首府延安市,每年因传染病致死者平均有 500 多人,占当地年死亡人数的47%。① 而晋察冀边区作为中国共产党在抗日战争中开辟的第一块规模比较大的敌后抗日根据地,在开创和发展过程中,由于各种因素的影响,也遭遇了各种疫情,流行的疾病主要有疟疾、回归热、痢疾、疥疮、肠炎、流感、天花、麻疹、伤寒、肺炎、百日咳、肺结核等,可谓疫病横行,严重威胁到边区军民的身体健康,"以最低限度估计,抗日战争八年中,边区人民发病数为四千余万人,死亡为二百四十万余人。这是仅以疫病流行时期最低的估计。如若加上八年来因敌人烧杀造成的伤病死亡,则伤病死亡人数最少还要增加一倍以上"②。至于其他抗日根据地,疫病流行同样猖獗,如华中抗日根据地,"1943 年江都河南流行霍乱、伤寒及恶性疟疾;宝应北境流行黑热病、回归热"③。为了有效探讨中国共产党领导的抗日民主政权如何开展疫病应对工作,有必要对抗日民主政权管辖区的疫病流行状况做一个系统的梳理和总结。

---

① 吴衡:《抗日战争时期解放区科学技术发展史料》第 5 辑,中国学术出版社 1986 年版,第 340 页。

② 北京军区后勤部党史资料征集办公室:《晋察冀军区抗战时期后勤工作史料选编》,军事学院出版社 1985 年版,第 568 页。

③ 石文光、伏斲:《新四军卫生工作史》,人民军医出版社 1991 年版,第 336 页。

一、疫情持续不断

在抗日民主政权建立之前,陕甘宁、晋察冀等地区便常年疫病流行,如在陕北地区常有伤寒、天花、猩红热、白喉、鼠疫、赤痢、霍乱等疫病出现,由于医药卫生条件所限,这些疫病一旦发生,传染很快,死亡率也极高,特别是鼠疫、霍乱、天花等烈性传染病,根本无法医治。1929 年,安定、横山发生鼠疫,1931年 8 月蔓延到定边、靖边、米脂、府谷、佳县、绥德、榆林等县。据有关资料统计:截至 1931 年 11 月 24 日,安定县死亡 3000 多人,横山 2000 多人,绥德 1000多人,米脂两个区就达 300 多人,佳县南后木头峪一带 100 多人,吴旗庙沟一带 47 人,上述 6 县共死 6400 余人。① 晋察冀边区也是如此,在抗战以前,该地区也常有疫病流行,《清苑县志》就有这样的记载:"民国九年(1920 年),壁阳城村霍乱流行,百余人罹病,死亡 50 人。十九年(1930 年),西孙庄村伤寒流行,发病 40 人,死亡 10 人。二十一年(1932 年)温仁村霍乱大流行,患者甚多,死亡百余人。"②进入全面抗战之后,由于日军的侵略,抗日民主政权管辖区多处于敌后战场,加上这些区域多为交通不便、土地贫瘠且卫生条件落后的山区,使得疫病流行频率加剧。

陕甘宁边区位于陕西、甘肃、宁夏三省边界地区,疫情发生频繁。1940 年,陕甘宁边区多地出现天花流行,子长县仅瓦窑堡及郊区就死亡 500 人,其中河东村患病 45 人死亡 43 人,死亡率高达 96%。③ 延川县疫情也十分严重,当时边区副主席高自立为了防疫,还致电延安医院院长欧阳竞:"顷据延川来报告称:'近日各区来报告称小孩子出天花死的很多,尤其是禹居二乡一个村,死了十三个小孩子'等情,希即飞速派员携带痘苗前往施种为要!"④同年 8 月,延安县全境及环县、淳耀、延川、延长、安定各县部,"均发生过瘟疫,仅盘龙一个

---

① 陕西省地方编纂委员会:《陕西省志·卫生志》,第 77 页。
② 清苑县地方志编纂委员会:《清苑县志》,新华出版社 1991 年版,第 631 页。
③ 子长县志编纂委员会:《子长县志》,陕西人民出版社 1993 年版,第 638 页。
④ 《陕甘宁边区政府便函——川发现天花流行即派员施种痘苗》(1940 年 3 月),《红色档案:延安时期文献档案汇编》之《陕甘宁边区政府文件选编》第二卷,陕西人民出版社 2014 年版,第 144 页。

区死人五百余,瘟病为脑脊髓膜炎、腥红热、天花、白喉等病。"①1941 年 1 月至 4 月,陕甘宁边区又发生疫病流行,以甘泉、富县、志丹三县最为严重。其中甘泉一、二、三区即染病 876 名,死亡 186 名。甘泉县边区政府也于 3 月 16 日报告称:"该县第一区发生急性流行瘟疫,人畜死亡甚多,情形十分严重。关于人的方面,儿童的死亡数,尤其厉害。有一个小学,死了十多名学生,以致学校都无法上课。病象是:浑身浮肿,喉痛等。关于牲畜的方面,牛羊猪都有,牛瘟特甚,症象也是发肿,口吐白沫等。人民大感恐,请邀派医防治,以维民命。"②对于当时的疫情,中央军委后方勤务部卫生部部长饶正锡于当年 3 月 18 日给边区主席林伯渠和副主席高自立的报告也有反映:"延安北区之红庄发生猩红热,该村十岁以下之小孩子因患此病而死者已有十数名,该村现有小孩发生此种传染病占 50%,发病后而死亡者占 20%。"③在接到相关报告后,陕甘宁边区政府立即向民政厅发出政府训令,要求派医生前往甘泉等地救治瘟疫:"查此项瘟灾,传染性极大,地方医药设备,自难为力。该厅应速派医务人员,携带药品,前往救治,以免蔓延,仰即遵照办理。"④同时又向甘泉县政府发出政府指令:"关于该县发生流行瘟疫事,政府极为关切。已转令民政厅急速派医生携带药品,前往救治。县府方面,也应该尽力设法请当地国医及驻军卫生所医疗,防止扩大传染。"⑤1942 年,陕甘宁边区各县出现伤寒等疫情,"延安县牡丹、青化、河庄、川口等区,该县各区自本年五月起,共发现'出水症'(包括伤寒、斑疹伤寒、回归热及感冒)计二百余人;安塞靖边交界地区,也有疫病发现,其他如关中区各县,及志丹亦有零星疫病发生。定边县政府八月报告,各乡区自五月至八月,发生各种传染病,重要是'出斑出水病'(即伤寒或斑疹伤寒之

---

① 《陕甘宁边区本年度各种灾情统计表》(1940 年 9 月),《红色档案:延安时期文献档案汇编》之《陕甘宁边区政府文件选编》第二卷,第 144 页。

② 《陕甘宁边区政府训令——令派医生前往甘泉救治瘟疫》(1941 年 3 月),《红色档案:延安时期文献档案汇编》之《陕甘宁边区政府文件选编》第三卷,陕西人民出版社 2014 年版,第 112 页。

③ 陈松友、杜君:《抗战时期陕甘宁边区的疫病防治工作》,《中共党史研究》2011 年第 6 期,第 81 页。

④ 《陕甘宁边区政府训令——令派医生前往甘泉救治瘟疫》(1941 年 3 月),《红色档案:延安时期文献档案汇编》之《陕甘宁边区政府文件选编》第三卷,第 112 页。

⑤ 《陕甘宁边区政府指令——关于救治瘟疫及纠正军队不用边币事》,《红色档案:延安时期文献档案汇编》之《陕甘宁边区政府文件选编》第三卷,第 114 页。

类的病），共计死亡三百七十七名，该县缺医乏药，疫情尤为严重"①。1944 年开春后，延安市川口、柳林、金盆等区又发现传染病疫情，"近月来已蔓延至河庄、丰富等区，病势极为猖獗，从一月到现在病死者已达五百人，其中约有半数为最近半月中得病死亡的"。川口区死亡 104 人，其中有 66 名妇女；柳林区病势最为激烈，如圪拉沟一村就病死 14 人，全区共死 229 人，其中 110 人为 20 天内死亡的；金盘区亦有 110 人得病后而死；河庄、丰富二区虽没有上述三区厉害，但最近蔓延的趋势已属严重，如河庄区三乡新窑沟村，在 4 月 25 日，一天就病死 8 人。"据下乡施行紧急治疗归来的医生同志谈，上述各地传染病的病症大致相同，发病之处多为心痛头昏，上吐（吐黄水）下泻（霍乱病），大部分为二三小时至多二三日后即死去，死亡者多为妇孺。"②从这些资料可以看出，陕甘宁边区的疫病流行可谓此起彼伏，几乎没有中断，且疫情之重，可谓触目惊心。

作为华北地区最大的抗日根据地，晋察冀边区地处内陆、远离大城市，交通不便、自然环境恶劣、经济文化落后、物资匮乏、医疗条件极差，同时该边区形势复杂，敌我争斗激烈，战争常年发生。因此，晋察冀边区的疫病流行也比陕甘宁边区更为剧烈。《晋察冀日报》在 1942 年 3 月 11 日的社论就指出，自 1941 年秋季反扫荡以来，瘟疫流行遍及各地，特别是战争最频繁、斗争最紧张、敌人盘据〔踞〕最久的地区，"干部群众之害病者，有的竟达 70%—80%，仅四专区五个县统计，病人脱离工作和生产之人数，合计即有五万余""病人之多，病祸之延续与反复，死亡率之大，可说是百余年来所未有的"③。下面可以通过一组 1939 年至 1944 年间不同年份不同地点的疫情调查材料来考察晋察冀边区的疫病流行情况，具体参见表 5-1。

---

① 刘景范：《陕甘宁边区防疫委员会五个月来的工作报告》，《红色档案：延安时期文献档案汇编》之《陕甘宁边区政府文件选编》第六卷，陕西人民出版社 2014 年版，第 503—504 页。

② 《延安各区疫病流行，边府紧急动员防疫》，《解放日报》1944 年 5 月 12 日。

③ 刘春梅、卢景国：《抗战时期晋察冀边区卫生工作研究》，研究出版社 2018 年版，第 143 页。

表 5 - 1　晋察冀 1939—1944 年疫病流行调查情况

时间	县区	总人数	病人总人数	死亡总人数	发病率 %	死亡率 %
1939 年秋至 1940 年夏	涞源二、三、四、八区	65550	50040	16500	76.3	25.2
	易县七、八、九区	45000	20000	12000	44.4	26.7
1940 年秋至 1941 年	唐县一至六区	74005	49370	9894	66.7	13.4
	灵寿一、二区	28000	22400	4480	80	16
	阜平二、八、九、十区	41720	39408	5911	94.5	14.2
1942 年春	行唐县三区	30820	13328	—	43.2	9.5
	灵寿县一区	14800	8940	—	60.4	20.5
	平山县一区	14450	9257	—	64.1	18
1943 年 7 月	灵寿县洞里	254	175	70	68.9	27.6
	灵寿县东胡村	242	185	75	76.4	31
	灵寿县好家河	503	305	110	60.6	21.9
	灵寿县南燕川	586	390	100	66.6	17.1
1944 年 9 月	灵寿县红石楞	208	174	—	83.7	21.2
	灵寿县下北泉	252	182	—	72.2	19.2
	灵寿县集涧沟	280	195	—	69.6	28.2

资料来源：北京军区后勤部党史资料征集办公室：《晋察冀军区抗战时期后勤工作史料选编》，军事学院出版社 1985 年版，第 557—564 页。

从表 5 - 1 可以看出，在不同年份不同地点，晋察冀边区的疫病发病率和死亡率都非常高，其疫病流行之广、疫情之重，令人触目惊心。而其他史料同样说明晋察冀边区疫情猖獗。1941 年，晋察冀边区疟疾、流感、伤寒、痢疾、回归热等流行于阜平 88 个村,严重的 3 个村 4 个月内死亡 262 人。① 1943 年,疟疾、下痢、流感、回归热等在晋察冀边区 7 个县(阜平、曲阳、灵寿、平山、灵丘、繁峙、行唐)流行。据晋察冀军区卫生部医疗队在 10 月 14 日的调查,灵丘五区乞回寺村中无疫病的健康人仅有 4.1%,病人中染疟疾占 67.7%,染回归热占 7.5%,两种病在灵丘三区持续流行两个月,全区 538 户 2156 口人中,死亡高达 302 人。② 而到了 1943 年秋至 1944 年春,疫病几乎流行于整个晋察冀边区。其中严重者如河北井陉有 8 个村占总人口 22% 的人染病;徐水县有的村病人达总人口的 70%,有的村庄甚至一天死三四个人;满城 5 个村有 440 个病人;完县西朝阳村有 200 多个儿童患病;平北的涞水紫石口村有将近 1/3 的人生病。③ 根据晋察冀军区卫生部防疫科工作人员蔡公琪于 1944 年 2 月 20 日所做的调查,当时灵丘县南部受疫病感染的病人占其总人口的 40%,其中青壮年就占了一半,阜平、行唐、平山等县,受疫病感染的病人占其总人口的 1/4,有的竟然全家都感染了疫病。④ 1945 年,麻疹在曲阳四、五、六、七区的 300 多个村流行,死亡 2000 多个儿童,患病儿童平均为 54.03%,死亡儿童平均占发病儿童超过 20%。⑤

至于其他抗日根据地,同样也是疫病流行活跃。如华中的竹沟抗日根据地,春天流行天花、猩红热和回归热,夏天流行疟疾和痢疾。1938 年春天,竹沟抗日根据地普遍流行天花,同年夏天又出现疟疾肆虐,"十人就有九人打摆子",每天住院和门诊病人多至 100 到 200 人。⑥ 而淮北抗日根据地的淮泗、淮宝两个县,"回归热、脑膜炎、雅斯病广泛流行,死亡率极高"⑦。

①　李文波:《中国传染病史料》,第 196 页。

②　张瑞静:《抗日战争时期晋察冀边区的医疗卫生工作》,《军事历史研究》2014 年第 2 期,第 35 页。

③　谢忠厚主编:《日本侵略华北罪行档案》第 5 卷,河北人民出版社 2005 年版,第 194 页。

④　张瑞静:《抗日战争时期晋察冀边区的医疗卫生工作》,第 35 页。

⑤　刘春梅、卢景国:《抗战时期晋察冀边区卫生工作研究》,第 13 页。

⑥　张金林:《竹沟抗日根据地医疗卫生工作述论》,《盐城工学院学报(社会科学版)》2016 年第 2 期,第 29 页。

⑦　吴云峰、方春生:《论新四军对华中抗日根据地群众医疗卫生事业的支持》,《南京医科大学学报(社会科学版)》2013 年第 1 期,第 23 页。

二、疫病以疟疾、痢疾为主

全面抗战期间，各抗日根据地流行的疫病主要有疟疾、痢疾、天花、伤寒、流感和回归热等，对儿童威胁最大的则是麻疹。这些疫病有时单独流行，有时集体发作，给抗日根据地的军民造成了严重影响。

在各种各样的疫病流行中，发病最多、流行最广、危害最大的当属疟疾。作为一种由蚊叮咬感染疟原虫引起的虫媒传染病，疟疾极易传染。抗战前，疟疾在我国流行"以东南沿海诸省为最烈，长江一带次之，其他与印度、缅甸、安南接壤等处，亦较猛烈，惟黄河以北，则较稀少"①。进入全面抗战暴发后，由于战争的因素，疟疾流行进入一个剧烈发展的阶段，各地发生的疫情较以往历史时期都更为剧烈，各抗日根据地也进入疫情发展剧烈期。在 1935 年红军到达陕北时，疟疾很少，没有普遍流行过。全面抗战暴发后，八路军到达五台山后，蚊子不多，到达河北后，出现疟疾疫情，但并未普遍流行，因而当时的八路军和各抗日民主政权都未把疟疾当作重要的流行疾病加以重视。由于应对不足，疟疾疫情的发展非常猛烈。1938 年，晋察冀边区出现疟疾的大面积暴发和流行，疫情相当严重。这引起在晋察冀边区进行医疗工作的白求恩高度重视，其在临逝世的遗嘱上讲到边区以后的卫生工作时，就指出了疟疾病的严重性，建议准备大量奎宁进行预防与治疗。而疫情的发展也如白求恩所料，此后晋察冀边区年年出现疟疾流行，八年全面抗战期间疟疾的发病总人数达 2000 万例次，在冀边区的疫病流行中疟疾占到 50%，在全晋察冀军区总伤病类统计中也占到 25%。② 其中，1939 年秋至 1940 年夏，涞源二、三、四、八区疟疾发病数占总人数的 20%，发病人数 13110 人，易县三个区疟疾发病率占 17%，发病人数约 7650 人。在 1941 年，边区发病总人数达到 143767 人，其中疟疾 31093 人。1942 年，在安平、安国县平民医院春季伤病类统计中疟疾占 20%。1943 年秋，在安平、肃宁、饶阳、高阳、安国经治病类统计中 155 个村经治人数 27900 人，其中疟疾占 23%。1943 年秋至 1944 年夏，在行唐县疾病调查中，46 个村

---

① 杨国忠：《福建之疟疾》，《中华医学杂志》第 26 卷第 12 期，1940 年，第 1013 页。
② 刘春梅、卢景国：《抗战时期晋察冀边区卫生工作研究》，第 144 页。

20650 人中,疟疾占 45.5%。1944 年,太行军区武安县疟疾流行,该县马店头全村 411 人,有 308 人患病,占总人口的 74.94%;上麻田村 604 人,有 514 人患病,占总人口的 85.1%,且以青壮年居多。①

疟疾不仅流行于普通民众之间,而且肆虐于军队当中。在各敌后抗日根据地的八路军武装当中,疟疾流行也相当广泛。有资料显示,在晋察冀军区全面抗战八年中,疟疾发病累计 71522 人,约占伤病员总数的 33%,太行军区、晋绥军区疟疾发病分别占第一位和 11.9%。② 在 1939 年华北军区后方休养所伤病人员中,疟疾占 12.64%;1941 年,晋察冀军区部队疟疾发病率有的高达70% 以上;在 1940 年至 1942 年间,晋察冀军区共报告疟疾病人 14922 例,死亡127 人。③ 晋冀鲁豫根据地八路军武装中的疟疾流行也非常严重。1942 年,晋冀鲁豫军区报告疟疾病例 4500 例;④而在太行军区 8 年疾病分类统计中,疟疾发病也占第一位,占各类疫病的 25%,有的连队发病甚至达到 70%。⑤ 由此可见,在抗战期间,疟疾始终是威胁抗日根据地内军民身体健康的一种重要疫病,在易感季节,对疟疾的预防和治疗也是各抗日民主政权政府和卫生部门的一项持续性的工作。

在各敌后抗日根据地的疫病流行和蔓延中,痢疾是仅次于疟疾的常见传染病。痢疾集中出现于夏秋之交,多由饮食不洁引起,并相互传染流行蔓延。由于中国共产党领导的各敌后抗日根据地长期处于战争状态,军民常常辗转迁徙,或风餐露宿,或饮食生冷,不仅卫生条件差,而且营养不良,身体抵抗力差,从而形成痢疾流行的局面。根据有关统计数据,在全面抗战八年间,晋察冀边区的主要流行疫病中,痢疾占 20%,仅次于疟疾。1939 年夏季水灾过后,各种传染病到处流行,痢疾也有蔓延之势。在 1939 年秋至 1940 年夏,涞、易医疗组在涞源、易县进行的疫病调查显示,涞源、易县区域内 110500 人中,痢疾发病率分别为 15% 和 20%,总数达到 18000 多人。1940 年秋至 1941 年,在

① 北京军区后勤部党史资料征集办公室:《晋察冀军区抗战时期后勤工作史料选编》,第 557—564 页。

② 李文波:《中国传染病史料》,第 185—186 页。

③ 李文波:《中国传染病史料》,第 191—198 页。

④ 李文波:《中国传染病史料》,第 198 页。

⑤ 朱克文等:《中国军事医学史》,第 235 页。

唐县、灵寿、阜平的疫病调查中,痢疾发病人数为 32000 多人,占疫病调查总人数的 22% 之多。① 同样,痢疾也侵袭抗日根据地的各种武装力量。根据晋察冀军区卫生部统计,晋察冀军区抗战八年中痢疾发病 28609 人次,占发病总数的 10%。② 在 1939 年的华北军区后方休养所伤病人员中,痢疾患者占 10.74%。③ 而晋绥军区的抗战七周年统计中,全区部队痢疾发病占发病总数的 15%。④

三、疫病流行后果严重

抗日民主政权辖区的疫病流行,给当地带了非常严重的后果。跟当时我国其他区域一样,染疫者和疫死率一直居高不下,导致当地劳动力的减少和生产力的普遍下降。《晋察冀日报》1942 年 3 月 11 日的社论指出,自 1941 年秋季反扫荡以来,瘟疫流行遍及各地,特别是战争最频繁、斗争最紧张、敌人盘踞最久的地区,"干部群众之害病者,有的竟达 70% ~80% ,仅四专区五个县统计,病人脱离工作和生产之人数,合计即有五万余"⑤。又据 1943 年 10 月 14 日华北军区卫生部医疗队报告,灵邱县五区乞回寺村因疾疫长期流行,健康人口仅有 4.1% ,病人中疟疾占 67.7% ,回归热占 7.5% ,感冒占 6% ,这种疫病流行直接致使当地劳动力匮乏,农业生产及家庭副业等陷入停顿状态,严重影响了当地的生产生活。然而,抗日民主政权辖区疫病流行造成的后果却远不止这样,还有两个非常严重的后果,一是导致了幼儿疫死情况极端突出,二是导致了当地部队战斗力备受影响。

由于敌人连年扫荡和长期沿袭的封建迷信习惯,抗日民主政权辖区的妇女和儿童生活条件差,并且卫生观念落后。这些使得妇幼健康状况和婴儿成活状况都很糟糕。在这种情况下,疫病一流行,妇幼健康问题就成为一个非常突出的问题,尤其是幼儿疫死问题,成为当时所有边区非常严重的卫生问题。陕甘宁边区政府副主席李鼎铭在《关于文教工作的方向》中就指出:"疾病与

① 刘春梅、卢景国:《抗战时期晋察冀边区卫生工作研究》,第 145—146 页。
② 李文波:《中国传染病史料》,第 185—186 页。
③ 李文波:《中国传染病史料》,第 191 页。
④ 朱克文等:《中国军事医学史》,第 236 页。
⑤ 北京军区后勤部党史资料征集办公室:《晋察冀军区抗战时期后勤工作史料选编》,第 511 页。

死亡威胁着广大群众,某些地区,婴儿死亡率高达60%。"①而文艺工作者张潮在1944年的一次卫生展览上的讲话中也提到:"根据延市十三个村庄的调查,一九四三—四每年死亡者达千分之五十九,而中国其他地区只有千分之三十,日本只千分之十七.七,英国只千分之十二,边区的生育率占全世界的第一位,死亡率也占第一位。"②从这两个讲话中可以看到,当时陕甘宁边区疫病流行对妇幼尤其是幼儿生存带来的严重威胁。由于疫病的流行,陕甘宁边区死亡率一直居高不下,1944年1月到4月,延安市共有108人,儿童多死于破伤风,妇女多死于产后风,成年男子多死于伤寒、回归热和肺炎等急性传染病。志丹县侯家河湾三年人口死亡率平均为9.2%,延安市新正区死亡率达10%。在这些死亡数据中,有一个现象不得不引起重视,那就是婴儿的死亡率较成人更高。据对志丹、安塞、子长部分地区的调查,188个妇女共生婴儿1028个,死去645个,死亡率高达67.2%。而甘泉杨庄窠共出生婴儿30个,而同期死亡1周岁以下小孩儿则为38个,为出生数的126%。③张潮对一些边区妇女进行调查时也发现:"大部分养过五六个到十几个娃,却撩了十之七八,这个比例的确惊人……有一个婆姨虽然养过六个娃,撩了四个。"④在婴儿高死亡率的影响下,当时陕甘宁边区首府延安市染疫身亡者的平均寿命竟然只有10岁:"群众因不注意卫生而得传染病而致死的,只是延安市,每年平均有五二八人,每人平均寿命只有十岁。"⑤由此可见疫病流行对当地幼儿的致命威胁。

幼儿疫死率奇高这种现象在其他边区也存在。晋察冀边区的疫病流行同样对儿童造成了巨大的伤害。根据当时有关资料,在对26个县33名妇女生育小孩死亡情况的调查显示,婴儿死亡数占生育数的45%,其中一半以上是由于儿童易感疫病。而其他调查数据也证实了这点。据阜平县三个区调查:1944年上半年共生婴儿180名,死亡65名,占出生总数的36.1%。曲阳县六

① 李鼎铭:《关于文教的工作方向》,《陕甘宁边区政府文件选编》第8辑,档案出版社1988年版,第458页。
② 张潮:《结束愚昧迷信的生活——在卫生展览会上》,《解放日报》1944年8月11日。
③ 温金童、李飞龙:《抗战时期陕甘宁边区的卫生防疫》,《抗日战争研究》2005年第3期,第154页。
④ 张潮:《结束愚昧迷信的生活——在卫生展览会上》,《解放日报》1944年8月11日。
⑤ 张铁夫:《医务界的创作——记延市的卫生展览》,《解放日报》1944年7月23日。

区郑留营，1944 年共出生婴儿 31 名，死亡则为 35 名，为出生数的 112.7%。1945 年 2 月，曲阳医疗组在曲阳麻疹流行地区的 133 个村庄开展调查，调查儿童总数为 53200 人，麻疹发病数占一半，达 26600 人，死亡数为 4788 人，死亡人数占总人数的 9%，而 1944 年的出生数为 4389 人，死亡数超过了出生数。同年冀中区麻疹流行也造成了大量儿童死亡，据冀中区群众医疗组统计，1945 年春、夏两季，无极、安平、藁城三县满月至 15 岁儿童为 52250 名，发病人数占儿童总数的 75%，死亡人数占发病人数的 38.2%。①

疫病流行还给当地的八路军武装带来了非常大的冲击，对部队的战斗力形成了较大影响。在各个抗日根据地里面，军队面临的疫情也非常严重。在晋察冀军区的全面抗战八年中，军队指战员因疟疾发病累计 71522 人，约占伤病员总数的 33%；痢疾 28609 人次，占发病总数的 10%。而其他各根据地部队疫情同样不容乐观。1939 年，华北军区后方休养所伤病人员中，感染疟疾的占 12.64%，痢疾 10.74%。1942 年，晋冀鲁豫军区报告疟疾病例 4500 例；同年，胶东部队痢疾发病率达 29.5%。1943 年，山东部队胶东军区霍乱发病率为 0.05%，山东军区鲁中军团一团疟疾发病率高达 80%；同年，晋冀鲁豫军区山东支队还发生回归热流行，鲁中军区蒙山支队发病率达 25%。1944 年，胶东军区霍乱发病率为 0.7%；同年，晋冀鲁豫军区太岳部队流行回归热。1945 年胶东军区霍乱发病率为 1.03%，天花发病率 0.21%。② 军队一旦发生疫情，容易造成非战斗性减员，直接使得战斗力大受影响。如晋冀鲁豫军区太岳部队在 1944 年的回归热疫情中，就有不少减员，使得部队不得不停止操课进行卫生整顿，严重影响了抗战大局。③

四、疫病流行成因多元

抗日民主政权辖区疫病流行长年不断，其原因是复杂多元的，既有当地极其恶劣的自然和社会环境因素，也有残酷的战争环境因素。这些因素结合到一起，最终导致疫情不断的局面出现。

---

① 刘春梅、卢景国：《抗战时期晋察冀边区卫生工作研究》，第 147 页。
② 李文波：《中国传染病史料》，第 185—204 页。
③ 朱克文等：《中国军事医学史》，第 236 页。

1. 自然环境恶劣

自然环境与疾病之间有着密切的联系。环境的破坏和气候的异常极易引发疫情,自然灾害也容易导致民众生活质量和体质降低,并最终导致抵御病灾能力的下降。中国共产党领导的各根据地,地理位置都较为偏僻,自然环境较为恶劣,各种灾害频发。这些自然灾害不仅破坏了边区的生存环境,而且导致灾后民众饥寒交迫,身体素质下降,极易感染疾病。

陕甘宁边区地处黄土高原,气候干燥,雨水稀少,旱灾频发;同时,该地区森林覆盖率低,一旦下雨,土地难以吸附雨水,又容易发生水灾。因此当地有着"三年两头旱,一年不旱遭水患"的说法。而旱灾和水灾,都是疫病滋生的良好时机。在全面抗战发生之前,陕甘宁边区就一直遭遇各种水旱灾害,并由此引发各种疫病流行。全面抗战时期,陕甘宁边区的各种水旱及其他自然灾害仍旧频繁发生。1937 年,陕北出现"旱荒"与"淫雨"并灾;1940 年,"夏秋灾情奇重,为十年来所罕见,水旱风雹交相侵凌,全边区受灾区达 22 县 1 市";1941年,各县因"三年大旱,灾民野草食尽,继以牛粪,饿殍遗尸亦复争食,惨不忍闻",其中陇东分区的大旱导致当地灾区居民每日两餐"多系吃苦菜、蒿头子、榆树皮,掺一些五谷面和食";1942 年,陕甘宁边区各地先后出现重大水灾,"八月廿四夜,延安市骤然大雨倾覆,山洪暴发,河水陡涨,平川水高二、三丈,受灾最重者为南关七里铺一带,居民房屋、牲畜冲走甚多,河流改道,良田变沙砾,沿川禾苗所存无几。据已有之统计,水灾区域约占全边区的百分之三十六",安塞、延安等县"(安塞)洪水为灾,所有川地禾苗尽被淹没,山下所有平房亦均水深二尺有余,冲毁房舍亦甚不少……延安县的川口、姚店、青化三区的大半川地都被淹没了,最低的地方,平常距水面也有三丈余,青化砭的镇子上水头竟卷到街心了";1943 年,陕甘宁边区"旱、雹、霜、冻是抗战来最厉害的,损失粮食达 656043 石,受灾重者达 544800 人";1945 年,边区各地在春夏期间普遍遭受旱灾,而入秋后因雨量增多又遭雹灾,遭雹灾者达 26 县,雹灾之后又遭霜灾、冻灾。[①] 根据不完全统计,仅在 1940 年至 1943 年间,陕甘宁边区

---

① 王亚莉:《抗战前后陕北的灾荒救济与人口变动》,《太原理工大学学报(社会科学版)》2018 年第 6 期,第 67 页;陈松友、杜君:《抗战时期陕甘宁边区的疫病防治工作》,《中共党史研究》2011 年第 6 期,第 82 页。

发生旱灾 16 次，边区 23 个县中有 14 个县受灾，同时遭受水灾 31 次，边区 23 个县均有受灾记录。①

这些自然灾害的频繁发作，极其容易引起各种疫灾的发生。旱灾的发生，会直接影响到河道的生态环境，使得河道水量减少甚至干涸，直接削弱了河流的净化能力，使得河流污染状况加剧，造成水质急剧恶化，从而使得群众的水源遭受严重污染，导致疫病发生。此外，长期的干旱也使得当地气温持续较高，这也为各种病原菌繁殖、生长创造了条件，引起疫病发生，而疫病一旦发生，在这种环境中又极易造成快速传播。水灾的发生则能降低民众的生活水平和身体素质，同时严重破坏社会经济和生态环境，水源也大受影响，也容易引起细菌等致病微生物的大量繁殖，使得受灾群众感染疫病的可能性大为提高，从而引起疫情。全面抗战时期，陕甘宁边区的水旱灾害横行，常常导致各种疫病的发生，并形成疫情，如在 1940 年夏秋的水旱灾害并行过程中，就导致了疫病的流行，并使得 2000 余人染疫身亡，"全边区受灾区达 22 县 1 市，灾民 689342 人，损谷禾 298961 亩，损牲畜 8692 头，瘟死 2205 人"②。而《新中华报》在 1940 年谈到陕甘宁边区的防疫问题时也强调"天气干燥，也使得疫病增多"。③

相比陕甘宁边区而言，其他抗日根据地的自然环境也面临同样境地。如晋察冀边区，该区包括热河、察哈尔、河北、山西、绥远和辽宁等省各一部分区域，行政区划复杂，既有险要山地，也有辽阔平原，更有山地和平原交错地形。虽然各地地理形势不同，但在当时社会环境影响下，当地的自然环境同样恶劣，水灾、旱灾等各种自然灾害持续不断。1939 年，晋察冀边区发生水灾，全区淹没村庄 1 万余个，灾民达 300 万人，受灾程度为民国以来前所未有。④ 1940 年，边区再度发生大面积水灾，其中浑源受灾村庄达 30 余个，繁峙受灾村庄 40

---

① 陕甘宁边区财政经济史编写组：《抗日战争时期陕甘宁边区财政经济史料摘编》第 9 编《人民生活》，陕西人民出版社 1981 年版，第 264 页。

② 陕甘宁边区财政经济史编写组：《抗日战争时期陕甘宁边区财政经济史料摘编》第 9 编《人民生活》，第 273 页。

③ 《从速开展边区卫生工作》，《新中华报》1940 年 7 月 12 日。

④ 魏宏运：《抗日战争时期晋察冀边区财政经济史资料选编》（农业编），南开大学出版社 1984 年版，第 736 页。

余个。① 1942 年春,冀西地区发生严重的旱灾,受灾地区达 39 个县之多,灾民达 18 万人;②同年 8 月,冀中又发生水灾,在滹沱河北岸有两处决口,河水泛滥,造成大量村庄被淹没。③ 1944 年 7 月,冀中连降大雨,日军掘开滹沱河、永定河,造成了冀中八、九分区遭受严重水灾。④ 1945 年春,冀晋地区出现春旱,唐县北店、平山、灵寿、繁峙等地旱情严重;⑤同年夏天,唐河暴涨,"清苑二区北邓村、全昆、清凉城等八村及五区之百典、纳贤等五村,田禾未收,灾情甚重,一般贫民无法维生。青县运河以西地区,因敌决堤放水受灾亦重"⑥。每次水旱灾害都伴随着疫病的发生和流行。每次水灾之后,晋察冀边区的疟疾、痢疾、肠炎等疫情就格外严重;而旱灾往往造成饥荒,也致使各种疫病发生。

2. 卫生意识缺乏

前文提到,抗日民主政权辖区多建立在各省交接区域,自然环境恶劣,社会经济文化发展滞后。各根据地的民众,在全面抗战前期,受教育程度极低,如陕甘宁边区,"平均起来,全边区识字的人仅占全人数的 1%,小学只有 120 处,社会教育则绝无仅有"⑦。文化教育的落后,直接导致了民众卫生意识的缺乏,民众不仅不讲公共卫生,而且在患病后不寻医找药,而是求神拜佛。1940 年,《新中华报》在谈到陕甘宁边区的卫生工作时就强调:"近三年来,边区成立,政治是突飞猛进的向前发展,而其他方面,特别是那些封建迷信和不卫生的现象与习惯,还残留在民众中间,如平时不洗澡,不洗脸,不常换衣服,有了病,也不找医生看,而是求神拜佛,求老天爷保佑,以致人口的生殖率虽然并不低,但死亡率却也很大。再者,因为过去处在封建势力的黑暗统治之下,人民被压榨得连吃饭都困难,卫生自然无暇讲究,统治者也只知刮钱,对民众医疗卫生设施,更谈不上,这是最主要原因。"⑧

民众卫生意识的缺乏主要表现在对公共卫生的淡漠。落后的社会经济文

---

① 《浑繁冰雹成灾》,《抗敌报》1940 年 8 月 25 日,第 4 版。
② 魏宏运:《抗日战争时期晋察冀边区财政经济史资料选编》(农业编),第 735—736 页。
③ 仓夷:《冀中今年的水灾》,《晋察冀日报》1942 年 9 月 20 日,第 4 版。
④ 魏宏运:《抗日战争时期晋察冀边区财政经济史资料选编》(农业编),第 735 页。
⑤ 《防旱备荒及各地灾情》,《晋察冀日报》1946 年 1 月 16 日,第 3 版。
⑥ 《民主政府实行生产赈,清苑青县灾民得救》,《晋察冀日报》1946 年 3 月 9 日,第 2 版。
⑦ 《为扫除 3000 文盲而斗争》,《新中华报》1939 年 4 月 19 日。
⑧ 《从速开展边区卫生工作》,《新中华报》1940 年 7 月 12 日。

化使得民众的生存尚且自顾不暇,自然不把卫生放在重要位置,或者说没有条件讲究卫生,导致各抗日根据地民众的不良卫生习惯根深蒂固,从而使得疫病丛生。1942 年 6 月,陕甘宁边区防疫委员会在调查延安胃肠道疾病一年四季都频繁发生的原因时就得出结论:一是饮水不洁,二是厕所不卫生。防疫委员会又对市区环境卫生、饮水、水源进行了调查,发现很多地方水源质量很差,污染严重,周围有污水、畜粪可流入井中,这直接导致了大量可以预防的传染病流行,引发居民死亡。① 1944 年,延安各区频繁暴发疫情,卫生人员对病源展开各项检查时同样发现:"病的来源主要是饮水不净,在发病区域内,很多水井旁边的水坑,猪即躺卧其中,水内杂菌极多,加之群众日常喝水并不煮开,因之更易得病,其次因群众不常洗衣,虱子繁生,得斑疹伤寒者亦众。"②因此,在当年 11 月 16 日,陕甘宁边区文教大会通过的《关于开展群众卫生医药工作的决议》就直接指出陕甘宁边区疫病的流行与民众的公共卫生意识不强有着直接的关系:"根据调查,边区人口大量死亡的主要原因就都是可以预防的传染病,因喝生水、吃腐败的或蝇子叮过的食物而往往引起的肠胃传染病(伤寒、痢疾、吐黄水病等),因剪脐带不洁而往往引起的婴儿破伤风,因常年不洗澡不洗衣晒被而往往引起虱子所染的各种病症(如斑疹、伤寒、回归热病等)尤为普遍。"③

晋察冀边区军民的卫生意识同样薄弱。抗战以前,饥寒交迫的广大民众根本无从讲究卫生。边区政府建立之初,工作主要集中在军事斗争、政治建设和经济发展上,对公共卫生工作并未全力推进,使得晋察冀军民没有形成一个良好的卫生习惯。民众生活环境污秽不堪,多与猪圈、厕所相邻,不仅光线差,而且空气也不流畅。"炕上的被子一年也不洗一次,黑漆漆的像一张铁片,闻着有一股臭味儿;做饭的用具,也不常洗,就是洗也是'毛里毛糙'地洗一下,洗碗的抹布,黑的也够瞧;地下这儿一些白菜,那儿一些蔓菁头;出了院,一个臭

---

① 温金童、李飞龙:《抗战时期陕甘宁边区的卫生防疫》,《抗日战争研究》2005 年第 3 期,第 155 页。

② 《延安各区疫病流行,边府紧急动员防疫》,《解放日报》1944 年 5 月 12 日。

③ 《关于开展群众卫生医药工作的决议》,《红色档案:延安时期文献档案汇编》之《陕甘宁边区政府文件选编》第八卷,第 433 页。

水缸,破布条、碎瓦片搅在一块儿,柴柴草草堆成一堆。"①这些不良的卫生习惯,直接导致了各种疫病的发生:"由于饮食不卫生,带来了伤寒、痢疾;由于身体、衣服、被子不卫生而生虱子,造成出水斑和回归热;由于旧法接生,使大部分婴儿得'四六风'死去。边区还有不少地方是人和畜牲同居,造成环境卫生和公共卫生严重障碍,大大影响了人的健康。"②当时的边区政府也意识到了公共卫生意识缺乏是疫病流行的主要原因之一:"边区疾病发生的原因,一方面是日寇不断的野蛮扫荡、烧杀与险恶的散播病毒所引起;另一方面是我们的卫生工作不好,一般指战员与居民的卫生常识与防护差,乡村污秽不清除,房子光线空气不好,饮食不注意卫生,等等原因所致。"③

而抗战时期各边区和抗日根据地妇幼卫生问题突出也与民众的卫生意识缺乏密切相关。可以说,当时边区的妇幼卫生意识更为落后,产妇生产时,很少有妇产科医生,多由农村接生婆接生,割脐带不用消毒的剪刀,而是用碎瓦片割断。产后用黄土或草木灰进行消毒,产妇三天三夜不能睡觉,只坐在灰袋子上,喝些稀米粥。这种愚昧落后的习俗,导致新生儿感染破伤风而大量死亡,也是造成产妇营养不良、感染产后风的重要原因。因此,当时讨论妇婴卫生时,有人直言:"乡村里,特别是婆姨们,没有卫生常识,娃娃们没有卫生习惯,是最容易生病的。"④1944 年 1 月到 4 月中旬,延安市共有 108 名市民去世,"娃娃的死亡较多,死亡原因大多数是'四六风',及百日咳、感冒而转成的肺炎和卖扫帚(痢疾);婆姨是大半死在跌身子、产后风、产后或产娃淌血不止"。为什么会出现这种现象?延安中央总卫生处处长兼中央医院院长、中央军委总卫生部副部长的傅连暲直言:"这都是因为他们(婆姨)生产时要坐灰土,坐上三天,不需躺下,不需睡,不吃鸡蛋和其他营养品,光喝米汤的缘故;娃的脐带是用嘴咬断的,或是用桃秫(高粱)秆皮或碎瓦片割断的,娃就是带大一点,喂奶也不规则,老是闷在窑里不敢晒太阳,常有营养不良、痢疾、寄生虫和

---

① 张有福:《讲究干净少灾病》,《晋察冀日报》1941 年 2 月 22 日,第 4 版。
② 周而复:《难忘的征程》,经济日报出版社 1995 年版,第 123 页,转引自邓红、郑立柱:《抗战时期晋察冀边区的疫病及其防治》,《河北大学学报(哲学社会科学版)》2004 年第 4 期,第 62 页。
③ 北京军区后勤部党史资料征集办公室:《晋察冀军区抗战时期后勤工作史料选编》,第 460 页。
④ 康心:《乡村中的婴幼卫生问题》,《解放日报》1944 年 1 月 15 日。

肺炎等病。"①

民众卫生意识缺乏的次要表现在得病后盲信各种迷信思想和求助于巫神。民众因为没有受过教育，卫生知识普遍缺乏，思想观念愚昧。在他们当中，"生死在天，命里注定""不脏不净，吃了没病"等落后思想广泛存在。同时，一遇疾病，不少人不是请医诊治，而是听信巫神，相信神和巫术的力量，把它当作可以治病的权威，尤其"在缺乏卫生设备的乡村，几乎包办了民间的'医药'"。② 在陕甘宁边区，存在大量的巫神，"延市东关一个乡，一百四十九户四百余人口中，就有巫神三个。如果以此类推，全边区巫神还有一个相当大数目"③。这些巫神治病的手段就是靠着各种迷信思想忽悠人。毛泽东同志就曾经指出："在一百五十万人口的陕甘宁边区，还有一百多万文盲，两千个巫神，迷信思想还影响着广大群众。"④这些巫神欺诈取财，损人利己，最终导致染疫民众延误治疗，致使病情越来越重，有的甚至因此而死亡。"延安县共有巫神200余人，对其中59个巫神致死人命进行调查，共治死278人。"⑤由此李维汉深切感慨："全区巫神高达2000余人，招摇撞骗，危害甚烈。"⑥

民众卫生意识的缺乏，导致巫神在各个抗日根据地都非常活跃。在晋察冀边区，也常有得病后迷信巫神而耽误治疗从而丧命的事情发生。1945年1月，曲阳流行麻疹，七区高红儿因为家庭迷信，不信任医生，而崇拜巫婆，服珍珠喝符水，4个得麻疹的孩子死了3个。⑦ 2月，"东羊平小孩红疹严重，医生诊断后留下药品，但是由于家人迷信巫婆说法，认为某某山上的原因，不让吃药，越吃越重，只要上供，烧纸香就会好，结果两天之后小孩就病死了。"⑧

同时，还需要指出的是，巫神的存在，也与抗战早期及之前的卫生建设滞后有一定关系，"边区的大量巫神，主要是边区文化落后以及医药缺乏和卫生

① 傅连暲：《群众卫生工作的一些初步材料》，《解放日报》1944年4月30日。
② 赵超构：《延安一月》，上海书店1992年版，第181页。
③ 《开展反对巫神的斗争》，《解放日报》1944年4月29日。
④ 毛泽东：《文化工作中的统一战线》，《毛泽东选集（第三卷）》，人民出版社1991年版，第1011页。
⑤ 《巫神罪恶小统计》，《解放日报》1944年8月11日。
⑥ 李维汉：《回忆与研究》，中共党史资料出版社1986年版，第566页。
⑦ 白冰秋：《曲阳游击区麻疹调查》，《晋察冀日报》1945年5月27日，第4版。
⑧ 蔺鉴哲：《巫婆害人》，《晋察冀日报》1945年2月22日，第2版。

教育不足的产物"①。在抗日战争发生以前和发生初期,各个边区都存在医疗机构缺乏等现象,导致一些疫病发生后得不到及时治疗和控制,从事使得疫情得以蔓延。在全面抗战暴发前,陕甘宁边区几乎没有一所医院,延安城里只有六七家诊所和少数坐堂中医。而在农村,医院和医生更是匮乏,有时方圆几百里路找不到一个郎中。药店、药铺这些机构也只有在一些较大市镇偶尔才能发现,而且大多都是中药铺。比如盐池县,县城里只有两三家小中药铺,乡村只有少许江湖郎中、花儿匠(种牛痘)、"卖药先生"等民间医生。② 而在全面抗战发生初期,边区政府在卫生建设方面也投入不够,陕甘宁边区政府主席林伯渠就承认:"关于民众卫生医药工作,我们曾经犯了疏忽的错误,迄今未予以重视……今后尤应重视卫生工作。"③卫生建设的滞后,也导致了"(面对疫病)老百姓除跳巫拜佛外,从不知道卫生医药为何事"现象的出现。④ 在晋察冀边区同样如此,各种医疗卫生资源建设也十分滞后,在 1937 年,整个晋察冀地区100 多个县城,没有一所像样的医院,农村的医疗资源更是稀缺。⑤

3. 日军暴行的推动

在中国共产党领导的抗日民主政权管辖区,除了陕甘宁边区外,其他的根据地都处在与日军作战前线。这些根据地常年遭受日军的各种侵略活动,生态环境急剧恶化,从而导致各种疫病大面积流行。更为严重的是,日军也常常在各个根据地实施细菌战,直接引发各种疫病流行。

全面抗战暴发后,中国共产党领导的各抗日根据地构成了我国抗日战争的敌后战场。敌后战场作为在被日军已经占领的地方开辟出来的战场,成为日军军事行动的主要目标,也因此,在抗战进入相持阶段后,敌后战场就成为我国抗战的主战场,各抗日根据地也成为日军进攻的主要对象。为了摧垮各抗日根据地,日军推行各种暴行,如对晋察冀等华北抗日根据地采取了"扫荡"

① 《关于开展群众卫生医药工作的决议》,《红色档案:延安时期文献档案汇编》之《陕甘宁边区政府文件选编》第八卷,第 435 页。
② 陕西省地方志编纂委员会:《陕西省志·卫生志》,第 77 页。
③ 林伯渠:《边区民主政治的新阶段》,《陕甘宁边区政府文件选编》第 8 辑,第 451 页。
④ 《陕甘宁边区政府工作报告》(1941 年 4 月),《红色档案:延安时期文献档案汇编》之《陕甘宁边区政府文件选编》第三卷,第 234 页。
⑤ 张瑞静:《抗日战争时期晋察冀边区的医疗卫生工作》,第 35 页。

政策,对华中抗日根据地实施"清乡"政策,日军在抗日民主政权辖区里肆意妄为、残酷屠杀,不仅造成了严重的人口财产损失,还导致各种疫病流行等社会问题。日军暴行导致疫病流行的途径主要有两个:一是日军军事行动造成边区生存环境恶化从而导致疫病发生,二是直接实施细菌战人为制造疫病流行。

1937 年 11 月太原失守后,国民党军大部溃退到黄河以南以西地区,在华北以国民党军为主要抵抗力量的正规战即告结束,以共产党为主要抵抗力量的游击战争上升到主要地位,八路军各部队分别依托五台山、吕梁山、管涔山、太行山创建了敌后抗日根据地。接着,中国共产党又在冀中、冀南、冀东、冀鲁豫边和山东等平原地区,先后领导了人民抗日武装起义,建立了抗日武装。从 1938 年 4 月起,八路军各部又逐渐将抗日游击战争由山区推向冀鲁豫平原和察绥广大地区,开辟了广阔的华北敌后战场。与此同时,新四军各部也于 1938 年 4 月由皖南和鄂豫皖边挺进华中敌后、大江南北,先后在苏南、皖中、豫皖苏边等地区开展游击战争,创建抗日根据地。这些敌后抗日根据地与正面战场在战略上对日军形成夹击之势,从而使日军占领的地区只限于城市和主要交通线,正如美国军事历史学家小戴维·佐克和罗宾·海厄姆指出的那样:"由于中国共产党的游击队控制着华北的乡村,日军势力所及只能是铁路和大城市"①。

中国共产党领导的敌后抗日根据地的迅速建立和扩大,构成了对日军的致命威胁。因此,1938 年 10 月后,日军停止对国民党正面战场的战略进攻,逐渐转移其主要兵力进攻敌后战场。尤其是 1941 年后,侵华日军将其主要兵力用来"扫荡"敌后抗日根据地,巩固其占领区。他们对敌后各抗日根据地实行军事、政治、经济、文化及特务活动等的所谓"总力战",采取连续"扫荡""蚕食""清乡""治安强化"以及"囚笼政策""三光政策",制造无人区,企图彻底毁灭敌后抗日根据地。在 1941 年至 1942 年间,日军使用其侵华兵力 70% 左右约 40 余万人(不含东北),对中国共产党领导的敌后各抗日根据地实施"扫荡""清乡"。两年间,日军对敌后解放区进行了数千人兵力的"扫荡"共 1322

① 刘庭华:《抗日敌后战场:中华民族抗战的中流砥柱》,中国新闻网 www.chinanews.com/news/2005/2005 - 7 - 14/26/599061.shtml

次,1 万人至 7 万人兵力的"扫荡"27 次,且"扫荡"持续时间逐渐延长。日军铁蹄所到之处,民房村舍尽成灰烬,男女老幼惨遭杀害,敌后抗日根据地遭受严重摧残,"其破坏范围之广、劫掠时间之长、屠杀之数之多、使用手段之残忍以及造成损失之重,实属人类文明史上罕见的最野蛮、最残酷的一页"①。在全面抗战的八年间,日军对晋察冀边区反复进行"扫荡",推行"三光"政策,致使该区域损失惨重,"三光"政策所到之处,"房屋被烧,庄稼被毁,村庄被抢劫一空,只剩下一些残垣断壁"②。

日军的暴行导致根据地生存环境严重恶化,民众居无定所,只能住山洞、窝铺、地洞甚至是野地,长期食不果腹,常常只能以野菜、树皮、树叶等维持生活。如此生活境地,使得边区军民普遍营养缺乏,身体素质下降,大大降低了民众预防、治疗疫病的能力,病毒乘虚而入。正所谓"兵燹之后必有瘟疫",在日军的每次"扫荡"和推行"三光"政策之后,疫病总是快速滋生和流行。据统计,1941 年日军对晋察冀边区进行第一次大"扫荡",期间疟疾、流感、痢疾、伤寒、回归热等疫病在阜平一至五区 88 个村以上流行,每个疾病流行的村庄民众平均 80% 以上患病,其中严重的 3 个村,三四个月内死亡 262 人,平均每个村庄死亡 87 人。③ 而平山县在当年日军"扫荡"后,也是"时疫流行,患者日增","本县人民患病者十之八、九,军民健康致莫大损失和灾害"。④ 在 1943 年日军对晋察冀边区进行第二次大"扫荡"期间,疟疾、肠炎、下痢、疟疾合并肠炎、流感、回归热等疫病在 7 个县流行,共有 20 个区、388 个村发生疫病,大流行期间,全家病倒无人下厨者不觉为奇。⑤

同时,为了打击抗日根据地军民,日军还公然违背国际条约使用细菌武器,人为制造疫病流行,以摧残军民身体健康。1938 年,日军不顾各界谴责,在各抗日根据地战场实施细菌战,"于各重要村镇饮水井内大量散放霍乱、伤寒

---

① 魏宏运:《抗日战争时期晋察冀边区财政经济史资料选编》(总论编),南开大学出版社 1984 年版,第 844 页。

② 聂荣臻:《聂荣臻回忆录》(中册),解放军出版社 1984 年版,第 537 页,转引自邓红、郑立柱:《抗战时期晋察冀边区的疫病及其防治》,《河北大学学报(哲学社会科学版)》2004 年第 4 期,第 61 页。

③ 白冰秋:《华北军区卫生建设史料汇编》,华北军区后勤卫生部 1949 年编印,第 54 页。

④ 王华文:《平山成立医生抗日救国会》,《晋察冀日报》1942 年 7 月 29 日。

⑤ 白冰秋:《华北军区卫生建设史料汇编》,华北军区后勤卫生部 1949 年编印,第 54 页。

等病菌,故华北月来,疫病流行,势颇猖獗,我民众染疫而亡者在八月份之一个月中已达四五万人"①"豫北敌以迭遭我袭击,伤亡惨重,乃在道路两侧地区,滥施霍乱及疟疾病菌,民众罹毒者甚众,内黄、博爱等县尤剧,每村均由百数十人,惨绝寰宇,无复人性"②。

此后,在对各个根据地进行"扫荡""清乡"时,日军也屡屡发起细菌攻击,以配合其军事"扫荡"。如在晋察冀边区,日军在"扫荡"时,经常投放大批染有鼠疫、伤寒等病毒的病鼠、蝗虫等,以实施细菌战,以致日军每次"扫荡"后,"根据地的军民必有一次流行病发生,在接近敌区军民,也经常发生同样的流行病"③。全面抗战期间,日本在晋察冀边区投放的病菌,已被发现的有霍乱、伤寒、赤痢、鼠疫、鼠伤寒、传染性黄疸等,"病菌一般直接散布,如以飞机、炮弹投掷。霍乱、伤寒菌是扫荡中或派间谍投掷病菌于井水内;赤痢病菌多投掷于房内或井内;鼠疫、鼠伤寒病菌是施放注射过病菌的鼠于村落内;传染性黄疸病菌,是将深藏病菌的鼠,投于村落内或投掷于井内"④。

在战略相持阶段,日军对抗日根据地的细菌战攻击达到了高潮。1939 年,驻扎在定县的日军命令民众捕鼠,以便用来制造鼠疫。⑤ 1940 年,日军在盂县收集老鼠、蝗虫等各种疫病传播媒介,用于传播疟疾、伤寒、霍乱、鼠疫等疫病,在之后的"扫荡"中,日军"普遍撒发病菌,故所有灾区患病现象极为严重。如八区之榆林、南北河,四区之上下石塘,病在炕者竟达人口总数的 95% 以上"⑥。1941 年 3 月,日军在冀西赞皇县进行"扫荡"时,在竹里村一带"曾放一种霍乱病菌于村郊,立春后中毒者分害绞肠痧、肚疼、头昏,不二三日即死

———————————

① 《华北敌寇施放病菌》,《新华日报》1938 年 9 月 22 日。

② 《朱德、彭德怀报告日寇在豫北地区滥施霍乱及疟疾病菌之罪行电》(1938 年 10 月),转引自中央档案馆、中国第二历史档案馆、吉林省社会科学院合编:《日本帝国主义侵华档案资料选编——细菌战与毒气战》,第 357 页。

③ 郭成周、廖应昌:《侵华日军细菌战纪实——历史上被隐瞒的篇章》,燕山出版社 1997 年版,第246 页。

④ 中央档案馆、中国第二历史档案馆、河北省社会科学院编:《日本侵略华北罪行档案·细菌战》,河北人民出版社 2005 年版,第 186 页。

⑤ 郭成周、廖应昌:《侵华日军细菌战纪实——历史上被隐瞒的篇章》,燕山出版社 1997 年版,第246 页。

⑥ 戴烨:《人间地狱》,《晋察冀日报》1941 年 12 月 25 日,第 4 版。

亡"①。同年,日军还大肆收集蚊子、蝇子、老鼠、蝗虫,专用以传播疟疾、伤寒、霍乱、鼠疫等,致使各地疫病肆虐,"几乎每村病人均在90%以上,而在盂口村,竟没有一个健康的人。在五台东峪口村一天即死去10余人,一月死掉50多人,盂口同样亦死掉50多人"②。1942年2月,日军在定县一带散发大批疫鼠,造成当地鼠疫流行,仅油味村几天即死亡70人;同年,日军对正定、无极、深泽等地区"扫荡作战"后,也到处释放带有病原菌的疫鼠和跳蚤,导致多地出现鼠疫疫情。③ 1943年春季,日军在灵寿县的上下石门村、西岔头、万司言、吕生庄一带投放鼠疫菌,导致这些区域先后发生鼠疫流行,上下石门村共200多户,最严重时每天疫死40到60人,万司言村70多户人家,每天竟有10至20人病死。疫情也蔓延到晋察冀军区八区队,该部队也有80人左右受感染,导致36人染疫身亡。④ 日军的细菌战给各抗日根据地军民的生命带来极大的威胁,也使得各根据地的卫生防疫形势极为严峻。

第二节　抗日民主政权的疫病应对

面对辖区内疫病肆虐的严峻形势,中共中央和各边区政府结合苏区时期的疫病防控经验,采取多种措施,积极应对,使得各根据地的疫病防控取得了积极的成效。也正是卫生防疫工作积极开展,使得这一阶段成为中国共产党领导的卫生事业快速发展时期。

一、在思想和制度上高度重视疫病防控问题

中国共产党自从建立政权后,就一直注重疫病的防控工作。在土地革命时期,赣南、闽西等地由于山高林密,气候闷热潮湿,加上军事活动频繁,各种疫病频繁发生。疟疾、痢疾、下肢溃疡、疥疮在当时被称为四大常见病;霍乱、赤痢、伤寒、天花、发疹、猩红热、白喉、鼠疫、流行性脑脊髓膜炎等九种疾病,亦

---

① 《敌寇放毒》,《晋察冀日报》1941年4月6日,第2版。
② 戴烨:《人间地狱》,《晋察冀日报》1941年12月25日,第4版。
③ 郭成周、廖应昌:《侵华日军细菌战纪实——历史上被隐瞒的篇章》,第93—94页。
④ 郭成周、廖应昌:《侵华日军细菌战纪实——历史上被隐瞒的篇章》,第247—257页。

被界定为须重点预防的传染病。疫病的流行严重威胁到苏区民众的生命健康。但由于当地经济文化落后，群众缺乏卫生知识，迷信思想严重，生病时不请医生治病，而请巫婆焚香祷告，使得民众的病死率非常高。为积极控制苏区的疫病流行，保护人民生命健康，推动苏区卫生建设事业的发展，当时的中央红军和中华苏维埃共和国临时中央政府高度重视卫生防疫工作。1929 年，《古田会议决议》就指出："军政机关对于卫生问题，再不能像从前一样不注意，以后各种会议，应该充分讨论卫生问题。"[①]1932 年初，赣西南的富田发生鼠疫，闽西地区又天花横行，为遏制病情传播并迅速消灭疫情，1 月 12 日由毛泽东主持召开中华苏维埃共和国临时中央政府人民委员会四次常会，紧急讨论防疫问题，决议指出，"为保障工农群众的健康和预防瘟疫发生起见，决定举行全苏区防疫卫生运动"[②]。之后，中央苏区的疫病防控逐渐进入常态化管理，苏维埃政权首先出台了《苏维埃区域暂行防疫条例》《关于预防传染病问题》等疫病防控的条例和文件；其次建立了系统的苏区卫生管理机构，在中央设卫生管理局，省、县、区设立卫生部；再次创办了"后方医院""群众医院""工农医院"等苏区医疗卫生组织；最后在群众中广泛开展卫生防疫运动。通过这些措施，苏区卫生建设取得了显著成效，民众健康状况明显改善，发病率急剧下降。全面抗战时期，陕甘宁边区和各抗日根据地疫病频发，各地缺医少药，疫情防控压力非常大。中国共产党在中央苏区疫病防控的经验基础上，继续在思想上高度重视疫病的防控问题，并构建了有效的疫病防控制度体系。

1. 中央层面的重视

对于疫病防控的问题，中共中央持续重视。1935 年 10 月到达陕北后，为了改变陕北落后的卫生面貌，在极其艰难困苦的条件下，中国共产党高度重视边区的医药卫生事业的创建和发展，将卫生工作列入党和军队的重要议事日程。1937 年 3 月，军委卫生部就提出了规划：在扩大卫校，培养卫生干部，增设医院，进行疾病治疗工作的同时，大力开展卫生防疫工作，发动群众开展卫生

---

① 毛泽东：《中国共产党红军第四军第九次代表大会决议案》，《毛泽东文集（第一卷）》，人民出版社 1993 年版，第 112 页。

② 孙伟：《中央苏区时期怎样开展防疫》，《学习时报》2020 年 3 月 13 日，第 5 版。

运动。① 全面抗战时期,中国共产党领导的政权虽然在中央层面没有行政机构,但是中共中央对卫生防疫工作还是坚持不渝,常抓不懈。1937 年 1 月,中共中央进驻延安后,医药卫生工作由中央军委卫生部统管。随着国内和平的实现,延安和陕甘宁边区成为抗日战争的指导中心和总后方。1938 年,为了加强中央机关的卫生领导工作和广大干部的医疗保健,中共中央决定成立中央卫生处,傅连暲任处长。中央卫生处既是中央机关卫生行政领导部门,也是医药卫生技术的指导机关,其工作任务主要是搞好卫生宣传、卫生防疫、环境卫生及群众卫生工作。从 1938 年至 1943 年,为了预防各种疫病的流行,中央卫生处先后发过 7 次预防各种疾病的通告,曾多次派医务人员到疫病发生区去进行调查与指导,防止疫病蔓延。1941 年 11 月,中央卫生处在中共中央机关报《解放日报》开辟了"卫生副刊"宣传专栏,李富春为"卫生副刊"撰写了《发刊词》,深刻阐述了开展卫生工作、增进军民健康的重要意义。"卫生副刊"仅在 1942 年就出刊 23 期,及时提出与回答每一时期的卫生问题及防病常识。1942 年,中央卫生处提出"预防第一,减少疾病;掌握医疗技术,减少死亡,以增强生产中的劳动力"的卫生工作方针。1944 年 2 月,中央卫生处于卫生行政会议上决议:群众卫生工作为本处及所属各院、科、所今后的任务之一,认真切实负责机关附近一定区域的群众卫生医疗工作。② 整体而言,中央卫生处无论在防病治病、培养卫生人员、卫生材料的供给等方面,都起到模范带头作用,对中央机关和陕甘宁边区的医疗卫生事业做出了杰出贡献。

对于疫病防控问题,中共中央还经常通过机关报进行各种宣传,以让全体军民提高警惕,积极作为。1938 年 4 月 30 日,当时的中央机关报《新中华报》就推出了"防疫"专栏,规定了八条注意事项,即保持水井河溪清洁、保持室内外清洁、随时扫除垃圾污物不可堆积、不喝凉水、不食生冷的食物、防止汉奸潜入散布毒菌和开展扑蝇运动等。③ 1939 年 4 月 7 日,《新中华报》就发表了《把卫生运动广泛的开展起来》的社论,强调卫生运动是不可或缺的伟大的抗战工作的一部分:"我们以后必须更广泛有计划的在全边区来热烈地进行卫生运

---

① 陕西省地方志编纂委员会:《陕西省志·卫生志》,第 79 页。
② 陕西省地方志编纂委员会:《陕西省志·卫生志》,第 82 页。
③ 《防疫专栏》,《新中华报》1938 年 4 月 30 日。

动。把这一运动和抗战与生产更密切地联系起来,使之有更大的收获。"①《解放日报》创刊后,也先后发表了多篇关于防疫的文章,如先后有《重视防疫》《继续开展卫生医药运动》等社论和《夏季防疫工作》的时评和其他预防疾病的科普知识文章。在《夏季防疫工作》中,文章总结了边区开展防疫工作所取得的成绩,同时也批评了各种存在的问题,指出"一些卫生机关与同志,还没有认识清楚防疫工作的重心,还多多少少保留一些只注意治疗,不注意预防的观点",要求"各个卫生行政的领导部门要注意纠正这种错误观点,不仅要认真治疗已患传染病人,而且主要的要积极预防传染病的蔓延和发生"。② 这些重要社论及科普文章的发表,对宣传群众,动员群众,提高民众的防病意识,起到了非常重要的推动作用。

中国共产党的高级领导也高度重视卫生防疫问题。毛泽东、周恩来、朱德、王稼祥、李富春、陈云等中央负责同志经常过问卫生工作,关心人民群众的健康,切实解决卫生工作中遇到的实际困难和存在的问题。作为中国共产党的主要领导人,毛泽东一直高度重视疫病防控。1933 年,毛泽东在中央苏区长冈乡调查时指出:"疾病是苏区中一大仇敌,因为它减弱我们的革命力量。如长冈乡一样,发动广大群众的卫生运动,减少疾病以至消灭疾病,是每个乡苏维埃的责任。"③在抵达延安后,毛泽东就发现"卫生问题是边区群众生活中一个极严重的问题。"④针对当地疫病流行频繁而卫生建设又滞后的情况,毛泽东提出:"应当积极地预防和医治人民的疾病,推广人民的医药卫生事业。"⑤1944 年元旦刚过,延安周边区域就出现了严重的传染病疫情。5 月,毛泽东在延安大学开学典礼上特意提到这件事,强调说:"近来延安疫病流行,我们共产党在这里管事,就应当看得见,想办法加以解决。"为此,毛泽东特意提到:"要提倡卫生,要使边区一千多个乡,每乡设一个小卫生所。"⑥同年 12 月 15 日,毛

① 《把卫生运动广泛的开展起来》,《新中华报》1939 年 4 月 7 日。

② 《夏季防疫工作》,《解放日报》1943 年 5 月 31 日。

③ 毛泽东:《长冈乡调查》,《毛泽东文集(第一卷)》,人民出版社 1993 年版,第 310 页。

④ 毛泽东:《关于陕甘宁边区的文化教育问题》,《毛泽东文集(第三卷)》,人民出版社 1993 年版,第 119 页。

⑤ 毛泽东:《论联合政府》,《毛泽东选集(第三卷)》,人民出版社 1991 年版,第 1083 页。

⑥ 毛泽东:《在延安大学开学典礼上的讲话》,《毛泽东文集(第三卷)》,人民出版社,1993 年版,第 154 页。

泽东在陕甘宁边区参议会演说时又指出:"我们要使一切人民都能逐渐地离开愚昧状态与不卫生的状态。各地政府与党组织,均应将报纸、学校、艺术、卫生四项文教工作,放在自己的日程里面。"①毛泽东对于疫病防控和卫生建设的讲话,不仅彰显了中共中央领导层对疫病防控的高度重视,而且直接引起了抗战时期各解放区抗日民主政权对疫病防控和卫生医疗工作的重视,使得在全面抗战期间,各根据地和军队的医疗卫生事业有了很大的发展。

　　中央军委总卫生部和八路军卫生部也是抗战时期中央层面推进卫生建设的重要部门。在抗战时期,从长期敌后游击战争的客观环境条件出发,除陕甘宁边区外的其他边区和抗日根据地实行的都是军政合一的管理模式,因此军委总卫生部和八路军卫生部对于各抗日根据地的卫生防疫工作也相当重视,并进行了各种指导。1937 年 11 月,军委总卫生部颁发了《暂行卫生法规》,明确规定了卫生防疫八条纪律:不乱解大小便,不随地吐痰,破坏公共卫生;不任意倾倒垃圾污物;室内要清洁整齐;室外要保持一百米以内清洁;个人每日要按时洗面、洗手、刷牙、漱口;要定时洗衣、理发、洗澡、剪指甲;不到厨房扰乱炊事,有害食品卫生;不喝凉水,不乱吃零食。② 1941 年 5 月,针对各抗日根据地疫病流行的情况,军委总卫生部发布了对当前卫生工作的指示,对各抗日根据地的卫生防疫工作进行了指导。而八路军卫生部则在全面抗战期间系统地管理了前方部队及友军的各项卫生防疫工作。1940 年 3 月,八路军军医处召集各卫生机关举行了防疫会议,也专门制定了八项卫生纪律,要求广大军民共同遵守。③

　　2. 地方层面的重视

　　在中共中央及中央军委防疫思想的影响下,各边区和抗日根据地对辖区的疫病防控问题也高度重视。陕甘宁边区成立后,就将群众卫生防疫工作作为一项重要任务来抓。1937 年 11 月,边区政府成立卫生委员会,由民政厅领导,负责卫生工作。1938 年,边区政府第十七次主席团会议改组卫生委员会,

---

　　① 　毛泽东:《一九四五年的任务》,《解放日报》1944 年 12 月 16 日。

　　② 　中国人民解放军历史资料丛书编审委员会:《后勤工作·文献》(第 2 卷),解放军出版社 1997 年版,第 71 页。

　　③ 　《军医处召开防疫会议》,《新中华报》1940 年 5 月 17 日。

在民政厅设立第三科,即卫生科,具体负责卫生行政工作。1939 年 1 月,陕甘宁边区第一届参议会通过由崔曙光、罗成德等 18 名参议员联名的提案"建立边区卫生工作,保障人民健康",提出了五项推进卫生防疫工作的措施,即:(1)广泛开展护林植树工作,用以调解水量转变气候;(2)提高人民卫生知识,实行清洁运动,注意个人与民众的卫生;(3)在各县城及较大区镇,设立医药房,以从事防疫与治疗;(4)由各县选派适当青年,入卫生学校,用为各地卫生干部;(5)破除迷信,取缔巫医,保证人民健康。① 这项提案的通过,彰显了陕甘宁边区政府对卫生防疫的重视,开展卫生防疫工作已经成为边区的重要工作内容之一。同年 11 月,边区第二次党代会通过了《关于开展卫生保健工作的决议》,指出"应在边区人民中进行普遍的清洁卫生教育,提高人民讲究清洁卫生的知识","造成人民对身体、衣着、住宅、饮食、便溺等均有清洁卫生的习惯",同时号召要"有计划有步骤地发展医药,研究中药,开办中医训练班。发展制药厂,设立医药合作社,增设各地卫生所,以发展医疗工作"。② 党代会的这个决议,对推动和开展边区卫生工作起了重要的指导作用。

1940 年 7 月,《新中华报》发表题为"从速开展边区卫生工作"的社论,对边区三年的卫生工作进行梳理,检讨了不足的地方,认为边区的卫生工作滞后与有些机关和干部的重视不够有关,"也不能不指出,我们自己主观的努力,也是不太够的。在延安和安塞的卫生工作,已有了很好的成绩,成立了很多医院、卫生医疗所,也正因为三年的卫生工作多集中在延安附近,而外县就做的不够了。其次,各级党政机关与干部,对卫生工作比较不注意,也是原因之一"。为此,该社论强调,陕甘宁边区的卫生防疫工作必须进一步加强:"第一,边府卫生处应健全起来,它是边区卫生工作的领导机关,组织必须健全……第三,卫生工作,不只限于医疗工作,平时经常不断的进行教育工作,也是非常重要的。因此,各级党与政府和民政团体应在民众中进行普遍的卫生宣传教育。只要民众能平时注意卫生,疾病自然减少,再加以医疗工作也大加改进,边区

① 朱鸿召:《延安时期文献档案汇编:陕甘宁边区参议会史料汇编》(上卷),陕西人民出版社 2012 年版,第 69 页。
② 辛智科:《延安时期卫生工作的历史经验》,《现代中医药》2020 年第 1 期,第 3 页。

卫生工作,也就能日益进步了。"①1941 年 4 月,《陕甘宁边区政府工作报告》再次对卫生防疫工作进行了检讨:"我们用了很多力量,得到不少成绩,但因为习惯太深,物质人才又极缺乏,在今天,卫生保健工作还是一个严重问题。"②为此,在当年 5 月 1 日由中共边区中央局提出中共中央政治局批准的《陕甘宁边区施政纲领》中,明确提出:"推广卫生行政,增进医药设备,欢迎医务人才,以达减轻人民疾病之目的,同时实行救济外来的灾民难民。"③同月,边区政府委员会专门开会讨论了卫生工作,强调:"卫生工作,应从机关、部队、学校、团体做起,建立模范的作用,用实际的影响,逐步推广到一般的居民。"④

此后,陕甘宁边区进行了大量的卫生防疫活动,如召开卫生展览会,推进妇婴卫生工作等。1944 年,延安及周边地区发生了严重的疫情,边区政府特别以此强调开展卫生运动的重要性,"延安川口区三乡居民共二千三百三十六人,从本年一月到五月这期间内,因患饮食中毒患'吐黄水病'而死的竟达七十人之多,而特别严重的,是在此种情况下,许多党政工作人员,甚至相当负责的同志,对于开展群众医药卫生工作尚缺乏深刻的认识与积极的行动,还没有认识到减少人民疾病死亡的基本方针就是预防,就是开展群众中的卫生运动"。为了切实推进边区的卫生防疫活动,1944 年 7 月,《解放日报》再度发表以"开展全边区卫生运动的三个基本问题"为题的社论,陕甘宁边区的卫生运动首先要教育党、政、军及群众团体的干部,使他们懂得推广群众医药卫生工作的重要意义,及自己对于减少人民疾病所应负的责任;其次要利用各种活生生的事实,深入农村中进行卫生宣传,去改变广大农民不讲卫生的旧习惯;第三要在中西医密切合作打倒巫神的方针下,大批培养边区医药卫生工作干部。⑤

在中共中央和边区政府的督促下,陕甘宁边区不少地方大力发展了卫生医药工作。1944 年 11 月,边区文教大会对这些工作进行了系统总结,并明确

① 《从速开展边区卫生工作》,《新中华报》1940 年 7 月 12 日。
② 《陕甘宁边区政府工作报告》(1941 年 4 月),《红色档案:延安时期文献档案汇编》之《陕甘宁边区政府文件选编》第三卷,第 235 页。
③ 《陕甘宁边区施政纲领》(1941 年 5 月),《红色档案:延安时期文献档案汇编》之《陕甘宁边区政府文件选编》第五卷,第 4 页。
④ 《边区政府委员会议讨论卫生工作》,《解放日报》1941 年 5 月 30 日。
⑤ 《开展全边区卫生运动的三个基本问题》,《解放日报》1944 年 7 月 10 日。

规定开展群众卫生运动、普及医药、改造巫神和改进牲畜管理为今后边区医药运动的四项要务。① 这次边区文教大会还通过了《关于开展群众卫生医药工作的决议》，强调为防止大量的疾病死亡，最重要的工作就是普遍地开展卫生运动，而医疗工作是卫生运动的后盾，也是推广卫生反对迷信的有力促进者。同时强调，边区巫神的村存在是边区文化落后以及医药缺乏和卫生教育不够的产物，因此要消灭巫神，首先要普及卫生运动和加强医药工作。为此，决议提出："各分区各县应根据地方具体情况，作出卫生医药工作的具体计划，列在地方施政总计划中，以求在数年之内，达到若干卫生项目的普遍实施。……今后各分区各县、区、乡村的卫生医药工作，是否深入，是否有效，将成为边区政府对各地考查工作成绩的重要标准之一。"②1945 年 4 月，《解放日报》又发表了《继续开展卫生医药运动》的社论，进一步强调边区医药卫生工作开展的必要性。

为了将对卫生防疫工作的重视落到实处，陕甘宁边区政府还加强了卫生制度建设，这些制度涉及卫生行政、防疫组织和医药技术等各个方面。具体而言，在卫生行政组织构建方面，1939 年 7 月，陕甘宁边区政府颁布了《陕甘宁边区卫生行政系统大纲》《陕甘宁边区卫生委员会组织条例》。在陕甘宁边区卫生处成立后，又先后颁布了《陕甘宁边区卫生处处务规程》《陕甘宁边区卫生处组织条例》和《边区卫生处办公规程》等。接着，边区政府又于 1941 年 2 月发布了《关于健全各级卫生组织的指令》，引导边区自上至下，各分区、县、乡的卫生领导机构逐步建立。在卫生防疫体系建设方面，边区政府于 1940 年 3 月修订了《陕甘宁边区保健药社暂行章程》和《保健药社修正章程草案》。1942年 5 月颁发《陕甘宁边区防疫委员会组织条例》《延安市各防疫分区委员会组织暂行规划》；同年 8 月，边府第三十次政务会议又通过了《陕甘宁边区保健委员会组织规程》及《保健实施办法》。在医药技术方面，边区政府于 1942 年先后颁布了《陕甘宁边区医务人员管理规程》《陕甘宁边区医师管理条例》和《预防管理传染病条例》等。在 1944 年陕甘宁边区疫病流行时，陕甘宁各级政府

① 《继续开展卫生医药运动》，《解放日报》1944 年 4 月 24 日。
② 《关于开展群众卫生医药工作的决议》，《解放日报》1944 年 1 月 8 日。

也先后发出布告,加强疫病预防工作。边区民政厅于 4 月 25 日发布民字第〇〇三号布告,称:"查陕北气候特殊,每年春初,疫病流行,加之去年冬季干燥,今春早暖,各种病菌复活活动时机,甚易传播人身,发生各种传染疫病,如不及早预防,则为害甚大,不仅于人生健康寿命有损,而且可以直接影响抗战及各种建设事业。现甘泉已发生猩红热传染病,死亡率很大,清涧、延长等县已有个别地方疫病开始流行,根据去年边区防疫运动的经验,只要事先预防乃消灭疫病最有效的办法",因此,"本厅为根除疫病,保障边区人民健康起见,特拟定各项防疫办法布告周知。希我全体军民切实遵照为要"。① 同一天,延安市政府也发布预防疫病的布告,"时届夏令,天气渐热,伤寒、霍乱最易发生,加强防疫工作刻不容缓",也出台了系列防疫办法,"全体市民切实遵照执行为要"。②

　　晋察冀边区建立后,也高度重视医疗卫生工作。由于晋察冀边区实行的是军政合一的管理制度。因此,晋察冀边区的卫生防疫工作主要以军区卫生部为主、地方民政机构为辅来进行指导和实施。为了加强边区的卫生防疫工作,晋察冀边区的军政机关多次召集卫生会议,同时完善了卫生防疫的制度建设,使得边区的卫生防疫工作得以有序开展。1938 年 9 月,晋察冀军区在五台县召开第一次军区卫生扩大会议,对卫生机构的编制、医疗工作、卫生工作、卫生教育、战地救护、转运伤员、防毒工作、药品器械的补充、动员医务人员等各项工作做出决议。这次会议奠定了晋察冀边区卫生工作的基本框架,对于边区卫生事业的发展具有重要的指导意义。③ 1939 年夏,晋察冀边区疫病大流行,晋察冀军区党报《抗敌三日刊》于 9 月发表《向疾病作斗争》,动员全区部队切实开展卫生防疫工作,把消灭疾病现象当作紧急作战任务,要深入发动群众,开展卫生运动,以最大的力量与疾病作斗争。④ 根据指示,军区各部队进行了深入的动员,广泛地开展了群众性的卫生运动,此后,军区各部队把这项工作列为常态化工作。1940 年夏,为了防范边区疫病流行严重影响民众和指战

① 《陕甘宁边区民政厅布告(民字第〇〇三号)》(1944 年 4 月),《陕西省志·卫生志》,第 116 页。
② 《延安市政府布告(结字第三号)》(1944 年 4 月),《陕西省志·卫生志》,第 117 页
③ 白冰秋:《华北军区卫生建设史料汇编》(医政类),华北军区后勤卫生部 1949 年编印,第 3—5 页。
④ 《向疾病现象作斗争》,《抗敌三日刊》1939 年 9 月 30 日,第 1 版。

员健康,晋察冀军区下达《关于夏、秋防病问题的训令》和疟疾、痢疾预防须知,对如何解决引起疫病流行的各项公共卫生问题进行了明确的规定。

1940 年 8 月,中共中央北方分局颁布了《晋察冀边区施政纲领》,对边区的卫生防疫工作做了明确规定:"提倡清洁运动,改良公共卫生,预防疾病灾害。"纲领同时强调要实行孕妇儿童保健。疫病预防、妇幼保健等问题成为边区施政纲领的重要内容,标志着卫生工作成为边区政府工作的重要一环。1941 年,随着日军的大"扫荡",疫病在晋察冀边区再度肆虐,10 月 30 日,军区下达《关于开展卫生运动的指示》,要求各部迅速开展卫生运动,对卫生运动的开展提出了具体的要求:"卫生工作不只是扫除的问题,应进行积极有效的防疫……首先反对强调物质困难,对疾病现象表示束手无策而流露一种听其自然的观点;其次要反对不注意防疫,而只求病后医疗的对自己不负责任的观点;第三要反对在卫生工作上的形式主义及把卫生工作当作一种突击运动的观点。"①这一指示对于修正晋察冀边区卫生防疫过程中的重治疗轻防疫倾向起到了重要作用。

1942 年 1 月,晋察冀军区卫生会议召开,军区司令员聂荣臻亲临会场,并做了重要讲话,对卫生组织、卫生行政制度、卫生防疫、卫生教育等方面都做了具体指示。为了深入开展卫生防疫运动,边区委员会于同年 2 月召开首次军政民卫生联席会议,强调卫生运动的中心任务在于开展群众性的卫生活动,提高群众对防疫卫生的认识,这次会议还奠定了晋察冀乡村卫生工作的基础。同年 12 月,全区卫生工作扩大会议在平山县召开,聂荣臻对三年来全区卫生工作作了总结和评价,指出了卫生防疫、干部培训、医疗技术、药材管理、医疗作风等方面存在的问题,并提出了解决的办法。军区卫生部部长姜齐贤强调全区卫生防疫工作的重点:第一,改进医院工作,加强战地救护;第二,预防春夏时疫,跟踪治疗疟疾;第三,筹备药材,充实药厂;第四,培训业务干部,提高技术水平。②

---

① 北京军区后勤部党史资料征集办公室编:《晋察冀军区抗战时期后勤工作史料选编》,军事科学院出版社 1985 年版,第 475—476 页。

② 白冰秋:《华北军区卫生建设史料汇编》(医政类),华北军区后勤卫生部 1949 年编印,第 9—14 页。

1945 年 5 月,随着抗战胜利即将来临,为了进一步加强卫生防疫工作,边区行政委员会发出《关于开展民众卫生医疗工作的指示》,指出全面抗战期间边区卫生医疗工作取得了不少成绩,但危害民众健康的疫病流行仍很严重,要求把行政、技术、药品、群众结合起来,搞好卫生医疗工作。①

通过对晋察冀边区卫生防疫工作各种会议及指示的梳理,可以发现,该边区对于卫生防疫工作一直高度重视。为了将这种重视态度落实,并适应边区卫生事业发展的需要,晋察冀边区也制定了一系列的卫生工作条例和法规,涵盖防疫医疗与卫生运动、妇婴卫生、医药、干部保健、医疗教学各个类别。② 这些工作条例和法规的出台,使得边区卫生事业在抗日民主政权的领导下规范运行,从而推动了边区卫生防疫工作的有序开展。

二、积极构建卫生防疫组织体系

为了更好地应对疫病流行,抗日民主政权建立后也积极构建卫生防疫组织体系。在这个组织体系里,各组织根据功能地位的不同,可以分成卫生管理组织、防疫组织和医疗组织。这些不同性质的组织在抗日民主政权辖区的疫病防控中各司其职,共同发挥着作用。

1. 卫生管理组织

全面抗战时期,中国共产党领导的抗日民主政权的卫生管理组织体系还是较为复杂的,中央和地方之间、地方和地方之间并没有统一,都存在着较大的不同。

在中央层面,由于国共合作的关系,中央层面并没有成立行政组织体系,因此卫生管理主要由中共中央和中央军委下属机构来承担。在 1935 年 10 月中央红军到达陕北后,根据地的卫生工作主要由军委后方卫生部承担。1936年 10 月,三大红军会师后,军委后方卫生部改为军委卫生部。1937 年 1 月,军委卫生部进驻延安后,为了改变陕北落后的卫生面貌,就提出了地方卫生防疫

---

① 北京军区后勤部党史资料征集办公室编:《晋察冀军区抗战时期后勤工作史料选编》,军事科学院出版社 1985 年版,第 546—549 页。

② 张瑞静:《抗日战争期间晋察冀边区的医疗卫生工作》,《军事历史研究》2014 年第 2 期,第 36—37 页。

发展规划。同年 11 月，军委总卫生部颁发了《暂行卫生法规》，对辖区军民卫生防疫工作进行了明确规定。① 1938 年，为了加强中央机关的卫生领导工作和广大干部的医疗保健，中共中央决定成立中央卫生处，下设三个科，即医政科、保健科和药材科，同时下属中央直属门诊部和中央疗养所两个机构。需要特别说明的是，中央卫生处并不是一个完全意义上的中央卫生领导机关，其职责主要是负责机关及附近一定区域的卫生医疗工作，即主要是为中共中央机关提供医疗服务，其次为陕甘宁边区一定区域的群众开展服务，同时也给其他抗日根据地防疫提供宝贵的指导和支持。

在中央卫生处成立后，军委卫生部继续存在。1939 年中央军委成立总后勤部，下设政治部、供给部、卫生部。卫生部下设秘书科、保健科、医政科、药材科、管理科等，主要管理延安的卫生机关及陕甘宁边区留守兵团的卫生工作。军委卫生部下属的医疗单位有延安中国医科大学、白求恩国际和平医院、八路军留守兵团野战医院、甘谷驿第二兵站医院、八路军直属门诊部等。1942 年 6 月，军委卫生部与陕甘宁边区留守兵团卫生部合并为陕甘宁晋绥联防军卫生部。

对于陕甘宁边区来说，其卫生管理组织则主要通过行政机构来实现。1937 年 11 月，边区政府就成立卫生委员会，专门负责卫生工作。1938 年，卫生委员会改组，在民政厅设立卫生科具体负责卫生工作。在 1939 年 4 月颁布的《陕甘宁边区政府组织条例》中，更是明确了民政厅管理卫生行政的职能，在其第十一条"民政厅掌理事务"中第六款即为"关于卫生行政事项"。②

1940 年 3 月，陕甘宁边区政府为加强对边区医疗卫生事业的领导，决定筹备成立边区卫生处。1941 年 1 月，边区卫生处正式成立。依据《陕甘宁边区卫生处组织规程》，边区卫生处隶属于边区政府民政厅，职能为掌管全边区卫生行政及医疗预防技术事宜，具体任务是承办有关全边区卫生医药事业，执行政府关于全边区医药事业的一切政策法令。边区卫生处成立后，先后设立医政

---

① 中国人民解放军历史资料丛书编审委员会：《后勤工作·文献》（第 2 卷），解放军出版社 1997 年版，第 71 页。

② 《陕甘宁边区政府组织条例》（1939 年 4 月），《红色档案：延安时期文献档案汇编》之《陕甘宁边区政府文件选编》第一卷，陕西人民出版社 2014 年版，第 208 页。

科、保健科、药材科、保育科、总务科和办公室,并成立边区卫生处,设门诊部。卫生处创建时有医护、司药 71 人,成立一年内增加 79 人,共计 150 人。1942 年精兵简政,卫生处压缩至 53 人,计正副处长、协理员、顾问 4 人,秘书室 3 人,医政科 3 人,保育科 3 人,材料股 2 人,保健员 1 人,总务科 19 人,门诊部 18 人。[①] 1943 年 7 月,边区民政厅决定将卫生处与边区医院合并,但仍保留卫生处名义,实际工作通过边区医院来推行。但是随着边区建设事业的发展,卫生处不久又重新恢复并有所加强。1945 年 2 月 8 日,边区政府第九十六次政务会议决定,正式成立边区卫生署,其任务除承担边区一级各机关的医疗工作外,并为全边区 150 万人民的健康负责。

在抗战时期,边区卫生处的主要工作任务有:建立健全各级卫生组织,管理环境卫生,组织医疗队下乡巡回治病、防疫,训练医务人员,起草卫生计划和法规,调整医药机关及搞好卫生宣传等。而边区卫生处也根据这些任务积极开展工作,并在各个方面取得了积极的成效。第一,在开展卫生知识宣传、改进卫生环境方面有所作为。为了推行卫生宣传教育工作,卫生处建立了边区卫生教育设计委员会,改进了《边区卫生报》,印发了《军民卫生手册》《传染病防疫问题》《防疫须知》及多种防疫传单,并举行过卫生晚会、专题座谈会和卫生展览会,使民众对卫生的重要性有一般认识。1941 年 10 月,边区卫生处举行会议,决定开展安塞卫生实验区工作,先于每行政村建设 1—3 家卫生模范家庭,每乡建设 1 个卫生模范村,然后逐渐扩展完成实验区卫生建设。并把光华制药厂所造的各种特效药品推广到农村。1942 年 8 月,卫生处等机关负责人召开卫生设施座谈会,指出卫生环境太差,建议成立卫生事务所,聘请专家,建立卫生指导组及卫生委员会,切实办理卫生工作,规划建设垃圾处、小便池、牲口市、屠宰场及增加公共厕所等。第二,在疫病治疗方面成绩显著。卫生处成立前,能收容病人住院治疗的机关有边区医院、干部休养所、慢性病疗养所及绥德、关中等卫生所,当时有住院病人 101 人,门诊病人 758 人。到了 1941 年,全年住院人数增加到 611 人,门诊则增加到 20970 人,治愈率达 78.6%。1942 年,卫生处所属各医院、所共接诊门诊病人 43000 余人,治愈的占诊病总

① 陕西省地方志编纂委员会:《陕西省志·卫生志》,第 86 页。

数 99.8%。① 第三，在疫病预防方面科学部署、规范实施。边区卫生处初成立就明确规定"预防为主，治疗为辅"的方针，经常配合卫生防疫组织医疗队下病区调查，深入农村开展巡回医疗活动。1941 年 5 月，边区瘟疫流行，卫生处特组织医疗防疫队到甘泉、富县、志丹等疫情较重的各县，历时两月余，共为民众及公务员、学生 431 人注射防疫针，325 人种痘，共治病 1199 人，控制了疾病的流行，并帮助当地政府建立了防疫委员会。第四，在药械供给方面多措并举。边区卫生处初成立时，就制定了《边区卫生处制药计划书》，指出："西北各地素称产药之区，收集化验配制丸散膏丹以及泡煎铁剂，既便于全边区保健事业，又系提倡国产挽回利权……将边区保健药社扩大范围，组成西药、中药、总务三股，分工合作，以期完成中西互相应用之任务。"在边区生存环境极其困难的情况下，卫生处及下属机构先后自制成多种药品和器械，在一定程度上缓解了边区医疗机构医药器械缺乏的困难。第五，在培养医护人员方面竭尽所能。早在 1940 年 11 月，筹办中的卫生处就在边区医院附设卫生人员训练班，由各县抽调青年人受训，授以政治、文化、自然科学、医学、医务行政等课程，一年为期，培养大批医务工作干部，分赴各县开展边区卫生工作。1941 年 5 月，卫生处开办了边区医药学校，在抗战时期培养两期共 150 余名医生，其中第一期分配至边区各医院，第二期组成 11 个医疗队分赴各县为群众服务。

在边区卫生处成立后，陕甘宁边区在县、乡、市等政府部门也先后设立卫生管理机构。根据 1942 年 1 月公布的《陕甘宁边区县政府组织暂行条例》，各县在县政府第一科设置卫生科员负责卫生行政事宜。② 根据《陕甘宁边区各乡市政府组织条例》，要求各乡市政府根据工作的需要，设立卫生保育委员会负责卫生事宜。③ 卫生处、卫生科员及卫生保育委员会的成立，使得陕甘宁边区的卫生工作得以有组织地开展。

其他抗日根据地由于行政架构与陕甘宁边区不一致，其卫生管理组织的设置与陕甘宁边区也不一样。这些根据地的卫生管理工作主要以军区卫生部

---

① 陕西省地方志编纂委员会：《陕西省志·卫生志》，第 87 页。

② 《陕甘宁边区县政府组织暂行条例》（1942 年 1 月），《红色档案：延安时期文献档案汇编》之《陕甘宁边区政府文件选编》第五卷，陕西人民出版社 2014 年版，第 10 页。

③ 《陕甘宁边区各乡市政府组织条例》（1942 年 1 月），《红色档案：延安时期文献档案汇编》之《陕甘宁边区政府文件选编》第五卷，第 15 页。

为主、地方民政机构为辅来进行实施。以晋察冀边区为例,该区较早成立的卫生管理组织是军区卫生部,于 1937 年 11 月成立,下设医务、材料和管理三个科。刚成立的晋察冀军区卫生部,既是个行政机构,也是个医疗机构。根据军区首长的指示,卫生部的主要任务有:组织后方医院收治伤病员;组织部队开展战地救护;组建卫生机构,培训和动员地方医药卫生人员参军;筹划药材。①军区卫生部成立后,立即在军区下属的二级军区先后成立卫生部,部队系统的卫生管理体系初步形成。军区卫生管理系统承担的卫生指导工作并不仅仅局限于部队,而是着眼于全边区的所有军民。在边区统一的卫生行政体系建成之前,边区党政机关的医疗卫生工作被纳入军区卫生管理体系,边区群众的卫生工作由驻地部队的医疗卫生机关负责开展,"部队机关住在哪里,我们的群众医疗卫生工作就在哪里进行"②。

在军区卫生部承担全区的主要卫生管理工作时,边区地方卫生管理部门在缓慢地发展。1938 年 1 月,晋察冀边区政府成立,下设秘书处、民政处、财政处、教育处、实业处、司法处、总务处等机构,没有成立专门的卫生行政部门,卫生工作主要由民政处负责管理。晋察冀边区下属的各专区、县的卫生工作也由当地民政部门负责,各村则由民政委员会负责。因为地方政府能够掌握的卫生资源少,卫生力量太薄弱,所以地方的各项卫生工作一直由军区卫生部门统一部署,再下达给各级军区卫生组织和各署、县、区民政部门督促办理。鉴于卫生重大活动必须由多个部门联合起来做,边区政府建立了不定期的卫生联席会议制度,由各级民政部门根据实际需要负责召集。

1944 年,随着晋察冀边区的不断巩固和扩大,为加强边区卫生工作,边区政府在民政处下设立卫生科,各专署、县在民政科下设卫生指导员,区设兼职卫生协理员,村设兼职卫生员,边区政府的各级卫生管理行政体系得以建立。同年,边区政府还成立卫生设施指导委员会,作为政府的咨询组织,指导各级政府健全卫生工作体系,合理设定各级卫生机构人员编制,设立群众医疗卫生

---

① 北京军区后勤部党史资料征集办公室编:《晋察冀军区抗战时期后勤工作史料选编》,军事科学院出版社 1985 年版,第 389—390 页。

② 白冰秋:《华北军区卫生建设史料汇编》(防疫保健类),华北军区后勤卫生部 1949 年编印,第 54 页。

机构等。至此,晋察冀边区的地方卫生管理机构开始在边区的医疗防疫事业中发挥更大作用了。

2. 专门防疫组织的建设

为了加强防疫工作,抗日民主政权还积极推动专门防疫组织的建设。1940 年 3 月,为推动陕甘宁边区的防疫卫生运动,中共中央曾召开防疫会议,提出组建延安防疫委员会。4 月,由中央组织部副部长李富春、陕甘宁边区政府民政厅副厅长李景林、八路军卫生部长饶正锡、中央卫生处长傅连暲等人发起,在延安组织成立了第一届延安防疫委员会。5 月 26 日,防疫委员会成立大会召开,推举 33 人为防疫委员,并选举李富春、饶正锡、李景林、鲍敬桓、曲正、斗争、庄理清、王治国、蒋仁山 9 人为常务委员,组成常务委员会。防疫委员会下设中央机关、边区政府、后方军事机关、留守兵团、延安市及延安县 6 个防疫分会。委员会成立后,开展了防疫运动周活动,并取得显著成效,同时建立了 4 个模范村、49 个模范家庭和 1 个模范行政村,有效推动了全边区的防疫工作。

1942 年春,陕甘宁边区邻近地区(河曲、绥远、宁夏等地)发生鼠疫,为预先防范,以免疫病传入边区,边区政府特令民政厅长刘景范于 4 月中旬召集延安党政军各卫生行政负责人及防疫技术人员商讨防疫对策,会议决议成立边区总防疫委员会领导防疫运动,由民政厅负责。随后,民政厅向边区政府提出申请:“查陕北系高原之地,气候靡常,风沙极众,疾病易生,去年冬季,少降大雪,使细菌于春候和暖之时易滋繁殖,因此本年防疫工作较往年更属重要。本厅近又按中央及军事卫生机关函称:日寇险毒,散播鼠菌,接壤边区之地域,业已发生鼠疫,为防患未然有以下提议:成立边区总防疫委员会领导防疫运动,由民厅负责。”4 月 22 日,边府第十八次政务会议通过决议,决定成立边区总防疫委员会,要求民政厅“从速成立”,“至防疫经费,本府可担任十五万元。各分区县市防疫设施,亦应积极督促办理,不宜迟缓”。①

1942 年 4 月 28 日,边区防疫总委员会召开成立大会,公推傅连暲、李志中、李治、苏井观、饶正锡、刘景范、李景林、王卓超、曲正 9 人为委员,并选出刘

---

① 《陕甘宁边区政府关于成立边区总防疫委员会的批答》(1942 年 4 月),《红色档案:延安时期文献档案汇编》之《陕甘宁边区政府文件选编》第六卷,陕西人民出版社 2014 年版,第 134 页。

景范、饶正锡、傅连暲、李志中、李治 5 人为常委,刘景范为主任,李治为秘书,办公地址设在中央医院。5 月 13 日,防疫委员会召开第二次会议,讨论通过《陕甘宁边区防疫委员会组织条例》《预防管理传染病条例》及《工作计划》,明确规定:"陕甘宁边区防疫委员会直隶边区政府,统一管理全边区防疫工作。本会对于边区各机关、各级卫生机关执行防疫事务有指导扶助之责。本会在执行防疫事务之时,得统一支配各级卫生机关之人力物力(包括人员药品器材等),于工作完毕之时复员。"①《陕甘宁边区防疫委员会组织条例》还对防疫委员会下设的总务、防疫统计、环境卫生、宣传教育和医务治疗五股的职责进行了规定。② 该组织条例还规定延安市四十华里内之防疫工作,由该会直接领导,分东、南、北及西北四个防疫区,各区得设防疫分区委员会;同时,各行政分区及各县也得由专员公署及各县政府分组各区县防疫委员会。此外,还确定市公安局各分驻所以及各乡政府在各分区担任检查、督促、纠察的责任。这种特殊体制的组织机构保证了防疫工作的顺利进行。

陕甘宁边区防疫委员在筹备时,就开始进行预防鼠疫的宣传工作,商同中央卫生处在《解放日报》卫生副刊上编辑预防鼠疫专号,刊登预防鼠疫宣传文字,同时绘制预防鼠疫图画三十张分张于各街头路口及机关学校内,以加深群众之防疫认识。防疫委员会成立后,即进行建立延安市各分区委员会、各支会的组织工作,并令各县成立分会,同时制定管理传染病规则,并建立各种工作制度。1942 年 6 月中旬,防疫委员会颁布预防伤寒赤痢的指示信,分令延安党政军各机关民众切实遵照执行,对各县亦拟定夏季防疫工作原则,指令各县区遵办。当年 6 月至 10 月,防疫委员会开展的工作主要有:第一,进行防疫统计。"印制传染病报告卡片,建立十种猛烈急性传染病报告制度,凡医务机关、医务人员及各级地方行政人员或机关负责人遇有传染病人,即须据实填表报告本会,以便早期分别措置,而免蔓延为害"。第二,开展环境卫生整治。"本会于成立后即印制环境卫生调查表,交由延安各分区委员会调查各机关学校

---

① 《陕甘宁边区防疫委员会组织条例》(1942 年 6 月),《红色档案:延安时期文献档案汇编》之《陕甘宁边区政府文件选编》第六卷,第 180 页。

② 《陕甘宁边区防疫委员会组织条例》(1942 年 6 月),《红色档案:延安时期文献档案汇编》之《陕甘宁边区政府文件选编》第六卷,第 180—181 页。

部队之环境卫生状况，以为改善之张本，并随时调查，随时指导改善。""新市场一带人口众多，公共厕所则付缺如，人、马粪到处可见，本会令市府及市卫生事务所择地建立公共厕所一座，现已完工。在新市场改善公共水井一座。在蓝家坪筑公共厕所一座。""七月底，本会发动全市大扫除运动，并由边区政府、军委及中央办公厅颁发通令，保证施行。"第三，加强防疫宣传教育。"制就防疫宣传牌大小八十一块，以图画及文字宣传防疫方法，分挂各大路口及机关内。并与《解放日报》卫生副刊合作，及时刊载防疫文字。各分会曾利用各种机会，向所辖地区各机关学校特别是一般干部及杂务人员，报告防疫重要性及其方法。"第四，展开医疗治疗。"曾与中央、和平、野战三大医院商洽，尽量收容一切传染病患者及其疑似患者。"①

防疫委员会在成立后的五个月内，初步打下了工作基础，并取得了一定的成效，但该委员会还是针对工作开展过程中的不足和出现的问题进行了检讨："（工作）缺点仍多，如此次大扫除运动，即未能彻底执行。各分会除二分会比较有专人负责督促检查工作外，其他各分会均系兼任人员顺便工作，在督促检查及技术指导方面多未经常严格执行。发往各机关的环境卫生补助费，虽经规定使用办法，通知各机关，而各机关多未能迅速按照指示办法改造环境卫生，甚至有挪作他用的。这一方面是本会在分配款项之时，是有着平均分配的缺点，未能使少数款项，集中在几处最主要的地点，去创造模范与典型的环境卫生设备，以便使大家有所遵循效仿，同时本会的技术指导，几乎没有起多大作用；另方面则是一般行政负责人员，尚未注意此事或注意及推行得不力。"②

陕甘宁边区防疫委会是抗日民主政区辖区中建设时间较长、制度最为健全、影响力较大的防疫组织，但其也随着疫病的流行情况呈现出发展的阶段性。1943 年春，边区疫病流行并不严重，于是 3 月 23 日的边府第四十三次政务会议决定，将陕甘宁边区防疫委员会并入边区卫生处。1944 年春夏之交，边区多地又出现疫病流行。5 月 10 日，边府政务会召集中央卫生处、留守兵团卫

---

① 刘景范：《陕甘宁边区防疫委员会五个月来的工作报告（一九四二年六月至十月）》，《解放日报》1942 年 10 月 29 日。
② 刘景范：《陕甘宁边区防疫委员会五个月来的工作报告（一九四二年六月至十月）》，《解放日报》1942 年 10 月 29 日。

生部、边区卫生处、和平医院、中央医院等有关医务机关及专署、市政府、延安县各主要负责人,对延安县各区疫病的处理办法进行研讨,会议通过并再次成立边区防疫委员会,请傅连暲、毕光斗、苏井观、鲁之俊、马荔、李志中、李治、欧阳竞、唐洪澄、刘秉温、马豫章、赵伯平、曹扶、李常春等任疫委会委员,以组织领导防疫工作。

除了陕甘宁边区,其他的根据地也曾组建过专门的防疫组织,如晋冀鲁豫根据地的第三军分区就在各县组织卫生防疫委员会,以推进地方的疫病防疫工作。①

3. 医疗机构的建设

针对疫病流行应对和战场救护的需求,中国共产党领导的抗日民政政权积极推进医疗机构的建设。为了防治疫病,抗日民主政权在三个层面建立了医疗机构,第一是中央系统的中央医院、附属门诊部,第二是军队系统的各种医院,第三是地方政府建立的医院和其他各种医疗组织。这些医疗机构从上到下,从部队到地方,从城市到农村形成一个医疗网,一定程度改变了各根据地缺医少药的状况,确保了这些地方医疗防疫工作的开展。

中央系统的医疗机构主要集中在延安,中央医院是主体。中央医院是中共中央直接领导下的一所医院。1939 年 7 月,中央组织部负责筹备,经过几个月努力,中央医院于 10 月开始接收病员,11 月正式成立,首任院长由中央卫生处长傅连暲兼任。医院内设妇产科与内、外科,其中妇科、内科各有 5 个病室,外科有 7 个病室,此外还有 4 个隔离室。医院开办时能收容 30—40 名病人,到 1943 年时,达 180 个床位。到医院创办两周年时,共治愈出院病人 1934 人,病死率为 2% ,接生婴儿 500 余个,手术 600 余人次,开展化验工作 9 类(仅 1941 年)计 1700 余次。从 1942 年 10 月到 1943 年 9 月,医院经过了整风学习,参加了大生产运动,把整个工作向前推进了一步。在拥政爱民运动中,该院还收治了各个系统的病人及 140 名老百姓,其中中直军直病人占 50% ,边区政府系统占 36% ,留守兵团占 7% ,老百姓占 6% 。这说明医院在照顾中直军

---

① 李洪河、程舒伟:《抗战时期华北根据地的卫生防疫工作述论》,《史学集刊》2012 年第 3 期,第 110 页。

直病人的同时,还对政、军、民各界义不容辞地担负起部分治疗工作。①

自 1943 年 1 月起,中央医院进一步加强了疫病的预防和治疗工作。在预防方面,中央医院在搞好本院工作的条件下,多次组织医疗队下乡防病。当延安市暴发伤寒疫情时,医院派多位医生赴各单位抗疫,传染科医生李志中亲自带医疗队去裴庄及周围各村调查防治。在治疗方面,为了做到早发现早治疗,医院增加床位多收病人。如 1943 年出院人数 1904 人(产妇除外),较 1942 年出院人数 1606 人(产妇除外)增加了近 300 人。同时通过各种治疗手段减低医院病人病死率,如伤寒病死率 1943 年为 3.9%,比 1941 年的 10.7% 和 1942 年为 7% 大幅下降。产妇死亡率更低,1940 年至 1941 年,该院收容的 565 名产妇中死亡 2 人,死亡率为 0.36%;1942 年至 1943 年出院的 893 名产妇中,则无一死亡,而当时的中国一般产妇死亡率每年高达 15‰。②

中央系统的医疗机构还有中央卫生处下属的直属门诊部。门诊部随中央卫生处于 1938 年成立。该部自成立就积极为广大干部和群众治病,中央医院的医师何穆、李志中、魏一斋、侯健存、王郅、刘允中、毕道文等每周都轮流到中央门诊部治病。此外,门诊部还积极组织医务人员参加各种防疫活动,定期为儿童种牛痘,为群众打防疫针。

相对于中央医疗机构的数量少和地理位置集中,军队系统的医疗机构不仅建设数量较多而且广泛分布于陕甘宁边区和各个根据地,为各抗日民主政区辖区的军民提供医疗防疫服务。

在陕甘宁边区,军队系统的医疗机构有白求恩国际和平医院、陕甘宁边区留守兵团野战医院和各军分区部队医院等。白求恩国际和平医院是当时陕甘宁边区最大的医院,其前身为八路军医院,系八路军总后勤部卫生部领导的一个直属医院。抗战全面暴发后,由于战争频繁,山西沿黄河一线的重伤和高干伤员被转送到延安治疗,使得延安的卫生机构不堪重负。为此,中央军委卫生部决定组织八路军军医院。经过积极紧张的筹备,八路军军医院于 1939 年建成,分内、外、妇产 3 个科,开设有手术室、化验室、X 光室等,有医生 9 名,护士

① 陕西省地方志编纂委员会:《陕西省志·卫生志》,第 89—90 页。
② 陕西省地方志编纂委员会:《陕西省志·卫生志》,第 91 页。

长 1 名,护士 45 名,其中印度医疗队 3 位医生担任外科工作,全院可收容病人 120 余名。医院开办后,根据最初两个月的情况统计,就医的患者较多,日均收治病人 178 人。八路军军医院的开办,不仅接收八路军伤病员,也为广大群众提供免费治疗。1939 年 12 月,为了纪念殉职的援华医生白求恩,八路军军医院改名为白求恩国际和平医院。医院改名后,由于八路军更加发展壮大,医院的床位不适应发展的需要,随后军委卫生部决定易地重建。1940 年 9 月,重建后的医院工作人员达 260 名,床位 200 张,医院组织与分工较前更为严密,共分内、外、妇产、五官四科,后又增设小儿科。此后,该院继续发展,成为陕甘宁边区最大的医院,不仅收治驻陕甘宁边区的军委机关和各部队的伤病员,还收治从山西、河北等前线部队送来的伤病员,成为各抗日根据在延安的大后方医院。该院在延安的 7 年时间里(1946 年因内战暴发迁移离开延安)全心全意为伤病员服务。7 年里总院共收治伤病员 7505 名,其中内科 300 多名,外科 1500 余名。此外,医院经常派医疗队深入连队为战士治病和开展防疫工作。1944 年 3 月,派出多名医生到甘泉附近的部队去扑灭疥癣和治疗其他疾病;同年 6 月,又派多名到清泉沟教导一旅,对斑疹伤寒、回归热传染病进行诊断、预防和治疗。在开展军队疫病防治和伤病救护之外,白求恩国际医院还免费为群众服务。据不完全统计,7 年里除收留住院者外,还为群众提供门诊服务,门诊量达 11470 人。1944 年 11 月 22 日《解放日报》报道:医院在 1 月至 6 月,为群众门诊就医、出诊看病达 1096 人,全部实行免费,有的还免收饭费。同时该院还经常派医疗队巡回治病和防疫。如 1941 年秋,医院外科副主任谭壮和边齐等 5 位组成医疗手术队,到关中马栏为保卫陕甘宁边区的军民开展手术,并进行了"大骨节病"的调查;1944 年 5 月,又先后派多名医生到南泥湾等地调查"吐黄水"病。至于延安周围,哪里发生传染病,医院便及时派人去哪里医治,并对疾病做调查。①

　　在陕甘宁边区,各军分区也成立了医疗机构。抗战进入相持阶段后,国民党对边区医药器材封锁截留,实行军事包围和经济封锁,中共中央加强了驻防边区部队的力量,各军分区均有一个旅。为了加强医疗防疫工作,旅部均设有

---

① 　陕西省地方志编纂委员会:《陕西省志·卫生志》,第 92—95 页。

卫生部及分区医院。据 1945 年统计,各地驻军中共有 5 个卫生部(陇东、三边、关中、延属、绥德)和 6 个医院,53 个卫生所。在延安的中国医科大学为部队提供了 1300 余名医务人员。这些医院不仅为部队服务,也致力于群众的医疗防疫工作,仅据 6 个单位的统计,1944 年有 22370 名普通群众就诊,其中 437 人住院治疗,此外,医生还为群众出诊 536 次。对群众的医疗服务也普遍实行免费。①

在其他抗日根据地,军队系统也建立了大量的医疗机构。在晋察冀抗日根据地,晋察冀军区就先后组建了后方医院、模范医院、特种外科医院、白求恩国际和平医院和各种医疗队,进行伤病救护和军民卫生防疫工作。其中军区后方医院是在八路军第二医疗所基础上于 1937 年底组建的,院部设在山西省五台县,下设 4 个休养所。1938 年 6 月,白求恩率加美援华医疗队加入后方医院,大大提升了该院的医疗水平。白求恩来到晋察冀军区后方医院后,看到大批伤员等待治疗,而医院的规模、设备、技术人员及药品等又远远不能满足需要,建议将西方先进技术和管理经验引入敌后抗日根据地,创建"模范医院"。晋察冀军区领导采纳了这一建议,将后方医院二所改建成"模范医院"。"模范医院"完全按照现代医院架构建立,不过遗憾的是,仅仅建立十多天就遭遇日军的烧毁。1938 年 12 月,白求恩为提高边区卫生干部的战伤外科水平,又主导建设了特种外科医院,该院以收容战伤伤员为主,不设病房,伤病员安置在群众家中,设立有驻地群众、医护人员和伤病员参加的院务委员会,负责协调各种关系。1940 年 2 月,军区将特种外科医院和后方医院合并,并改名白求恩国际和平医院。白求恩国际和平医院除总院外分设 6 个分院,附属各军区,由各所在军区卫生机关领导。医院工作人员曾达 3000 余人,每日门诊就医患者有千余人,住院患者经常有 6000 余名。医院除了负责部队伤病员的医疗服务外,兼收地方伤病员和兼管当地卫生。1939 年秋至 1940 年夏,晋察冀边区疫病大流行,该院组织 13 支医疗队,赶赴疫区救治患病群众 5 万余人,并进行各种防疫工作,使得疫情基本得到控制。②

---

① 陕西省地方志编纂委员会:《陕西省志·卫生志》,第 97 页。
② 刘春梅、卢景国:《抗战时期晋察冀边区卫生工作研究》,第 88 页。

在设立各种医院的同时,晋察冀军区还成立战场救护医疗队、巡回医疗队、卫生巡视团、群众防疫医疗队等各种医疗队。其中战场救护医疗队主要针对战场伤病设立,在战场上设置救护所,为受伤指战员提供救护。如在百团大战期间,晋察冀军区的各级医疗机构均组织医疗队奔赴前线,实施战地救护。巡回医疗队则是鉴于晋察冀军区的医疗卫生力量薄弱,水平也不高,为了尽快提升部队医疗水平,军区医疗机构组织赴各地开展医疗活动。卫生巡视团则是为了督促和检查部队与地方的医疗卫生工作,赴各地进行卫生防疫的检查和指导工作。群众防疫医疗队则是为迅速控制、扑灭各种流行疫病,由军区卫生部组织到发生疫情的地方,帮助群众抗击疫病。1942 年 1 月,军区卫生部组织的群众防疫医疗队来到阜平县,为 88 个中心村的群众治疗疟疾、流感、痢疾、回归热、伤寒等疫病,共治愈 4521 人。不仅如此,在群众防疫医疗队的建议和协助下,当地还建立了各级防疫委员会来领导和开展各村的卫生工作和卫生运动,进行防疫教育和宣传。①

面对各种疫病的发生和流行,地方政府也因时因地建立各种医疗组织。在陕甘宁边区,不仅在延安建立了边区医院,而且还在各分区建立了卫生所,同时在基层社会建立了卫生合作社、保健药社和医药合作社等组织。

陕甘宁边区医院是中共中央到达延安后开办较早、规模较大的一所比较正规的医院,于 1937 年 7 月在中央军委直属卫生所的基础上建立,建立之初归属中央组织部主管。1937 年 9 月陕甘宁边区政府成立后,改属边区政府主席团,后因医院的工作性质关系,改属边区民政厅主管。医院初建时分管理与医务两科,共有看护 32 人和 10 多名医生。1939 年,边区医院曾搬迁至安塞。1942 年 8 月重回延安南关白家坪,并扩建了门诊和病房,使医院规模发展到150 多张病床。边区医院自建立以来,不仅重视城市机关干部的医疗工作,而且重视群众的疾病治疗。在 1941 年关于就医人员的统计中,群众的比例占25%,1942 年占 27%,1943 年已达 30%。1944 年上半年,边区医院门诊就医病人和住院病人共计 4245 人,其中群众为 1345 人,占到 31.7%。均不出群众

---

① 北京军区后勤部党史资料征集办公室编:《晋察冀军区抗战时期后勤工作史料选编》,第 507页。

的医疗费和饮食费。同时,全院医务人员也利用各种机会广泛宣传卫生工作,组织医疗队下乡巡回防病治病,推进边区的医疗防疫工作。

边区政府还在各个分区积极推进卫生所建设,以推动各地的医疗卫生工作。为了推动卫生所的建设,其经费也主要由边区政府承担,管理则由分区政府和边区卫生处共同领导。1937 年,陕甘宁边区政府在庆阳城北成立了卫生所,免费为群众治病,这是甘肃老区第一所地方卫生医疗机构。1941 年 12 月,陇东专署专员专门赴边区卫生处协商,强调"陇东专署所在之庆阳,近来机关加多,人口增加,需要成立卫生所"。卫生处即派医生前往,并于 1942 年 1 月成立陇东卫生所。由于建立过程中出现沟通失误,卫生所未能及时备案,办所经费出现问题,于是卫生处向边区政府报告:"由于各处卫生所,俱系所在机关与本处双重领导,在整编时,其他卫生所,大多由所在机关呈报编制备案,而陇东卫生所,却待本处代呈,本处以为专署已呈报,双方误会,以致迁延未报。查该卫生所,规定为甲等卫生所编制,若单独成立伙食单位为十六人。为此,呈请政府准予追认备案。"边区政府接到报告后,立即批复:"陇东分区卫生所既已成立,准予备案"①;对于卫生所的经费问题,边区政府财政厅提出"经常费可按统筹统支标准供给,至于药材费则由地方收入内自行解决"。但这一提议遭到边区政府的否决:"发展地方医务卫生工作,至关重要。各分区卫生所均系初行设立,药材费由地方负担的意见,恐有碍各地医务发展,以全部批发为妥。"②1942 年 7 月,三边专署几次向边区卫生处交涉,"因那里地处偏僻,有病无医生无医院,要求成立卫生所",为此,卫生处呈请边区政府备案,边区政府批示:"三边分区有无成立卫生所必要,经费有无困难,可由该(民政)厅直接与卫生处商洽解决,并希将预算转知财厅"。③ 当年 8 月,三边专署急电边区卫生处,称三边发生传染病疫情,须紧急派医生救治。边区卫生处接电后,立刻派去医生、司药、护士前往防治,并令他们在三边成立卫生所。接着,又呈请

---

① 《陕甘宁边区政府关于成立陇东及三边分区卫生所的批答》,《红色档案:延安时期文献档案汇编》之《陕甘宁边区政府文件选编》第六卷,第 289 页。

② 《陕甘宁边区政府命令——令财政厅核发各分区卫生所经费》,《红色档案:延安时期文献档案汇编》之《陕甘宁边区政府文件选编》第六卷,第 346—347 页。

③ 《陕甘宁边区政府关于成立陇东及三边分区卫生所的批答》,《红色档案:延安时期文献档案汇编》之《陕甘宁边区政府文件选编》第六卷,第 289—290 页。

民政厅转呈边区政府,"希准予备案"。边区政府接到报告,立刻予以备案。① 从这两所卫生所的建立,就可以看出边区政府对分区卫生所建立的重视。

在基层社会,边区政府和群众还建立了保健药社、卫生合作社和医药社等医疗组织。1938 年,为弥补战争时期西药品的不足,充分挖掘利用当地药材,边区民政厅决定筹办保健药社。保健药社是抗日民主政权同疾病作斗争的伟大创举,形式上是治病卖药,但也重视卫生防疫和调查防治、宣传教育等工作。1939 年 1 月,保健药社正式成立,以"发展地方医药卫生事业,受各卫生机关及制药厂之委托,推销中西药品器材,并采集中西药材原料,尤其提倡采集土产药材,以利保健工作"为宗旨,其性质为"药品销费合作社",采取股份制形式,"一切团体或个人,按章交纳股金,遵守本社章程,经股东董事会批准者,均得为本社股东","每股股金为十元,每一股东至少认购一股,多则不限"。② 当年 7 月,由西北局保健委员会投资 700 元、民政厅物质投资 800 元合股开办经营管理的第一家保健药社在安塞县冯家塌正式成立,该社当时采购了 2000 元中药,聘请了 2 位有经验的医生开展业务。1940 年 7 月,边区政府民政厅又在延安南关街发起成立保健药社总社,隶属于边区政府卫生处。随后,保健药社先后在各县、乡建立分社 26 处,分布于延安、延川、清涧、绥德、吴堡等 20 个县市。保健药社实行的是看病、制药、卖药三位一体的运行模式,以药为主,以医为助,医药兼顾,既是一个经营药材的商业机构,又是一个医疗卫生组织。也就是说,保健药社不仅是治疗疾病、炮制中药、改良中药的机关,也是领导与开展边区医药事业,提高边区人民健康水平的基地。如《吴堡县一九四四年全年各项工作总结报告》就称:"县上成立保健药社一处,由县府直接领导,有医务人员三人,中西医配合,内外科都可医治,由政府入资金谷米五石,此外由医生负责购买,给群众治疗疾病,医药费比一般的低廉外还按八扣折算,如下乡给儿童种牛痘只收药价和很低的手续费,全年共治疗男女三百三十人。"③ 保健

　　① 《陕甘宁边区政府命令——令财政厅核发各分区卫生所经费》,《红色档案:延安时期文献档案汇编》之《陕甘宁边区政府文件选编》第六卷,第 346—348 页。

　　② 《陕甘宁边区保健药社暂行章程》,甘肃省社会科学院历史研究室编:《陕甘宁革命根据地史料选辑》(第一辑),甘肃人民出版社 1981 年版,第 480—481 页。

　　③ 《吴堡县一九四四年全年各项工作总结报告》,《红色档案:延安时期文献档案汇编》之《陕甘宁边区政府文件选编》第九卷,陕西人民出版社 2014 年版,第 62 页。

药社以经销药材所得利润为经济基础,用以推动中医药事业的发展,也能够解决边区药物缺乏的困难局面。如陇东的曲子保健药社,"在两年半前,还是一个价值三千来元每天卖得不够两人吃喝的小药铺,两年半以后的今天,却成为一个拥有六七百万元资产,每天收入数万的药店"①。1944 年,陕甘宁边区第一个卫生合作社即大众卫生合作社成立。大众卫生合作社由新市乡的商会和乡政府倡导,群众集体入股设立。"大众卫生合作社创办的目的,在于解决群众的医疗困难,同时还要破除迷信,反对巫神,提倡科学,治病救人。凡向卫生合作社入股的,都是该社社员,社员除按股分红外,并享有下列之权利和义务:一、社员得享受特别诊疗疾病之权利;二、社员买药给以九折优待,赤贫的社员,可酌量给以赊账或免费;三、社员如患重病不能前往门诊者,该社医生当按聘请时间之先后予以出诊;四、社员如需住院者,该社负责介绍。"②大众卫生合作社建立之后,各地又参照这种模式,通过采取与医生合作和民众入股的方式建立医药社。如吴堡县,在 1944 年为了便利群众治疗和推广卫生工作,李、辛、岔三个区建立了医药社,"医务人员都由当地物色的,医生与社内合股办药品,也有另请医生,给津贴"③。到 1944 年 10 月,整个陕甘宁边区已有保健药社 26 个,医药合作社 51 个,对于边区基层社会的疫病防控起到了非常重要的作用。

与陕甘宁边区不一样的是,晋察冀边区等其他抗日根据地由于地处抗战前线,在"抗日高于一切""一切为了部队"的要求下,这些根据地本就稀少的各类卫生资源几乎都被集中到部队,导致这些根据地的各级政府几乎没有力量建立像样的医疗机构。不过,为了推进地方卫生事业的发展,这些根据地还是先后组建了一些与卫生工作相关的组织。面对日军扫荡后疫病蔓延情形,晋察冀边区各级政府广泛发动各方面的力量,成立医生抗日救国会、医学研究会、医药研究会和医生座谈会,把分散的医疗卫生资源组织起来,讨论问题,研制新药,并进行医疗防疫工作。1941 年秋反扫荡后,龙华四区就组织了医药研

---

① 梁建一:《从小药铺到大药社》,《解放日报》1944 年 10 月 3 日。
② 林间:《救人的合作——延市大众卫生合作社介绍》,《解放日报》1944 年 6 月 1 日。
③ 《吴堡县一九四四年全年各项工作总结报告》,《红色档案:延安时期文献档案汇编》之《陕甘宁边区政府文件选编》第九卷,第 63 页。

究会,共同抗击疫病。1942 年后,晋察冀边区各专区各县普遍成立医学研究会、医药研究会和医生抗日救国会等组织。截至 1944 年 10 月,晋察冀边区共有 19 个县建立了医药研究会。这些组织主要调查各处疫灾,商讨对策,并监督医生作风等,①对晋察冀边区的医疗卫生工作起到了非常大的补充作用。同时,为了解决群众购买医药困难问题,晋察冀等抗日根据地政府还借鉴陕甘宁边区的做法,推动成立医药合作社:由边区政府投资与私人医院、药铺等合作,在县、区、村广泛建立医药合作社。边区三级医药合作社的普遍建立,对推动晋察冀等边区医疗卫生工作、保障边区军民健康发挥了重要作用。

三、推进医疗卫生队伍建设

对于抗日民主政权辖区来说,要应对各种疫病流行,面临着一个与国民政府一样的困境,那就是医疗卫生人员严重缺乏。而且,由于抗日民主政权所辖区域,在以往就是医疗人员缺乏的地区,且这些区域之前还没有培养医疗卫生人员的医学院校,因此抗日民主政权建立初期,医疗卫生事业全靠红军队伍的卫生人员和当地仅有的一些医生支撑,医疗卫生人员奇缺。为了应对疫病的流行,就必须要推进医疗卫生队伍的建设。在建设医疗卫生队伍的过程中,中国共产党领导的抗日民主政权采取培养、引进和整顿等多种办法,有效地完成了医疗卫生队伍的建设,促进了疫病防控工作的开展。

1. 积极培养医务人员

1944 年 3 月 22 日,毛泽东在中央宣传工作会议上讲话时指出:"群众没有旁的方法战胜疾病、死亡的威胁,只有相信神仙……现在应该把医药卫生的知识和工作大大推广一下,想办法在每一个分区训练一些医药人才……要老百姓不敬神,就要有科学的发展和普及。科学不发展、不普及,敬神在他们是完全需要的。如果多有几个阿洛夫这样的人物,当然就没有人再敬送子观音了。有了科学知识,迷信自然就可以打破,没有这一着,他还是要迷信的。"②毛泽东的这句话直击要害,表明了抗日民主政权培养医务人员的必要性和急迫性。

① 马种德:《定易涞四区成立医学研讨会》,《晋察冀日报》1945 年 4 月 12 日,第 2 版。
② 毛泽东:《关于陕甘宁边区的文化教育问题》,《毛泽东文集(第三卷)》,人民出版社 1993 年版,第 119 页。

　　在抗战时期,培养医务人员的机构主要有医学院校和党政军系统的卫生机构。全面抗战爆发后,医护人员缺乏问题日益严重,许多伤病员由于得不到及时的治疗和护理而残废甚至丧失生命。为提高医疗水平,缓解医护人员缺乏的问题,中国共产党在极端艰苦的条件下,克服各种困难,推进医学院校的建设。在全面抗战之前,中央红军只有中央军委卫生学校一所医学院校。当中央红军于1935年10月抵达陕北后,就立即开始筹备中国工农红军中央军委卫生学校复学事宜。1936年2月,决定召回在长征中分散到各地的学生,随后又招收了新学生,在陕北瓦窑堡正式开学。全面抗战后,中央军委卫生学校改名八路军卫生学校。为了提高医疗卫生人员的综合素养,还专门从陕西公学和抗大抽调了一部分学生送到卫生学校进行学习。学校根据现实的要求进行分班教学,分设军医班、调剂班、护士班、特训班,学习时间由4个月至2年不等。当时的媒体感慨:"在边区各医院中的护士多半是没有受过医学训练的同志,所以有时不能很好的完成看护的任务,卫生学校创造出来的大批干部,一定能改善这个缺点的。"①1940年9月,八路军卫生学校改名为中国医科大学,学校的规模进一步扩大,培养的卫生人才也进一步增多。在整个抗战期间,中国医科大学为部队提供了1300余名医务人员。②

　　在中共中央和中央军委的推动下,抗战时期的医学教育事业得到蓬勃发展。陕甘宁和各抗日根据地先后开设了陕甘宁边区医药学校、延安药科学校、延安西北医药专门学校、华中医科大学、华东白求恩医学院、华中医学院、晋冀鲁豫卫生学校、晋绥军区卫生学校、晋察冀白求恩卫生学校和苏中学校及苏浙医务职业学校等,这些学校积极作为,为各军区和抗日根据地地方政府培养了3000多名医药卫生人员。如晋察冀边区于1939年9月在唐县成立白求恩卫生学校,开设了护士班、军医班、调剂班,后又增设了妇产班和高级班,并且还举办了在职卫生干部轮训班,组织在职的卫生干部进行定期培训。可以说,白求恩卫生学校的设立,不仅为边区培养了各类初、中级卫生人员,还培养了一批高级医务人员和卫生干部,极大地充实了晋察冀边区的医务人员队伍。③

---

① 《八路军卫生学校》,《新中华报》1939年6月9日。
② 陕西省地方志编纂委员会:《陕西省志・卫生志》,第97页。
③ 张瑞静:《抗日战争时期晋察冀边区的医疗卫生工作》,第35页。

　　除医学院校之外,党政军各系统卫生部门也曾先后举办过医药训练班、助产士班、护士班等多种医疗教育,通过多种渠道为医疗卫生单位培养专业人才。中央医院从 1939 年建院至 1943 年的几年时间里,一共开办了 4 期护士训练班,培养出 105 位护士。从 1939 年到 1945 年,中央医院还为各抗日根据地代培了 115 名进修和实习医生,代培检验员 23 人,药剂员 25 人。在延安的白求恩国际和平医院从 1942 年 2 月起也举办了多期护士培训班,共培养护士160 多名。此外,该院同中国医科大学共驻一村,因此又担负了中国医科大学的临床教学和实习指导的繁重任务。① 1941 年 4 月,陇东分区也在部队医疗单位的支持下,在庆阳举办医疗培训班,培养卫生人员 120 多名,为分区各县培养了一批医疗卫生骨干。②

　　为了增强地方卫生防疫力量,抗日民主政权的各级地方政府对卫生人员的培训也相当重视。1941 年 1 月,陕甘宁边区政府从各县"抽调一部分县区级干部及一部分工人学徒、什务人员,学习兽医和卫生人员等,以便分别送往学习与工作",并下发数目分配表及资格说明,要求各专区和县务必重视,"卫生人员与兽医学生要有高小程度,年龄十五岁以上,二十五岁以下,身体要健强,不分男女均可,期限四月底送齐""学兽医和卫生训练人员毕业后各归原地进行卫生兽医工作"。③ 在第一期学习将要结束,陕甘宁边区政府又决定实施第二期培训,并要求各县调派选送人员参加,但各县对该项工作有所懈怠,以致边区政府发出通令要求各分区和县切实执行:"查边区卫生事业落后,大量培养卫生行政干部与技术干部为提高边区卫生工作主要一环。边区卫生处所办之卫生人员训练班第一期将于七月初毕业,第二期学员曾经本府以持字三八四号训令分配各县调派选送有案。而至今已送前来者仍寥寥无几,似此对于卫生事业之建设,实有妨碍。此二期卫生学员将均于受训毕业后派回各县工作,关系尤重,为特重申前令,望各专署各县市迅速遵照前令数目、条件选送,

　　① 陕西省地方志编纂委员会:《陕西省志·卫生志》,第90—95页。
　　② 魏彩苹:《从民生视角看抗战后期陇东分区的医疗卫生事业》,《陇东学院学报》2011年第5期,第59页。
　　③ 《陕甘宁边区政府训令抽调人员学习兽医和卫生》(1941年1月),《红色档案:延安时期文献档案汇编》之《陕甘宁边区政府文件选编》第三卷,第22—24页。

于六月底前务必如数送到,以利工作是要。"①

2. 积极引入各种医疗卫生技术人员

面对医疗卫生技术人员紧缺的难题,单纯依靠自身培养显然难以解决,毕竟培养场所和师资都受到一定限制。为此,抗日民主政权还向全国乃至全世界发出招募,积极引入各类医疗卫生技术人才。1941 年,毛泽东、朱德、叶剑英以中央军委的名义发出了"吸收医务人才和给予优待"的命令:"医务人员培养过程长,且技术不易高深,我军医建设在技术上进步不大,今后应尽可能地吸收大后方和沦陷区技术水平高深的医务人员,不惜津贴予以任用,政治上作非常干部看待,生活上作专门家待遇之。"②《陕甘宁边区施政纲领》第 15 条也明确提出:"推广卫生行政、增进医药建设,欢迎医务人才,以达减轻人民疾病的目的。"③在中国共产党的号召下,一批来自国内外的医疗卫生技术人员来到陕甘宁边区和其他抗日根据地开展医疗防疫工作,有效缓解了抗日民主政权辖区卫生人员尤其是高级卫生人员不足的局面。

抗战期间,中国共产党积极推行统一战线的方针政策,团结同情中国反法西斯的国际友人,争取了大批医疗卫生技术人员来陕甘宁边区和晋察冀等抗日根据地工作。这些外籍医务人员在各根据地从事救死扶伤,积极开展医学研究,建立现代医疗机构,充实医药卫生设施,并培养了大批医疗卫生技术人员,为中国敌后抗日根据地的战场救护和卫生防疫做出了重要贡献。最早来到抗日根据地工作的外籍医学专家是美国医学博士马海德。1936 年 6 月,他在宋庆龄的帮助下,与美国记者斯诺一起来到陕北,由此开始了他在陕甘宁边区长达十年的卫生工作。全面抗战暴发后,曾于 1936 到西班牙战场服务的白求恩率加美援华医疗队来华,这支医疗队由 3 人组成,白求恩任队长,队员有加拿大女护士琼·尤恩和美国外科医生帕尔森斯。医疗队到达武汉后,帕尔森斯留在武汉国统区工作。当白求恩到达西安后,加拿大圣公会派驻河南的

---

① 《陕甘宁边区政府关于选送卫生学员学习的通令》(1941 年 6 月),《红色档案:延安时期文献档案汇编》之《陕甘宁边区政府文件选编》第三卷,第 298 页。

② 武衡:《抗日战争时期解放区科学技术发展史资料》(第 3 辑),中国学术出版社 1989 年版,第 36 页。

③ 《陕甘宁边区施政纲领》(1941 年 5 月),《红色档案:延安时期文献档案汇编》之《陕甘宁边区政府文件选编》第五卷,第 4 页。

传教士同时也是外科大夫的理查德·布朗自愿牺牲休假时间参加白求恩医疗队,并于 1938 年 3 月底抵达延安。白求恩医疗队在边区活动一个多月,给伤员做手术,帮助整顿医院,把携带的器械和药品赠给后方医院。1938 年 5 月,医疗队赴晋察冀军区。7 月中旬,布朗因假满离去,尤恩先是留在后方医院任护士长,后也到五台山前线医疗站工作,由于过度劳累,健康状况很差,于 1938 年底离开根据地,辗转到上海疗养。1939 年 1 月,尤恩曾在宋庆龄的安排下,负责运送一大批药品和其他物资到新四军防区,当时新四军第一支队司令员陈毅热情接待了她,尤恩在参观后方医院时,发现新四军缺少护士,便主动推迟归期,担负起培训护士的工作。[①] 1939 年 11 月,白求恩在晋察冀边区不幸牺牲后,毛泽东在延安专门写了《纪念白求恩》一文,对他的高贵品德给予高度评价。中共中央也给予高度评价:“白求恩医生自遥远的加拿大来到中国,曾为我英勇抗战而伤病的八路军战士服务近两年,亲历艰苦,不辞劳顿,深得前方将士信仰。他和许多同情中国抗战的国际朋友给了中国抗战以有力的援助。”[②]

由于各抗日根据地普遍缺医少药,八路军总司令朱德接受史沫特莱的建议,于 1937 年 11 月代表中共致信印度国大党主席尼赫鲁,请求在医疗方面给予援助。尼赫鲁给予积极回应,答应组织一支援华医疗队赴中国。印度援华医疗队于 1938 年中组成,爱德任队长,卓克任副队长,队员有巴苏、柯棣和木克。9 月,医疗队从孟买经过 17 天航行到广州转武汉,在国统区工作近半年。1939 年 2 月 12 日,印度援华医疗队来到延安,在此期间为了表达对中国人民无私的援助,医疗队人员每个人名后加了一个华字。医疗队来到延安后便立即开展工作。队长爱德华和巴苏华、柯棣华被分配到八路军医院工作,副队长卓克华和木克华分到八路军卫生学校工作。医疗队原定援华时间为一年,但在国统区已经有半年,到延安后就决定延长援华时间。爱德华为此向其祖国打电报请求,得到了同意,同时卓克华和木克华可早些回国。1939 年 5 月底,卓克华离队经西安返回印度。8 月初木克华因病回印度治疗。爱德华等 3 人

---

① 邹正洪、张文清、傅绍昌、吴海勇:《上海人民支援新四军和华中抗日根据地》,上海人民出版社 2015 年版,第 100 页。

② 陕西省地方志编纂委员会:《陕西省志·卫生志》,第 135 页。

在八路军医院期间，除看病、做手术外，还经常召开医务座谈会介绍经验，并积极参加了八路军模范医院的扩建工作，给予满腔热忱的指导和帮助。1939 年 11 月，印度援华医疗队赴华北前线工作，受到当地军民的热烈欢迎，其中柯棣华担任了晋察冀边区白求恩国际和平医院院长。1942 年 12 月，柯棣华因病在晋察冀边区病逝。

除了有组织的医疗队外，还有不少外国医生只身前来抗日根据地服务。1941 年 3 月，奥地利著名泌尿科、妇产科专家罗生特到达盐城，被任命为新四军卫生部顾问。1942 年 5 月，苏联医学家阿洛夫来到延安，成为中央医院的外科主任。此外，朝鲜医生方禹镛、印度尼西亚名医梁金生、加拿大医学博士布朗、德国医学博士米勒也先后到达陕甘宁边区开展医疗服务，为抗日根据地的医疗卫生工作添砖加瓦。

同时，受到中国共产党抗日活动的感染，还有不少华侨医务人员回国加入抗日根据地的医疗防疫工作中来。1939 年，香港琼侨回乡服务团的医疗人员就组成琼文、美合根据地随军医疗队，为琼崖纵队提供医疗防疫服务。1940 年 1 月，印尼华侨毕道文经宋庆龄介绍来到延安，担任中央医院内科主任，后又因工作需要调联防军司令部门诊部工作，并一直工作到抗日战争结束。

这些外籍医疗人员来到抗日根据地后，积极展开救死扶伤工作。如马海德在延安十年间治病救人无数，仅 1944 年至 1947 年间，"他就给陕北军民诊治疾病 4 万余人次"[①]。柯棣华医疗队创下 13 天内接收 800 余名伤员，施行手术 558 例的记录。[②] 更为重要的是，这些外籍医生为了提高抗日根据地的医疗水平，还积极展开建立各种医疗机构和培训医务人员的工作。1938 年 6 月，白求恩到达晋察冀抗日根据地后，就提出建立正规医院的建议，一来可以更好地治疗伤员，二来可以对全根据地的其他医务工作起到示范作用，并最终建立起了"模范医院"。同时，这些外籍医生还积极开展医务人员培训工作。在 1938 年，白求恩就开始了护士训练工作，并取得有效成绩；阿洛夫则承担了全军卫

---

① 田克恭：《忆乔治·海德姆·马海德》，中国人民政治协商会议西安市委员会文史资料委员会编：《西安文史资料》(17 辑)，陕西人民出版社 1991 年版，第 525 页。

② 邵晓秋、温金童：《外籍医生与抗日根据地的卫生建设》，《兰州学刊》2009 年第 5 期，第 215 页。

生部长的训练任务,对部队医疗工作的正规化产生了积极影响。而前文提到的琼侨回乡服务团中的医务人员,也在 1940 年至 1941 年间,为琼崖纵队医务人员进行了 3 期培训,每期 3—4 个月。①

在国外医疗队和外籍医务人员前往陕甘宁边区或其他抗日根据地开展医疗服务的同时,国内也有医疗救护队前往陕甘宁边区开展医疗救护和卫生防疫工作。抗战开始后,中国红十字总会在林可胜主持下,先后派红十字会第 7、23、25、29、33、35 等医疗救护队携带设备和药材到陕甘宁边区进行医疗援助活动。1938 年春,中国红十字会第 23 队来到边区医院工作。因前方转送到后方的伤员都在第二兵站医院,该院任务大,需要加强医护力量,第 23 队被调去该院增援,同时调第 29 队接任边区医院的工作。同时来的第 7 队是个护士队,被安排在城内教堂设的门诊部工作,中国红十字会北方大队大队长、著名外科医生万福恩也在此短期工作。1938 年 11 月,第 29 队离开延安回西安,中国红十字会又派第 35 队来到边区医院工作。该队于 1939 年夏转至中央医院工作,同年秋,第 35 队全体奉命调回西安。在陕甘宁边区服务最长的当属第 33队,从 1938 年 1 月来到延安到 1940 年 4 月离开,前后在边区工作达两年之久,曾在边区医院、拐峁疗养所、第二兵站医院等处服务,仅在第二兵站医院的一年中,医治好病人 40295 人,检查了 1590 人,施行手术 635 人。② 这些医疗防疫队不仅分配到各医院帮助加强治疗工作,也积极参与延安的城市卫生防疫工作。

在中国红十字会医疗救护队在陕甘宁边区开展医疗救护期间,国联防疫团一团第三组(到延安后曾改为西北防疫处第三组)也曾到陕甘宁边区开展卫生防疫和医疗救护活动。国联防疫团第三组来到延安的工作分为五项。一是环境卫生整治。在城区设立公厕 20 个,各乡水井 2 个,污水坑 50 个,垃圾箱10 个,垃圾坑 20 个。二是检验工作。检查卫生材料 800 件,并供给卫生部材料。三是传染病调查。调查结果表明,延安流行性感冒、痢疾、伤寒为最多。四是预防工作。主要是打针和种痘,在延安打针 3000 人,种痘 2600 人。五是

---

① 海南省史志工作办公室编:《海南省志·卫生志》,第 304—305 页。
② 陕西省地方志编纂委员会:《陕西省志·卫生志》,第 137 页。

卫生教育。设立卫生广告牌,协助卫生部扩大卫生运动。此外还参加临床检验,负担了陕甘宁边区医院大量的化验工作。① 1938 年 11 月,日军轰炸延安,导致军民死伤 152 人。国联防疫团和红十字会医疗队的医护人员也积极参加抢救伤员,因工作积极,成绩突出,受到军委卫生部表扬和边区政府嘉奖。

除了这些有组织的医疗队伍外,还有大量来自大后方和沦陷区的医务人员响应中国共产党的号召,参加到陕甘宁边区和其他各抗日根据地的卫生事业建设中来。在 1938 年至 1940 年间,陕甘宁边区的卫生技术干部约计增加了 30%:"以职别来区分,医生占 53.4%,护士占 40%,制药剂师 6.6%。以国别来区分,本国占 90%,朝鲜、加拿大、印度、美国、德国各 2%。"②

3. 奖优惩劣,整顿医疗卫生技术人员队伍

在推进医疗卫生技术人员建设的过程中,抗日民主政权还注重奖优惩劣,整顿和改造已有的医疗卫生技术人员队伍,对于表现优秀的人员给予生活优待和奖励;对于各根据地已有的中医队伍,则展开团结改造工作;而对于活跃在各根据地的巫神,则展开斗争活动,坚决进行打击。

抗战时期,中共中央和抗日民主政权对知识分子在生活上给予优待,政治上非常信任,技术和工作上积极支持,医疗卫生技术人员也不例外。因此,各级政府对医疗卫生技术人员都给予重视和优待。由于陕甘宁边区缺医少药,前方送回的负伤将士得不到及时和有效的医治,边区制定了优待医生的特殊政策,并将这些政策编为优待条例。1941 年 9 月,《陕甘宁边区优待国医条例》公布实施,其主要内容有:第一,医士药师愿脱离生产,参加医疗机关或公营药厂工作者,享受技术人员待遇,其家庭生活得按抗日军人家属优待;第二,医士自营药店或其他业务,并执行医疗业务,热心社会卫生防疫工作者,当地政府可按具体情况,减少或免除政府决定的义务负担;第三,医士药师在医药上有发明创造者,政府得奖励;第四,凡公私药店制造膏丹丸散,须由证明医药师监制成品精良者,所在地政府得奖励,捐款兴办医药事业者,由当地政府呈请边区政府卫生处给奖;第五,国内外医生药师愿在边区国医学校或制药厂

---

① 陕西省地方志编纂委员会:《陕西省志·卫生志》,第 137 页。
② 武衡:《抗日战争时期解放区科学技术发展史资料》(第 1 辑),中国学术出版社 1983 年版,第 202 页。

者,边区政府得保护,财力不足者,予以补助。1942 年,陕甘宁边区制定的《医务人员技术津贴等级暂行标准》规定了医务人员的津贴标准,据当时工作人员回忆,医务人员的津贴标准是普通工作人员的几倍到几十倍。① 同年 3 月,晋察冀边区召开的卫生联席会上也通过了"优待医生,资助医生开展医药事业,医生有请求医药贷款与药业投资的优先权,医生因为治病而耽误的抗战勤务免予补工,奖励医生在医药上的新发明,根据实际情形给予医生适当的褒奖与荣誉"②的决定。

抗日民主政权不仅是这么说的,也是这么做的。1942 年 7 月,鉴于陕甘宁边区卫生处卫生顾问张经、处长李治、副处长许德、门诊部主任周学濂等人生活困难,边区民政厅特向边区政府提案,要求给予四人生活优待:"据查边区卫生处边府卫生顾问张经、处长李治、副处长许德、门诊部主任周学濂等四人,均系边区较得力之医务人员,政府均曾给予优待。唯以物价增涨,现该四同志每日仅恃一斤三两小米所换之面及一元多菜金,生活甚为困苦,张顾问已卖去衣服多件维持,自己均不愿提出。前经财厅允发每月二斗大米,又为十七人的小灶分用。现卫生处无生产能力,不能自补。对此少数技术人员,政府应加以珍爱,俾其身体健康,安心工作;且中央军委待遇医务人员均较边区为优。为此特提请政务会议讨论,给该四同志每日每人增加菜金四元,每月每人增发一些大米或白面。请议决后,通(知)财政厅及示复",边区政府接到提案后,马上讨论并同意给予优待:"所请改善张经等四医务人员生活一节,本府决定优待办法:(一)粮食每人每日全部发给白面或大米一斤三两。(二)菜金每日每人按半斤肉价发给。务使该四同志得保持很好健康,安心工作。除令财厅遵照发给外,希即转知该处从八月份起造具预算领取为盼"。③

值得一提的是,在陕甘宁边区和各抗日根据地,也存在着中西医冲突的现象。抗战开始后,除了新培养的医疗卫生技术人员,西医增加不多,中医则后

① 秦爱民:《论抗战时期陕甘宁边区的医疗卫生工作》,《宁夏社会科学》2003 年第 5 期,第 60 页。

② 北京军区后勤部党史资料征集办公室编:《晋察冀军区抗战时期后勤工作史料选编》,第 510 页。

③ 《陕甘宁边区政府关于卫生处张经等四人生活优待办法的批答》(1942 年 8 月),《红色档案:延安时期文献档案汇编》之《陕甘宁边区政府文件选编》第六卷,第 297—298 页。

继无人，数量上中医大于西医，地位上西医则高于中医，由此导致医药界存在着门户之见，中医和西医互不团结、不结合，从而造成这样一种局面：医院里没中医，农村里没西医。针对这种现象，毛泽东批评说："新医当然比旧医高明，但是新医如果不关心人民的痛苦，不为人民训练医生，不联合边区现有的 1000 多个旧医和旧式兽医，并帮助他们进步，那就是实际上帮助巫神，实际上忍心看着大批人畜的死亡。"①根据毛泽东的批评意见，陕甘宁边区在 1939 年 11 月召开的第二届党代会通过了《关于开展卫生保健工作的决议》，提出要研究中医，开办中医训练班，发展制药厂，设立医药合作社。1940 年，陕甘宁边区国医研究会成立，通过了《陕甘宁边区国医研究会简章》《陕甘宁边区第一次国医代表大会宣言》和《国医代表大会提议案》，并在《陕甘宁边区国医研究会简章》中首次提出"国医科学化"。

陕甘宁边区卫生处提出的"中医科学化，西药中国化"的口号，是对过去中西医冲突的一种纠正，"过去中西医之间，存在着一种宗派观点，相互轻视、歧视，单找对方的弱点，不愿意看到人家的好处。这样实在足以阻碍这一工作的进行。我觉得今天的问题，不是在于相互指责其缺点，而主要的是如何取长补短，通力合作，才能达到减少疾病死亡与增进人民健康之目的。把边区的卫生建设事业大大推进一步。"②为此，边区政府特别就中西医合作问题作出指示："西医应主动的与中医亲密合作，用科学方法研究中药，帮助中医科学化，共同反对疾病死亡和改造巫神。中医应努力学习科学与学习西医，公开自己的秘方和经验。"③1943 年，陕甘宁边区国医研究会认为有必要进一步加强对中医的改造和发展，他们认为边区的中医在政府的领导与协助下，"已有国医研究会的组织，这个会团结了边区进步的国医，设立了十三个分会，破除了'家传秘方死不授人'的封建传统而经常开诚布公进行研讨。但仅这点微小的成绩还离时代的要求太远"。为此，该会进行了相关调查，发现"国医对时代要求实落后太甚"，于是该会在当年新一届执委及正副会长选出后，决心"整顿国医，改

---

① 毛泽东：《文化工作中的统一战线》，《毛泽东选集》第 3 卷，人民出版社 1991 年版，第 1012 页。

② 裴慈云：《中西医合作的几个问题》，《解放日报》1944 年 9 月 30 日。

③ 《关于开展群众卫生医药工作的决议》，《红色档案：延安时期文献档案汇编》之《陕甘宁边区政府文件选编》（第八卷），陕西人民出版社 2014 年版，第 434 页。

正缺点,尽力参加边区卫生事业之建立,以推进国医于科学之道路"。经过执委及会员热烈之商讨后,通过以下方针:第一,提高边区国医质量,达到国医科学化;第二,培养新国医人才,一方面解除人民痛苦,同时以新鲜血液灌溉国医事业;第三,加强并发展各分会,以团结全边区国医协助边区卫生建设,并提出发动全边区军民医生先在延市建立中医院,然后在各分会建立分院来落实,"只有医院的建立,才能使中医科学化并集体研究。只有中医院,才能在实践中培养出新国医干部"。①

其他各抗日根据地在中央的号召下,也积极推动改造中医,进行中西医结合运动,晋察冀边区各界抗日救国联合会在 1944 年发布的《1945 年边区群众运动的方针与任务的指示》中就明确提到:"团结大批的乡土土医生,加强群众疾病的治疗工作"。在该文件中,强调中西医合作是非常必要的,西医要"思想下乡",耐心地帮助和改造中医,团结一切乡村土医生自动为群众治病。② 改造中医的活动,不仅为各抗日根据地有效地加强了医疗卫生技术力量,也明显改善了治疗效果,有力地推动了边区和各抗日根据地的卫生防疫运动的开展。

在陕甘宁边区和各抗日根据地,由于民众卫生意识的缺乏,在得病后因迷信思想作祟而求助于巫神,使得各地存在大量的巫神,这些巫神没有任何治疗疾病的能力,完全靠着坑蒙拐骗的手段,并最终导致大量民众无辜死亡。对于这些坑财害命的巫神,抗日民主政权的各级政府则进行了坚决的打击。1944年 4 月 29 日,《解放日报》发表《开展反对巫神的斗争》的社论,强调"巫神与新民主主义的社会是不能相容的。新民主主义社会里,不能容许巫神这种职业公开地或秘密地存在"。这篇社论还提出了从消极方面和积极方面同时开展反对巫神的长期斗争方法。③ 接着,《解放日报》先后又发表《巫神白从海的坦白》《巫神的骗术》等文章,对巫神的伎俩进行了全方位的揭露。延安县还于 1944 年 7 月召开了反巫神大会,到会男女巫神 59 人,大会从分组个别谈话到大会结束共历时 3 天,"很多巫神不但自己坦白和转变了,同时并向少数顽

---

① 《陕甘宁边区政府对改造国医设中医院发健康奖券等的批答》,《红色档案:延安时期文献档案汇编》之《陕甘宁边区政府文件选编》第七卷,第 176—177 页。

② 北京军区后勤部党史资料征集办公室编:《晋察冀军区抗战时期后勤工作史料选编》,第 539页。

③ 《开展反对巫神的斗争》,《解放日报》1944 年 4 月 29 日。

固的巫神展开尖锐的斗争,终于使所有巫神都愿意改邪归正,并一致通过由自己所共同决议的改正公约",同时,"全体到会巫神都自动写出未到会巫神的名字,共有八十名之多"。① 值得注意的是,在反巫神的过程中,各级政府还积极解决老百姓的医药问题,以压缩巫神反弹的空间。对巫神的打击,有效地纯洁了各边区和抗日根据地的医疗卫生人员队伍,使得当地的卫生防疫活动更为科学化。

四、开展各种防疫活动

面对各种疫病的流行,防疫活动势在必行。在抗日民主政权辖区,中央机构和各级军区及地方政府,一直都积极推进卫生运动,在运动中开展各种防疫活动,以扑灭各种疫情,并控制各种疫病的发生。1939 年 4 月 7 日,《新中华报》就发表了《把卫生运动广泛的开展起来》的社论,强调卫生防疫运动是不可或缺的伟大的抗战工作的一部分,需要广泛地进行卫生宣传教育、实施疫病防控和定期地举行清洁卫生活动。② 在陕甘宁边区和各抗日根据地,防疫活动大体也是按照这种设想来推进的。

1. 防疫宣传和教育

毛泽东说过:"任何工作任务,如果没有一般的普遍的号召,就不能动员广大群众行动起来。"③由于抗日民主政权各区域民众卫生意识长期淡薄,要同各种疫病作斗争,首先就必须改变他们的观念。因此,在陕甘宁边区和各抗日根据地开展的卫生防疫活动中,始终把动员、宣传、教育群众放在首位,让群众明白"预防为主"及讲究卫生、减少疾病的道理及意义,然后自觉自愿地讲究卫生,并用科学态度对待疫病。在防疫宣传和教育中,各级组织进行的活动主要有日常防疫宣传和防日军细菌战宣传等。

第一,利用各种途径进行防疫宣传和教育。为了取得宣传和教育活动的效果,其途径一定要多元化,这样才能使得各种群体都能够有效接受。

首先,利用党报、宣传册子进行宣传。中共中央机关报《新中华报》和《解

---

① 《延县召开反巫神大会》,《解放日报》1944 年 7 月 21 日。
② 《把卫生运动广泛的开展起来》,《新中华报》1939 年 4 月 7 日。
③ 《毛泽东选集》第 3 卷,人民出版社 1991 年版,第 897 页。

放日报》一直是防疫宣传的主阵地。1939 年 4 月 7 日,《新中华报》发表的《把卫生运动广泛的开展起来》就强调面对日本的侵略,民众必须要讲究卫生、健全身体,来反击侵略;1940 年 7 月 12 日,《从速开展边区的卫生工作》则大力宣传边区二次党代表大会通过的《关于开展卫生工作的决议》,指出开展卫生工作的重要性和迫切性。1941 年 5 月 16 日,《解放日报》创刊后,专门开辟了卫生副刊,定期刊登各地的卫生工作报告、成绩和卫生工作经验,还常常请医药专家撰写防病常识,介绍各种传染病的防治方法,同时开展各种医药学术争鸣。应该说,《解放日报》对于当时的疫病防控起到非常好的宣传作用。为了扩大媒体宣传,陕甘宁边区政府卫生处还办了《边区卫生报》,广泛宣传卫生常识。在其他抗日根据地,当地的党和军队也积极利用党报开展卫生防疫宣传。1940 年,中共晋西区委机关报《抗战日报》也开辟了卫生专栏,刊登了大量卫生知识和典型经验,同时,该军区卫生部还出版了《卫生通讯》期刊,对根据地的卫生防疫工作给予具体指导。1941 年,中共中央晋察冀分局机关报《晋察冀日报》先后刊登《开展清洁卫生》和《广泛开展卫生运动加紧防治流行疾疫》等社论,从人们对疾病的认识到防治疾病采取的措施方面都进行了积极的宣传指导。在纸质材料宣传中,小册子也是一种常采用的宣传手段。在陕甘宁边区,边区卫生处和在延安的各大医院都印发了大量的卫生宣传小册子,向民众宣传各种卫生知识。在 1942 年上半年,陕甘宁边区卫生处就先后印发了《军民手册》2000 份,《传染病防疫问题》100 册,《防疫须知》300 册和防疫传单 8 种,使得边区民众疫病防控知识得到丰富。① 在晋察冀边区,定唐支队与地方在 1943 年至 1944 年间成立军民卫生委员会,根据当时疫病流行情况印发了卫生小册子,向群众讲述什么是瘟病,怎么预防肺炎等。②

其次,采用文艺活动和卫生展览的形式。边区和各抗日根据地民众文化水平普遍不高,单纯的文字宣传受到一定限制。因此,卫生防疫机构采取了一些直观的方式来进行宣传,如充分利用秧歌、戏剧等文艺活动,通过群众喜闻乐见的表演方式宣传,寓教于乐。在陕甘宁边区,边区卫生处充分利用当地农

---

① 《边区半年来卫生工作开展》,《解放日报》1942 年 10 月 4 日。
② 李洪河、程舒伟:《抗战时期华北根据地的卫生防疫工作述论》,《史学集刊》2012 年第 3 期,第 111 页。

村古庙会,派人分赴各地,组织秧歌、戏剧为群众宣传卫生常识。比如在延安清凉山 4 月 8 日庙会、子长县 3 月 18 日娘娘庙会,宣传队员分别以秧歌形式编写了《卫生歌》《勤婆姨》《怎样养娃娃》等节目,收到良好效果。卫生知识展览会也是一种经常被采用的宣传途径,各种挂图、统计表格能够形象直观地介绍各种卫生防疫知识。在 1940 年的三八国际劳动妇女节,陕甘宁边区就举办了一次规模较大的妇女卫生展览会,引来许多人参观。1941 年 5 月,在延安文化俱乐部内,医药界和青联举办了卫生展览会,展出内容有卫生挂图、统计表格和各种疾病预防方法及边区出产药品。1943 年 11 月,留守兵团直属队举行卫生展览,展品中药材 60 多种,西药有福白龙、士的年、氯化钙、麦角、吗啡、安息香酸钠、咖啡因等自制品。1944 年 7 月,延安举办了规模空前的卫生展览会,展出实物 659 件,图画 260 张,还有许多照片和连环画,共分 10 个部分,宣传医疗成果、妇幼卫生、与巫神作斗争等内容,"在防疫卫生的陈列部分,那些被放大画在纸上的虱子、苍蝇等疾病的媒介物,通过那些图表和连环画会告诉我们:虱子造成了出水病和出斑病,苍蝇造成了伤寒、痢疾、卖扫帚,同时也告诉了我们怎么扑灭他们的方法;李家湾老百姓用半截皮鞋做成的已打死一万个苍蝇的蝇拍,每个观众都会拿在手里欣赏许久,那些猪圈、水井、厕所、厨房设计的图形,会告诉我们怎么注意环境卫生。"①毛泽东还给展览会题字:"为全体军民服务"。群众观展热情非常高,有的连看四五次尚不满足,展览会历时 8 天,参观人数达万余人。其中中共元老徐特立先后 8 次参观,并写了《卫生展览会的重要意义》一文:"卫生展览会在杨家岭展览了 7 天,我也就参观了 8 次。我所以如此,就是由于这会给了我许多宝贵的东西,引起我继续研究这一问题。"他强调:"这种展览会应该发动广大的群众来参观,包括党政军民各方面。应该把这一展览的意义加以最高的估计,使卫生机关所费的心血点滴都化为群众的骨肉。"②在他的倡导下,这个卫生展览在延安展出后还巡回各地展出,较大提高了群众卫生知识水平。在华北的各抗日根据地,受到延安卫生展览会的影响,也进行了多种卫生展览。1945 年元旦,晋察冀边区的首届展览

---

① 张铁夫:《医务界的创作——记延市卫生展览会》,《解放日报》1942 年 7 月 23 日。
② 徐特立:《卫生展览会的重要意义》,《解放日报》1942 年 8 月 13 日。

会就包含了医药卫生展览,其规模虽然有限,但边区的药材生产、妇婴卫生、中西医团结合作,以及如何开展群众卫生运动等内容都受到民众的欢迎。① 在1945 年 7 月晋绥边区的兴县文化棚活动中,关于晋绥边区的妇幼卫生、婴儿死亡及中医中药概况的介绍也引人注目,仅 7 月 8 日的半天时间就吸引 1269 名妇女前来参观。②

再次,进行各种宣讲活动。宣讲活动主要是有卫生防疫知识的人通过集会、讲课等方式对民众开展卫生知识普及。医务人员是宣讲活动的主体,他们常常采用各种方法深入群众中进行卫生宣传。在陕甘宁边区,"边区卫生处医疗队,在延安三口区三乡,用显微镜照视生水中的微生物,群众看了之后,都说永远不喝生水了! 今年夏季卫生运动中,有不少模范医务工作者,在乡下亲自替老百姓掏井、扫院子,在看护重病人时,日夜不离病窑,病愈后,又向群众恳切说明疾病原因及预防办法,使群众大为感动,相约订立卫生竞赛"③。在晋察冀根据地,卫生人员也经常开展各种卫生宣讲活动,如第三军分区第七区队休养所给峰泉小学宣讲天花预防知识,第二军分区供给处卫生人员给民校上卫生课。④ 卫生宣讲活动光靠医务人员显然还不够,还必须依靠先进人物、区乡干部、积极分子、劳动英雄、变工队长、小学教员进行宣传,特别是教员作用更大,可以动员学生帮助家长了解卫生知识。陕甘宁边区杨家湾小学教员陶端予就是其中的典范,既当教员又当宣传员,还是卫生员,使该村成为卫生模范村。她们在开展每一件工作前先进行座谈,讲清为什么这样做的道理,使群众弄清道理就容易接受,干劲也会增大,还互相开展竞赛。⑤ 而在部队的卫生宣传中,也编印了一本很通俗的适合战士阅读的《卫生手册》,发到每个班,由本班文化较高的战士宣传讲解,帮助文化低的战士学习卫生知识。⑥

第二,开展防细菌战宣传。面对日军在各抗日根据地实施细菌战的战况,

---

① 《检阅战斗生产胜利成果,边区举行首届展览会》,《晋察冀日报》1945 年 2 月 17 日。
② 穆欣:《参观文化棚》,《抗战日报》1945 年 7 月 14 日。
③ 《开展全边区卫生运动的三个基本问题》,《解放日报》1944 年 7 月 10 日。
④ 李洪河、程舒伟:《抗战时期华北根据地的卫生防疫工作述论》,《史学集刊》2012 年第 3 期,第111 页。
⑤ 陕西省地方志编纂委员会:《陕西省志·卫生志》,第 119 页。
⑥ 陕西省地方志编纂委员会:《陕西省志·卫生志》,第 119 页。

抗日根据地军政机关在防疫宣传过程中也加强了防范日军细菌战的内容。1942 年 5 月,晋察冀边区行政委员会就发函通知各专区和各县县长:"顷接军区司令部队军字第 5 号及作军字第 26 号通报,由于敌寇对我布置毒质病菌之进攻情况,与我之对策,阐述详明,因与我各级干部各界人民之健康,关系重大,兹依原件翻印随函附发,希各该县大量翻印散发各村,并广泛宣传,使人民提高警惕,努力开展防毒防疫卫生工作,严加防范,忽稍疏忽。"①其中 5 号通报对日军实施细菌战的方式方法进行了系统介绍,强调了日军细菌战进攻的变化,"使用对象,已由军队为主,改作群众为主;使用时机,已由间隙施放为主,改为经常施放为主;使用分量,已由小规模为主,改为大规模为主",病菌的种类"已有霍乱、伤寒、赤痢、鼠疫、鼠伤寒传染性黄疸等,其他还没有发现过",投掷的方法为:"霍乱、伤寒病菌是在'扫荡'中,或派间谍,投掷病菌于井水内;赤痢病菌多投掷于房内或井内;鼠疫、鼠伤寒病菌是施放注射过病菌的鼠于村落内;传染性黄疸病菌,是将身藏病菌的鼠,投于村落内或投掷于井内",同时,该通报对防范细菌战的方式也进行了系统介绍,并着重强调,对于敌人的细菌战,必须充分地预防,"在部队与民众中进行深入广泛的教育,引起百倍警惕,以免遭受敌之毒害"。② 正是基于此,晋察冀边区行政委员会要求各专区和各县必须开展各种防范细菌战的宣传教育活动。

2. 建立疫情报告制度,及时消灭各种疫情

在抗战时期,抗日民主政权确立了"预防为主"的疫病防控策略。为了第一时间发现疫情,各地都加强了对疫病发生的监控,并初步建立了疫情报告制度。同时,在疫病流行季到来时,还采取多种方法进行预防。而一旦有疫情发生,则利用各种办法阻止疫情的进一步传染和蔓延。

1942 年 5 月 13 日,陕甘宁边区政府通过了《预防管理传染病条例》,初步建立了疫情报告制度。根据《预防管理传染病条例》,边区的传染病共分为两类,其中鼠疫、霍乱、天花为第一类,在确诊后的 24 小时内必须用电话电报向边区防疫委员会报告;伤寒及副伤寒、赤痢、斑疹伤寒、回归热、流行性脑脊髓

---

① 《晋察冀边区行政委员会函》(1942 年 5 月),谢忠厚:《日本侵华细菌战研究报告》,第 279 页。

② 《晋察冀军区司令部通报(第 5 号)》(1942 年 5 月),谢忠厚:《日本侵华细菌战研究报告》,第 279—283 页。

膜炎、白喉、猩红热等为第二类,此类传染病应按周报告。当第一类传染病发生后,经边区防疫委员会确诊后,当地必须在第一时间断绝发病区域之交通、实行病人隔离等防疫措施,病人则第一时间要被送往医院隔离治疗,没有医院的地方,由边区防疫委员会协同地方设立隔离病院开展治疗。

为了实施《预防管理传染病条例》,陕甘宁边区防疫委员会在各种疫病的高发期都会下发各种通知,要求医务人员和民众密切关注各种疫病,并发布专项疫病防治通知,要求民众遵照执行,以避免疫病的发生和流行。1943年1月10日,边区呼吸性疾病、回归热及斑疹伤寒处于高发阶段,陕甘宁边区防疫委员会下发了《为防止急性呼吸系统传染病的通知》和《为防止回归热及斑疹伤寒的通知》两个通知。《为防止急性呼吸系统传染病的通知》要求各机关、学校、部队、民众一并遵照办理,并提出注意六条事项:"(一)过集体生活的窑洞及住房,人数要调整疏散,每人的床位最好相距三市尺以上,最好是头对脚、脚对头地睡;(二)每个住屋至少要有通气设备,在窗户上端和下端各留一些小的出气洞;(三)防止拥挤,避免许多人在一个不透气的窑洞内开会;(四)作深入的宣传教育,不随地吐痰,不向人咳嗽、打喷嚏,不用公共的洗脸用具及饮食用具,最好完全分食,鼓励每人戴口罩,特别在开会或到人烟密集地方的时候,更要戴口罩;(五)在窑内不烤火,出外多加衣、戴口罩或围巾;(六)遇有流鼻涕、咳嗽、伤风、发热的人,马上予以隔离,使之脱离集体生活,消毒他的一切用具,并且早日就医。"①《为防止回归热及斑疹伤寒的通知》则要求机关全体人员,特别是事务人员自即日起至4月底,每半月要洗澡、换衣,进行灭虱运动一次。如遇有发热病人,立即送医院隔离治疗,如医院已诊断为斑疹伤寒或回归热,应立即将和病人接触的人,一齐洗澡灭虱,以杜绝传染。1943年6月10日,中央卫生处下发《为预防小儿痢疾和腹泻肠炎的通知》和《预防伤寒痢疾急性胃肠炎(泻肚)的紧急通知》两个通知。其中《为预防小儿痢疾和腹泻肠炎的通知》要求"一遇小儿发热、腹泻,即时与其他小儿隔离,停止或减少他日常的食物,多给开水喝,他的大小便要铺撒上石灰,尿布要用开水煮过消毒,并及时来

① 刘凤阁:《陕甘宁边区·陇东的文教卫生事业》,中共庆阳地委党史资料征集办公室1992编印,第607页。

中央医院小儿科,照规则挂号门诊"①。《预防伤寒痢疾急性胃肠炎(泻肚)的紧急通知》则要求民众不能喝生水,"保证一切工作人员有足够的开水喝,并有开水洗碗筷、漱口。外勤人员应设法带着开水在路上喝"②。

一旦发生疫情,卫生部门会快速反应,采取多种办法阻止疫病的进一步传染和蔓延。1944年春,延安地区一度流行伤寒、回归热,市区附近死亡了240多人。陕甘宁边区政府、边区防疫总委员会迅速成立流动治疗队,划定区域进行治疗,同时各机关、学校等进行紧急防疫动员,组织疫病区隔离,有效控制了此次疫情的扩散蔓延。其他根据地也是如此,晋察冀边区在抗战时期疫病流行剧烈,疟疾、痢疾、回归热、伤寒等疫情经常暴发。每次疫情发生后,晋察冀军政机关就会阻止各种医疗组合卫生防疫队前往疫情进行防治工作。1943年秋,日军开展大扫荡时,晋察冀边区发生各种疫病流行,军区卫生部曾组织了20个防疫队前往10多个县、20个区、384个村开展疫病救治工作,治疗人数13413名,治疗次数在63403次以上,治愈率为71.6%;1944年夏秋时期,新乐、滦平等地疫病疫流行,军区卫生部又派多支医疗队前往治疗,及时扑灭了疫情。③

为了防止疫病的发生,陕甘宁边区和其他抗日根据地的抗日民主政权也实施了预防接种和注射活动。在1939年《新中华报》的社论《把卫生运动广泛的开展起来》中,就强调各根据地在今后的疫病防控中需要进行"强迫施种牛痘与注射防疫针"④。在1938年,国联防疫团第三组来到延安后,就积极施行预防针注射和种痘工作,在延安共打针3000人,种痘2600人。此后,陕甘宁地区长期开展防疫注射活动,小孩因患此病而死者已有十数名,该村现有小孩发生此种传染病占50%,发病后而死者占20%。1941年,延安及周边地区发生猩红热和伤寒疫情,边区卫生处1941年5月19日派出医药防疫队下乡,两个月来共为民众及公务员、学生注射防疫针431名。同时,在之后进行防疫宣传的晚会、宣传周及展览会等活动上,也组织医务人员注射伤寒霍乱疫苗

---

① 刘凤阁:《陕甘宁边区·陇东的文教卫生事业》,第608页。

② 刘凤阁:《陕甘宁边区·陇东的文教卫生事业》,第609页。

③ 李洪河、程舒伟:《抗战时期华北根据地的卫生防疫工作述论》,《史学集刊》2012年第3期,第111页。

④ 《把卫生运动广泛的开展起来》,《新中华报》1939年4月7日。

200 瓶,牛痘苗 30 打,注射 3300 余人,深受群众欢迎。而在其他的抗日根据地,也积极开展了预防注射活动。如在 1939 年前后,在皖南地区进行抗日斗争的新四军,就对部队和驻地群众进行过多次预防注射,据统计,在 1939 年,共种痘 18149 人次,注射霍乱、副霍乱、伤寒三联疫苗 15907 人次。① 而在晋察冀根据地,在 1942 年召开的军区卫生工作会议上,军区卫生部部长作的《今后我们卫生工作应努力的方向》报告中,就提到要加强预防接种和注射活动:"本年春天,各部队应普遍种牛痘,居民中的小孩子亦由各分区负责施种;本年夏季秋季,部队普遍注射赤痢防疫血清。"②不过限于医疗物质的紧缺,各根据地虽然意识到预防接种和注射的重要性,也积极开展这项工作,但实施的数量还是与理想存在一定的差距,如根据统计,自陕甘宁边区卫生处成立后的三年时间里,"共种痘五一九五○人,预防注射七七二三人,替群众种痘一一○四七二人"③,这相对于陕甘宁边区 160 万人口来说,显然还存在着一定距离。不过,由于预防接种和注射都是在疫情暴发的关键时间点实施的,因此对疫病的防控还是起到了积极的作用。

3. 积极开展各种群众卫生运动

疫病的发生与流行,与环境有着密切的关系,因此,防疫最积极的办法,莫过于通过开展群众卫生运动来改善环境卫生,防止病媒传播。毛泽东同志曾经指出:"减少人民疾病死亡的基本方针就是预防,就是开展群众性的卫生运动。"由于各种因素的存在,各抗日根据地的环境卫生非常不容乐观,如晋绥根据地的兴县蔡家崖,"村中一般卫生情形很差,老乡家中的东西放的很乱,住窑一年四季都紧密门窗,空气不流通,光线射不进,室内破□、破布、煤烟、酸菜等酸臭味烈,空气不好。其次是牛马羊圈内的清净很不够,老乡们很少打扫院子,污水垃圾乱倒一起,厕所也不干净,没有厕所的就随地大小便,致村子周围很不卫生。个人卫生也不注意,据调查全村四十八家中只有三个洗脸盆"。如此糟糕的环境,导致该村"四年内全村共生育了二十个小孩,平均每年才生五个,死了七个,占百分之三十五。全村二百零九人,去年(一九四四)一年内生

---

① 安徽省地方志编纂委员会:《安徽省志·卫生志》,第 284 页。
② 刘春梅、卢景国:《抗战时期晋察冀边区卫生工作研究》,第 166 页。
③ 张铁夫:《医务界的创作——记延市卫生展览会》,《解放日报》1942 年 7 月 23 日。

病的有七十一名之多,占全村人口百分之三十三"①。面对这种状况,疫病流行的解决单靠医务人员显然是不够的,只有广泛发动群众参与卫生运动才能解决问题。而中共中央和各级军政机关也深知这一点。因此,在抗日民主政权辖区,开展广泛的群众性卫生运动始终是防疫的主线,贯穿抗战时期疫病防控的整个过程。

在疫病防控过程中,中国共产党领导抗日民主政权高度重视卫生运动的开展。在 1937 年初,中共中央进入延安后不久,就开始进行卫生运动,并取得了较好效果。1939 年 4 月 7 日《新中华报》发表《把卫生运动广泛的开展起来》的社论就指出:"在民主的边区政府领导下,边区卫生运动比之过去,有了长足进步。它表现在疾病的发生与死亡率大大的减低,表现在群众已能认识卫生和生活的关系,注意接受一般的卫生常识与设施的教育;更表现在群众对于医药科学进一步的理解和信仰。"社论号召军民"把卫生运动广泛地推动起来,这是不可缺乏的伟大的抗战工作的一部分"。从此,开展群众卫生运动成为抗日民主政权的常态化工作。1941 年,晋察冀边区政府发出开展清洁卫生运动的号召:"开展清洁卫生运动,是一个集体的工作,必须全村、全区……都崇尚清洁卫生,对于疾病之免除,方克有济。"②1944 年 6 月,延安在中央党校大礼堂举行了 3000 名群众参加的卫生动员大会,朱德、李鼎铭、蔡畅、杨清出席会议,会议提出要改变边区"群众财旺人不旺及疾病死亡的严重问题",号召"群众在衣食住各方面注意卫生、避免疾病、反对巫神、相信医药,向大批卫生模范村、模范家庭及模范卫生工作者看齐,造成广泛而热烈的群众卫生运动"。在这次会议上,朱德强调:"我们要开展全边区的医药卫生运动,同疾病流行的现象作斗争,做到'人兴财旺',好把法西斯打倒。"③1944 年 7 月,《解放日报》又发表《开展全边区卫生运动的三个基本问题》的社论,为全区继续开展卫生运动做出动员宣传和指导,并掀起了卫生运动的高潮。1944 年 11 月,陕甘宁边区文教大会通过了一系列关于开展卫生运动的专项决议,《关于机关学校文教工作中几个问题的决议》明确指出:"机关学校的医务人员,应与总务部门配

① 《一个村的群众卫生调查》,《晋绥日报》1945 年 2 月 3 日。
② 《开展清洁卫生运动》,《晋察冀日报》1941 年 2 月 19 日。
③ 《开展全边区卫生运动的三个基本问题》,《解放日报》1944 年 7 月 10 日。

合,亲自动手,发动群众,造成群众性的卫生运动。"《关于开展群众卫生医药工作的决议》更是强调:"要扑灭大量的死亡,第一项重要的工作就是普遍的开展卫生运动。"到了 1945 年,《解放日报》又于 4 月 24 日发表了《继续开展卫生医药运动》的社论,明确指出"开展群众卫生运动、普及医药、改造巫神、改进牲畜管理,为今后卫生医药运动四项任务",强调要继续深入持久地开展群众卫生运动工作。

陕甘宁边区和各抗日根据地开展群众卫生运动的首要形式就是发起"卫生运动周"活动。1937 年 3 月,中共中央就开展了"延安城市卫生运动周"的大扫除劳动,毛泽东亲自参加了大扫除活动,并强调:"注意卫生,健康身体,就是增强国防力量!""卫生运动不是一个人的事,要大家来做。"1940 年,延安防疫委员会成立后不久,于 5 月 26 日在中央大礼堂召开防疫动员大会,饶正锡、傅连暲、李景林、高述先等先后讲话,以防疫运动之重要要求大家注意,并努力推行此项工作,决定从 5 月 27 日起一周内为防疫运动之宣传组织时期,6 月 3 日起至 9 日为防疫运动突击周,还专门制定运动周实施计划,对环境卫生、个人卫生、食品卫生及卫生设施均提出具体要求,在运动实施期间,各机关、学校、部队等纷纷完善厨房、厕所防疫设施,增设污水坑、垃圾坑;个人则实行分食制,商店摊贩人员积极接种。该活动对推动全边区的卫生防疫起到了积极的作用。1942 年春,晋察冀边区委员会于 2 月 15 日召开边区首次军政民卫生联席会议,针对前一年的疫病流行情况,要求全边区军政民严重注意和预防,并确定自 2 月 8 日至 3 月 15 日举行防疫卫生突击周活动,普遍开展防疫卫生运动。同年夏天,陕甘宁边区为推动延安市防疫工作,要求延安市政府在 8 月 9 日至 16 日发动各界举行防疫清洁大扫除运动,为了促进运动发展,边区防疫委员会特呈请边区政府协助:"为此运动能顺利进行,达到胜利结果,犹赖党政军各领导机关之保证方可。故本会除函请中央办公厅及八路军总政治部给以保证外,特呈请边府令边区所属机关、学校、团体认真执行本会关于延市防疫清洁大扫除运动办法。"而边区政府接到请求后也立即下文延安市边区系统各机关、团体、学校:"边区防疫委员会为推进本市卫生工作起见,特规定自八月十五日起至月底上,发动本市各界举行防疫清洁大扫除运动。并拟有延市防疫清洁大扫除办法,送呈本府,兹特油印分发,希即依照办理,以使这一运动顺利完成为要。"①这些卫生运动周活动的广泛开展,有效地普及了各种卫生防疫的基本常识,使得"预防为主"的方针逐渐深入人心,为其他的防疫活动打下了良好的基础。

在开展"卫生运动周"的基础上,为了巩固效果和扩大效应,边区政府和各抗日根据地开展了常态化的卫生运动工作。如陕甘宁边区就在1944年开展了声势浩大的长期卫生运动,这场运动仅仅开展半年,就取得了积极的效果,"不仅停止了时疫的流行,而且在卫生建设方面也有了初步的成绩:1. 全市普遍的进行了五次大扫除,农村中一般的做到了扫院子,街道大路则划定地段,由一定的住户负责,保持清洁,全市所有粪堆、污物都已掩埋。2. 普遍发动了捕蝇运动,最近统计,全市消灭蝇子在六十万以上,现在还继续进行着。3. 共新挖厕所七百八十三个,已做到平均四家一个厕所,挖垃圾坑七十六个,添修猪圈一百余个,牲畜棚一百三十余个,水井十九个。市区卖食品的摊子、摊担大都做到了有纱罩。"②

在各种卫生运动中,运动组织者通过干部带头、发动群众和树立典型等各种方式开展活动,使得卫生活动能够取得积极效果。

因种种习惯思维,卫生运动的阻力是很大的,这就需要各级干部能起带头作用。为了推动卫生运动的发展,延安市北区区署和中央总卫生处计划将杨家湾作为一个典型,以便推动全区的卫生运动工作。但杨家湾的卫生运动又要如何开展呢?那就是依靠各级干部带头,形成表率作用,带动群众的热情。在运动过程中,不仅区乡干部和中央总卫生处派了人员参与,还积极组织杨家湾小学的教员参与其中,与群众打成一片,有力地推动了群众参加运动的热情,"在宣传、酝酿、调查之后,区乡干部和中央总卫生处曾派一些同志和村上百姓,一同挖厕所和垃圾坑,接着就是全村大扫除运动,村长、村卫生组长和教员,商议了进行分工,变工队修路、修牲口圈、修院子,婆姨们打扫窑里,拆拆洗洗,教员就带着学生娃娃,打扫全村的院子和路道。百姓们兴奋的说:'咦! 怎

---

① 《陕甘宁边区政府命令——开展延安市防疫清洁大扫除运动》(1942年8月),《陕甘宁边区政府文件选编》第六卷,第299—300页。

② 马豫章:《延安市半年来的群众卫生工作》,《解放日报》1944年8月13日。

么教员也来打扫了？'于是，他们更起劲了，全村搞得火热一团"①。在卫生运动中，基层干部和民众的生活环境一样，因此更是需要他们在运动中先行一步，不仅起到引领作用，更能发挥现场教学的作用。比如在农村开展卫生运动时，有村民就反对圈养牲口，认为"猪圈起来，长不美"，反对经常洗衣服，认为"洗衣服，衣服费"。对于这些问题，干部再耐心地解释，都不如从自身做起更有说服力。于是，在各种卫生运动中，基层干部更是纷纷带头，首先从自己家庭做起，"乡长高文亮，在政府提出卫生运动的号召以后，他不仅给各村开了会，而且把自己家里打扫干净。北关乡杨庄岇干部高吉祥（乡委员）、刘全福（村长）、张慕成（积极分子），他们在区上参加会回来以后，当天就召开了村民大会，根据十大竞赛条件，定出了全村的卫生工作计划。第二天他们三人就先动手整理收拾自己的住窑里外的卫生，各建立了一个厕所，一个垃圾坑，窑里窑外均彻底扫除一次，圈、栅也修理了，衣服都洗了。大家看到他们都这样照着计划做了，就说：'人家干部都这样做了，咱还有啥说的？'"②由此可以看出，干部的作用是推动卫生运动发展的关键。在各抗日根据地的卫生运动中，干部起到的作用的确是非常大的。

　　防疫工作要发挥最大功效，必须重视人民群众的主体地位。1937年初，毛泽东在参加"延安卫生运动周"时就明确表示："卫生运动不是一个人的事，要大家都来做。"发挥广大群众的主体作用，实现疫情的群防群治，是抗日民主政权疫情防控的群众路线。在卫生运动过程，组织者通过各种手段，充分发动群众参与，在大家的共同努力下，运动取得了良好的效果。如在陕甘宁边区淳耀县的白塬村，配合乡长指导卫生运动的教师黄逸民便充分发动了群众在运动中的主人翁意识，积极听取群众意见，在卫生运动中发挥群众的主观能动性。"他在推行卫生工作中，发扬了民主作风并依靠积极分子和群众。比如，在定卫生公约之前，他先和村妇女委员姚金凤及四个妇女组长：袁金凤、穆金运、王金娥、席清莲讨论了一次，然后再在全村妇女会上，逐条讨论通过，让大家发表意见，不适合的，就根据大家的意见，加以修正并又在夜校里给全村男子们讨

---

①　端予：《杨家湾小学怎么协助群众推动卫生工作》，《解放日报》1944年8月11日。

②　马豫章：《延安市半年来的群众卫生工作》，《解放日报》1944年8月13日。

论通过。如最初他把许多许多卫生工作,如改良炉灶、门窗等工作都计划着要一齐下手做,可是群众们说:'生产忙,做不了。'于是他就答应放到秋后去做,还有在开办白塬村接产班的问题上,他自己打算把妇女半日班,暂时改为助产班,请教员来教。他就首先找了几个年长的婆姨谈了,看妇女们是否有反感,结果得了她们的同意,又在妇女半日班上和夜校通过了,才派人去专署请教员,现已上了好多天的课。"①白塬村也正是在群众的积极参与下,成为边区的卫生模范村。

自发制定卫生防疫公约也是群众积极参与卫生运动的一个重要表现。在卫生运动开展过程中,陕甘宁边区各地从机关到农村都依靠群众自身普遍制订了相应的卫生防疫计划或卫生公约。这些公约、制度都由群众自己制定和自己执行,对卫生事业深入发展起到了非常大的促进作用。中央卫生处大灶伙房制定卫生制度,为保证落实,建立了一个考核表,每天工作完后就进行民主表决,在每人名下画红、蓝、黑杠,红好、蓝中、黑差。通过这种手段,食堂伙食变得既好又清洁,深受群众好评。在卫生运动过程中,前来华池县城壕村开展文教工作指导的干部提议将村上的卫生搞好一些,群众很快便接受,并在村民大会上选出了由劳动英雄张振财等 5 人组成的文化卫生委员会,该委员会制定了包括在吃水的上游不倒垃圾、不大小便、隔 10 天或半月全村开展一次大扫除、病牛病羊要马上分开等在内的详细的卫生防疫计划,并获得全体人员的通过,由此成为全村的执行标准,而城壕村的卫生工作也就组织起来了,也成了卫生模范村。② 而前面提到的白塬村,也在黄逸民的发动下,全村群众一起拟定了该村卫生公约:"(1)碗筷锅盘勺,饭后要洗净;(2)剩饭和剩菜,不该苍蝇叮;(3)若要不得病,不吃生和冷;(4)人人手和脸,每天洗两遍;(5)要将脚和衣,每月洗四回;(6)厕所经常铲,牛圈两次垫;(7)人人能做到,年年不生病。"③

为了推进卫生运动的发展,组织者还通过树典型、办竞赛的方式,鼓励各机关单位、乡与乡、村与村以及个人之间互相观摩、参观,形成你追我赶的良好

① 王元:《黄逸民怎样开展白塬村卫生工作》,《解放日报》1944 年 10 月 28 日。
② 张振皋:《城壕村的卫生工作》,《解放日报》1941 年 11 月 11 日。
③ 王元:《黄逸民怎样开展白塬村卫生工作》,《解放日报》1944 年 10 月 28 日。

风尚,也使得卫生运动得以全面推开与发展。在 1940 年的"防疫突击运动周"活动中,为了奖励先进,号召争先,就创立了 4 个模范农村、49 个模范乡村和 1 个模范行政村。1944 年,延安市开展卫生运动,北区区署和中央总卫生处就计划将杨家湾作为一个典型,以便推动全区工作。在运动开展过程中,该村村长李仲清在李富春出席的北郊乡乡村干部联席会议上提出了十个竞赛条件,向各村挑战:"一、全村居民受卫生组长的领导,进行卫生工作。二、每家挖一个厕所,一家或两家挖一个垃圾坑。三、不喝生水,不吃腐烂的瓜果。四、每月大扫除三次,窑内外经常保持清洁。五、每月洗衣服两次。六、每月拆洗被子两次。七、每天洗脸洗手。八、每家做一个蝇拍打蝇子。九、牲口都圈起来。十、有病请医生,不请巫神。"当场,杜家沟、任家窑子、杨家岭、龙儿沟的卫生组长,都站起来声明应战。这就使北郊乡的卫生工作大进一步。[1] 接着,5 月 23 日,在区卫生委员会上,又由北郊乡提出向文化、北关二乡的挑战,展开了乡与乡间的竞赛;25 日,在延安市大众卫生合作社开幕大会上,北区又向东、西、南区提出挑战,于是展开了全市的卫生运动热潮,之后,延安全市的卫生运动工作就很快地开展起来了。在整个卫生运动中,不到半年,延安市就涌现出一大批先进集体和个人,如模范医生有毕光斗、李常春、阮雪华、邵达、白浪、靳希贤、陈凌凤 7 人;模范卫生工作者李志中、刘好成、欧阳竞、王克温、刘光耀 5 人;卫生模范村有杨家湾、阎家塌、南窑子、黑龙沟、高家园子 5 个村庄;卫生模范家庭有刘成义、高文亮、宋志忠等 17 个家庭。[2] 这些组织和个人都是互相评比选拔出来的,他们在卫生运动中起了核心和表率作用,积极推进了卫生运动的发展。除了延安市,陕甘宁边区其他各分区各县也都积极推进卫生模范村的建设,如前文提到的白塬村是淳耀县的模范卫生村,城壕村是陇东分区华池县的卫生模范村,此外还有新宁县的窦家湾、三边分区的三边卜掌村、固临县的南庄村等都是卫生模范村,这些卫生模范村对于各边区和各县的卫生运动都起到了非常重要的示范作用,在一定程度上有力地推动了卫生运动的发展,使得边区的疫病防控得到了进一步的巩固和发展。

---

① 马豫章:《延安市半年来的群众卫生工作》,《解放日报》1944 年 8 月 13 日。
② 马豫章:《延安市半年来的群众卫生工作》,《解放日报》1944 年 8 月 13 日。

结语：抗战时期的疫病应对与中国卫生建设的现代化

　　抗战时期我国的疫病流行较以往任何历史时期都更为剧烈，各种疫病不断滋生和扩散，形成连续不断的重大疫情，各种急性传染病如鼠疫、霍乱、天花与地方性传染病如疟疾、麻风、丝虫及各种寄生虫病的流行次数，与年俱增，死亡相继，不仅造成了严重的人口和财产损失，还严重影响了中国的抗战大局。疫病形成的原因，有战时生活日渐糟糕，国民营养之不足，环境卫生之不良，加上军民迁徙之传播，以及医药设备之缺乏等各种原因，使得疫病发生和流行机会随之大增，这也是传统时期的"战争—疫病流行"模式。同时，日军频繁发动的细菌战导致各地疫病频发的重要因素，进一步加剧了当时的疫病流行，使得整个国家的疫病流行局面雪上加霜。因此，当时的疫病流行与战争密切相关，而"战争—疫病流行"模式在近代社会中已然发生了转变，战争一改以往只是疫病的间接制造者或者是传播者和放大器的角色，反而成为了疫病流行的直接制造者。

　　面对抗战时期的疫病流行，国民政府、抗日民主政权和社会力量都采取了各种应对措施，既有防疫组织体系的构建，也有防疫制度体系的完善，还有各种具体的疫病防控举措，这些疫病应对策略与措施在一定程度控制了疫病的发生和流行，但由于各种原因，其也存在着明显的不足，导致了当时的疫病应对效果难如人意。可需要清晰看到的是，抗战战时的疫病应对在一定程度上促进了我国医疗防疫事业的发展。抗战时期正值我国卫生事业现代化建设的起步阶段，抗战的暴发使得中国卫生建设遭遇空前挑战，为了应对各地层出不穷的疫病流行，各级政府和卫生机构不得不抓紧出台各种防控措施。正是这些应急措施，促进了中国卫生事业的现代化发展。

一、疫病应对的整体效应分析

　　在抗战时期，由于现代卫生理念和技术的引进，使得疫病防控从组织到具体措施都有了明显的改观。因此，毋庸讳言，无论是国民政府还是抗日民主政权,其在抗战时期采取的各种疫病应对策略对于当时的疫病防治和国家的卫生事业建设还是取得了积极的成效。同时,我们也需要看到,两个政权形式在应对疫病过程中还存在着明显的差别,并最终导致应对效果的不同。

1. 从整体上看,疫病防控取得一定效果

抗战时期正处于不断引进现代医学理念和技术重要时期,因此在疫病防控方面,无论是疫病发生前还是疫病发生后,其应对策略相对于传统时期已经有了非常大的进步,可以说是形成了多位一体的应对策略。如在疫情发生前,疫病高发地区会根据疫病以往流行的特点,开展防疫宣传、预防注射、环境整治等活动,以避免疫情发生或者是将疫情流行程度降到最低。而在疫情发生后,除去传统时期的隔离措施,积极治疗、检疫、预防注射及环境整治等多种手段都得到综合运用,使得疫情能够得到快速的消灭或者是更好的控制。

抗战期间,疫病应对策略主要是在疫情发生后采取的,防疫组织根据疫情的基本态势进行针对性的防控工作。也就是说,在抗战时期,一旦有重大疫情发生,地方政府甚至是中央卫生机关都会采取积极的防疫措施对疫情进行防控,并能取得较好效果。在防控过程中,有的能够快速及时地扑灭疫情,有的可能限于各种原因,无法立刻扑灭疫情,但还是可以建立常态化的防控机制控制疫情发展。同时,随着抗战期间疫病流行的加剧,中央和地方政府都建立了疫病防控的各种组织,这些组织在防疫过程中发挥了积极作用。面对地方的一般疫情,地方防疫机构积极应对就能够得到有效控制。而一旦发生重大的疫情,尤其是烈性传染病疫情时,在单靠地方卫生力量无法扑灭时,便会动员国家到地方的各种医疗防疫组织参与疫病的防控工作,同时在防控措施上也能做到综合全面,以达到消灭疫情的目的。如上海的霍乱、福建的鼠疫都体现了这一点。

同时,为了达到消灭疫情的目的,政府采取防控措施时不仅仅限于医学手段,还采取行政手段,甚至出动军队加强防控工作,使得防控措施不仅严密,而且严厉。如1942年绥远鼠疫暴发时,绥远防疫委员会直接出动了军队参与,"封锁区域之划分,丰济渠以东,归暂3军孙军长兰峰负责指挥;丰济渠以西,归第8战区副司令长官部直接指挥;临河县第一区归32师袁师长庆荣负责指挥;第二区归骑7师朱师长钜林负责指挥;第三区归暂4军董军长其武负责指挥;第四区归17师王师长雷震负责指挥;河西伊盟地带归陈总司令长捷、马总司令占山指挥督导。凡督导不严工作不力者;查出军法从事"①。应该说,正是因为实施了这种严密的封锁和检查等应对策略,才使得绥远鼠疫疫情能够得到较为快速的控制。

即使有些疫情无法立即扑灭,但在疫情应对过程中调整防控策略和坚持防控措施,对疫情的控制还是有着积极的作用,使得疫情未能持续扩大。如在常德鼠疫的流行中,由于当地疫源地的形成,导致疫情并未如浙江鄞县鼠疫那样得到快速扑灭,而是持续了几年。在防控该疫情的过程中,防疫组织机构由"常德县防疫委员会"到"常德防疫处"再到"湘西防疫处",经历多次变更,其背后反映出的是应对措施的改变。在常德鼠疫流行的多年时间里,当地坚持疫情报告、隔离治疗、病家消毒、患者家属留验、防疫注射、杀鼠灭蚤及交通检疫等各种防疫措施。也正是在这种坚持不懈的疫病防控措施下,湘西的鼠疫疫情才最终得以消灭。

2. 国共两党领导的政权疫病应对表现存在差别

面对疫病流行,国民党主导的国民政府和共产党领导的抗日民主政权都采取了各种方式进行应对,既完善了疫病防控组织体系建设,也采取了多种疫情防控的直接措施,这使得当时疫病防控取得了一定的成效,但我们也要看到,两者在疫病应对过程中存在着明显的差别,并最终导致了不同的防控效果。如抗战结束后的1946年,国民党控制区域发生了的大规模的疫病流行,仅霍乱就流行于上海、广州、南京、徐州、福州等全国几十个城市,报告病例60137例,死亡36839例,病死率高达61.3%,②与共产党控制的区域形成鲜明对比。整体而言,在抗战时期的疫病应对过程中国共间存在着以下几个方面的区别。

第一,对农村疫情重视不同。抗战时期,疫病蔓延各地,由于环境卫生的恶化和医疗条件的滞后,农村成为了疫病流行的最主要区域,"一年之中,各种的流行病,不断地发生着。举凡春夏秋冬四季里,简直没有一个时期,不发生某种流行性传染病的。如天花、痢疾、霍乱、伤寒、疟疾等等,言之可怕,而且发生的时候,蔓延甚广,来势很凶,往往死人无数"③。面对农村疫病的流行,国

---

① 绥远省政府:《为将此次办理防治鼠疫经过、杜绝方法及善后措施暨需要中央指示迅予阻力各情电请查照见复由》(1942年4月),中国第二历史档案馆藏档案,档号:一二(6)–17917。

② 李文波:《中国传染病史料》,第206页。

③ 施学仁:《从现在各县的卫生状况说到今后的县卫生行政》,《县政研究》第2卷第10期,1940年,第29—30页。

民党领导的国民政府和共产党领导的抗日民主政权对待农村疫情的态度截然不同。

抗战时期,国民政府的卫生防疫机构在疫病应对时出现了重城市轻乡村的严重问题。城市或县城发生疫病流行,各级卫生机构能够快速反应,积极应对,但农村出现疫情后,除烈性传染病,否则地方的应对措施要怠慢很多。他们的防疫工作则更是集中于城市,农村则成为了防疫活动的遗忘角落。就算是当时国民政府所在的大西南地区,虽然当地较少受到日军的侵扰,且国家的医疗卫生资源也主要集结于此,但当地乡村社会的卫生防疫工作依然严重滞后于城市或县城,有如两个世界,城乡之间的医疗卫生水平呈现出严重不平衡的发展态势。如抗战初期就普遍设立了县卫生院的江西省,在乡村社会的医疗设施建设却相当滞后,到 1941 年末,卫生所"大半数仍待建立"①。再如疫病的预防注射等人工免疫活动,其实施过程也主要针对城市或者县城展开,很少深入到乡村去。当时的江西省卫生处为了加强疫病防疫工作,多次强调要加强乡村种痘事业,实现普遍推行种痘:"秋季冬初最适于种痘,维护婴孩健康,亟宜普遍推行,现正派员分赴难民舍及乡村免费施种。"②然而具体到地方,实施结果却难如人意,根据有关机构的调查,在江西省农村地区,当时的种痘人数仅为 20.25%,不仅远远低于城市水平,与县城也有相当大的差距。③

而抗日民主政权则不一样,由于其辖区多为农村地区,因此特别重视农村的疫病防控,不仅建立了农村卫生防疫组织,还在农村大规模开展群众卫生运动,改善农村环境卫生,防止病媒传播。毛泽东就曾在延安大学开学典礼上强调:"要提倡卫生,要使边区一千多个乡,每乡设一个小卫生所。"而陕甘宁边区也一直高度重视乡村卫生工作,并在通过的《关于开展群众卫生医药工作的决议》中明确提出"今后各分区各县、区、乡村的卫生医药工作,是否深入,是否有效,将成为边区政府对各地考查工作成绩的重要标准之一"④。为了推进农村卫生防疫工作,陕甘宁边区还积极开展群众合作,创造性地成立了卫生合作

---

① 方颐积:《十年来之江西卫生》,《赣政十年》,江西省政府 1941 年编印。
② 《临川县卫生院工作通讯》,《卫生通讯(江西)》,第 3 卷第 4 期,1939 年。
③ 《江西省卫生志》编纂委员会:《江西省卫生志》,第 420 页。
④ 《关于开展群众卫生医药工作的决议》,《解放日报》1944 年 1 月 8 日

社,为我国乡村卫生防疫事业发展探索了一条新的路径。

第二,对一般疫病的不同对待。抗战期间,各种疫情不断,不仅烈性传染病肆虐,一般传染病也很猖獗。面对不同的疫病,国共双方表现出了不同的应对策略。国民党主导的国民政府,呈现出了强烈的重烈疫轻缓疾的特点。纵观他们在抗战时期的疫病应对,可以发现其疫病防控措施主要集中于烈性传染病的防治上,而对于一些传染较慢的疫病则防范不够,最终导致有些烈性传染病疫情虽然能够得到有效控制,但另外一些缓疾疫情却日渐加剧,民众因疫情带来的痛苦并未得到有效减缓,使得整个国统区的疫病防控功亏一篑。如对于鼠疫、霍乱、天花等烈性传染病,国民政府颁布了《传染病防治条例》进行严格管控,一旦出现疫情,地方到中央部门都能够很快知晓,并作出应对。但对于那些发展速度相对比较慢的传染病疫情,从中央到地方关注都不够,防控则更是不足,导致这些疫病长期发展,并最终形成严重疫情。最明显的如血吸虫病疫情,由于它暴发不像其他急性传染病那样剧烈,使其没有受到应有重视,导致其疫情不仅没有得到控制,反而进一步加剧,使得中国的血吸虫病疫情持续恶化,以至于到了新中国成立初期,全国累计查出钉螺面积143亿平方米,血吸虫病人数1160万人,其中晚期病人60万人,受血吸虫病威胁的人口约1亿多人。[1]

共产党领导的抗日民主政权则不同,对于事关民众健康的所有疫病,都非常重视。对于烈性传染病,陕甘宁边区政府也通过了《预防管理传染病条例》,规定了两类十种传染病的疫情报告制度,做到一旦发生疫情就能够及时快速处理。同时,对于其他疫病,边区政府也是高度重视。如1943年,辖区小儿肠炎疫情较为严重,中央总卫生处紧急下发《为预防小儿痢疾和腹泻肠炎的通知》,要求"一遇小儿发热、腹泻,即时与其他小儿隔离,停止或减少他日常的食物,多给开水喝,他的大小便要铺撒上石灰,尿布要用开水煮过消毒,并及时来中央医院小儿科,照规则挂号门诊"[2]。而白求恩国际和平医院作为当时主要的医疗防疫机构,在高度重视烈性传染病防疫的同时,也非常重视其他疫病的防控工作。如1941年秋,派出5位医生到关中马栏进行了"大骨节病"的地方

---

① 王小军:《疾病、社会与国家:20世纪长江中游地区的血吸虫病灾害与应对》,江西人民出版社2011年版,第39页。

② 刘凤阁:《陕甘宁边区·陇东的文教卫生事业》,第608页。

病调查;1944 年 3 月,该院又派出多名医生到甘泉附近的部队去扑灭疥癣和治疗其他疾病;同年 5 月,又先后派多名医生到南泥湾等地调查"吐黄水"病。①

第三,卫生资源分配方式不同。抗战时期的疫病防控过程中,从上到下都存在着防疫资源严重不足的情况,如何分配有限的卫生资源,国共间也存在着较大差异。战争时期,一切资源当然以保证军队需要为中心任务,医疗资源也不例外。因此,在卫生资源分配方面,国民党领导的国民政府一直坚持的是重军队轻地方模式,这种方式虽然在一定程度上保障了军队的需要,却令地方卫生事业发展雪上加霜。如当时根据《军政部战时卫生人员征调办法》,医学院的学生几乎全部被征调,派往军队工作,这就直接切断了地方医疗卫生人员的主要来源,同时,各个地方还需要在现有的医疗人员中抽调一部分到军队工作,这导致地方医疗卫生人员直接减少,这样的一停一出,地方的医疗卫生人员建设就更加艰难。医疗物资同样如此。当时的医疗物资属于统制范围,有限的医药以保障军队需要为第一前提,这使得地方在疫病防控中常常出现医药不足的局面。

与国民政府不同的是,抗日民主政权辖区的卫生资源分配则坚持军队、地方并重的原则,有效地减缓了军队和民众所受到的疫病冲击。在抗日民主政权辖区,除了陕甘宁边区,其他的抗日民主政权与军队结合紧密,实行的是军政合一的管理制度,因此卫生防疫工作采用的军队和地方统一调度的原则,在资源分配上也就不存在孰轻孰重的问题。如各军区建立的医院,除了负责部队伤病员医疗外,还有一项重要任务就是兼管当地卫生,为民众提供全方位医疗服务。

第四,防疫思想重视程度不同。抗战时期的疫病横行,使得民众健康和抗战大局都受到影响,因此国民党领导的国民政府和共产党领导的抗日民主政权都直面这问题,对卫生防疫工作给予了重视。但是,在具体实施过程中,两者还是有着比较明显的不同。国民政府的中央机构和省级政府对于疫病的防控虽然比较重视,并出台了许多的措施,但落实过程中却常常出现有关机构和人员重视不够的问题,致使疫情无法得到有效控制。典型如福建的鼠疫防治工作,1937 年,在卫生署委派杨永年前往福建专门治理鼠疫,出台了《福建全

---

① 陕西省地方志编纂委员会:《陕西省志·卫生志》,第 92—95 页。

省鼠疫防疫计划》，强调"决定在闽南、北、西办理防疫五年，根绝鼠疫"①。然而现实情况却是，到了 1940 年，福建鼠疫压根没有任何扑灭的迹象，但杨永年却被中央卫生署调离福建，其主导的五年根治福建鼠疫的计划根本看不见曙光，"防疫业务未竟全功，省内各县，疫势仍未绝迹，随波逐浪，此伏彼起，迄未稍戢，荏苒无已"②，致使福建省地方民众万分失望，而福建鼠疫疫情也持续加剧。更为严重的是，疫病发生后，有些地方官员的防范意识淡薄，甚至工作懈怠，致使防疫策略难以落到实处，从而使得疫情不仅得不到有效控制，甚至还出现急剧扩散。如 1944 年江西省南城县鼠疫暴发后，该县"县长对防治鼠疫应由县办事件诸多漠视，以致疫势蔓延"，③最终使得疫情不受控制，逐渐蔓延到周边县份，历时几年不灭，并于 1947 年蔓延到省会南昌，导致南昌市鼠疫大流行，造成重大人员和财产损失，引起全国震惊。

与此相对应的是，共产党领导的抗日民主政权对疫病的防控工作则一直高度重视。在抵达延安后，针对根据地疫病流行频繁而卫生建设又滞后的情况，共产党领导人毛泽东就提出："应当积极地预防和医治人民的疾病，推广人民的医药卫生事业。"为预防各种疫病的流行，中央卫生处在抗战期间先后发过 7 次预防各种疾病的通告，多次派医务人员到疫病发生区去进行调查与指导，防止疫病蔓延。1941 年，《解放日报》先后发表《重视防疫》和《夏季防疫工作》等社论，对基层存在的轻防疫思想进行纠正。④ 各边区和抗日根据地对辖区的疫病防控问题也高度重视，一旦出现错误思想，就及时纠正。如 1940 年 7 月，陕甘宁边区对三年来的卫生工作进行梳理时就认为边区的卫生工作滞后与有些机关和干部的重视不够有关，为此强调卫生防疫工作必须进一步加强，边区卫生机构、各级党政组织和民政团体都应高度重视卫生发展。⑤ 正是在这种高度重视防疫工作的背景下，共产党领导抗日民主政权辖区的疫病防控工作取得极为有效的成绩，改变了当地一有疫情就民不聊生的局面，呈现出的是

---

① 杨永年：《福建全省鼠疫防疫计划》，《闽政月刊》第 1 卷第 4 期，1937 年，第 8—19 页。
② 钟家莹：《防治福建鼠疫的感想》，《新福建》第 5 卷第 6 期，1944 年，第 39 页。
③ 《江西省政府关于查南城县魏县长对预防鼠疫工作的漠视给予暂免的电》（1944 年 11 月），江西省档案馆藏档案，档号：J044－1－00717－0038。
④ 《夏季防疫工作》，《解放日报》1943 年 5 月 31 日。
⑤ 《从速开展边区卫生工作》，《新中华报》1940 年 7 月 12 日。

疫情越来越少，而一旦有疫情也能快速消灭的良好景象，为新中国成立后我国卫生事业发展奠定了坚实的基础。

二、抗战时期的疫病应对推动了我国卫生事业的现代化发展

20 世纪上半期，我国虽然战争不断，但是呼吸道与肠道系统的疾病却是中国人口死亡的首要原因，①而这些疾病的产生与日常生活环境中的卫生状况是密切相关的。因此，建立一个现代医疗和卫生防疫体系就成为了重中之重。1928 年 10 月，国民政府卫生部（后改卫生署）于南京成立，中国政府的卫生事业现代化建设由此走向正轨。然而，就在我国卫生事业现代化建设刚刚起步时，抗日战争暴发，使得中国卫生建设遭遇空前挑战，不仅各地疫情频发，而且医疗卫生资源严重不足。为了应对各地层出不穷的疫病流行，各级政府和卫生机构不得不出台各种防控措施，然而就是这些应急措施，却促进了中国卫生事业的现代化发展。因此可以说，抗战时期的疫病防控体系构建是我国卫生事业现代化建设的一次总动员。

1. 推动了医疗防疫组织体系的发展

抗战时期，为了应对疫病流行，不仅自上而下完善了医疗行政体系建设，而且还建立了专门的卫生防疫组织体系，使得当时的疫病防控组织体系逐渐向"见事见人"的应对机制迈进。南京国民政府成立后，为了推动卫生事业建设，其虽然采取了各种措施推进自上而下的卫生组织机构建设，但是效果并不明显。直到全面抗战暴发，各省地方卫生行政机构的建设仍然混乱且滞后，"名称组织，各省多不一致，尚待逐渐矫正"②。甚至还有许多省份没有设置卫生处机构。而县以下卫生机构建设，则更是滞后，到 1938 年 9 月，只有 9 个省设立了县卫生院，其中山东只有两个县设立了县卫生院，县卫生院设置如此，乡村社会的卫生所和卫生分所设置就更为不足，据日本的调查报告《事变前中国的卫生概要》中提到，在全中国 2000 个县 10 万个村落中，卫生所只有 144 个。③

地方卫生机构建设的滞后，严重影响了战时的疫情防控工作。于是，战时

① 侯杨方：《筚路蓝缕：民国时期的医疗卫生建设》，《21 世纪经济报道》2007 年 9 月 10 日。
② 内政部编印：《卫生统计》（1938 年 9 月），中国第二历史档案馆馆藏档案，档号：十二－4570。
③ 解学诗、[日]松村高夫：《战争与恶疫——日本对华细菌战》，第 192 页。

再度加强卫生组织的建设工作,不仅将卫生署再次直属于行政院,并让卫生署指导监督地方卫生建设,同时先后公布《省卫生处组织大纲》和《县各级卫生组织大纲》,以规范和推动地方卫生防疫机构的发展。此后,各省卫生处得到了全面发展,已有的进行了规范,没有的先后建立。而县级卫生组织也加快了建设步伐。如在1940年底,浙江省在日本占领区以外的71个县中的40个县设立了卫生院,比1937全面抗战发生时有了大幅提高。而1937年前县卫生院建设极为落后的贵州省,到了1941年,该省84个县中就已经有76个建立了县级卫生中心。这表明在艰难困苦的抗战时期,中国的医疗卫生组织建设却以空前的速度发展。而且,这些已经建立的组织还为我国医疗卫生的组织建设奠定了坚实的基础。

同时,抗战时期的疫病应对过程也促进了专门防疫组织体系的发展。1937年全面抗战的发生,中国的疫病流行加剧,迫使国民政府在防疫组织体系建设方面采取了新的对策,极大地推动了中国防疫组织体系的发展。在全面抗战以前,中央和地方的防疫机构都是碎片化的,要么是面对疫病流行时设立的临时机构,要么是针对某种疫病所成立的预防组织。这样的组织状态,显然无法应对全面抗战时期各种汹涌而来的疫情。于是,在进入全面抗战后,面对层出不穷的疫病流行,中央层面的防疫组织不断调整和改进,地方的防疫组织也在不断完善和发展。其中典型的当属战时防疫联合办事处和省、县防疫委员会的设置。全面抗战时期,随着中国疫情的加剧,防疫组织建设日渐增多,这些防疫组织隶属于不同部门,常常出现各自为政的局面,为了进行有效的医疗防疫活动,这些来自不同机构的医疗防疫组织需要相互配合、相互合作,基于这种考虑,全国防疫会议在1940年成立战时防疫联合办事处,在中央层面统一协调疫情防控。同时,地方防疫委员会作为疫情来临时期设立的协调指挥机构,在全面抗战之前就已经有过地方实践,并成为疫病应对的常规机构。全面抗战后,因各地疫情层出不穷,且日趋严重,加上当时中央层面的卫生署、军政部和中国红十字会都先后成立医疗防疫队赴各地进行防疫活动,尤其是在地方疫情暴发时,不仅如何配置中央和地方卫生力量成为一个非常重要的问题,而且地方政府如何协调各方事务也成了另一个难题。为此,中央层面采取的对策便是在发生疫病流行的地方(省)建立防疫组织,由卫生署领导,地方政府监督。1938 年 3 月,行政院公布了《各省防疫委员会组织通则》,规定各省政府的防疫委员会是由卫生署派出的防疫专家、各中央机构卫生防疫队的驻地领导、国联来华防疫团的医生、省卫生和警察人员、医师公会的代表担任正式委员,地方商会和慈善团体的代表任赞助员的临时组织,主要负责传染病的调查、检疫、预防隔离、治疗等任务,并在防疫活动结束后解散。战时防疫联合办事处和省市防疫委员会的设置对当时的疫病防控有着积极的意义,这种组织架构也为战后甚至是新中国成立后防疫组织的发展提供了建设上的思路。

2. 加快了医疗防疫制度的完善和落实

防疫制度是疫病防控的核心内容。在传统时期,我国的疫病防控并没有制度化的约束,往往是组织防疫者自行而设,不仅因时因地不同,而且因人而兴又因人而废的情况也十分多见。虽然进入近代社会后,我国开始了医疗防疫制度的建设,但由于我国的现代卫生制度建设起步较晚,导致在抗战发生时,我国的医疗防疫制度建设还不够完善,同时,已经建成的制度落实也不够。在抗战发生后,各种疫情的迸发,使得医疗防疫制度的建设和落实迫在眉睫,必须尽快完善。典型的如疫情报告制度,1916 年北洋政府公布《传染病预防条例》和 1928 年南京国民政府颁布的《传染病防治条例》,就明确有疫病报告的规定。但是,由于基层政府卫生防疫机构的缺乏,很多地方根本就未实施疫情报告制度。全面抗战发生后,各种疫情加剧,地方难以应对,往往需要向上级医疗防疫机构求助,这在某种程度上推动疫情报告制度的发展和完善,如江西省于 1937 年开始了传染病疫情报告和统计,广东省于 1938 制订了法定传染病报告表式,为该省疫情报告办理之开始。随着战争的深入,各地疫情持续加剧,疫情报告成为疫病防控的关键步骤,"报告疫病发现情形,为防治疫病之第一步,最属重要"[①]。于是,战时防疫联合办事处于 1940 年制定《疫情报告办法》,统一疫情报告格式,并建立了严格的报告程序,要求各下属单位及地方卫生机构按旬报告疫情。自此,全国各地开始了统一的疫情报告制度,对于及时发现各地疫情有着非同寻常的作用和价值。

---

① 战时防疫联合办事处:《疫情报告办法》,《浙江省政府公报》1940 年第 3233 期,第 36 页。

　　除了疫情报告制度之外，其他的防疫制度在抗战时期都得到了完善和巩固。预防注射制度也是在抗战时期得到进一步完善的。在抗战之前，限于医疗制度的缺失和医疗资源的缺乏，我国防疫中的预防接种和注射成效并不大。进入全面抗战后，疫病流行较以前更为剧烈。为了防范各种疫情的发生和加剧，各级防疫机构加强了预防接种和注射的宣传和推进，尤其是在一些疫情高发地区，施行预防注射已经成为了日常防疫的一种重要内容。当时有卫生界人士在谈到战时防疫问题时就强调第一要务是"普施接种预防"："不论前方后方，士兵民众，甚至正在流徙中的难民，均应一律施以一种或数种防疫注射，以资抵抗病菌，防患未然。"[①]于是，预防注射制度得到了进一步完善，如福建省于 1938 年 3 月颁布了《福建省鼠疫预防注射暂行规则》，要求鼠疫期间实施严格的预防注射活动，而广东省也于 1939 年颁布《广东省强迫霍乱预防注射暂行办法》和《广东省鼠疫预防注射暂行规则》，要求每人必须遵守，不得借故抗阻。此后，各个省纷纷出台同样规定，使得预防注射成为了防疫的常态化措施。

　　卫生环境整治制度也是在这个时期得到强化的。面对各种疫情的持续出现，有关环境卫生问题的制度建设越来越受到关注，因此，各地在中央层面的环境卫生制度基础上，积极推动了地方环境卫生制度的建设。其实在南京国民政府成立后，为了推进现代防疫制度的构建，中央政府层面的环境卫生制度的建设进入了一个高峰期，卫生部先后颁布了强化生活环境建设的制度。但是，由于当时卫生现代化事业建设刚刚起步，这些制度并未落到实处。全面抗战暴发后，由于战争的缘故，各地环境卫生急剧恶化，军事活动直接导致民众生存环境出现各种威胁，军民的流动也使得各地环境卫生问题雪上加霜。在这种情况下，一旦有疫情发生，就容易引起大规模的流行。因此，为了防范疫情的发生和流行，加强环境卫生工作，各个地方政府开始重视推进环境卫生的制度建设。如福建省政府于 1939 年 5 月通过了《福建省政府各县市区环境卫生暂行办法》，里面包含了各县、区环境卫生暂行规则 14 种，涉及地方环境卫生的各个方面，为地方环境卫生制度建设提供非常好的样本。而中国共产党领导的抗日民主政权在陕甘宁边区也建立了群众卫生运动制度，通过发动群

---

① 黄香山：《展开战时防疫运动》，《民意》1940 年第 138 期，第 2 页。

众对人居环境进行各种整治,这也为今天我国实施的"爱国卫生运动"提供了坚实的基础。

3. 促进了疫病防控体系的构建

人类自诞生以来就与疫病相随,因此对疫病的防控工作也就产生了,中国古代传说中的"神农尝百草"正是先民防治疫病的美好描写,《黄帝内经》则标志着古人开始用医药对疫病进行有效控制,到了秦代则开始了传染病病人的隔离,而元明时期也实施了天花的预防接种工作。然而,需要承认的是,在现代医学技术未引入之前,我国并没有建立起一个完整的疫病防控综合体系。进入近代社会后,随着霍乱通过港口进入我国,港口检疫制度由西方引进到我国;随着清末东北鼠疫的流行,疫区封锁、疫苗注射等西方疫病防控技术在中国开始实施;而西方防疫观念的引入,也使得我国开始推行疫情报告制度;同时,现代医学研究的深入,使得疫情发生后,所开展的工作不仅仅是治疗病人,还有疫源研究。港口检疫、疫区封锁、疾病疫苗、疫情报告及疫源研究等这些疫病的防控手段都是在近代通过各种方式进入到中国,并和中国已有疫病防控手段在近代中国社会疫情防控中发挥作用。随着中国疫情的发展,这些疫病防控手段开始被综合运用,并在全面抗战时期发挥到了极致,从而促进中国疫病防控体系的构建。

就检疫而言,我国最早进行的是港口检疫。清同治十二年(1873),为了预防新加坡、暹罗和马来半岛等地霍乱疫情的传入,厦门海关税务司拟定了"厦门口岸保护传染瘟疫"三条检疫章程,由海关监管,实施港口检疫。到了清末东北鼠疫流行时,检疫开始由港口扩展到内陆,即疫情前往其他城市时会被目的地实施检疫。但是到了抗战时期,检疫制度进一步完善,离开或者经过疫区都要进行检疫工作,这就将疫源控制在了疫区。就人工免疫而言,在传统中国,只有通过接种方式预防天花,进入近代社会后,天花接种手段进一步科学化,而随着清末鼠疫的流行,鼠疫疫苗被引入中国。之后,各种疫苗、痘苗被引入到中国的防疫事业中来。到了全面抗战时期,疫苗、痘苗等生物制品和血清被广泛运用,使得中国疾病的人工免疫进入一个新阶段。就疫情报告而言,虽然中华民国成立初期的北洋政府就颁发了《传染病预防条例》,要求各地对八种传染病进行实时报告,但执行一直不到位,直到全面抗战时期,疫情报告制度才得以完善和执行。就疫源研究而言，在传统时期，疫情尤其是传染病疫情发生后，主要考虑的是治病救人，并不注重对疫病本身的研究。但进入近代社会后，人们开始对疫病起源、传播展开研究。到了抗战时期，每当疫情发生，疫病起源和传播研究会被当作疫病防控的主要手段。同时，还有卫生环境的整治，这个与疫病发生密切相连的问题在以往总是被忽视。但是到了抗战时期，无论是国民党领导的国民政府还是共产党领导的抗日民主政权，都开展了面向生活环境整治的卫生运动。从这些方面可以看出，所有的疫病防控手段，在抗战时期都已经发展成熟了，成为了当时防治疫病的重要手段。更为重要的是，在抗战时期，每次有疫情发生，这些疫病防控手段都会被综合运用。1941年的常德鼠疫防治过程就是典型案例。1941年11月，日军飞机在常德投掷大量谷物、棉花和破布后，鉴于一年前日军飞机在浙江多地投掷杂物导致鼠疫发生和流行，常德民众立即报告到地方政府，当鼠疫杆菌被确认后，地方政府先后向湖南省卫生处和中央卫生署报告，很快完成了最初的疫情报告。而当地疫情发生后，地方政府和各种医疗防疫为了扑灭疫情，对病人采取了隔离治疗措施，对病人接触者也采取了"拘留"方式予以隔离，七天后证明未染疫才能恢复自由，同时还对疫病发生区域进行了严密的封锁措施，阻止疫户任意流动。为了防止疫情外延，在常德和桃源等疫区外围设置各种检疫站，对进出疫区和过境的人货实行严格检疫。为了弄清疫源，派出大批专家前往当地进行各种化验工作，其中卫生署外聘鼠疫专家伯力士多次长时间在疫区进行化验工作，在确认当地鼠疫来源并发现当地形成疫源后，常德和桃源等疫区都实施了杀鼠灭蚤工作，以阻断传染路径。为了防止疫情恶化，还在疫区普遍施行预防注射，增加集体免疫力，以免鼠疫扩大流行。同时，在进行各种疫病防控措施的同时，还积极开展卫生清洁运动，提升生活环境，以减少其他疫病发生。通过考察常德鼠疫的防控过程，可以发现，各种防控手段的综合运用已然构建了一个疫情应对的防控体系，这个体系，对于今天的疫病防控仍然有着积极的参照价值。由此可以说，抗战时期的疫病应对在相当程度上促进了疫病防控体系的构建。

参考文献

一、档案及资料汇编

1. 中国第二历史档案馆:内政部、社会部、军政部、经济部、国防部史政局和战史编纂委员会、行政院善后救济总署、国史馆、汪伪政府内政部等全宗档案。

2. 福建省档案馆:民国时期福建省政府秘书处、民政厅、卫生处、社会处、福建省康乐新村理事会、福建省赈济委员会、卫生部东南鼠疫防治处等全宗档案。

3. 湖北省档案馆:民国时期湖北省政府、卫生处等全宗档案。

4. 湖南省档案馆:民国时期湖南省政府、民政厅、卫生处等全宗档案。

5. 江西省档案馆:民国时期江西省政府、民政厅、卫生处、社会处、动员委员会、皖赣监察使署、江西省垦务处、江西省赈济委员会及善后救济总署江西分署等全宗档案。

6. 上海市档案馆:民国时期上海市民政局、卫生局、旅沪同乡会、公共租界工部局、法租界公董局等全宗档案。

7. 浙江省档案馆:民国时期浙江省政府、民政厅、社会处、卫生处等全宗档案。

8. 白冰秋总编:《华北军区卫生建设史料汇编》,华北军区后勤卫生部1949年编印。

9. 北京军区后勤部党史资料征集办公室:《晋察冀军区抗战时期后勤工作史料选编》,军事学院出版社1985年版。

10. 范日新:《中国1939—1944年十种法定传染病流行史料汇辑》,中华人民共和国卫生部卫生防疫司1955年编印。

11. 甘肃省社会科学院历史研究室编:《陕甘宁革命根据地史料选辑》(第一辑),甘肃人民出版社1981年版。

12. 贵州图书馆:《贵州自然灾害年表》,贵州人民出版社1981年版。

13. 李文波:《中国传染病史料》,化学工业出版社2004年版。

14. 李文海等:《近代中国灾荒纪年续编(1919—1949)》,湖南教育出版社1993年版。

15. 刘凤阁主编:《陕甘宁边区·陇东的文教卫生事业》,中共庆阳地委党史资料征集办公室1992编印。

16. 陕甘宁边区财政经济史编写组:《抗日战争时期陕甘宁边区财政经济史料摘编》,陕西人民出版社1981年版。

17. 陕西省档案馆:《陕甘宁边区政府文件选编丛书》,档案出版社1987—1991年版。

18. 四川省档案局(馆)编:《抗战时期的四川——档案资料汇编》,重庆出版社2014年版。

19. 唐润明主编:《重庆大轰炸档案文献·财产损失(文教卫生部分)》,重庆出版社2012年版。

20. 魏宏运主编:《抗日战争时期晋察冀边区财政经济史资料选编》,南开大学出版社1984年版。

21. 武衡主编:《抗日战争时期解放区科学技术发展史资料》(第1—8辑),中国学术出版社1983—1989年版。

22. 义乌市档案馆编:《侵华日军义乌细菌战民国档案汇编》,中国文史出版社2016年版。

23. 余新忠主编:《中国近代医疗卫生资料汇编》,国家图书馆出版社2018年版。

24. 云南省档案局(馆)编:《抗战时期的云南——档案资料汇编》,重庆出版社2015年版。

25. 张华:《罪证:侵华日军常德细菌战史料集成》,中国社会科学出版社2015年版。

26. 张志斌:《中国古代疫病流行年表》,福建科技出版社2007年版。

27. 中共浙江省委党史研究室、浙江省档案局编:《日军侵浙细菌战档案资料汇编》,浙江人民出版社2015—2019年版。

28. 中国人民解放军历史资料丛书编审委员会编:《后勤工作·文献》(第2卷),解放军出版社1997年版。

29. 中央党史研究室、中央档案馆编:《抗日战争时期中国解放区人口伤亡和财产损失档案汇编》,中央党史出版社2015年版。

30. 中央党史研究室第一研究部、中国第二历史档案馆编:《国民政府档案中有关抗日战争时期人口伤亡和财产损失资料选编》,中央党史出版社2014年版。

31. 中央档案馆、中国第二历史档案馆、河北省社会科学院编:《日本侵略华北罪行档案·细菌战》,河北人民出版社2005年版。

32. 中央档案馆、中国第二历史档案馆、吉林省社会科学院合编:《日本帝国主义侵华档案资料选编:细菌战与毒气战》,中华书局1989年版。

33. 朱鸿召主编:《延安时期文献档案汇编:陕甘宁边区参议会史料汇编》(上卷),陕西人民出版社2012年版。

34. 朱鸿召主编:《红色档案——延安时期文献档案汇编》,陕西人民出版社2014年版。

二、方志及文史资料

1.《甘肃省志·医药卫生志·卫生》编纂委员会:《甘肃省志·医药卫生志·卫生》,甘肃文化出版社1999年版。

2.《江西省卫生志》编纂委员会编:《江西省卫生志》,黄山书社1997年版。

3.《上海市卫生志》编纂委员会:《上海市卫生志》,上海社会科学院出版社1998年版。

4.《云南省志·卫生志》编纂委员会:《云南省志·卫生志》,云南人民出版社2002年版。

5. 安徽省地方志编纂委员会:《安徽省志·卫生志》,安徽人民出版社1996年版。

6. 北京市地方志编纂委员会:《北京志·卫生卷·卫生志》,北京出版社2003年版。

7. 福建省地方志编纂委员会:《福建省志·卫生志》,中华书局1995

年版。

8. 广东省地方史志编纂委员会:《广东省志·卫生志》,广东人民出版社2003年版。

9. 广西壮族自治区地方志编纂委员会:《广西通志·医疗卫生》,广西人民出版社1999年版。

10. 海南省史志工作办公室编:《海南省志·卫生志》,方志出版社2001年版。

11. 河北省地方志编纂委员会:《河北省志·卫生志》,中华书局1995年版。

12. 河南省地方史志编纂委员会:《河南省志·卫生志·医药志》,河南人民出版社1993年版。

13. 黑龙江省地方志编纂委员会:《黑龙江省志·卫生志》,黑龙江人民出版社1996年版。

14. 湖北省地方志编纂委员会:《湖北省志·卫生》,湖北人民出版社2000年版。

15. 湖南省地方志编纂委员会:《湖南省志·医药卫生志》,湖南人民出版社1988年版。

16. 青海省地方志编纂委员会:《青海省志·医药卫生志》,中华书局1999年版。

17. 山东省卫生史志编委会:《山东省卫生志》,山东人民出版社1992年版。

18. 山西省史志研究院编:《山西通志·医药卫生志·卫生篇》,中华书局1997年版。

19. 陕西省地方志编纂委员会:《陕西省志·人口志》,三秦出版社1986年版。

20. 陕西省地方志编纂委员会编:《陕西省志·卫生志》,陕西人民出版社1996年版。

21. 四川省医药卫生志编纂委员会:《四川省医药卫生志》,四川科学技术出版社1991年版。

22. 广州市地方志编纂委员会:《广州市志(卷十五):体育卫生志》,广州出版社 1997 年版。

23. 衢州市卫生局:《衢州市卫生志》,上海交通大学出版社 1997 年版。

24.《上饶地区卫生志》编纂委员会:《上饶地区卫生志》,黄山书社 1994 年版。

25. 张维伦主编:《常德地区志·卫生志》,中国科学技术出版社 1993 年版。

26.《慈溪卫生志》编纂小组编:《慈溪卫生志》,宁波出版社 1994 年版。

27. 河北省馆陶县地方志编纂委员会:《馆陶县志》,中华书局 1999 年版。

28. 江西省玉山县志编纂委员会:《玉山县志》,江西人民出版社 1985 年版。

29. 麻阳苗族自治县志编纂委员会:《麻阳县志》,生活·读书·新知三联书店 1994 年版。

30. 莆田县县志编纂委员会:《莆田县志:莆田医药卫生史》(草稿),1961 年。

31. 浦城县地方志编纂委员会:《浦城县志》,中华书局 1994 年版。

32. 清苑县地方志编纂委员会:《清苑县志》,新华出版社 1991 年版。

33. 浙江省龙游县志编纂委员会:《龙游县志》,中华书局 1991 年版。

34. 子长县志编纂委员会编:《子长县志》,陕西人民出版社 1993 年版。

35.《江西省血吸虫病及防治大事记(1909—1991)》,《江西文史资料》第 43 辑。

36.《难忘的一九四四》,《桂林文史资料》第 26 辑,1994 年。

37.《一九四二年"缅甸霍乱"在我省大流行的经过》,《云南文史资料选辑》第 35 辑,云南人民出版社 1989 年版。

38. 陈世光、周庆来:《民国时期云南卫生史话》,《云南文史资料选辑》第 3 辑,云南人民出版社 1989 年版。

39. 邓一疐:《日寇在常德进行鼠疫细菌战经过》,《湖南文史资料》第 18 辑,湖南人民出版社 1984 年版。

40. 孙金铦、倪维熊:《宁波的鼠疫惨祸》,宁波市政协文史委员会编:《宁波文史资料》第 2 辑,1984 年。

41. 田克恭:《忆乔治·海德姆·马海德》,《西安文史资料》第 17 辑,陕西人民出版社 1991 年版。

42. 杨益群:《桂林文史资料:抗战时期中国文化人大流亡——湘桂大撤退》,漓江出版社 1999 年版。

三、民国时期论著

（一）著作

1.《赣政十年》,江西省政府 1942 年编印。

2.《江西省垦务概况》,江西省垦务处 1941 编印。

3.《金宝善先生讲战时卫生卫生行政概要》,1939 年 12 月编印。

4.《内政年鉴》,商务印书馆 1936 年版。

5.《申报年鉴》,1933 年版。

6.《卫生法规》,民国编印本,出版信息不详。

7.《中央防疫处报告》（民国 21、22 年）。

8. 陈飞莫:《细菌战》,商务印书馆 1942 年版。

9. 广西省民政厅:《广西省二十六、七两年度卫生行政工作报告》,1938 年编印版。

10. 蒋舜年:《战时卫生》,世界书局 1937 年版。

11. 彭望荃:《上海国际红十字会报告（民国二十六年十月至二十八年三月卅一日）》,中国红十字会上海国际委员会 1939 年编印。

12. 四川省卫生实验处:《四川省卫生统计总结报告》,1946 年。

13. 新生活运动促进总会编印:《清洁规矩运动推行办法》,1945 年。

14. 中华民国红十字会:《中华民国红十字会战时工作概况》,内部编印 1942 年版。

（二）论文及其他

1.《本会医务委员会难民诊疗队报告（廿七年十一月至廿八年十月）》,《中国红十字会月刊》第 58 期,1940 年。

2.《第二防疫区署防遏高要县南约乡天花工作报告》,《广东卫生》1941 年第 21—22 期。

3.《俄国正教教会医院一九三七年度报告》,《上海医事周刊》第 4 卷第 22 期,1938 年。

4.《福建之鼠疫》,《中华医学杂志》第 23 卷第 7 期,1937 年。

5.《各省卫生人员待遇调查》,《西南医学杂志》第 3 卷第 3 期,1943 年。

6.《工部局卫生处一九三八年报告》,《上海医事周刊》第 5 卷第 28 期, 1939 年。

7.《国民政府救灾委员会卫生防疫组工作报告》,《中华医学杂志》第 18 卷第 1 期,1932 年。

8.《江西省卫生事业汇志》,《卫生半月刊》第 1 卷第 8 期,1934 年。

9.《抗战以来本省卫生事业之新建设》,《卫生通讯(江西)》第 3 卷第 1 期,1938 年。

10.《三十年来鼠疫在中国流行之情况》,《社会卫生》第 2 卷第 10 期, 1947 年。

11.《上海国际红十字会报告》,《上海医事周刊》第 4 卷第 51 期,1938 年。

12.《上海国际红十字会第二医院半年来治疗难民报告》,《中国红十字会上海国际委员会救济月刊》第 1 卷第 4 期,1938 年。

13.《上海国际红十字会医事委员会报告》,《中华医学杂志》第 24 卷第 1 期,1938 年。

14.《上海霍乱之现状》,《上海医事周刊》第 4 卷第 24 期,1938 年。

15.《上海霍乱之预防及其流行情形》,《上海医事周刊》,第 4 卷第 36 期, 1938 年。

16.《云南省的防疫工作》,《中华健康杂志》1940 年第 1 期。

17.《战时的民众卫生宣传》,《闽政月刊》第 1 卷第 6—7 期,1938 年。

18.《中国红十字会难民卫生工作报告》,《上海医事周刊》第 5 卷第 41 期,1939 年。

19.《中华民国红十字会工作概况报告》,《中国红十字会月刊》第 58 期, 1940 年。

20. 巴吕德:《1938 年上海法租界霍乱流行之概况》,《震旦医刊》1938 年第 24 期。

21. 巴吕德：《上海霍乱流行之研究》，《中华医学杂志》第 30 卷第 4 期，1943 年。

22. ［日］稗田宪太郎：《满洲农村与疟疾》，《农业进步》第 9 卷第 4 期，1941 年。

23. 包尔福：《西南医事考察谈疟疾问题》，《上海医事周刊》第 6 卷第 17 期，1940 年。

24. 包让：《后方教会医院及救济工作参观记》，《中华医学杂志》第 25 卷第 4 期，1939 年。

25. 伯樨：《海南岛之麻风》，《麻风季刊》第 13 卷第 3 期，1939 年。

26. 陈方之：《血蛭病之研究（第二报）（二续）》，《新医药》第 3 期，1934 年。

27. 陈国忠：《福建福清县日本血吸虫病调查》，《中华医学杂志》第 25 卷第 2 期，1939 年。

28. 陈志潜：《川省卫生业务》，《卫生通讯》第 41 期，1944 年。

29. 仇鳌：《两年来的湖南赈济》，《湘政二年》，湖南省政府秘书处公报室1941 年版。

30. 仇鳌：《三年来之湖南赈济》，《湘政三年》，湖南省政府秘书处编译室1941 年版。

31. 蠢人：《一个乡村医师的自述》，《新医药》第 2 期，1935 年。

32. 董宝机：《上海市的性病及其防治》，《社会卫生》第 2 卷第 3 期，1946 年。

33. 冯兰洲：《两广疟疾问题研究》，《公共卫生月刊》第 2 卷第 7 期，1937 年。

34. 福建省政府秘书处：《福建省鼠疫之防治》，《闽政丛刊》1939 年版。

35. 甘怀杰：《重庆迁建区疟疾流行概况》，《医学文摘》第 1 卷第 2 期，1942 年。

36. 高士其：《抗战与防疫》，《新运导报》第 15 期，1938 年。

37. 国联秘书厅：《国联与中国技术合作：防疫工作纪要》，《世界政治》第 3 卷第 8 期，1938 年。

38. 国联秘书厅:《国联与中国技术合作:防疫工作纪要(续)》,《世界政治》第 3 卷第 9 期,1938 年。

39. 侯宝璋:《四川的黑热病之调查》,《现代医学》第 1 卷第 1 期,1944 年。

40. 胡兰生:《中华民国红十字会理事与工作概述》,《红十字月刊》第 18 期,1947 年。

41. 黄香山:《展开战时防疫运动》,《民意》第 138 期,1940 年。

42. 金宝善:《抗战与防疫》,《时兆月报》第 1 卷第 9 期,1943 年。

43. 雷乐尔:《上海斑疹伤寒流行性之预测法》,《震旦医刊》第 9 卷第 5 期,1944 年。

44. 卢镜澄:《从历史上瘟疫的流行说到我国抗战中防疫问题》,《社会卫生》第 1 卷第 7 期,1945 年。

45. 陆涤寰:《福建省疟疾问题》,《闽政月刊》第 5 卷第 3 期,1939 年。

46. 陆涤寰:《最近本省卫生工作》,《闽政月刊》第 6 卷第 4 期,1940 年。

47. 罗鹏展:《我国自来水事业之初步调查及研讨》,《卫生工程导报》第 1 期,1948 年。

48. 马龙瑞:《云南畹町疟疾调查及其防制方法》,《中华医学杂志(上海)》第 27 卷第 10 期,1941 年。

49. 全国经济委员会卫生实验处寄生虫学系:《防治苏北黑热病之经过概况》,《中华医学杂志》第 21 卷第 2 期,1935 年。

50. 容启荣:《战时防疫工作之基本要则》,《实验卫生季刊》第 1 卷第 1 期,1943 年。

51. 沈伯荣:《福建省疟疾流行概况》,《新亚半月刊》1939 年第 34 期。

52. 施学仁:《从现在各县的卫生状况说到今后的县卫生行政》,《县政研究》第 2 卷第 10 期,1940 年。

53. 施则青:《敌机在浙散布鼠疫菌扑灭经过》,《西南医学杂志》第 1 卷第 1 期,1941 年。

54. 叔吉:《陕西县地方卫生行政之计划》,《陕西卫生月刊》第 1 卷第 2 期,1935 年。

55. 苏六昭:《疟疾与国民经济》,《广东卫生》第 3—4 期,1939 年。

56. 翁文渊:《抗战与防疫》,《广西卫生通讯》第 3 卷第 6 期,1942 年。

57. 吴文华:《滇省勐定瘴气之概况》,《中华医学杂志》第 27 卷第 8 期,1941 年。

58. 伍连德:《中国之鼠疫病史》,《中华医学杂志》第 22 卷第 11 期,1936 年。

59. 伍连德:《上海之霍乱》,《中华医学杂志》第 23 卷第 7 期,1937 年。

60. 武文忠:《西北卫生之回顾与展望》,《西南医学杂志》第 9 期,1937 年。

61. 谢强哉、吴执中、王宝翠:《贵阳斑疹伤寒之流行病学研究》,《中华医学杂志》第 32 卷第 11—12 期,1946 年。

62. 徐诵光:《柳州霍乱流行之情形及防治概要》,《广西卫生通讯》第 3 卷第 6 期,1942 年。

63. 许邦宪、吴光:《吾国血吸虫病大概(二)分布》,《中华医学杂志》第 27 卷第 9 期,1941 年。

64. 燕南:《谈谈全国卫生会议的县卫生行政方案》,《医事公论》第 18 期,1934 年。

65. 杨国忠:《福建之疟疾》,《中华医学杂志》第 26 卷第 12 期,1940 年。

66. 杨济时、徐荫棠、吕静轩:《湖南日本血吸虫之临床及病理观察》,《中华医学杂志》第 23 卷第 5 期,1937 年。

67. 杨永年:《福建全省鼠疫防疫计划》,《闽政月刊》第 1 卷第 4 期,1937 年。

68. 杨永年等:《福建省鼠疫防治之经过》,《中华医学杂志》第 23 卷第 5 期,1937 年。

69. 姚寻源:《1939 年滇省之霍乱流行概况》,《中华医学杂志》第 27 卷第 9 期,1941 年。

70. 姚寻源:《新疆省卫生事业计划大纲(附表)》,《实验卫生季刊》第 2 卷第 3 期,1944 年。

71. 姚永政、孙志戎:《黑热病历史上之回顾》,《中华医学杂志》第 21 卷第 12 期,1935 年。

72. 叶骖:《鼠疫流行及防治经过》,《新福建》第 4 卷第 4、5 期,1943 年。

73. 袁贻瑾:《痨病与抗痨》,《实验卫生季刊》第 2 卷第 4 期,1944 年。

74. 战时防疫联合办事处:《疫情报告办法》,《浙江省政府公报》第 3233 期,1940 年。

75. 张承椿:《今年桂柳之霍乱》,《复兴医药杂志》第 2 卷第 3、4 期,1942 年。

76. 张静吾、朱师晦、王煜光:《安顺三十一年夏霍乱流行病例统计报告》,《军医杂志》第 3 卷第 1 期,1943 年。

77. 钟卓云:《江西省鼠疫流行及防治概况》,《卫生通讯》,第六卷第 5、6 期合刊,1946 年。

78. 周锡祁:《防治百色霍乱报告书》,《广西省政府公报》第 122 期,1938 年。

79. 周锡祁:《防治百色霍乱报告书》(十五续完),《广西省政府公报》第 139 期,1938 年。

80. 朱师晦、黄伯俊、王忠度:《安顺所见五年半以来之斑疹伤寒——496 个住院病例之分析》,《中华医学杂志》第 32 卷第 11—12 期,1946 年。

81. [英]A. S. 海恩士,周学普译:《东方的疟疾和奎宁》,《改进》第 2 卷第 1 期,1939 年。

四、现代论著

(一)著作

1.《中国抗日战争史》编写组:《中国抗日战争史》,人民出版社 2011 年版。

2. 曹树基、李玉尚:《鼠疫:战争与和平——中国的环境与社会变迁(1230—1960 年)》,山东画报出版社 2006 年版。

3. 陈海峰:《中国卫生保健史》,上海科学技术出版社 1993 年版。

4. 陈寿:《三国志》,浙江古籍出版社 2000 年版。

5. 陈致远:《纪实:侵华日军常德细菌战》,中国社会科学出版社 2015 年版。

6. 陈致远:《日本侵华细菌战》,中国社会科学出版社 2014 年版。

7. 崔龙健：《抗战时期中国红十字会上海国际委员会研究》，合肥工业大学出版社 2017 年版。

8. 戴斌武：《抗战时期中国红十字会救护总队研究》，天津古籍出版社 2012 年版。

9. 邓铁涛：《中国防疫史》，广西科学技术出版社 2006 年版。

10. 丁晓强等：《关于浙赣地区日军细菌战的调查研究》，社会科学文献出版社 2012 年版。

11. 福建省卫生防疫站、中国医学科学院流行病微生物研究所编：《福建省鼠疫流行史》，内部编印 1973 年版。

12. 郭成周、廖应昌：《侵华日军细菌战纪实——历史上被隐瞒的篇章》，燕山出版社 1997 年版。

13. 韩晓、辛培林：《日军 731 部队罪恶史》，黑龙江人民出版社 1991 年版。

14. 黄可泰、邱华士、夏素琴：《宁波鼠疫史实：侵华日军细菌战罪证》，中国文联出版公司 1999 版。

15. 冀南革命斗争史编审委员会：《冀南革命斗争史》，中央编译出版社 1996 年版。

16. 江西省委党史研究室：《江西省抗日时期人口伤亡和财产损失》，中共党史出版社 2014 年版。

17. 焦润明：《清末东北三省鼠疫灾难及防疫措施研究》，北京师范大学出版社 2011 年版。

18. 解学诗、［日］松村高夫：《战争与恶疫——日军对华细菌战》，人民出版社 2014 年版。

19. 李洪河：《往者可鉴：中国共产党领导卫生防疫事业的历史经验研究》，人民出版社 2016 年版。

20. 李洪河：《新中国的疫病流行与社会应对（1949—1959）》，中共党史出版社 2007 年版。

21. 李晓芳：《血泪控诉——侵华日军细菌战炭疽、鼻疽受害者实录》，中央文献出版社 2005 年版。

22. 姜庆五、李友松、周艺彪:《战争与血吸虫病:赤壁之战、湘军的瘟疫探奇研判》,复旦大学出版社 2018 年版。

23. 梁其姿:《面对疾病:传统中国社会的医疗观念与组织》,中国人民大学出版社 2012 年版。

24. 梁其姿著,朱慧颖译:《麻风:一种疾病的医疗社会史》,商务印书馆 2013 年版。

25. 梁启超:《中国历史研究法》,人民出版社 2005 年版。

26. 刘春梅、卢景国:《抗战时期晋察冀边区卫生工作研究》,研究出版社 2018 年版。

27. 毛泽东:《毛泽东农村调查文集》,人民出版社 1983 年版。

28. 毛泽东:《毛泽东选集》第 3 卷,人民出版社 1991 年版。

29. 彭静中:《中国方志简史》,四川大学出版社 1990 年版。

30. 邱明轩:《罪证——侵华日军衢州细菌战史实》,中国三峡出版社 1999 年版。

31. 衢州市档案馆、衢州市档案学会:《莫忘历史——抗日战争在衢州》,香港天马图书出版有限公司 2008 年版。

32. 沙东迅:《侵华日军在粤进行细菌战和毒气战揭秘》,广东高等教育出版社 2015 年版。

33. 石文光、伏斟:《新四军卫生工作史》,人民军医出版社 1991 年版。

34. 王向东:《战争与疾病》,人民军医出版社 1993 年版。

35. 王小军:《疾病、社会与国家:20 世纪长江中游地区的血吸虫病灾害与应对》,江西人民出版社 2011 年版。

36. 邬正洪、张文清、傅绍昌、吴海勇:《上海人民支援新四军和华中抗日根据地》上海人民出版社 2015 年版。

37. 吴永明:《太阳旗下的罪恶——侵华日军上饶细菌战揭秘》,江西人民出版社 2005 年版。

38. 吴郁琴:《公共卫生视野下的国家政治与社会变迁——以民国时期江西及苏区为中心》,中国社会科学出版社 2012 年版。

39. 冼维逊：《鼠疫流行史》，广东省卫生防疫站 1998 年编印版。

40. 谢忠厚、肖银成：《晋察冀抗日根据地史》，改革出版社 1992 年版。

41. 谢忠厚：《日本侵华细菌战研究报告》，中共党史出版社 2016 年版。

42. 新中国预防医学历史经验编委会：《新中国预防医学历史经验》第 1 卷，人民卫生出版社 1991 年版。

43. 徐焰：《战争与瘟疫》，人民出版社 2014 年版。

44. 严昌洪：《中国近代史史料学》，北京大学出版社 2011 年版。

45. 杨彦君：《731 部队细菌战贻害研究：以哈尔滨鼠疫流行为例》，黑龙江人民出版社 2009 年版。

46. 余新忠：《清代江南的瘟疫与社会：一项医疗社会史的研究》，中国人民大学出版社 2003 年版。

47. 余新忠：《清代卫生防疫机制及其近代演变》，北京师范大学出版社 2016 版。

48. 张大庆：《中国近代疾病社会史（1912—1937）》，山东教育出版社 2006 年版。

49. 张剑光：《三千年疫情》，江西高校出版社 1998 年版。

50. 张玲：《战争、社会与医疗：抗战时期四川公共卫生建设研究》，中国社会科学出版社 2015 年版。

51. 张泰山：《民国时期的传染病与社会》，社会科学文献出版社 2008 年版。

52. 章学诚撰，叶瑛校注：《文史通义校注》，中华书局 2000 年版。

53. 赵超构：《延安一月》，上海书店出版社 1992 年版。

54. 浙江省委党史研究室：《日军在浙江细菌战专题研究》，浙江人民出版社 2015 年版。

55. 浙江省委党史研究室：《浙江省抗日战争时期人口伤亡和财产损失》，中央党史出版社 2014 年版。

56. 郑梅涧：《重楼玉钥》，人民医学出版社 2006 年版。

57. 中国社会科学院近代史研究所：《锡良遗稿·奏稿》，中华书局 1959

年版。

58. 钟文典:《广西通史》,广西人民出版社 1998 年版。

59. 钟文典:《抗战防疫进行时:国联防疫分团在广西(1938—1940)》,广西师范大学出版社 2014 年版。

60. 周祖杰:《中国疟疾防治与研究》,人民卫生出版社 1991 年版。

61. 朱克文:《中国军事医学史》,人民军医出版社 1996 年版。

62. [美]丹尼尔·巴伦布莱特著,林玮、邓凌妍译:《人性的瘟疫——日本细菌战秘史》,金城出版社 2016 年版。

63. [美]贾雷德·戴蒙德著,谢延光译:《枪炮、病菌与钢铁:人类社会的命运(修订版)》,上海译文出版社 2014 年版。

64. [美]罗伊·波特著,张大庆等译:《剑桥医学史》,吉林人民出版社 2000 年版。

65. [美]阮玛霞著,白华山译:《饶家驹安全区:战时上海的难民》,江苏人民出版社 2011 年版。

66. [美]威廉·H. 麦克尼尔著,余新忠、毕会成译:《瘟疫与人》,中国环境科学出版社 2010 年版。

67. [美]谢尔顿·H. 哈里斯著,王选、徐兵等译:《死亡工厂——美国掩盖的日本细菌战犯罪》,上海人民出版社 2000 年版。

69. [美]张信著,岳谦厚、张玮译:《二十世纪初期中国社会之演变——国家与河南地方精英 1900—1937》,中华书局 2004 年版。

70. [日]飯島涉:《感染症の中国史:公衆衛生と東アジア》),(日本)中央公論新社 2009 年版。

(二)论文

1. 曹树基:《鼠疫流行与华北社会的变迁(1580—1644 年)》,《历史研究》1997 年第 1 期。

2. 曹树基:《战后之疫:1944—1947 年滇西鼠疫研究》,《近代史研究》2012 年第 2 期。

3. 陈雷、戴建兵:《统制经济与抗日战争》,《抗日战争研究》2007 年第

2 期。

4. 陈松友、杜君:《抗战时期陕甘宁边区的疫病防治工作》,《中共党史研究》2011 年第 6 期。

5. 邓红、郑立柱:《抗战时期晋察冀边区的疫病及其防治》,《河北大学学报(哲学社会科学版)》2004 年第 4 期。

6. 高飞:《"帝国医疗"的"飞地":1942 年上海华界霍乱流行与汪伪市府的应对》,《日本侵华南京大屠杀研究》2019 年第 3 期。

7. 李洪河、程舒伟:《抗战时期华北根据地的卫生防疫工作述论》,《史学集刊》2012 年第 3 期。

8. 李金铮:《抗日根据地的"关系"史研究》,《抗日战争研究》2016 年第 2 期。

9. 李陵:《长沙基督教青年会抗战时期的难民救济工作》,《船山学刊》2005 年第 3 期。

10. 李玉尚、曹树基:《咸同年间的鼠疫流行与云南人口的死亡》,《清史研究》2001 年第 2 期。

11. 李玉尚:《同治元年太平天国战区的霍乱大流行》,《历史学家茶座(第三辑)》,山东人民出版社 2006 年版。

12. 刘雪松:《毛泽东与新中国医疗卫生工作》,《党史博览》2016 年第 5 期。

13. 刘雅玲、陈玉芳:《常德细菌战疫死人数的七年调查——7643 人的死亡名单是如何产生的》,《解开黑幕——2002·中国·常德·细菌战罪行国际学术研讨会论文集》,中国文史出版社 2003 年版。

14. 潘捷军:《"史""志"关系辨析》,《福建论坛(人文社会科学版)》2012 年第 7 期。

15. 乔富渠:《"战争瘟疫"斑疹伤寒使曹操兵败赤壁》,《杏苑中医文献杂志》1994 年第 1 期。

16. 秦爱民:《论抗战时期陕甘宁边区的医疗卫生工作》,《宁夏社会科学》2003 年第 5 期。

17. 任轶:《浅析两次淞沪抗战时期法租界当局与天主教会对难民的救助》,《民国档案》2015 年第 1 期。

18. 邵晓秋、温金童:《外籍医生与抗日根据地的卫生建设》,《兰州学刊》2009 年第 5 期。

19. 史经霞:《抗战时期西南地区乡村医疗卫生建设》,《求索》2015 年第 2 期。

20. 孙伟:《中央苏区时期怎样开展防疫》,《学习时报》2020 年 3 月 13 日。

21. 孙艳魁:《试论抗战时期国民政府的难民救济工作》,《抗日战争研究》1993 年第 1 期。

22. 汪长传、李璋、刘明:《潘多拉魔盒打开——第一次化学战始末》,《国防科技》2006 年第 6 期。

23. 王春英:《抗战时期难民收容所的设立及其特点》,《抗日战争研究》2004 年第 3 期。

24. 王宏治:《中国古代抗疫病的法律措施》,《比较法研究》2003 年第 5 期。

25. 王诗恒、张华:《关于常德鼠疫及其控制方案的报告》,《湖南文理学院学报》2006 年第 6 期。

26. 王小军:《中国史学界疾病史研究的回顾与反思》,《史学月刊》2011 年第 8 期。

27. 王亚莉:《抗战前后陕北的灾荒救济与人口变动》,《太原理工大学学报(社会科学版)》2018 年第 6 期。

28. 魏彩苹:《从民生视角看抗战后期陇东分区的医疗卫生事业》,《陇东学院学报》2011 年第 5 期。

29. 温金童、李飞龙:《抗战时期陕甘宁边区的卫生防疫》,《抗日战争研究》2005 年第 3 期。

30. 巫仁恕:《战争与疾疫:抗战后期的疫情与疫政(1940—1945)》,(台湾)《中华军史学会会刊》1997 年第 3 期。

31. 吴云峰、方春生:《论新四军对华中抗日根据地群众医疗卫生事业的支持》,《南京医科大学学报(社会科学版)》2013 年第 1 期。

32. 奚霞:《民国时期的国家防疫机构——中央防疫处》,《民国档案》2003 年第 4 期。

33. 谢本书:《日军在滇西的细菌战》,《湖南文理学院学报(社会科学版)》2004 年第 1 期。

34. 辛智科:《延安时期卫生工作的历史经验》,《现代中医药》2020 年第 1 期。

35. 许洪新:《漫话上海疫情报告制度》,《上海滩》2003 年第 7 期。

36. 杨齐福、杨明新:《近代福建鼠疫的传播与社会影响》,《史学理论研究》2007 年第 3 期。

37. 杨阳:《民国西北防疫处述论》,《新乡学院学报》2017 年第 1 期。

38. 杨紫翔:《抗战时期同乡组织的难民救助工作——以粤籍旅沪同乡会为例》,《岭南师范学院学报》2017 年第 5 期。

39. 于赓哲:《疾病与唐蕃战争》,《历史研究》2004 年第 5 期。

40. 余新忠:《咸同之际江南瘟疫探略——兼论战争与瘟疫之关系》,《近代史研究》2002 年第 5 期。

41. 余新忠:《真实与构建:20 世纪中国的疫病与公共卫生鸟瞰》,《安徽大学学报》2015 年第 5 期。

42. 余新忠:《中国疾病、医疗史探索的过去、现在与可能》,《历史研究》2003 年第 4 期。

43. 张根福:《抗战初期世界红卐字会在浙江的难民救济活动述略》,《浙江师范大学学报》2000 年第 5 期。

44. 张根福:《战祸、自然灾害与难民迁移——抗战时期安徽省个案研究》,《民国档案》2004 年第 4 期。

45. 张海梅:《抗战期间的疫病救治述论》,《历史档案》2006 年第 2 期。

46. 张宏森:《论"八·一三"抗战期间上海难民救济》,《湘潮》2008 年第 4 期。

47. 张金林:《竹沟抗日根据地医疗卫生工作述论》,《盐城工学院学报(社会科学版)》2016 年第 2 期。

48. 张玲:《抗战时期四川疫灾防控问题研究》,《抗日战争研究》2013 年第 3 期。

49. 张瑞静:《抗日战争时期晋察冀边区的医疗卫生工作》,《军事历史研究》2014 年第 2 期。

50. 张玉莲:《抗战时期广西疫病流行及其成因》,《桂林师范高等专科学校学报》2006 年第 1 期。

51. 张志斌:《疫病含义与范围考》,《中华医史杂志》2003 年第 3 期。

52. 郑金生、李建民:《现代中国医学史研究的源流》,《大陆杂志》第 95 卷第 6 期,2000 年。

53. 郑祖安:《八 · 一三事变中的租界与中国难民》,《史林》2002 年第 4 期。

54. 中国第二历史档案馆:《抗战期间中国与国联防疫技术合作相关函电一组》,《民国档案》2015 年第 1 期。

55. 周士彦:《我院前身——中央医院的创建与发展》,《金陵医院院刊》1989 年第 2 期。

56. 朱英:《近代中国同业公会的传统特色》,《华中师范大学学报(人文社会科学版)》2004 年第 3 期。

57. 夏晓虹:《晚清报纸的魅力》,《中华读书报》1998 年 12 月 30 日。

58. 侯杨方:《筚路蓝缕:民国时期的医疗卫生建设》,《21 世纪经济报道》2007 年 9 月 10 日。

59. 张秀琴:《社会史与文化史书写范式的历史唯物主义阐释——从"意识形态"到"文化转向"》,《中国社会科学报》2014 年 8 月 15 日。

60. 李惠民:《民国石家庄的厕所改良问题》,《燕赵晚报》2015 年 1 月 19 日。

61. 阚玉香:《抗战时期重庆难民救济研究》,华中师范大学 2012 年博士论文。

62. 刘国旭:《中国古代战争与瘟疫时空耦合及其社会影响研究》,华中师范大学 2010 年博士论文。

　　63. 甘慧:《民国时期上海卫生运动大会研究(1928—1937)》,温州大学 2015 年硕士论文。

　　64. 茹佳楠:《抗战时期湖南的难民及难民救济》,湘潭大学 2015 年硕士论文。

　　65. 汤明:《抗战时期南京国民政府军政部研究(1937—1945)》,河南师范大学 2018 年硕士论文。

　　66. 王灵:《全面抗战时期的广东难民救济研究》,湖南师范大学 2018 年硕士论文。

　　67. 王小军:《景德镇制瓷业风火仙师崇拜》,江西师范大学 2001 年硕士论文。

后　记

　　本书是我主持的国家社科基金项目"抗战时期疫病流行与应对研究"（15BZS114）的最终成果。自博士阶段进入疾病史研究领域后，不管手边是否有疾病史研究的课题，我都一如既往地关注疾病史研究的发展。有一段时间，因为关注难民防疫问题，我对抗战时期疾病流行与应对的相关研究进行了梳理，发现这个时段的疾病史研究主要集中在细菌战、抗日根据地或国统区的疫病流行与应对等方面，从全国层面系统对该阶段的疫病流行和应对问题进行研究的成果较为缺乏。于是就以此作为选题开展了国家社科基金项目的申报工作并获得立项。在课题申报时，我曾根据已掌握的一些资料和当初的研究设想编制了一个自认为较为完美的研究框架，然而进入研究资料收集阶段后，才发现"理想很丰满，现实很骨感"，于是不得不将研究框架调整成现在的架构，多少有点遗憾。

　　对于近代疾病史研究来说，资料丰富又琐碎，因此史料搜集是一项具有挑战意味的工作。档案作为近现代史研究的核心资料不可或缺，因此我曾经多次前往中国第二历史档案馆、江西省档案馆、福建省档案馆、湖南省档案馆、湖北省档案馆、浙江省档案馆、上海市档案馆等机构搜集档案史料。同时，为了收集其他资料，还曾访问了江西省方志馆、国家图书馆、上海图书馆、江西省图书馆、湖北省图书馆等机构。感谢这些机构热情和耐心地提供帮助。

　　在研究过程中，还得到了很多同学、朋友及专家的指导。华东交通大学科研处的高丹卡老师一直密切跟踪这项研究，并积极提供服务；江西财经大学的杨勇教授通过个人关系帮我寻觅课题涉及的一些稀有资料；江西师范大学图书馆的杜玉玲博士在课题报告查重工作中提供了非常重要的帮助；课题结题时五位匿名外审专家在给予积极评价的同时也提出了许多中肯且有用的修改建议。在此向他们表示衷心的感谢。

　　本书的出版过程中，也得到了很多帮助。中共江西省委党史研究室审读

抗战时期疫病流行与应对研究(1937—1945)

了整部书稿,在对书稿积极肯定的同时也纠正了文中的一些技术错误;江西师范大学政法学院资助了部分出版经费;江西人民出版社的李月华副编审以非常专业的态度推进了本书的出版。需要向他们表示充分的敬意。

本书初稿写作时,正值新冠疫情暴发;本书修改时,又是新冠疫情持续时。书稿中关于传染病防控的手段如防疫医院建设、疫区隔离、预防注射及旅行检疫等不断在现实中重现,使得我更加理解了全面抗战时期疫病流行带来的伤痛和防控的不易。衷心希望战争与疫病交织的局面在我国不再出现,也热切希望中华大地早日走出新冠疫情的阴霾。

王小军
2022 年冬